Leerboek obstetrie en gynaecologie verpleegkunde

De redactie van de reeks *Leerboek obstetrie en gynaecologie verpleegkunde*:

Marijke van Doorn
Lerares Verpleegkunde, freelance O&G-verpleegkundige, Vrije Universiteit
Medisch Centrum, Amsterdam

Ineke Dries
praktijkopleider, O&G-verpleegkundige, St Franciscus Gasthuis, Rotterdam

Rob Göbel
O&G-verpleegkundige Kwaliteit en Onderwijs Onze Lieve Vrouwe Gasthuis
Amsterdam, en docent en projectleider Vrouw & Zorg Amsterdam

Nicolette de Haan
Afdelingsmanager Dialyse St. Franciscus Gasthuis, Rotterdam

Petra Kunkeler
O&G-verpleegkundige, opleider O&G, Amstel Academie/Vrije Universiteit
Medisch Centrum, AmsterdamC. Moons

Metty Spelt
Stafmedewerker zorg, divisie Perinatologie en Gynaecologie, Universitair
Medisch Centrum, Utrecht

De reeks *Leerboek obstetrie en gynaecologie verpleegkunde* bevat de volgende delen:
*   *Algemeen* (Göbel, red.)
*   *Voortplantingsgeneeskunde* (De Haan e.a., red.)
*   *Obstetrie* (Kunkeler e.a., red.)
*   *Gynaecologie* (Dries e.a., red.)

Leerboek obstetrie en gynaecologie verpleegkunde

Obstetrie

Redactie

P. Kunkeler

M. van Doorn

R. Göbel

Bohn Stafleu van Loghum, Houten 2017

Eerste druk, Reed Business, Amsterdam 2008
Tweede, ongewijzigde druk, Bohn Stafleu van Loghum, Houten 2017

ISBN 978-90-368-1848-3   ISBN 978-90-368-1849-0 (eBook)

© 2017 Bohn Stafleu van Loghum, onderdeel van Springer Media

NUR 897
Delen van dit boek verschenen eerder in Dries I, et al., redactie. Basisboek obstetrie- en gynaecologieverpleegkunde.
Deel I. Maarssen: Elsevier gezondheidszorg; 2003.

Bohn Stafleu van Loghum
Het Spoor 2
Postbus 246
3990 GA Houten
www.bsl.nl

Redactie en auteurs

Redactie

Mevrouw P. Kunkeler (coördinator), O&G-verpleegkundige, opleider O&G, Amstel Academie/Vrije Universiteit Medisch Centrum, Amsterdam

Mevrouw M. van Doorn, lerares Verpleegkunde, freelance O&G-verpleegkundige, Vrije Universiteit Medisch Centrum, Amsterdam

R. Göbel, O&G-verpleegkundige Kwaliteit en Onderwijs, Onze Lieve Vrouwe Gasthuis Amsterdam, en docent en projectleider Vrouw & Zorg Amsterdam

Auteurs

Mevrouw B.S.H.C. Bosman, klinisch verloskundige, St Jansdal Ziekenhuis, Harderwijk

Mevrouw F. Buist, verloskundige-echoscopist, Vrije Universiteit Medisch Centrum, Amsterdam

Dr. J.J. Duvekot, gynaecoloog, chef de clinique Verloskunde, Erasmus MC Sophia kinderziekenhuis, Rotterdam

Mevrouw dr. C.J.M. de Groot, gynaecoloog, Medisch Centrum Haaglanden, Den Haag

Mevrouw M. de Groot-Cnossen, O&G-verpleegkundige, Amersfoort

Mevrouw dr. M.H.B. Heres, gynaecoloog, vakgroep Gynaecologie, Sint Lucas Andreas Ziekenhuis, Amsterdam

Mevrouw dr. I.J. Hankes Drielsma, Intensive Care Neonatologie-verpleegkundige, opleider en docent verpleegkundige vervolgopleiding Amstel Academie/Vrije Universiteit Medisch Centrum, Amsterdam

Dr. A. Honig, psychiater en hoofd Consultatieve dienst, vakgroep Psychiatrie, Sint Lucas Andreas Ziekenhuis, Amsterdam

Mevrouw J.A.M. Hoogland, O&G-verpleegkundige, Isalaklinieken, Zwolle

Mevrouw A. van Londen, O&G-verpleegkundige, Meander Medisch Centrum, Amersfoort

Prof.dr. F. Scheele, gynaecoloog, Sint Lucas Andreas ziekenhuis, Amsterdam

R.J. Smit, hoofd Verpleging, afdeling Psychiatrie, Sint Lucas Andreas Ziekenhuis, Amsterdam

E. ter Stege, O&G-verpleegkundige, Erasmus Medisch Centrum, Rotterdam
Mevrouw dr. M. Trijbels-Smeulder, kinderarts, Flevoziekenhuis, Almere

Mevrouw R. Turkstra, O&G-verpleegkundige, Universitair Medisch Centrum Utrecht

Mevrouw D.C. van der Weij, opleider O&G, Amstel Academie/Vrije Universiteit Medisch Centrum, Amsterdam

A. Wewerinke, arts-assistent, vakgroep Gynaecologie, Sint Lucas Andreas Ziekenhuis, Amsterdam

Mevrouw S. Wit, O&G-verpleegkundige, Academisch Medisch Centrum, Amsterdam

Dr. H. Wolf, gynaecoloog, Academisch Medisch Centrum, Amsterdam

Dr. M.G.A.J. Wouters, gynaecoloog, Vrije Universiteit Medisch Centrum, Amsterdam

Medewerkers

De auteurs en de redacteuren bedanken de volgende medewerkers voor hun ondersteuning bij het schrijven van de hoofdstukken.

Dr. J.H. Broesharts, arts.

Prof.dr. H.W. Bruinse, hoogleraar Klinische obstetrie, Universitair Medisch Centrum, Utrecht.

Prof.dr. W.R. Faber, dermatoloog, Academisch Medisch Centrum, Amsterdam.

Dr. P.C. Giordano, klinisch-biochemisch moleculair geneticus, Hemoglobinopathieën Laboratorium, Centrum voor Humane en Klinische Genetica, Leids Universitair Medisch Centrum.

Mevrouw A. Groenveld, O&G-verpleegkundige, Isalaklinieken, Zwolle.

C.J.M. van den Helder, huisarts te Delden.

H. Smit, medewerker p.r. en communicatie, Amstel Academie, VUmc, Amsterdam.

Mevrouw J. Smith, fysiotherapeute, gespecialiseerd in bekkenproblematiek.

Dr. M. Trijbels–Smeulders, kinderarts, Flevoziekenhuis, Almere.

Dr. H. Wolf, gynaecoloog, Academisch Medisch Centrum, Amsterdam.

Dr. B. Zupan-Kalcovski, dermatoloog, Academisch Medisch Centrum, Amsterdam.

Voorwoord

De verpleegkundige Obstetrie & Gynaecologie (O&G) heeft zich in de laatste tien jaar ontwikkeld tot een belangrijke speler binnen de voortplantingsgeneeskunde, de verloskunde en de gynaecologie. Daarnaast heeft het vakgebied zich zodanig ontwikkeld dat de O&G-verpleegkundige zorg zich over steeds meer settings uitstrekt (klinisch, poliklinisch, transmuraal en extramuraal) en er nieuwe subspecialismen zijn gevormd zoals bekkenbodemzorg en lactatiekunde. De O&G-verpleegkundige werkt tegenwoordig niet meer altijd in (multidisciplinair) teamverband maar ook solistisch. Zij zal in beide gevallen steeds vaker de regie van het zorgproces op zich nemen.

Deze ontwikkelingen hebben er mede voor gezorgd dat de vervolgopleiding in 2008 opnieuw is vormgegeven. In de vervolgopleiding heeft het onderdeel Obstetrie een centrale rol gekregen; de opleiding zal voortaan opleiden tot Obstetrieverpleegkundige. Daardoor is er ook een verschuiving ontstaan in de eindtermen en dus in de leerstof. Binnen de opleidingen zal er naast de verloskunde meer aandacht besteed worden aan relevante voortplantingsgeneeskunde en gynaecologische kennis. Ook de onderdelen Spoedeisende zorg en Intensieve zorg zullen meer onder de aandacht komen.

De reeks behandelt de basiskennis die relevant is voor de verpleegkundige werkzaam binnen de verschillende subspecialismen (verloskunde, gynaecologie en voortplantingsgeneeskunde). Naast de kennis over specifieke anatomie en fysiologie van de vrouw en de voortplanting is er aandacht voor verpleegkundige interventies die specifiek zijn voor het werken binnen de obstetrie en gynaecologie.

Met dit leerboek wil de redactie een bijdrage leveren aan de kwaliteit van de verpleegkundige vervolgopleiding Obstetrische Verpleegkunde en een naslagwerk bieden voor verpleegkundigen werkzaam binnen het gehele gynaecologische vakgebied.De betrokkenheid van de auteurs en de redactie bij de beroepsuitoefening van de O(&G)-verpleegkundige draagt ertoe bij dat de onderwerpen zich steeds richten op de noodzakelijke vakkennis.

Rob Göbel
O&G-verpleegkundige en docent
Redactiecoördinator

Inhoud

1   **Afwijkingen en klachten ten gevolge van de zwangerschap**
M. van Doorn, J.J. Duvekot, J.A.M. Hoogland, E. ter Stege,
R. Turkstra en S. Wit

2 Ziekten en afwijkingen tijdens de zwangerschap

J.J. Duvekot, C.J.M. de Groot, M. de Groot-Cnossen, A. van Londen, M. Trijbels-Smeulder, R. Turkstra, H. Wolf en M.G.A.J. Wouters

3 Situaties die de zwangerschap kunnen beïnvloeden

J.J. Duvekot en R. Turkstra

4 Pathologie tijdens de baring
F. Scheele en D.C. van der Weij

5   Pathologie van het kraambed
F. Buist en B.S.H.C. Bosman

6 **Psychiatrische problemen tijdens zwangerschap en kraambed**
M.H.B. Heres, A. Honig, R.J. Smit en A. Wewerinke

7 **Neonatologie**
I.J. Hankes Drielsma

Ten geleide

In dit deel *Obstetrie* van het vierdelige *Leerboek obstetrie en gynaecologie verpleegkunde* worden de meest voorkomende problemen binnen de obstetrie en neonatologie behandeld.

Voor vele aanstaande ouders vormen zwangerschap, bevalling en kraamperiode een bijzondere periode in hun leven. Soms wordt de 'roze wolk' echter overschaduwd door donkere wolken. Er kunnen namelijk lichamelijke, psychische en/of sociale problemen ontstaan die verstrekkende gevolgen hebben voor de patiënte, het (on)geboren kind en haar omgeving.

In de hoofdstukken 1, 2 en 3 worden de problemen behandeld die tijdens de zwangerschap kunnen ontstaan. Achtereenvolgens komen de volgende onderwerpen aan bod:

- ziekten en afwijkingen ten gevolge van de zwangerschap, bijvoorbeeld hyperemesis gravidarum;
- ziekten en afwijkingen die een zwangerschap kunnen compliceren, bijvoorbeeld vrouwen die bekend zijn met een hartafwijking;
- situaties die van invloed kunnen zijn op een zwangerschap en specifieke obstetrische ingrepen die tijdens een zwangerschap gebruikt kunnen worden om een diagnose vast te stellen en/of behandeling toe te passen.

In hoofdstuk 4 worden de afwijkingen en stoornissen besproken die kunnen ontstaan tijdens de verschillende fasen van de baring – ante, durante en post partum – tot en met de postplacentaire periode.

Hoofdstuk 5 gaat in op specieke aspecten van de aandoeningen of afwijkingen die zich in het kraambed kunnen voordoen, zoals infecties in het kleine bekken, bloedingen, rupturen aan de genitalia interna en externa en mictieproblemen, en op hun behandeling.

In hoofdstuk 6 komen de psychiatrische stoornissen aan de orde die zich tijdens de zwangerschap, maar voornamelijk in de kraamperiode, kunnen ontwikkelen. De verschillende psychiatrische symptomen en kenmerken worden besproken en er worden adviezen gegeven voor de verpleegkundige zorgverlening.

Als laatste onderwerp komt de zorg rond de pasgeborene aan bod in hoofdstuk 7. Na de ontwikkeling en groei van de pasgeborene worden per orgaansysteem de problemen besproken die kunnen ontstaan door de aanpassing van het intra- naar het extra-uteriene leven. Met de zorgfilosofieën van ontwikkelingsgerichte zorg en zorg op maat als uitgangspunt, wordt de verpleegkundige zorg voor pasgeborenen en familie vanaf de directe opvang post partum tot het ontslag naar huis beschreven.

Met dit leerboek wil de redactie een bijdrage leveren aan de kwaliteit van de verpleegkundige vervolgopleiding Obstetrische Verpleegkunde en een naslagwerk bieden voor verpleegkundigen werkzaam binnen het vakgebied.

De betrokkenheid van de auteurs en de redactie bij de beroepsuitoefening van de O(&G)-verpleegkundige draagt ertoe bij dat bij de onderwerpen steeds wordt uitgegaan van de noodzakelijke vakkennis. Onze speciale dank gaat uit naar Hans Duvekot, die als medisch adviseur het hoofdstuk pathologie van de zwangerschap en kraambed heeft voorzien van medische adviezen en correcties.

Marijke van Doorn
Lerares verpleegkunde en freelance O&G-verpleegkundige, VUmc

Petra Kunkeler
Opleider verpleegkundige vervolgopleiding Obstetrie & Gynaecologie en O&G-verpleegkundige VUmc

Rob Göbel
O&G-verpleegkundige en docent Vrouw&Zorg, redactiecoördinator

Opmerkingen
Daar waar zorgvraagster/patiënte wordt genoemd, wordt – indien van toepassing – ook gedoeld op haar sociale context.
In deze uitgave is ervoor gekozen om de verpleegkundige, evenals de patiënte, aan te duiden in de vrouwelijke vorm. Waar 'zij' staat, kan – indien van toepassing – ook 'hij' gelezen worden.

1 Afwijkingen en klachten ten gevolge van de zwangerschap

M. van Doorn, J.J. Duvekot, J.A.M. Hoogland, E. ter Stege, R. Turkstra en S. Wit

1.1 Algemene klachten

1.1.1 Het carpaletunnelsyndroom

Aan de binnenkant van de pols is een door de handwortelbeentjes gevormde holte die bedekt wordt door het peesblad tussen de pink- en duimmuis. In deze holte loopt de n. medianus en lopen de pezen van de onderarmspieren die de hand buigen. De n. medianus oftewel de middelste handzenuw verzorgt de pink, de ringvinger en de helft van de middelvinger. De n. medianus is zachter van structuur dan de pezen en bij ruimtegebrek kan deze zenuw bekneld raken. De klachten die kunnen ontstaan wanneer de n. medianus bekneld raakt, noemt men het carpaletunnelsyndroom. Vooral 's nachts hebben mensen hier last van. Afknelling van deze zenuw kan tintelingen, pijn en een verdoofd gevoel veroorzaken in dit deel van de hand. Ook kan er krachtverlies optreden.

Het carpaletunnelsyndroom komt vaak voor tijdens de zwangerschap. Waarschijnlijk worden de klachten veroorzaakt door een zwelling van het bindweefsel. Deze zwelling ontstaat door een toename van interstitieel vocht in de zwangerschap. Het carpaletunnelsyndroom verdwijnt bijna altijd na de partus. De behandeling van het carpaletunnelsyndroom in de zwangerschap kan bestaan uit het aanbrengen van polsfixatie voor de nacht. Aangezien het syndroom vrijwel altijd van voorbijgaande aard is, hoeft er zelden chirurgisch te worden ingegrepen.

1.1.2 Zuurbranden

Zuurbranden is een branderig gevoel dat veroorzaakt wordt door het terugstromen van de maaginhoud in de slokdarm. Van de zwangeren heeft 80% last van zuurbranden in het derde trimester van de zwangerschap. De maaginhoud kan in de slokdarm terechtkomen doordat de spierspanning in glad spierweefsel (zoals de onderste slokdarmspieren) in de zwangerschap verlaagd is. De verlaagde spierspanning wordt veroorzaakt door de verhoogde progesteronspiegel in het bloed. De verhoogde progesteronspiegel zorgt er ook voor dat de maaglediging langzamer verloopt. Aan het einde van de zwangerschap neemt de intra-abdominale druk toe door de uitzetting van de zwangere uterus en dit vergroot nog sterker de kans op het terugstromen van de maaginhoud in de slokdarm. Maagpijn kan ook een symptoom zijn van ernstige pre-eclampsie. De verpleegkundige of arts dient daarom bij deze klachten ook altijd de bloeddruk en de urine (proteïnurie) te controleren.

Als een zwangere last krijgt van zuurbranden, is het belangrijk uit te leggen hoe het zuurbranden ontstaat. Bij milde klachten kunnen advies over leefstijl en dieet van nut zijn. De zwangere moet eraan denken goed te kauwen, vaker kleine beetjes en vooral lichtverteerbaar eten te nemen, rustig de tijd nemen om te eten en matig zijn met prikkelend voedsel als koffie, alcohol, sterk gekruid voedsel en dergelijke. Er zijn veel websites waarop adviezen en leefregels voor zuurbranden uitgebreid aan de orde komen. Soms is het raadzaam het hoofdeinde van het bed te verhogen. Mochten al deze maatregelen niet voldoende zijn, dan kan de arts medicijnen voorschrijven die hetzij de maagzuursecretie remmen, hetzij de zure maaginhoud neutraliseren.

1.1.3   Obstipatie

Men spreekt van obstipatie als de ontlasting veel minder vaak of moeizamer komt dan gebruikelijk. De hormonale verandering (verhoogde progesteronspiegel) in de zwangerschap kan obstipatie veroorzaken. Door de afgenomen motiliteit van de darmen werken deze trager. Het gebruik van ijzerpreparaten kan dit versterken. De verpleegkundige geeft adviezen om de obstipatie te verminderen door:
- een vezelrijk dieet;
- voldoende vochtinname;
- voldoende beweging;
- voldoende tijd nemen om naar het toilet te gaan.

1.1.4   Mictieklachten

De blaas en de uterus liggen tegen elkaar en beïnvloeden elkaar. In het begin van de zwangerschap drukt de groter wordende baarmoeder op de blaas. Door de druk van de groeiende uterus op het trigonum vesicae ontstaat eerder mictiedrang. In een uitzonderlijk geval kan een zwangere uterus in retroflexie de afvoer van de urine dermate hinderen dat intermitterend katheteriseren of zelfs een verblijfskatheter geïndiceerd is. Als de uterus verder groeit, zal de retroflexie zichzelf opheffen en kan de zwangere weer normaal plassen.
In de laatste zwangerschapsmaand drukt het voorliggend deel van het ongeboren kind op de blaas. Ook hierdoor kan de zwangere mictieklachten hebben. De blaas wordt ook nog geprikkeld door kindsbewegingen. Als de intra-abdominale druk groter wordt dan de afsluitende druk van de bekkenbodemspieren, kan de zwangere urine verliezen en heeft ze last van stressincontinentie. Uitplassen is in de zwangerschap erg belangrijk. Residu in de blaas kan leiden tot blaasontsteking, die in de zwangerschap pijnloos kan verlopen.

1.1.5   Tandvlees- en neusbloedingen

In de zwangerschap is er een toename van doorbloeding van vooral huid en slijmvliezen en is er een toename van interstitieel vocht. Daarom kunnen in de zwangerschap slijmvliesklachten voorkomen. In de mond kan het tandvlees wat gezwollen zijn, waardoor sneller beschadigingen ontstaan. Dit beschadigde tandvlees kan sneller geïnfecteerd raken. Gezwollen slijmvlies in de neus kan de oorzaak zijn van een verstopte neus, een vermindering van de reuk en frequentere bloedneuzen.

1.1.6   *Toegenomen vaginale afscheiding*

Ook in de vagina is het slijmvlies meer gezwollen, waardoor er meer afscheiding geproduceerd wordt. Net als in mond en neus is ook hier meer kans op beschadigingen. Omdat de zuurgraad in de vagina in de zwangerschap is veranderd, is er een grotere kans op infecties. Deze infectie wordt vaak veroorzaakt door *Candida albicans*. Bij een candida-infectie horen de volgende klachten: witte korrelige fluor, jeuk, branderig gevoel en een rood en gezwollen slijmvlies. Als deze infectie onvoldoende behandeld wordt, bestaat de kans dat het kind tijdens een vaginale partus besmet wordt en spruw oploopt. Spruw is een candida-infectie bij het kind met als symptoom witte, niet weg te vegen vlekken in het mondje. Spruw kan voor voedingsproblemen zorgen.

1.1.7   *Vermoeidheid en slaapstoornissen*

Tijdens de eerste periode van de zwangerschap (eerste trimester) verandert het slaappatroon. De vrouw kan meer behoefte hebben aan slaap en kan zich ook overdag sterk vermoeid voelen. Het corpus luteum graviditatis (gele lichaam) blijft progesteron afscheiden; het lichaam zal hierop reageren. Het lichaam raakt sneller vermoeid, wat de vrouw ook als zodanig kan onderkennen. De vrouw zal meer rust moeten nemen. In de vierde zwangerschapsmaand (tweede trimester) heeft het lichaam zich aangepast en zal de vrouw zich minder vermoeid voelen. In het derde trimester zal de vrouw wederom meer behoefte aan rust hebben. Door de veranderingen in het lichaam en vooral het groter worden van de baarmoeder en de hogere stofwisseling, zal de vrouw ook slechter gaan slapen. Zij heeft daardoor een minder uitgerust gevoel, waardoor de rustmomenten ook talrijker zullen moeten zijn. Verder zal de nachtrust ook onderbroken worden doordat de vrouw vaker moet plassen. Door meer rustmomenten in te bouwen kan de vrouw zich beter gaan voelen.

1.1.8   *Opgezette voeten en benen*

In het derde trimester neemt de veneuze druk toe in de onderste extremiteiten, vooral door het groter worden van de baarmoeder. Dit kan zich uiten in uitgezette aders en oedeem.

1.2   Afwijkingen in het vruchtwater

1.2.1   *Hydramnion*

Is er veel vruchtwater en zijn op de echo de vruchtwaterpockets (holtes gevuld met vruchtwater) 8 cm of groter, dan spreekt men van hydramnion (synoniem: polyhydramnie).

OORZAKEN
Hydramnion kan verschillende oorzaken hebben.
- **Diabetes mellitus gravidarum.** Bij een zwangere met diabetes wordt door het verhoogde glucoseaanbod de urineproductie bij het kind versterkt en is de balans tussen aanmaak en afvoer van vruchtwater verstoord.

- **TTTS (twin-to-twin-transfusiesyndroom).** Bij een monochoriale meerling-zwangerschap waarbij sprake is van dit syndroom, is er bij de *transfusee*, het grote kind, veel vruchtwater. Bij het kleine kind, de *transfuseur*, is er juist weinig vruchtwater (zie paragraaf 3.2, Tweelingen en meerlingen).
- **Congenitale afwijkingen van het ongeboren kind.** Bij foetale afwijkingen of bij aandoeningen waarbij de foetus het vruchtwater niet kan drinken, of waarbij er geen passage mogelijk is van het vruchtwater, ontstaat ook hydram-nion door een verstoorde balans.
- **Hydrops foetalis.** Bij ernstig bloedgroepantagonisme wordt vaak hydram-nion aangetroffen.

BEHANDELING

De behandeling van hydramnion is gericht op enerzijds de oorzaak van hydram-nion en anderzijds op de lichamelijke klachten en gevolgen van hydramnion. De behandelingsmogelijkheden zijn:

- ontlastende vruchtwaterpunctie;
- weeënremmende medicatie;
- foetale transfusie (bij TTTS).

Is er sprake van te veel vruchtwater dan kan de zwangere in haar bewegingsvrij-heid worden belemmerd. Door de sterke uitzetting van de uterus kan ze het benauwd krijgen en kan ze mechanische klachten gaan ontwikkelen. Ook kan de zwangere hierdoor zelfs te vroeg in partu raken. Afhankelijk van de klachten wordt tijdens de zwangerschap wel eens besloten tot een ontlastende punctie. Er wordt soms wel meer dan vijf liter vruchtwater 'afgetapt'. Het risico van een ont-lastende punctie is het vroegtijdig breken van de vliezen en het op gang komen van de baring. De veranderde uitzetting van de uterus is van invloed op de vast-hechting van de placenta en ook zal de uterus kunnen gaan contraheren. Afhan-kelijk van de zwangerschapstermijn is een goede bewaking met een cardiotoco-grafie (CTG) noodzakelijk. Het maken van een CTG bij hydramnion is niet altijd even gemakkelijk.

De taak van de verpleegkundige bij een ontlastende punctie is het CTG aanleg-gen en er zorg voor dragen dat het materiaal aanwezig is. De verpleegkundige observeert of de zwangere contractiel wordt, en of de kindsbewegingen nog gevoeld worden. Dit zal in het protocol van het ziekenhuis beschreven zijn. De verpleegkundige tracht de zwangere op haar gemak te stellen: voor de meeste zwangeren die een dergelijke punctie ondergaan, levert dit stress op.

1.2.2   Oligohydramnie

Wanneer er weinig vruchtwater is en op de echo vruchtwaterpockets te zien zijn die niet groter zijn dan 2 cm, is er sprake van oligohydramnion. Er kunnen twee redenen zijn dat er zo weinig vruchtwater is:

- de vliezen zijn langdurig gebroken, waardoor het vruchtwater sneller afloopt dan dat het aangemaakt wordt;
- er wordt te weinig vruchtwater geproduceerd. Dit is het geval als er sprake is van aangeboren afwijkingen aan de urinewegen bij het kind. Ook bij een in groei vertraagd kind kan de urineproductie verminderd zijn.

Als er helemaal geen nieren zijn aangelegd, zoals bij het syndroom van Potter, dan is er ook geen vruchtwater en spreekt men van anhydramnion. Langdurig te weinig of geen vruchtwater kan longhypoplasie of contracturen bij het kind veroorzaken. Tijdens de partus wordt het kind goed bewaakt vanwege de grotere kans op foetale nood.

1.2.3 *Gekleurd vruchtwater*

GROEN VRUCHTWATER

Soms loost het kind intra-uterien al meconium. Dit zou kunnen betekenen dat het kind hypoxisch is. Het vruchtwater kleurt dan groen. Diffuus groenig vruchtwater duidt erop dat de meconium niet recent geloosd is. Als er nog slierten meconium herkenbaar zijn dan is er sprake van vers meconiumhoudend vruchtwater. Vers meconiumhoudend vruchtwater is een grotere bedreiging dan diffuus groenig vruchtwater.

Ten gevolge van de hypoxie zal het kind gaspingademhalingsbewegingen maken en het meconium aspireren. De verse stukken meconium kunnen bij aspiratie stukken van de longen afsluiten. Ook kan een meconiumprop als klep werken, waardoor lucht wel naar binnen wordt gezogen, maar niet naar buiten. Dit kan een pneumothorax als gevolg hebben. Ook kan achter de meconiumprop het longweefsel een afweerreactie vertonen, met als gevolg een (steriele) ontsteking. Ten slotte bevat meconium fosfolipase, een enzym met celwandafbrekende werking. Dit enzym kan surfactant afbreken. Surfactant is een zeepachtige stof die de oppervlaktespanning van de longblaasjes verlaagt, zodat lucht in de longen kan komen. Het geheel van symptomen tezamen wordt het meconiumaspiratiesyndroom (MAS) genoemd. Dit kan in zo ernstige mate het geval zijn dat de baby overlijdt. Een moderne behandeling van MAS is bij zeer ernstige gevallen het gebruik van extracorporele membraanoxygenatie (ECMO). Hierbij wordt het kind de eerste dagen na de geboorte op een hart-longmachine aangesloten, terwijl het MAS zich kan herstellen. Meconiumhoudend vruchtwater is een indicatie voor een bevalling in het ziekenhuis, vanwege de mogelijke complicaties die tijdens en na de partus kunnen ontstaan. In veel klinieken is het gebruikelijk om de pasgeborene enkele uren tot een etmaal post partum te observeren.

Een andere afwijking waarbij een groene kleur van het vruchtwater kan ontstaan, is een besmetting met de grampositieve bacterie *Listeria monocytogenes*. Deze groene kleur van het vruchtwater kan verward worden met meconiumhoudend vruchtwater.

BLOEDERIG VRUCHTWATER

Als gevolg van loslating van de placenta (abruptio placentae, voorheen ook wel solutio genoemd) kunnen er bloedproducten door de vliezen in het vruchtwater diffunderen. Bij het breken van de vliezen kan er dan bloederig vruchtwater aflopen. Ook door bijmenging van bloed uit de cervix kan vruchtwater bloederig lijken.

BRUIN VRUCHTWATER

Vruchtwater met een koffiebruinachtige kleur kan bij een intra-uteriene vruchtdood ontstaan door maceratie van het intra-uterien overleden kind.

1.3   Afwijkingen aan de placenta

1.3.1   Placenta succenturiata

Van een bijplacenta (placenta succenturiata) spreekt men als een placenta uit twee gedeelten bestaat, waarbij een van de twee delen veel kleiner is dan het andere. De twee gedeelten zijn verbonden door vliezen en bloedvaten. Bij een gelijke verdeling van de twee delen spreekt met van placenta bilobata (tweelobbig) of placenta bipartita (tweedelig). Tijdens de bevalling kan de bijplacenta in de uterus achterblijven. Bij inspectie van de placenta is zichtbaar dat er een bijplacenta moet zijn: de bloedvaten die naar de bijplacenta leiden, zijn afgescheurd.

COMPLICATIES
Direct post partum is er een vergrote kans op fluxus en shock ten gevolge van een uterusatonie. De behandeling direct post partum is er dan ook op gericht om de placenta of placenta's vlot en volledig geboren te laten worden. Indien dit niet gebeurt, is manuele placentaverwijdering op de operatiekamer onontkoombaar. Ook kan enkele dagen tot langer dan een week post partum fluxus, subinvolutie van de uterus, en endometritis optreden. Met behulp van echoscopie wordt de diagnose gesteld en zal natasten of een curettage plaatsvinden.

1.3.2   Placenta circumvallata

Bij de placenta circumvallata komt de chorionplaat aan de foetale zijde van de placenta niet tot aan de rand van de placenta waar deze is ingegroeid in de uterus, maar eindigt de chorionplaat op enige afstand van de rand; het niet bedekte deel vormt een dikke fibreuze ring. De oorzaak hiervan is niet bekend.

COMPLICATIES
Uit het gedeelte van de placenta dat buiten de chorionplaat ligt, treden vaak bloedingen op in het tweede en derde trimester. Complicaties die hierdoor kunnen optreden:
- placenta-insufficiëntie met intra-uteriene groeiachterstand;
- vroeggeboorte;
- voortijdig breken van de vliezen.

BELEID EN VERPLEEGKUNDIGE INTERVENTIES
Zie paragraaf 1.6 en hoofdstuk 4.

Figuur 1.1   Placenta circumvallata.

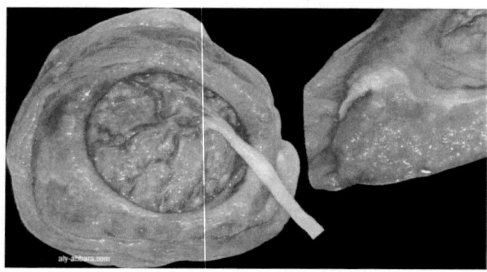

1.3.3 Velamenteuze navelstrenginsertie

Bij de velamenteuze navelstrenginsertie lopen de bloedvaten uit de navelstreng eerst door de vliezen en dan pas naar de placenta. De vaten vertakken zich in de vliezen en gaan daarna over in de placenta. Het is mogelijk dat de vaten zich in de vliezen voor de ontsluitingsring bevinden (vasa praevia). Bij vaginaal toucher is soms een kloppend vat voelbaar en zal besloten worden tot een sectio caesarea. Het kan ook zijn dat vasa praevia bij toeval van tevoren worden gevonden bij echoscopisch onderzoek. Het geboortegewicht van het kind bij een velamenteuze insertie is gemiddeld 10% lager.

COMPLICATIES
Bij het breken van de vliezen (spontaan of door amniotomie) kunnen de vasa praevia scheuren en kan het kind verbloeden. Een spoedsectio is dan noodzakelijk.

BELEID EN VERPLEEGKUNDIGE INTERVENTIES
Zie de paragrafen 1.3.2 en 1.6.5 en hoofdstuk 4.

Figuur 1.2   Velamenteuze navelstrenginsertie bij een gemelliplacenta met tussenschot.

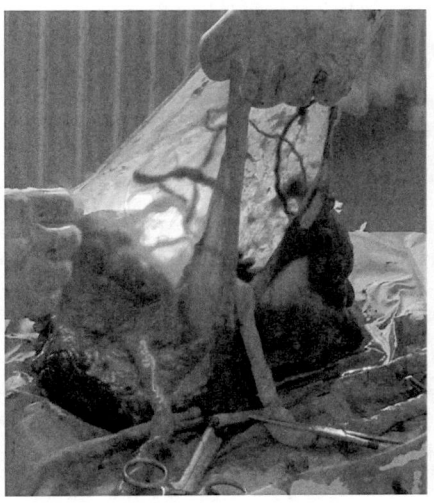
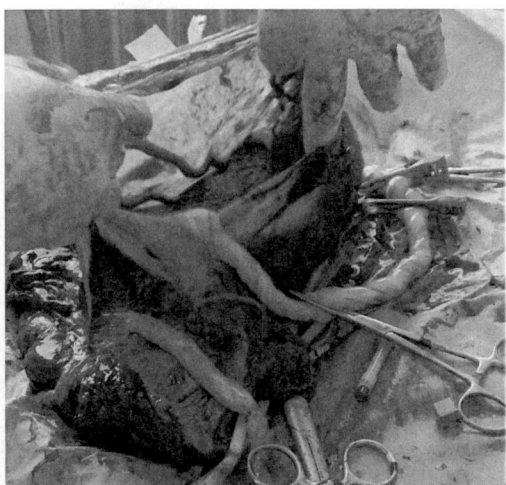
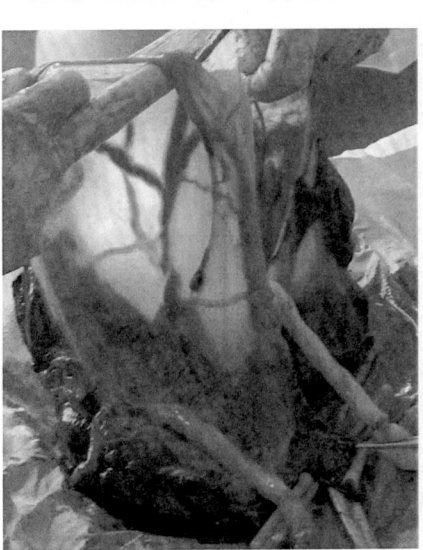
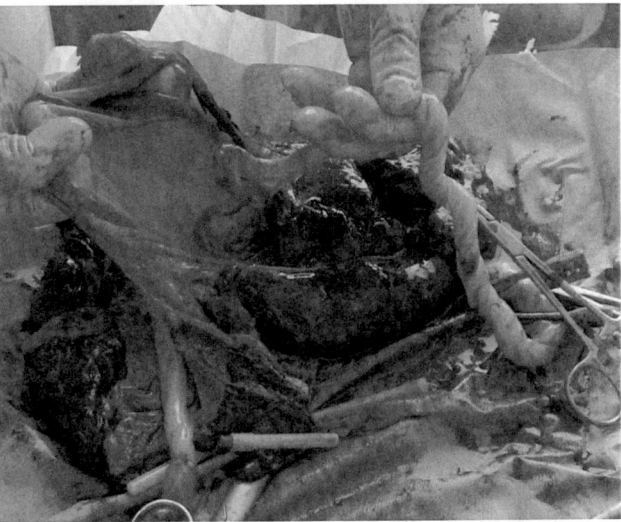

1.3.4   Vasa praevia

Men spreekt van vasa praevia wanneer de navelstrengvaten (of vertakkingen daarvan) doorlopen in de vliezen die zich voor de ontsluitingsopening bevinden. De bloedvaten komen voort uit een velamenteuze insertie van de navelstreng (afwijkende inplanting van de navelstreng aan de rand van de placenta), een placenta bilobata (tweelobbige placenta) of een placenta succenturiata (meerdere lobben in de placenta met vaatverbindingen). Symptomen kunnen zijn:

- pijnloos vaginaal bloedverlies bij het breken van de vliezen;
- bij niet snel ingrijpen: foetale verbloeding die zich uit in afwijkende CTG's;
- foetale nood wanneer de bloedvaten afgekneld worden tussen het kind en de wanden van het geboortekanaal.

Snel ingrijpen door middel van een sectio is noodzakelijk om het leven van het kind te redden. Is de diagnose al eerder gesteld door middel van een (vaginale) dopplerecho, dan zal ook hier op een nader te bepalen tijdstip een geplande sectio plaatsvinden. Vasa praevia is zeldzaam. Meer informatie is te vinden op http://www.vasaprevia.nl.

1.3.5   Placenta-infarcten

Infarcten in de placenta ontstaan wanneer spiraalarteriën afgesloten worden en de placenta plaatselijk ischemisch wordt en necrotiseert. In eerste instantie zijn infarcten rood, later ontstaat een bleke kleur doordat bindweefsel het placentaweefsel heeft vervangen. De infarcten bevinden zich aan de moederlijke kant van de placenta. De meest bekende oorzaken zijn hypertensie en pre-eclampsie, maar er kan ook een onbekende oorzaak aan ten grondslag liggen.

COMPLICATIES
Afhankelijk van de mate van infarcering kunnen placenta-insufficiëntie, foetale groeivertraging, foetale hypoxie en intra-uteriene vruchtdood optreden.

BELEID EN VERPLEEGKUNDIGE INTERVENTIES
Zie de paragrafen 1.9 en 11.8 en hoofdstuk 4.

1.3.6   Placentaire tumoren

Tumoren van de placenta zijn zeldzaam. Placentaire tumoren kunnen onderscheiden worden in goedaardige (chorionangioom) en kwaadaardige tumoren (choriocarcinoom). Beide soorten gaan uit van trofoblastweefsel. De diagnose wordt bevestigd door pathologisch onderzoek van de placenta. Het choriocarcinoom is goed te behandelen met chemotherapie; metastasering komt zelden voor. Zeer zelden bevat de placenta metastasen van andere tumoren. Een voorbeeld hiervan is een metastase van een melanoom.

COMPLICATIES
Tijdens de zwangerschap zijn de complicaties van placentaire tumoren afhankelijk van de grootte van de tumor: door placenta-insufficiëntie kunnen foetale groeivertraging, foetale hypoxie en intra-uteriene vruchtdood optreden. Post partum is de complicatie het achterblijven van weefsel in de uterus met als gevolg

abnormaal bloedverlies en het ontstaan van een choriocarcinoom. Het chorio-angioom is een vaattumor die door shunting reeds bij een vroege termijn kan leiden tot decompensatie van de foetus.

BELEID EN VERPLEEGKUNDIGE INTERVENTIES
Indien tijdens de zwangerschap de verdenking op een placentaire tumor bestaat, zullen de aanstaande ouders zeer ongerust zijn over de zwangerschap en over de toekomst van de moeder. De arts en de verpleegkundige moeten hen daarin begeleiden.

1.4   Afwijkende zwangerschapsduur

1.4.1   Normaal versus afwijkend

De normale zwangerschap bij de mens duurt in lekentaal negen maanden. Art-sen vermelden de zwangerschapsduur bij voorkeur preciezer, namelijk in weken: 37 tot 42 weken. De gemiddelde duur van de zwangerschap is 280 dagen, oftewel 40 weken (tien maanmaanden), geteld vanaf de eerste dag van de laatste men-struatie. Aangezien de ovulatie bij een regelmatige cyclus van vier weken twee weken na de eerste dag van de menstruatie optreedt, is de werkelijke zwanger-schapsduur altijd twee weken minder dan we vermelden. Bij een langere cyclus wordt de laatste menstruatiedatum gecorrigeerd, omdat de eerste helft van de cyclus langer kan uitvallen, maar de tweede helft van de cyclus, de periode vanaf de ovulatie tot de hierop volgende menstruatie, altijd exact twee weken is.

Een veelgebruikte benadering van de à-termedatum kan worden verkregen door toepassen van de regel van Naegele. Hierbij wordt bij de laatste menstruatieda-tum negen maanden en een week opgeteld. Zo levert een laatste menstruatie op 9 februari een à-termedatum van 16 november op. Overigens rekende Naegele oorspronkelijk vanaf de laatste dag van de laatste menstruatie: de hier beschre-ven methode werd door Carus in 1828 aangepast, maar wordt tot op de dag van vandaag aan Naegele toegeschreven.

De mens bevalt niet exact op de uitgerekende datum. Het merendeel van de zwangeren bevalt echter wel in de periode tussen 37 en 42 weken. Uit de verde-ling van de bevallingen in 2001 per zwangerschapsduur (figuur 1.3) blijkt dat ongeveer 22% van de vrouwen in de tweede lijn in de veertigste week bevalt.

Figuur 1.3   De verdeling van de bevallingen in zwangerschapsduur.

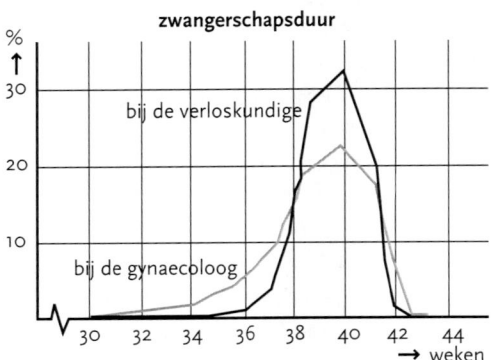

De zwangerschapsperiode kan worden ingedeeld in een drietal trimesters:

- het eerste trimester tot 16 weken;
- het tweede trimester van 16 tot 28 weken;
- het derde trimester vanaf 28 weken.

Deze klassieke Nederlandse indeling is gebaseerd op een aantal zaken. De periode tot 16 weken wordt de miskraamperiode genoemd. Een bevalling in deze periode begint namelijk bijna altijd met bloedverlies omdat de placenta in deze fase van de zwangerschap nog niet definitief is gelokaliseerd en er nog geen volledige uitrijping tot chorion laeve is ontstaan. Een bevalling in het tweede trimester wordt een partus immaturus genoemd, omdat een kind in deze fase tot voor kort nog geen overlevingskansen had. Pas vanaf 28 weken, de periode van de partus prematurus en de à terme partus, bestonden redelijk tot goede overlevingskansen.

Bij de huidige stand van de neonatologie wordt een kind dat wordt geboren vanaf een zwangerschapsduur van 24 weken als levensvatbaar beschouwd. Dit blijkt ook uit het feit dat vanaf die termijn er in Nederland aangifteplicht en dus ook begraafplicht bestaat. De internationale literatuur verkondigt echter een andere opvatting: hierin wordt tot 20 weken zwangerschapsduur over de miskraamperiode gesproken. Men spreekt dan vaak van een vroege miskraam en een late miskraam. Vanaf 20 weken is er sprake van een *preterm delivery* oftewel vroeggeboorte. Het wordt in Nederland steeds gebruikelijker om de term 'vroeggeboorte' of 'preterme bevalling' te gebruiken voor alle partus vanaf 20 weken. De à terme partus vindt plaats tussen 37 en 42 weken. Vanaf 42 weken is er sprake van een overdragen of serotiene zwangerschap.

1.4.2   Eerste trimester: spontane miskraam

De embryonale fase, waarin de aanleg van de meeste organen plaatsvindt, duurt tot en met de tiende zwangerschapsweek. De periode hierna heet de foetale periode, waarin de organen eigenlijk alleen nog maar hoeven te groeien en zich verder ontwikkelen. Een uitzondering vormt het centrale zenuwstelsel dat zich tot ver in de foetale periode blijft ontwikkelen. Als de zwangerschap voor de zestiende week eindigt en het embryo of de foetus spontaan wordt uitgedreven, spreken we van een spontane miskraam. De meeste spontane miskramen vinden plaats in de embryonale fase. Klinisch wordt een viertal begrippen gebruikt: dreigende miskraam, complete miskraam, incomplete miskraam, en *missed abortion*.

- Een dreigende miskraam wordt gekenmerkt door vaginaal bloedverlies en soms enige buikkrampen. Ongeveer 20% van alle zwangere vrouwen heeft overigens last van bloedverlies in het eerste trimester van de zwangerschap. Wanneer er bij een dreigende miskraam sprake is van een intacte zwangerschap bij echoscopisch onderzoek, is de prognose gunstig. Zeker in de helft van de gevallen ontstaat bij een dreigende miskraam geen echte miskraam. De prognose van de zwangerschap is daarna nauwelijks slechter.
- Bij een complete miskraam wordt het zwangerschapsproduct in toto uitgedreven.
- Bij een incomplete miskraam is een deel, meestal van de placenta, achtergebleven en moet vaak een curettage worden verricht om het bloedverlies te doen stoppen.

- De missed abortion is een echoscopische diagnose. Zonder dat de patiënte bloedverlies of klachten heeft, blijkt bij echoscopisch onderzoek sprake van een intra-uteriene vruchtdood. Er kan nu afgewacht worden tot een spontane miskraam optreedt, of er kan een curettage worden verricht. In het laatste geval is het nuttig dit niet direct na het stellen van de diagnose te doen, maar het echoscopisch onderzoek enkele dagen later te herhalen en dan de ingreep af te spreken. Dit beleid heeft emotionele en praktische voordelen.

Twee opeenvolgende miskramen worden een recidiverende miskraam genoemd. Na drie of meer opeenvolgende miskramen spreekt men van een habituele miskraam. Het is gebruikelijk na een recidiverende miskraam chromosomaal onderzoek bij beide partners te verrichten op zoek naar een gebalanceerde translocatie. Na drie miskramen wordt ook onderzoek ingezet naar stofwisselingsziekten en het antifosfolipidensyndroom.

INCIDENTIE

Ongeveer 10 tot 15% van alle klinische zwangerschappen eindigt in een spontane miskraam. Een deel van de miskramen vindt waarschijnlijk ook nog plaats in een periode dat de zwangerschap nog niet is opgemerkt, namelijk voor de uitgebleven menstruatie. Hoe groot dit aantal onopgemerkte miskramen is, is niet bekend. De kans om een spontane miskraam door te maken is in een eerste en daaropvolgende zwangerschap nog ongeveer gelijk. Na twee spontane miskramen loopt de kans op een spontane miskraam bij een volgende zwangerschap op tot ongeveer 30%, waarna de kans bij volgende zwangerschappen hoegenaamd niet verder meer toeneemt. Bij ongeveer 1% van alle fertiele echtparen treedt een habituele miskraam op. Het herhalingsrisico op een spontane miskraam is niet afhankelijk van de vraag of eerder een normale zwangerschap is opgetreden. De herhalingskans op een spontane miskraam neemt toe met het aantal eerdere miskramen en de moederlijke leeftijd.

OORZAKEN

Een spontane miskraam kan verschillende oorzaken hebben.
- Meestal is de oorzaak een aanlegstoornis van het embryo. In meer dan de helft van de gevallen is er sprake van een chromosomale afwijking.
- Schildklierafwijkingen, diabetes mellitus en het antifosfolipidensyndroom zijn moederlijke stoornissen die het risico op een spontane miskraam sterk verhogen. Voor deze ziektebeelden is een adequate behandeling mogelijk, waarmee het miskraamrisico tot min of meer normale proporties kan worden teruggebracht.
- Ook na fertiliteitsbehandeling wordt een hoger miskraampercentage waargenomen.
- Andere factoren zoals aangeboren stollingsstoornissen, endocriene stoornissen door obesitas, een afwijkende moederlijke immuunrespons en aangeboren afwijkingen van de uterus zijn (nog) niet bewezen, maar vaak veronderstelde oorzaken voor een spontane miskraam.
- In zeldzame gevallen kan het ashermansyndroom of een submuceus gelegen myoom een oorzaak zijn van een spontane late miskraam. Het ashermansyndroom kan ontstaan na een voorafgaande curettage waarna verklevingen tussen de voor- en achterwand van het cavum uteri kunnen ontstaan.

BEHANDELING

Er is geen behandeling om bij een dreigende miskraam een echte miskraam te voorkomen. Bedrust noch medicatie helpen hierbij. Geruststelling met behulp van echoscopisch onderzoek is dankbaar werk, maar heeft uiteraard geen invloed op het natuurlijke beloop.

PREVENTIE

Er is inmiddels veel gepubliceerd over de preventie van de spontane miskraam. Het nut van routinematig gebruik van anticoagulantia (laagmoleculaire heparine en aspirine) is niet bewezen. Hetzelfde geldt voor het gebruik van progestativa, immunoglobulinen en medicatie met invloed op de afweer zoals corticosteroïden. Wel lijkt er een positieve invloed uit te gaan van aandacht en geruststelling.

1.4.3   Tweede en derde trimester: vroeggeboorte

Wanneer de partus optreedt tussen de 20 en 37 (of 24 en 37) weken, spreken we van vroeggeboorte. Ongeveer 10% van alle partus treedt op in deze periode. Intensieve pogingen dit percentage te verlagen hebben geen resultaat gehad, en de laatste jaren is er zelfs een stijgende tendens. De belangrijkste redenen hiervoor zijn:
- toename van meerlingzwangerschappen door fertiliteitsbevorderende behandelingen;
- de hogere leeftijd waarop vrouwen kinderen krijgen;
- toename van het aantal iatrogene (inleiding of primaire sectio caesarea) vroeggeboortes;
- betere registratie van de zwangerschapsduur (door vroege echoscopie).

Klinisch wordt vaak onderscheid gemaakt tussen de spontane vroeggeboorte, vroeggeboorte na voortijdig gebroken vliezen en de artificiële of iatrogene vroeggeboorte. De meeste kinderen met ernstige morbiditeit en mortaliteit vallen binnen deze laatste groep vroeggeboorten. De dalende morbiditeits- en mortaliteitscijfers van de afgelopen periode zijn primair te danken aan de verbetering van de neonatologische behandeling. Het geven van corticosteroïden aan de moeder heeft hier veel toe bijgedragen.

DIAGNOSE

Het correct stellen van de diagnose (dreigende) vroeggeboorte is van groot belang, omdat de consequenties van een behandeling groot zijn. Er is duidelijk sprake van een dreigende vroeggeboorte indien de vliezen gebroken zijn. Terwijl de à terme zwangerschap in 90% van de gevallen uitsluitend begint met weeënactiviteit, begint de vroeggeboorte relatief vaker met spontaan gebroken vliezen. Hoe vroeger de vroeggeboorte is, des te vaker is deze begonnen met gebroken vliezen. In de Angelsaksische literatuur wordt dit *preterm premature* (of *prelabour*) *rupture of membranes* (PPROM) genoemd. Een goede Nederlandse vertaling hiervan is 'vroegtijdig 'preterm' gebroken vliezen'.

Indien er uitsluitend sprake is van weeënactiviteit, wordt het stellen van de diagnose moeilijker. De uterusspier vertoont namelijk vanaf het tweede trimester van de zwangerschap een bepaald fysiologisch contractiepatroon, de braxton-hickscontracties. Deze specifieke uteruscontracties zijn vernoemd naar de bedenker, de Engelse gynaecoloog John Braxton Hicks, die het fenomeen voor het eerst in 1872 beschreef. Het betreft ongecoördineerde contracties die niet leiden tot een drukverhoging in de uterus en die er dan ook niet toe leiden dat de cervix wordt opengeduwd. Deze contracties duren langer dan contracties die leiden tot ontsluiting en worden dan ook *contractures* in plaats van *contractions* genoemd. Kenmerken van braxton-hickscontracties zijn:

- duur tussen de dertig seconden en de twee minuten;
- wisselende intensiteit;
- geen toename van intensiteit of ritme;
- onregelmatig;
- niet-ritmisch;
- eerder oncomfortabel dan pijnlijk;
- onvoorspelbaar;
- verdwijnen na verloop van tijd vanzelf.

Om te kunnen differentiëren tussen een dreigende vroeggeboorte en braxton-hickscontracties, wordt vaak gebruikgemaakt van andere parameters dan alleen de weeënactiviteit. Dat zijn de volgende.

- Verweking, verstrijking en ontsluiting van de cervix duiden onmiskenbaar op 'echte' weeënactiviteit.
- Met behulp van vaginaal echoscopisch onderzoek kan de lengte van de cervix worden gemeten. Tijdens de zwangerschap wordt de lengte van de cervix geleidelijk aan korter. Echter, een cervixlengte van meer dan 25 mm maakt het risico op vroeggeboorte erg klein. Soms wordt bij dit onderzoek gezien dat het binnenste deel van de cervix vooral bij drukverhoging zoals hoesten opengaat. Dit fenomeen heet funneling. Als er sprake is van funneling over een lang stuk, waardoor de cervixlengte kleiner wordt, maakt dit de kans op een vroeggeboorte groter.
- Het bepalen van het foetale fibronectinegehalte in de vagina: fibronectine is een eiwit dat als een soort lijm de vliezen vastplakt aan de decidua. Wanneer er cervicale veranderingen beginnen op te treden, komt het vrij en kan dan in het mucus van de vagina worden aangetoond. Voor het aantonen van foetaal fibronectine in het vaginaal secreet zijn inmiddels diverse commerciële tests verkrijgbaar.

OORZAKEN

In de jaren tachtig postuleerde de Amerikaan Roberto Romero de theorie van het *preterm labor syndrome*. Volgens deze theorie komt de bevalling op gang door een drietal factoren:

- uteruscontractiliteit;
- rijping van de cervix;
- activatie van decidua (vliezen).

Het enige verschil tussen de vroeggeboorte en de à terme partus is het tijdstip waarop de geboorte plaatsvindt. De vroeggeboorte is veelal het resultaat van een ziekteproces of afwijking die een van de drie factoren activeert waardoor het baringsproces op gang komt, al zijn nog niet alle vormen van vroeggeboorte daarmee verklaard.

Preterme contracties

Door overrekking van de uterus kan vroegtijdige weeënactiviteit ontstaan, bijvoorbeeld bij meerlingzwangerschap en hydramnion. Ook bij uteroplacentaire ischemie, zoals bij pre-eclampsie en intra-uteriene groeivertraging, kan er pre-terme weeënactiviteit ontstaan.

Cervicale incompetentie

Onder klassieke cervixinsufficiëntie wordt verstaan het verweken en ontsluiten van de cervix zonder duidelijke weeënactiviteit. Dit beeld wordt vooral gezien in het begin van het tweede trimester, omdat in die periode het bovenste deel van de cervix opgenomen wordt in de uterusholte, waardoor de cervix wat korter en minder stevig wordt. Als de cervix van tevoren al verzwakt of verkort was, kan cervixinsufficiëntie optreden. De cervix kan van tevoren beschadigd zijn geraakt door een gynaecologische ingreep (conisatie) of obstetrische ingrepen (hoge vaginale kunstverlossing, cervixruptuur). Binnen het spectrum van de cervixinsufficiëntie vallen waarschijnlijk niet alleen klassieke cervixinsufficiëntie, maar ook de vroeggeboortes met een uitpuilende vochtblaas zonder duidelijke weeënactiviteit en de *Sturzgeburt* bij een à terme zwangerschapsduur.

Klassieke cervixinsufficiëntie

Een speciale vorm van vroeggeboorte wordt veroorzaakt doordat het sluitmechanisme van de cervix onvoldoende werkt. Meestal is het sluitmechanisme van de cervix beschadigd door een voorafgaande partus (cervixruptuur) of gynaecologische ingreep, of de afwijking is aangeboren. Als gevolg van cervixinsufficiëntie zal vroeg in het tweede trimester zonder enig voorteken ontsluiting ontstaan. Hierdoor kan een opstijgende infectie het cavum uteri bereiken, of zal de vochtblaas uit de portio puilen. Het moment waarop dit gebeurt, komt overeen met het verstrijken van het bovenste 2/3 deel van de cervix. Dit deel vormt hierna een deel van het cavum uteri en wordt het onderste uterussegment genoemd. De patiënte zal zich over het algemeen melden met wat vaginaal bloed- en/of slijm-verlies. Bij speculumonderzoek is dan een vochtblaas zichtbaar. Als noodmaatregel kan geprobeerd worden een secundaire of parachutecerclage aan te leggen. Als het lukt om de portio weer te sluiten zonder dat daarbij de vliezen breken, is de prognose relatief gunstig.

Wanneer de diagnose klassieke cervixinsufficiëntie eenmaal gesteld is, kan bij een volgende zwangerschap een primaire cerclage worden aangelegd. Deze techniek is voor het eerst beschreven door de Indiase gynaecoloog Shirodkar. Inmiddels zijn er vele varianten op zijn techniek in gebruik. De meest toegepaste techniek is heden ten dage de cerclage volgens McDonald, die eenvoudiger is en minder complicaties geeft dan de cerclage volgens Shirodkar. De primaire cerclage wordt aangelegd na de miskraamperiode, maar nog voor de zestiende zwangerschapsweek. Mocht de zwangerschap langdurig intact blijven dan wordt de cerclage rond de 37e zwangerschapsweek weer verwijderd. Bij patiënten waarbij de portio dermate is beschadigd dat het niet mogelijk is een vaginale cerclage

Figuur 1.4   Cerclage volgens McDonald.

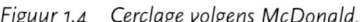
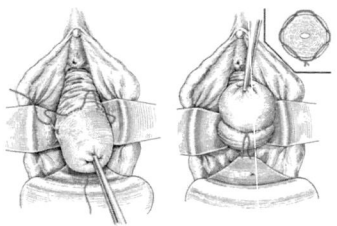

aan te leggen, kan een abdominale cerclage worden aangelegd. Een dergelijke cerclage kan buiten de zwangerschap zelfs laparoscopisch of tijdens de jonge zwangerschap per laparotomie worden aangelegd. Uiteraard dient de partus hierna door middel van een sectio caesarea plaats te vinden.

Vroegtijdig 'preterm' gebroken vliezen

In 30-40% van de vroeggeboortes is er sprake van PPROM *(preterm premature* (of *prelabour) rupture of membranes)*. Infectie of ontsteking van de decidua speelt een belangrijke rol bij het ontstaan ervan. Andere mogelijke oorzaken zijn overrekking van de vliezen door bijvoorbeeld een gemelligraviditeit of een afwijkende collageensamenstelling van de vliezen, waardoor ze gemakkelijker scheuren.

RISICOFACTOREN

De genoemde mechanismen bij vroeggeboorte in ogenschouw genomen, hebben bepaalde groepen patiënten een hoger risico op een vroeggeboorte.

- Onomstotelijk is de grootste risicofactor voor vroeggeboorte een meerlingzwangerschap. Ongeveer 50% van alle tweelingzwangerschappen eindigt voor de 37e zwangerschapsweek.
- De op een na grootste risicofactor is een eerdere vroeggeboorte. De herhalingskans ligt tussen de 17 en 40%.
- Een andere belangrijke risicofactor is etniciteit: negroïde vrouwen krijgen vaker een vroeggeboorte, waarbij er dan ook nog relatief vaak sprake is van PPROM.
- Te weinig of te veel aankomen tijdens de zwangerschap is een andere risicofactor.
- Roken werkt eveneens risicoverhogend.

BEHANDELING

Corticosteroïden

Het doel van de behandeling bij een dreigende vroeggeboorte is om uitstel van de baring te bereiken totdat de aan de moeder toegediende corticosteroïden hun effect hebben gehad en om, bij een zwangerschapsduur van minder dan 32 weken, de patiënte ante partum te kunnen overplaatsen naar een perinatologisch centrum. In de jaren zestig werd min of meer bij toeval ontdekt bij onderzoek met schapen, dat het voor de bevalling toedienen van corticosteroïden aan de moeder een gunstig effect had op de overleving van de foetus. Bij dit experiment werd een vroeggeboorte opgewekt met hoge doses corticosteroïden. De lammeren die na deze behandeling werden geboren, bleken een betere longfunctie te hebben dan lammeren die waren geboren zonder deze medicatie.

Na een eerste verkennende studie bij mensen zijn er inmiddels meer dan vijftien onderzoeken verschenen die het nuttige effect bewijzen. Het blijkt dat het toedienen van 12 mg betamethason intramusculair op twee tijdstippen 24 uur na elkaar een deel van de ademhalingsproblemen bij de neonaat kunnen voorkomen. Voorwaarde is wel dat de eerste injectie minimaal 24 uur tevoren wordt toegediend. Het effect lijkt hierna minimaal één week aan te houden. Na de 34e zwangerschapsweek toegediend heeft de medicatie geen effect meer. Naast het verbeteren van de neonatale longfunctie leidt het antenataal toedienen van corticosteroïden ook tot een verlaging van het aantal intraventriculaire bloedingen en gevallen van necrotiserende enterocolitis en daardoor van de neonatale sterfte.

De laatste jaren is er enige twijfel gerezen over de effecten van (te veel van) deze medicatie op de hersenontwikkeling van de neonaat. Daarom wordt geadviseerd een kuur met corticosteroïden alleen te herhalen op indicatie.

Samenvattend wordt geadviseerd bij alle vormen van dreigende vroeggeboorte voor de 34e zwangerschapsweek corticosteroïden toe te dienen. Het maximale effect van deze medicatie wordt 48 uur na de eerste injectie bereikt. Wanneer de eerste serie injecties weken tevoren hebben plaatsgevonden, kan worden overwogen de behandeling te herhalen.

OVERPLAATSING NAAR EEN PERINATOLOGISCH CENTRUM

Wanneer de partus valt te verwachten bij een zwangerschapsduur van minder dan 32 weken en/of de foetus ten tijde van de partus minder dan 1250 g weegt, is het in Nederland gebruikelijk de patiënte ante partum over te plaatsen naar een perinatologisch centrum. Er zijn tien perinatologische centra in Nederland: de acht academische ziekenhuizen en de ziekenhuizen in Zwolle en Veldhoven. Deze centra hebben speciaal daartoe ingerichte intensivecareafdelingen voor vroeggeboren kinderen: neonatale intensivecare-units (NICU's). Naast veel ervaring en expertise in de behandeling van dit soort kinderen, beschikken deze centra ook over de mogelijkheden om speciale medicatie en technieken toe te passen. Voorbeelden hiervan zijn de toediening van kunstmatig geproduceerd surfactant om de longrijping te bevorderen en beademing met speciale gasmengsels. Daardoor is de prognose voor het kind bij geboorte in een van deze centra significant beter.

Vroeggeboorte uitstellen

Verschillende methoden worden toegepast om een vroeggeboorte uit te stellen. Van de meeste methoden is het nut nooit wetenschappelijk bewezen, of zij zijn slechts beperkt werkzaam.

Bedrust

De meest gebruikte techniek – bedrust – is niet bewezen werkzaam bij het doen verminderen van de vroegtijdig begonnen weeënactiviteit. Wel is er tot op heden geen enkel onderzoek verricht waarbij bedrust is vergeleken met onbeperkt mobiliseren als therapie bij dreigende vroeggeboorte van eenlingzwangerschappen. Er is wel enig onderzoek gedaan naar deze methode bij tweelingzwangerschappen. Dit onderzoek toont aan dat bedrust eerder meer dan minder weeënactiviteit tot gevolg heeft.

Hydratie

Een in de Angelsaksische landen veelgebruikte methode is oraal of intraveneus hydreren van de patiënte. De gedachte achter deze interventie is dat dit nuttig is omdat zwangeren bij een dreigende vroeggeboorte een kleiner circulerend volume blijken te hebben dan gezonde zwangeren. Er is echter geen bewijs dat deze interventie zinnig is.

Sedatie

Sederen van patiënten met een dreigende vroeggeboorte heeft geen effect op de weeënactiviteit.

Progesteron

Een van de theorieën over het begin van de baring suggereert dat een daling van het progesterongehalte een van de factoren is die de baring laat beginnen. Uit diverse studies blijkt dat toedienen van progestativa bij dreigende vroeggeboorte in sommige gevallen zinvol kan zijn.

Tocolytica

Weeënremming oftewel tocolyse heeft tot doel om de uteruscontracties te verminderen of geheel te laten verdwijnen zodat corticosteroïden de tijd hebben om in te werken. Helaas is er tot op heden geen medicament dat dit volledig kan bewerkstelligen. Wel zijn er verschillende middelen die in ieder geval het baringsproces kunnen vertragen.

Tocolyse wordt niet toegepast voor de 24e en na de 34e zwangerschapsweek. Er is geen nut aangetoond van tocolyse voor de 24e week en de nadelen van tocolyse na de 34e week zijn te groot, afgewogen tegen de minimale complicaties van een vroeggeboorte na deze termijn. Geadviseerd wordt niet langer dan 48 uur tocolyse toe te passen. Het is niet duidelijk of opnieuw beginnen met tocolyse na een eerdere periode van weeënremming nuttig is. In omstandigheden waarin de intra-uteriene omgeving gevaarlijker is voor de foetus dan daarbuiten, is het uiteraard beter geen tocolyse te geven. Dergelijke omstandigheden zijn intra-uteriene infectie, pre-eclampsie en foetale nood. Vergevorderde ontsluiting of bloedverlies vormen op zichzelf geen contra-indicaties voor tocolyse.

De volgende middelen worden gebruikt als tocolytica.

- **Calciumantagonisten.** Vanaf 1980 wordt de calciumantagonist nifedipine gebruikt als middel om weeënactiviteit te remmen. Het middel is geregistreerd als antihypertensivum. Er wordt dus gebruikgemaakt van een bijwerking van het antihypertensivum. Dit dient duidelijk met de patiënte te worden besproken en in het medisch dossier te worden gedocumenteerd. De werkzaamheid van nifedipine is minstens zo sterk als van de bètasympathicomimetica, maar nifedipine heeft minder bijwerkingen. Gezien het werkingsmechanisme van nifedipine is voorzichtigheid geboden bij cardiovasculair gecompromitteerde vrouwen. Nifedipine kan namelijk leiden tot een vermindering van de cardiale functie en tot hypotensie. Het voordeel is dat het oraal kan worden toegediend.
- **Oxytocinereceptorantagonisten.** Een vrij nieuw middel is atosiban, een oxytocinereceptorantagonist. Dit middel blokkeert de oxytocinereceptoren in de uterus. Het middel is zeker even effectief als de bètasympathicomimetica. Een groot voordeel van het middel is dat het nauwelijks bijwerkingen heeft. Het nadeel is dat het alleen intraveneus kan worden toegediend.
- **Bètasympathicomimetica.** Tot enkele jaren geleden werden vooral bètasympathicomimetica (ritodrine, fenoterol) gebruikt om tocolyse toe te passen. Deze middelen zijn bewezen effectief voor het kortdurend uitstellen van de baring. Omdat niet alleen de bètareceptoren van de uterusspier maar ook die van andere organen worden beïnvloed, zijn er vooral cardiale bijwerkingen zoals maternale tachycardie en hypotensie, die deze middelen minder aantrekkelijk maken in het gebruik. Andere bijwerkingen zijn een verstoring van het koolhydraatmetabolisme en de elektrolytenbalans (hypokaliëmie). De toediening geschiedt intraveneus. In het buitenland worden ook middelen uit dezelfde groep zoals terbutaline en salbutamol gebruikt. Dit zijn astmamiddelen, die deels ook oraal kunnen worden toegepast. De effectiviteit lijkt op die van de andere middelen.
- **Prostaglandinesynthetaseantagonisten.** De invloed van prostaglandinen bij het op gang komen van de baring kan worden verminderd door het gebruik van prostaglandinesynthetaseantagonisten zoals indometacine. Dit middel is een krachtige en effectieve weeënremmer maar kent nogal wat foetale en

neonatale bijwerkingen. Zo heeft het effect op de foetale urineproductie en kan de ductus arteriosus Botalli zich (reversibel) voortijdig sluiten. Bij een partus worden vaker intracerebrale bloedingen gezien. Derhalve wordt geadviseerd dit middel kortdurend en alleen voor de dertigste week te gebruiken. Indometacine kan eenvoudig rectaal worden toegediend.

- **Magnesiumsulfaat.** In de Verenigde Staten wordt magnesiumsulfaat veel gebruikt als tocolyticum. Helaas is deze werking van magnesiumsulfaat nooit overtuigend aangetoond.
- **Nitroglycerine.** Stikstofmonoxidedonoren lijken een krachtig tocolyticum voor vooral acute tocolyse. De werkzaamheid bij dreigende vroeggeboorte is onvoldoende onderzocht.
- **Antibiotica.** Antibiotica kunnen indirect een effect hebben op het uitstel van de baring. Bij PPROM heeft gebruik van antibiotica een bewezen zwangerschapsduurverlengend effect.

PREVENTIE

Voorkómen van een beginnende vroeggeboorte is van groot belang. Behalve preventie van meerlingzwangerschap door betere behandeling van subfertiliteitsstoornissen is er momenteel geen effectieve preventieve therapie voorhanden. Recente studies waarbij progesteron vaginaal of parenteraal wordt toegediend vanaf een vroege zwangerschapsduur, lijken hoopvol. Het is vooralsnog te vroeg om deze therapie standaard te gaan toepassen. De effectiviteit van bedrust bij het voorkómen van vroeggeboorte is niet bewezen. Op grond van observationele studies wordt verondersteld dat bovenmatige lichamelijke inspanning invloed heeft op de uteruscontractiliteit. In schril contrast hiermee is het feit dat de kans op vroeggeboorte niet verhoogd is bij (top)atleten.

Door overgroei van anaerobe bacteriën in de vagina worden de lactobacillen verdreven en ontstaat een beeld dat bacteriële vaginose wordt genoemd. Een eenvoudige test om bacteriële vaginose aan te tonen is de nugentscore. Hoewel bij vrouwen die eerder een vroeggeboorte hebben doorgemaakt, vaker van tevoren bacteriële vaginose wordt vastgesteld, bleek systematische behandeling hiervan met antibiotica geen effect te hebben op de zwangerschapsduur.

Systematisch bepalen van de cervixlengte bij een jonge zwangerschapsduur kan goed differentiëren tussen laag versus hoog risico op een vroeggeboorte. Het profylactisch aanleggen van een cerclage bij de hoogrisicogroep heeft helaas geen effect op de uiteindelijke zwangerschapsuitkomst.

1.4.4   *Serotiniteit*

Serotiniteit of overdragen zwangerschap ontstaat na een zwangerschapsduur van 42 weken. Dit komt overeen met een amenorroe van $\geq$ 294 dagen. De incidentie van serotiniteit schommelt tussen 4 en 14%. Het is van belang om de uitgerekende datum tevoren goed vast te stellen op basis van de laatste menstruatie en/of vroeg in de zwangerschap uitgevoerd echoscopisch onderzoek. In het merendeel van de gevallen is er sprake van een natuurlijke biologische variatie van de zwangerschapsduur. Slechts zelden is er sprake van een duidelijke oorzaak voor de serotiniteit, zoals bij een kind met een anencefalie. Bij vrouwen met overgewicht komt relatief vaak serotiniteit voor.

De grens van 42 weken voor serotiniteit is min of meer arbitrair gekozen. Het argument dat onverklaarde intra-uteriene sterfte vooral na de 42e week toeneemt, gaat niet helemaal op, omdat die sterfte al vanaf een zwangerschapsduur van 36 weken begint toe te nemen. Wel is er bij een overdragen zwangerschap vaker sprake van meconiumhoudend vruchtwater en foetale nood tijdens de baring. Meestal wordt geadviseerd om de foetale conditie zorgvuldig te controleren bij een overdragen zwangerschap. Deze controle bestaat uit een CTG en echoscopisch onderzoek. Bij echoscopisch onderzoek wordt vooral gelet op de hoeveelheid vruchtwater. Een afname van de hoeveelheid vruchtwater zou kunnen duiden op een vermindering van de placentaire functie. De echoscopische bepaling van de hoeveelheid vruchtwater is echter een matig gevoelige test. Om die reden wordt er in veel ziekenhuizen voor gekozen de baring vanaf 42 weken in te leiden. Wanneer wordt besloten een spontane baring af te wachten, is regelmatige CTG-controle gewenst. (Relatieve) groeivertraging kan een extra reden zijn om de baring in te leiden.

1.4.5 De uitgestelde tweelingbevalling

In het verleden werd het interval tussen de geboorte van het eerste en tweede kind bij een meerling zo kort mogelijk gehouden. Bij extreme vroeggeboorte bij een termijn waarop het kind (nog) niet of nauwelijks levensvatbaar is, lukt het soms de bevalling van het tweede kind uit te stellen. In 1957 werd de eerste tweeling beschreven waarbij het interval tussen de geboorte van het eerste en het tweede kind langer dan enkele uren bedroeg, namelijk 35 dagen. In de periode ervoor waren alleen enkele van dergelijke gevallen beschreven waarbij er sprake was van uterusafwijkingen (bijvoorbeeld uterus didelphys). In 1983 is de eerste baring beschreven waarbij actief met behulp van weeënremmende middelen en antibiotica de geboorte van het tweede kind van een tweeling zes weken kon worden uitgesteld. Sindsdien zijn diverse gevallen beschreven waarbij het lukte na de geboorte van het eerste kind de geboorte van het tweede of volgende kind langdurig uit te stellen. Naast de eerdergenoemde medicatie kan daarbij ook gebruikgemaakt worden van een secundaire cerclage.

Het lijkt nuttig om bij het voornemen om de baring van een volgend kind uit te stellen, van tevoren rekening te houden met het uitstel. Voorwaarde is wel dat er sprake is van een meerling met een aparte vruchtholte en placenta en uiteraard dienen er geen tekenen van of vermoeden op een intra-uteriene infectie te bestaan. Na de zwangerschapsduur van dertig weken is er geen plaats meer om een dergelijke uitstelprocedure te overwegen. De voordelen van het uitstel wegen dan niet meer op tegen de nadelen voor moeder en kind.

1.5 Vroegtijdig 'preterm' gebroken vliezen (PPROM en PROM)

Casus

Mevrouw A is G1P0 (gravida 1 para 0, dat wil zeggen voor het eerst zwanger, nul bevallingen). Bij een zwangerschapsduur van 23+4 weken gaat zij naar de huisarts met de klacht van gelig vochtverlies. De huisarts kijkt de urine na en vindt geen bijzonderheden. Na drie dagen meldt mevrouw A zich weer bij de huisarts, nu met vochtverlies en bloedverlies. Ze heeft geen buikpijn. De huisarts kijkt opnieuw de urine na en constateert geen cystitis. Hij stuurt haar door naar de polikliniek verloskunde-gynaecologie, waar een echoscopie plaatsvindt. De hoeveelheid vruchtwater is minder dan past bij deze zwangerschapsduur, er is geen ontsluiting en mevrouw A wordt opgenomen. De volgende dagen wordt met behulp van een varentest de diagnose 'vroegtijdig gebroken vliezen' gesteld. Mevrouw houdt bloed- en vochtverlies, maar heeft geen contractiele uterus. De harttonen van het kind zijn goed, het vochtverlies is helder. Bij 25 weken zwangerschap wordt mevrouw overgeplaatst naar een derdelijnscentrum waaraan een afdeling neonatale intensive care is verbonden.

Vruchtwater wordt aangemaakt door de longen, door het amnionepitheel van de placenta en de navelstreng en doordat de foetus in het vruchtwater plast. De snelheid waarmee vruchtwater wordt aangemaakt, is niet te voorspellen. Er zijn vele oorzaken voor het vroegtijdig 'preterm' breken van de vliezen. Weeënactiviteit is een belangrijke oorzaak hiervoor. Daarnaast spelen vaginale infecties (bijvoorbeeld bacteriële vaginose) of infecties van de urinewegen een grote rol. In de literatuur wordt de structuur van de vliezen als oorzaak genoemd. Andere geassocieerde factoren zijn invasieve prenatale diagnostiek, trauma of geweld, roken, cervixinsufficiëntie en bloedverlies ante partum. Ook de aanwezigheid van een spiraaltje (*intra-uterine device*, iud) kan de oorzaak zijn van het breken van de vliezen. Overrekking van de uterus bij een meerling of hydramnion door ziekte van de moeder (diabetes: groot kind) geven grote druk op de vliezen, dus grotere kans op vroegtijdig breken. Uterusanomalieën als congenitale afwijkingen van de uterus, myomen en DES- (di-ethylstilbestrol-) expositie in utero (desuterus) kunnen oorzaak zijn voor vroegtijdig gebroken vliezen. De oorzaak kan ook idiopatisch zijn, oftewel: er wordt geen oorzaak gevonden.

1.5.1   Incidentie

Hoe vaak komt vroegtijdig breken van de vliezen voor?
- Tussen 16 en 26 weken zwangerschap: ongeveer 0,5%.
- Tussen 26 en 34 weken: 1%.
- Tussen 34 en 37 weken: 1,5%.
- Na de 37e week: 8%.

Het breken van de vliezen is vaak een eerste teken dat de baring zal beginnen: bij à terme zwangerschappen is dit in 10% het geval, bij premature bevallingen in 20%. Verder geldt dat naarmate de bevalling eerder optreedt, er vaker sprake is van voortijdig gebroken vliezen. Voor de 37e week is 50-75% van de zwangeren binnen drie dagen na het breken van de vliezen bevallen en 60-80% binnen een week.

1.5.2   Klinische verschijnselen

Soms is het overduidelijk: er loopt vocht uit de vagina, de patiënte heeft er geen controle over en het vocht ruikt zoetig. Het druppelsgewijs verliezen van vruchtwater wordt niet altijd door de patiënte opgemerkt en niet, of pas bij een echoscopie, ontdekt.

COMPLICATIES

De belangrijkste complicaties van vroegtijdig 'preterm' gebroken vliezen zijn:
- het ontstaan van een intra-uteriene infectie;
- vroeggeboorte.

Hierdoor kan het risico op een intra-uteriene vruchtdood verhoogd zijn. Het kan tevens de perinatale morbiditeit en mortaliteit verhogen, evenals de maternale morbiditeit. Bij een zwangerschap van 37 weken of meer is bij vroegtijdig gebroken vliezen de kans op neonatale infecties klein (2,6%). Voor de verpleegkundige is het belangrijk om de zwangere en haar ongeboren kind goed te observeren en hen meerdere keren per dag te controleren op aanwijzingen voor infectie: de temperatuur, de pols, de bloeddruk (deze kan in geval van sepsis een belangrijke parameter zijn), zich grieperig voelen, zweten, rillerig zijn, weeënactiviteit. Een tachycard-CTG kan wijzen op een infectie bij het ongeboren kind. Een intra-uteriene infectie kan zeer acuut optreden en geeft een heftig beeld: de harttonen blijven tachycard en de zwangere heeft hoge koorts (gevaar voor sepsis!). De verpleegkundige licht de arts in als er op het foetale cardiotocogram een van de volgende afwijkingen te zien is:
- tachycardie;
- weinig variaties, of een strak patroon langer dan 40 minuten;
- deceleraties (foetale nood?).

Het is wenselijk om tegelijkertijd de hartslag van de moeder re registreren indien mogelijk: zijn deceleraties foetaal, of wordt de maternale hartslag geregistreerd? De beweeglijkheid van het kind kan belangrijk zijn: als de patiënte minder leven voelt, kan dit een teken zijn van foetale nood. De verpleegkundige instrueert de patiënte om regelmatig de verbandjes te laten zien zodat geobserveerd kan worden hoeveel vruchtwater de patiënte verliest en wat het aspect is: meconium, bloed, slijm of pusafscheiding? Rieken de verbandjes? Sommige bacteriën, zoals de hemolytische streptokok B veroorzaken geen riekende verbandjes en geven slechts subtiele tekenen van infectie bij de moeder, terwijl ze uitermate bedreigend kunnen zijn voor de neonaat.

Perinatale complicaties als longhypoplasie en contracturen worden voornamelijk bepaald door de zwangerschapsduur op het moment van het breken van de vliezen en de hoeveelheid vruchtwater die nog aanwezig blijft. Vruchtwater maakt ademhalingsbewegingen mogelijk bij de foetus vanaf 16 weken. Bij oligohydramnion zijn ademhalingsbewegingen nog mogelijk, maar bij anhydramnion wordt dat erg moeilijk. De longen hebben vier ontwikkelingsfasen, waarbij tussen de 20 en 25 weken het vaatbed wordt aangelegd. Hierbij is de aanwezigheid van vruchtwater noodzakelijk. Wanneer er voor de 25e week sprake is van anhydramnion en na 26 weken blijkt dat er oligohydramnion is, dan is er op basis van de anhydramnion sprake van een onderontwikkeling van de longen. De kans is groot dat het kind daardoor na de geboorte overlijdt. Bij oligo- en anhydramnion zijn de mogelijkheden voor bewegen van het ongeboren kind beperkt en kunnen contracturen optreden. Deze kunnen pas na de geboorte door middel van fysiotherapie behandeld worden.

Als de zwangerschapsduur bij het breken van de vliezen minder is dan 37 weken, moet men ook rekening houden met een dreigende vroeggeboorte. Bloedverlies, buikpijn, menstruatiegevoel en rugpijn kunnen aanwijzingen zijn voor weeën-activiteit, maar ook op het CTG kan dit zichtbaar zijn zonder dat de patiënte dit merkt.

De verpleegkundige dient altijd rekening te houden met acute situaties, zoals het plotseling in partu raken van de patiënte. Hierbij is snel en adequaat handelen noodzakelijk: de arts waarschuwen, weeënremmende medicijnen klaarmaken of assisteren bij de partus. Het gevoel van de patiënte 'dat er iets in de vagina zit' maakt de verpleegkundige alert op de mogelijkheid van een uitzakkend kindsdeel of uitzakkende navelstreng of vochtblaas.

1.5.3 Diagnostiek

Het verhaal van de patiënte en observatie van het vochtverlies uit de vagina zijn vaak voldoende. Bij twijfel zal men dit willen objectiveren door middel van echoscopie en een varentest. De varentest is echter onbetrouwbaar omdat cervixslijm ook varens kan hebben. Vocht afnemen uit de vagina voor varentest kan eventueel met een speculum, waarbij tevens de ontsluiting van de cervix en een uitgezakte navelstreng of kindsdeel te beoordelen zijn. Vaginaal toucher zal vermeden worden tenzij hiervoor een duidelijke indicatie bestaat; het risico van een opstijgende infectie vanuit de vagina naar de uterus is te groot. De relatie tussen speculumonderzoek en een verhoogde kans op intra-uteriene infectie is nooit bewezen.

DIFFERENTIËLE DIAGNOSE
Vooral bij kleine hoeveelheden vochtverlies moet men denken aan urineverlies en een fysiologisch verhoogde vaginale afscheiding tijdens de zwangerschap. Ook vaginale infecties kunnen een verhoogde afscheiding geven.

1.5.4 Behandeling

De behandeling van vroegtijdig gebroken vliezen is afhankelijk van de zwangerschapsduur, de oorzaken en de complicaties. In alle gevallen wordt de patiënte opgenomen en worden kweken afgenomen uit de vagina en/of de cervix en wordt urine opgevangen voor kweek en sediment. Bij opname worden uit het bloed niet alleen de gebruikelijke bloedwaarden bepaald, maar ook specifieke infectieparameters:

- BSE (bezinkingssnelheid erytrocyten), deze is tijdens de zwangerschap altijd verhoogd en wordt daarom niet vaak als infectieparameter gebruikt;
- leukocytenaantallen;
- CRP (C-reactieve proteïne).

Deze infectieparameters kunnen gedurende de periode dat de patiënte nog niet bevallen is, regelmatig opnieuw gecontroleerd worden. Mobilisatie kan variëren van strikte bedrust tot onbeperkt en is afhankelijk van de ontsluiting, de ligging van het kind en de indaling van het voorliggend deel. De lichamelijke verzorging ('steriel verplegen') bij gebroken vliezen wordt uitgevoerd. De verpleegkundige heeft hierbij de taak om de patiënte uitleg te geven en zo nodig te assisteren. Het maken van CTG's en controles van temperatuur, pols en bloeddruk vindt plaats. Voor de 34e week zal de patiënte in de meeste gevallen behandeld worden met antibiotica, om infecties te voorkomen of te bestrijden. Er wordt met toediening gestart na het afnemen van urine- en vagina- en/of cervixkweken. Eventueel wordt er na de kweekuitslagen gewisseld van antibioticum.

De verpleegkundige houdt, samen met de arts, de patiënte en haar partner op de hoogte van de ontwikkeling van de zwangerschap. Zij worden door de verpleegkundige tijdig voorbereid op een eventuele vroeggeboorte en op de mogelijke opname van het kind op een couveuseafdeling (zie ook paragraaf 1.9.6 over psychosociale problemen bij intra-uteriene groeivertraging).

Er bestaat de mogelijkheid om vruchtwater op te vangen voor een foetale longrijpingstest (LS-ratio). Dit is zinvol vanaf de 25e week: daarvoor zijn de longen zeker nog onrijp (zie paragraaf 1.9, Intra-uteriene groeivertraging). Bij een zwangerschap tussen de 34 en 37 weken wordt over het algemeen een afwachtend beleid gevoerd, met aandacht voor het ontstaan van complicaties. Spontane weeënactiviteit zal niet geremd worden. Bij een zwangerschap boven de 37 weken zal men 48-72 uur afwachten alvorens de bevalling in te leiden met prostaglandines en/of oxytocine. Zie paragraaf 4.1.4 over de inleiding van de baring.

1.5.5 Verpleegkundige interventies

Bij vroegtijdig gebroken vliezen geeft de verpleegkundige uitleg aan de patiënte en haar partner over behandelwijze, medicatie en laboratoriumonderzoek. Dit houdt het volgende in.

- Rekening houden met het ontstaan van een schimmelinfectie zoals Candida ten gevolge van antibioticagebruik.
- Letten op veranderingen van de laboratoriumuitslagen, kennis en observatie van bijwerkingen van medicatie.
- Alert blijven op een dreigende vroeggeboorte.

De meeste risico's zijn reeds genoemd, maar over de verpleegkundige interventies bij een preterme bevalling kan het volgende nog gemeld worden.

- Bied hulp bij het opvangen van de weeën: patiënten hebben vaak nog geen zwangerschapscursus gevolgd.
- De bevalling kan zeer snel gaan en iedereen overvallen (er is namelijk geen volledige ontsluiting nodig), of juist een langduriger bevalling: angst en liggingsafwijkingen kunnen de bevallingsduur beïnvloeden.
- In sommige gevallen is er nog remming mogelijk, maar snelheid is geboden.
- In geval van sectio: zorg dat de patiënte geestelijk en lichamelijk goed voorbereid is.
- Neem kweken af van kind en placenta.
- Assisteer de kinderarts of de neonatoloog bij de eerste opvang van de pasgeborene.
- De pasgeborene zal, indien de situatie dat toelaat, kort bij de moeder gebracht worden, maar zij heeft haar kind vaak nog niet goed kunnen zien. De eerste stap in het hechtingsproces van de moeder is daarmee verstoord. Regel zo snel mogelijk een bezoek aan de couveuseafdeling voor de jonge ouders.
- Geef na de partus voorlichting over kolven en assisteer daarbij.
- Bespreek in de loop van de eerste dagen de partus met de beide ouders. Zij ervaren allerlei gevoelens door elkaar heen: overvallen zijn, angst, pijn, trots, blijdschap, verdriet, enzovoort. Een dagboek of logboek kan hulp bieden bij het verwerken van deze gevoelens.

1.5.6 Nazorg

De arts en de verpleegkundige geven de benodigde informatie over de leefregels na ontslag. De patiënte krijgt een controleafspraak op de polikliniek bij de gynaecoloog of arts-assistent. In een aantal ziekenhuizen wordt de patiënte de mogelijkheid geboden om een verpleegkundig nagesprek te voeren. Tijdens dit gesprek wordt het verblijf geëvalueerd, geeft de verpleegkundige eventueel nog uitleg en kan de patiënte positieve en negatieve ervaringen delen. Zeker als het kind nog in hetzelfde ziekenhuis ligt, is het goed als de verpleegkundige die het gesprek voert, op de hoogte is van de situatie van het kind op dat moment: dit voorkomt blunders.

1.6 Vaginaal bloedverlies in het tweede en derde trimester

In deze paragraaf wordt vaginaal bloedverlies vanaf 16 weken zwangerschapsduur besproken. Vaginaal bloedverlies tijdens de zwangerschap is onder te verdelen in:
- vaginaal bloedverlies tijdens het eerste trimester of de miskraamperiode van de zwangerschap;
- vaginaal bloedverlies in het tweede en derde trimester van de zwangerschap.

Vaginaal bloedverlies tijdens de miskraamperiode wordt besproken in paragraaf 1.4.2. De volgende onderwerpen komen in deze paragraaf aan bod:
- ectropion (erosieve portio);
- abruptio placentae;
- placenta praevia;
- vasa praevia;
- randvenebloeding;
- diagnostiek;
- differentiële diagnostiek: tekenen, gynaecologische oorzaken, hemorroïden, cystitis.

Per onderwerp wordt de behandeling en verpleegkundige zorg besproken, met een beschrijving hoe te handelen wanneer een patiënte zich met vaginaal bloedverlies op de verloskamers meldt met een van de genoemde oorzaken. De hypovolemische shock als algemene complicatie bij vaginaal bloedverlies wordt apart beschreven (paragraaf 1.6.5); dit onderwerp komt ook aan bod in paragraaf 4.11.

1.6.1 Ectropion

Ectropion van de cervix uteri (portio-erosie) kan een oorzaak zijn van bloedverlies in de zwangerschap. De overgang tussen endocervix en de ectocervix ligt binnen de baarmoedermond. Bij een multipara ligt dit overgangsgebied soms meer naar buiten. Dat houdt in dat de meer kwetsbare endocervicale cellen (slijmcellen) in speculo duidelijk zichtbaar zijn. Dit weefsel bloedt sneller en de vrouw kan vaginaal bloedverlies hebben. Ook de betere doorbloeding en het wat oedemateus worden van de slijmvliezen kunnen dit bevorderen. Afhankelijk van de hoeveelheid bloedverlies en de frequentie zal de gynaecoloog een uitstrijkje overwegen om andere oorzaken uit te sluiten, zoals een zelden voorkomende maligniteit van de cervix. Een bloedend ectropion is vrijwel nooit een opname-indicatie.

1.6.2   Abruptio placentae

Casus

De heer G. belt 's nachts de verloskamers omdat zijn vrouw vaginaal bloed-verlies heeft. Zij is zwanger van hun tweede kind bij een amenorroeduur van 30 weken. Mevrouw en meneer zijn erg bang omdat zij hun eerste kind verlo-ren hebben als gevolg van een loslating van de placenta. Bij aankomst op de verloskamers heeft mevrouw wat vaginaal bloedverlies en een wat krampen-de buikpijn. Bij aansluiten van de cardiotocografie blijkt mevrouw een con-tractiele uterus te hebben en het kind reageert hierop door middel van late deceleraties. Mevrouw krijgt een infuus en er wordt bloed afgenomen voor laboratoriumonderzoek. Een echo laat zien dat er mogelijk een hematoom achter de placenta zit. In verband met een verslechterende cardiotocografie gaat mevrouw voor sectio. Het jongetje dat vervolgens geboren wordt, heeft een matige start: geen spontane ademhaling; hij is bradycard. Hij wordt geïn-tubeerd, krijgt een infuus en wordt in stabiele toestand overgeplaatst naar de neonatologie-intensivecareafdeling. Onderzoek van de placenta laat zien dat er sprake was van een (partiële) abruptio; dit is te zien aan een delle in de pla-centa ('deuk' in de placenta waar een hematoom tegenaan heeft gedrukt).

Een abruptio placentae oftewel placentaloslating kan volledig of gedeeltelijk plaatsvinden. Symptomen van een abruptio placentae zijn:
- een hypertone uterus (soms een 'plankharde' buik: een *uterus en bois*);
- (hevige, continue) pijn in buik en/of rug, maar soms ook kort op elkaar vol-gende uteruscontracties;
- tijdens de sectio kan men soms een weinig voorkomend aspect zien, name-lijk vlekkige subperitoneale bloedingen in het myometrium als gevolg van de verbruikscoagulopathie, men noemt dit een couvelaire-uterus;
- (ruim) vaginaal bloedverlies. Dit hoeft niet altijd het geval te zijn: het bloed kan zich ook ophopen achter de placenta en zich niet vaginaal ontlasten;
- hypovolemische shock;
- foetale nood;
- foetale sterfte;
- stollingsstoornissen, omdat de stollingsfactoren verbruikt worden bij ruim bloedverlies. Het is soms niet duidelijk of er van tevoren al stollingsstoornis-sen aanwezig waren;
- diffuse intravasale stolling (als gevolg van de stollingsstoornissen), een spe-cifieke complicatie bij een abruptio placentae, die ernstige orgaanschade kan veroorzaken. Vooral de acute nierinsufficiëntie met oligurie of anurie is berucht;
- hypertensie, pre-eclampsie waardoor een abruptio kan optreden.

Bij een abruptio placentae en in geval van foetale sterfte komt de baring meestal snel op gang: binnen 24 uur. Bij een partiële abruptio verlopen de symptomen vaak minder ernstig en kan het kind meestal gered worden door een (spoed-) sectio.

OORZAKEN

Een abruptio placentae komt bij drie tot zestien per duizend geboorten voor. Een abruptio placentae ontstaat ten gevolge van een ruptuur van een belangrijk bloedvat (arterie in de decidua basilaris) van de placenta. Er vormt zich een retro-placentair hematoom dat, afhankelijk van de druk, ervoor zorgt dat de placenta geheel of gedeeltelijk loskomt van de uteruswand, met alle gevolgen van dien. Risicofactoren zijn:

- een al eerder doorgemaakte abruptio;
- pre-existente hypertensie;
- pre-eclampsie;
- roken;
- cocaïnegebruik;
- hogere maternale leeftijd;
- trauma.

Bij ongeveer 60% van de vrouwen die een abruptio placentae heeft doorgemaakt, worden aangeboren afwijkingen in de bloedstolling aangetroffen (bijvoorbeeld proteïne S- en proteïne C-deficiëntie, factor V Leidenmutatie).

1.6.3   Placenta praevia

Bij een placenta praevia (voorliggende placenta) is de placenta zo laag in de baarmoeder ingeplant, dat deze geheel of gedeeltelijk over het ostium internum van de cervix (baarmoederhals) gelegen is. Er zijn vier vormen te onderscheiden.

- **Placenta praevia totalis.** De placenta ligt volledig over het ostium internum, er is geen vaginale partus mogelijk.
- **Placenta praevia centralis.** Het midden van de placenta ligt (en dus ook volledig) over het ostium internum, er is geen vaginale partus mogelijk.
- **Placenta praevia lateralis.** De placenta ligt gedeeltelijk over het ostium internum.
- **Placenta praevia marginalis.** De rand van de placenta grenst aan het ostium internum.

Figuur 1.5   Typen placenta praevia.
A placenta praevia totalis; B placenta praevia lateralis; C placenta praevia marginalis.

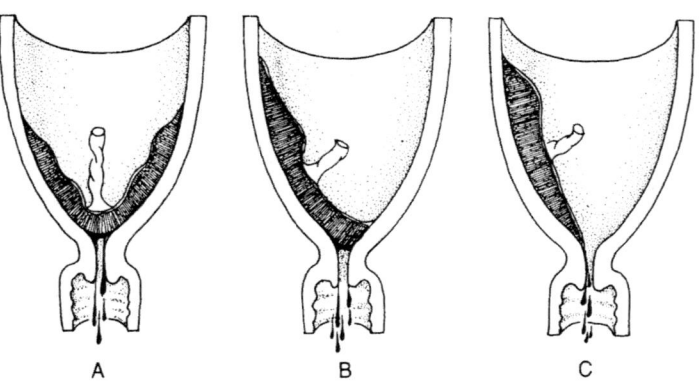

A   B   C

De belangrijkste symptomen van placenta praevia zijn:
- vaak recidiverend, pijnloos vaginaal bloedverlies;
- liggingsafwijkingen van het kind;
- het niet indalen van het voorliggend kindsdeel.

De kans op bloedverlies wordt groter naarmate de zwangerschap vordert. Het bloedverlies treedt meestal acuut op en stopt vaak weer spontaan. Het bloedverlies kan een zwangere baarmoeder zodanig prikkelen dat er contracties ontstaan met soms een dreigende vroeggeboorte tot gevolg. Bij een aanzienlijke hoeveelheid maternaal bloedverlies (vitale fluxus) kan er foetale nood optreden en zal er mogelijk door middel van een sectio ingegrepen moeten worden. Bij de diagnosestelling van een placenta praevia zal er nagegaan worden of er een vaginale partus mogelijk is. Uiteraard is bij een placenta praevia totalis of centralis een vaginale partus niet mogelijk. Bij bloedverlies zal het Hb-gehalte van de patiënte in de gaten gehouden worden en zo nodig aangevuld worden met erytrocytenconcentraat.

RISICOFACTOREN

Bij een vroege zwangerschap (korter dan twintig weken) komt het bij 5% van de zwangere vrouwen voor dat de placenta dicht bij of over het ostium ligt. Echter, bij het groter worden van de uterus kan de placenta nog verschuiven *(migrating placenta)* doordat het onderste uterussegment wordt gevormd. In 0,3-0,9% van de partus komt het voor dat er sprake is van een placenta praevia. In een zeldzaam geval kan er sprake zijn van een:
- placenta accreta (de placenta is vergroeid met de baarmoederwand, niet in het spierweefsel gegroeid);
- placenta increta (de placenta is tot diep in de spierwand van de baarmoeder gegroeid), meestal wanneer er een eerdere sectio is verricht en de placenta over een uteruslitteken is geïmplanteerd met doorgroei door het litteken;
- placenta percreta (de placenta is door de baarmoederwand heengegroeid (sectiolitteken), soms ook door de blaaswand).

Zonder eerdere sectio is het risico op een placenta accreta reeds 2%. Na één sectio is de kans 3,7% en na twee of meer sectio's ruim 5%. De kans neemt toe wanneer de placenta over het litteken ligt en wanneer de patiënte 35 jaar of ouder is. Specifieke complicaties bij een placenta praevia zijn:
- bij het breken van de vliezen bestaat er een kleine kans op de zeldzame complicatie van een vruchtwaterembolie;
- een uitgezakte navelstreng door de specifieke situering van de placenta;
- de kans op trombose in het kraambed zou verhoogd zijn.

1.6.4   *Randsinus- of randvenebloeding*

'Randsinusbloeding' en 'randvenebloeding' zijn aanduidingen die uitsluitend in het Nederlandse taalgebied gebruikt worden voor situaties waarin vaginaal bloedverlies ontstaat door een scheur in een (grote) veneuze holte of in een vene aan de rand van de placenta. In de buitenlandse literatuur wordt dit bloedverlies onder de abruptio placentae geschaard (zie paragraaf 1.6.2). Wanneer het bloedverlies beperkt blijft, is een dergelijke bloeding niet levensbedreigend voor moeder en kind. Ook hier geldt dat er in sommige situaties ingegrepen moet worden door middel van een sectio.

Vaginaal bloedverlies kan ook andere oorzaken hebben dan randsinus- en rand-venebloeding vanuit de cervix:

- de baring begint (het zogeheten tekenen);
- gynaecologische oorzaken (zoals poliepen, cervicitis of maligniteit);
- postcoïtaal;
- oorzaken van andere origine (anaal: hemorrhoïden, urethraal: cystitis).

Bij 40-70% van de zwangere vrouwen met vaginaal bloedverlies na de zestiende week blijkt het uiteindelijk niet mogelijk een diagnose te stellen.

DIAGNOSTIEK BIJ VAGINAAL BLOEDVERLIES

De volgende middelen worden gebruikt voor de diagnostiek van de genoemde ziektebeelden.

- **Cardiotocografie.** De foetale harttonen in combinatie met de eventuele harde buiken en/of contracties kunnen met deze apparatuur gecontroleerd worden.
- **Doptone.** Uitsluitend de foetale harttonen kunnen met dit apparaat gecontroleerd worden.
- **Echografie.** Door middel van teruggekaatste ultrasonore golven kunnen de diverse weefselstructuren in beeld gebracht worden:
  - het kind kan in beeld gebracht worden;
  - de placentafunctie kan in kaart gebracht worden;
  - de echo is een goed medium om de placenta te lokaliseren (bijvoorbeeld bij vermoeden van een placenta praevia); een vaginale echo heeft hierbij de voorkeur;
  - het is soms mogelijk om een vasa praevia via een vaginale echo te diagnosticeren;
  - een retroplacentaire bloeding of hematoom kan met een echo gediagnosticeerd worden.
- **Algemeen (lichamelijk) onderzoek**.
- **Laboratoriumonderzoek**, waarbij vooral het hemoglobuline, hematocrietgehalte en de stollingsfactoren een goede graadmeter zijn.
- **Speculumonderzoek.** Om te kunnen zien waar het bloed vandaan komt en voor aanvullende diagnostiek, om een uitstrijkje van de baarmoederhals af te nemen.

Alle eerdergenoemde specifieke symptomen geven ook een goede aanwijzing om de juiste diagnose te kunnen stellen.

BEHANDELING EN VERPLEEGKUNDIGE ZORG

Bij vrouwen met vaginaal bloedverlies is het van belang dat de mogelijke diagnose zo spoedig mogelijk wordt gesteld door een arts in het ziekenhuis. Bij binnenkomst op de afdeling is het belangrijk om de maternale en foetale conditie te bepalen. Uitgebreide symptoomanalyse en verpleegkundige zorg zullen ook aan bod komen bij de beschrijving van het onderwerp hypovolemische shock (paragraaf 1.6.5). De verpleegkundige voert de zorg als volgt uit.

- Maternale vitale controles: pols kan stijgen, tensie kan dalen, temperatuur kan dalen. Ziet mevrouw bleek, transpireert mevrouw, duurt het langer voor de capillaire vaatjes zich weer vullen (capillaire refill), te controleren door bijvoorbeeld met een pen op het nagelbed te drukken, de ademhaling kan versnellen, de saturatie kan dalen.

- Bewustzijn: is mevrouw alert, neigt zij tot flauwvallen of bewustzijnsverlies, is mevrouw slaperig, verward?
- Foetale harttonen: luisteren en/of een cardiotocografie maken.
- Hoeveelheid bloedverlies: meten en/of wegen.
- Laboratoriumonderzoek (het hemoglobinegehalte kan dalen, het hematocriet kan dalen, kruisbloed, stollingsproblemen kunnen optreden (onder andere het trombocytenaantal kan afnemen).
- Hemodynamisch stabiliseren: infuus inbrengen, vullen, handelen volgens het ziekenhuisprotocol levensbedreigende bloedingen.
- Zorg dragen voor pijnbestrijding.
- Bij een resusnegatieve bloedgroep van de moeder zal er anti-D-profylaxe gegeven worden indien het kind resuspositief is.

Is er sprake van (vermoeden van) een (partiële) abruptio dan zal er zo spoedig mogelijk een sectio plaatsvinden, afhankelijk van de zwangerschapstermijn. Indien hier geen sprake van is en de situatie het toelaat, dan is er een zorgvuldige observatie nodig door middel van onder andere cardiotocografieën; afhankelijk van de zwangerschapsduur wordt betamethason gegeven om de longrijping van het kind te bevorderen.

Als er geen foetale hartactie meer is en dat is echografisch vastgesteld, dan kan er sprake zijn van een abruptio. De partus kan dan snel plaatsvinden met mogelijk ruim bloedverlies. Spoedig aanvullen van het volumeverlies en bewaken van de circulatie is dan noodzakelijk door middel van onder andere een automatische bloeddrukmeter, saturatiemeter en O_2-toediening. Eventueel vindt er suppletie van stollingsfactoren plaats voorafgaand aan het – indien noodzakelijk – inleiden van de baring; meestal vindt er spontaan herstel plaats binnen 48-72 uur.

COÖRDINATIE VAN ZORG

Een goed samenwerkend team van vooral verpleegkundigen, artsen, anaesthesiologen en eventuele andere disciplines is van groot belang. Ook is het belangrijk dat er in een ziekenhuis een protocol bestaat voor levensbedreigende bloedingen, zodat het team adequaat kan handelen in geval van deze levensbedreigende situatie voor de zwangere of kraamvrouw en het (ongeboren) kind. Het is voor ouders vaak een acute situatie waarin ze terecht kunnen komen, waarbij angst en onzekerheid een grote rol spelen.

Indien de situatie dit toelaat, is het belangrijk dat zowel de arts als de verpleegkundige de ouders duidelijke informatie verschaft. Indien de partus niet direct plaatsvindt en mevrouw een mogelijk langere ziekenhuisopname tegemoet gaat, is ook de psychosociale begeleiding belangrijk. Disciplines die bijvoorbeeld naar behoefte ingeschakeld kunnen worden zijn:

- medisch maatschappelijk werker;
- geestelijke van de eigen geloofsovertuiging zoals dominee, pastoor, rabbijn, imam;
- psycholoog of psychiater bij bijvoorbeeld extreme angsten;
- kinderarts om de situatie van het kind uit te leggen.

Bied de mogelijkheid om de partner te laten overnachten, bied privacy (indien de situatie dit toelaat), bijvoorbeeld in het dagverblijf.

NAZORG

Bij bloedverlies in het tweede en derde trimester is de volgende nazorg van belang.

- Eventueel inschakelen van de transferverpleegkundige (liaisonverpleegkundige) indien bijvoorbeeld nog thuiszorg noodzakelijk is.
- Verpleegkundig en/of medisch ontslaggesprek regelen waarin alle aspecten van de opname en vragen aan bod kunnen komen.
- Advies geven om alle vragen die er nog zijn of opkomen, op te schrijven zodat deze nog gesteld kunnen worden bij de poliklinische controle.
- Huisarts en/of verloskundige inlichten.
- Dubbele afspraak polikliniekcontrole regelen.
- De eventuele kraam- en/of thuiszorg via een overdracht (eventueel via transferverpleegkundige) inlichten.

1.6.5   Hypovolemische shock door massale bloedingen

De hypovolemische shock komt eveneens ter sprake in paragraaf 4.11. In dit kader zijn de volgende uitgangspunten van belang.

- Een vrouw heeft 70 ml bloed per kg lichaamsgewicht.
- Een zwangere vrouw heeft 100 ml bloed per kg lichaamsgewicht.

GRADATIES

Wanneer spreekt men van shock? Er zijn vier gradaties te benoemen.

- Graad I: 0-15% verlies van het totale bloedvolume; hierbij zie je nog een normale bloeddruk, hooguit een lichte polsversnelling.
- Graad II: 15-30% verlies van het totale bloedvolume; de systole kan wat dalen; de diastole blijft gelijk.
- Graad III: 30-40% verlies van het totale bloedvolume; zowel de systole als de diastole dalen flink.
- Graad IV: > 40% verlies van het totale bloedvolume; deze situatie is soms irreversibel, met stollingsstoornissen, orgaanschade en vaak de dood tot gevolg.

SYMPTOMEN

Wat zijn de symptomen van een hypovolemische shock?

- De pols versnelt doordat het hart nog zo veel mogelijk bloedvolume wil laten circuleren.
- De bloeddruk zal gaan dalen:
  - bij graad II zal de systole gaan dalen;
  - vanaf graad III zal zowel de systole als de diastole gaan dalen;
  - er zal steeds minder rondcirculerend volume binnen het vaatstelsel zijn.
- De lichaamstemperatuur kan dalen. Het lichaam spaart energie om alle orgaansystemen nog te kunnen laten functioneren.
- Het bewustzijn neemt af. Er is sprake van sufheid, tot verwardheid en bewustzijnsverlies.
- De capillaire refill (de tijd die het kost voor de capillairen om zich weer te vullen) neemt toe.
- De ademhalingsfrequentie zal aanvankelijk versnellen en in een later stadium afnemen.
- De saturatie zal dalen, de weefsels zullen steeds minder van zuurstof worden voorzien.

- De laboratoriumuitslagen zullen aanzienlijk veranderen:
  - het hemoglobinegehalte (Hb) en het hematocriet (Ht) zullen dalen;
  - ook het trombocytenaantal zal afnemen evenals het fibrinogeengehalte;
  - er zullen stollingsstoornissen optreden.

In geval van een zwangerschap zal het kind uiteindelijk in foetale nood komen, de foetale harttonen zullen afnemen en het kind kan intra-uterien komen te overlijden; afhankelijk van de klinische situatie van de moeder zal er wel of niet ingegrepen worden om het kind geboren te laten worden. Vaak wordt het vaginale bloedverlies, vanaf 500 ml, onderschat in de verloskunde. Meten is weten!

PRIMAIRE BEHANDELING

De primaire behandeling van de hypovolemische shock is het snel vullen van het vaatstelsel met een groot volume. Dit kan, in eerste instantie, door middel van een isotone oplossing, zoals een natriumchlorideoplossing en/of een volume-expander zoals Voluven® (cave: te veel toedienen van Voluven® kan leiden tot stollingsstoornissen) of gelofusine. In een later stadium zullen naast de erytrocyten ook de trombocyten, de stollingsfactoren en het plasma aangevuld moeten worden. Een tweede infuus zal moeten worden ingebracht. Een verblijfskatheter met urimeter wordt ingebracht om de urineproductie nauwkeurig in de gaten te kunnen houden. De urineproductie zegt namelijk iets over de nierperfusie en de doorbloeding van andere vitale organen. Tevens is het van groot belang om te zorgen voor een adequaat zuurstoftransport door het geven van veel (15 liter) zuurstof door middel van een non-rebreathingmasker of zelfs intubatie. In tweede instantie dient de bloeding te worden gestopt. Het is van groot belang om te beschikken over een goed functionerend protocol voor levensgevaarlijke bloedingen in het ziekenhuis.

OORZAKEN

De meest voorkomende oorzaken van ruim vaginaal bloedverlies post partum zijn:
- een atonie van de uterus;
- rupturen (onder andere van de uterus zelf, of van de cervix);
- een placentarest die achtergebleven is;
- stollingsstoornissen al dan niet bekend (vooral de ziekte van von Willebrand).

Ook hierbij gelden voornoemde symptomen en behandeling. Van belang is het om een juiste diagnose te stellen.

BEHANDELING

Bij een atonie van de uterus bestaat de behandeling primair uit:
- het katheteriseren van de blaas;
- het masseren van de uterus om de uterus te laten contraheren;
- het geven van medicatie, een oxytocine-infuus (Syntocinon®) of eventueel sulproston (Nalador®). Ook kan misoprostol (Cytotec®) rectaal gegeven worden.

Wanneer dit niet succesvol is, zijn er de volgende mogelijkheden.
- Er kan een gynaecologische tampon gebruikt worden om de uterusholte op te vullen. Een nadeel van deze methode is dat de tampon na maximaal 24 uur verwijderd moet worden met het risico op wederom een actieve bloeding.

Figuur 1.6   Bakriballon.

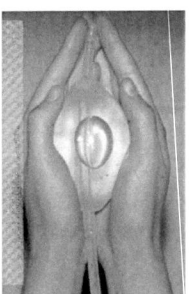

- De uterus vullen met een speciale ballonkatheter (de Bakriballon), die met behulp van de ballon kan worden opgeblazen met tot 500 ml fysiologisch zout.
- Door middel van een operatie kan de a. iliaca interna onderbonden worden. De uterus wordt door collaterale bloedvaten nog voldoende van bloed voorzien.
- De uterus kan chirurgisch omhecht worden, de zogeheten techniek volgens B-Lynch. Deze hechtingen lossen op den duur op.
- Met hulp van de radioloog kan een embolisatie verricht worden van bepaalde bloedvaten die naar de uterus leiden. Via de beide liezen worden er katheters, via zogenoemde sheaths, opgevoerd, waardoor een contrastmiddel kan worden toegediend. De bloedingshaard kan zo worden opgespoord. Deze vaten worden dan gedicht met behulp van een soort foamgel die zich na ongeveer zes weken weer oplost. Complicaties hierbij kunnen zijn: hematoomvorming, trombose van de liesarteriën, infectieuze en ischemische problemen.
- In het uiterste geval kan een uterusextirpatie verricht worden om het leven van de vrouw te redden.

Bij een chirurgische benadering dient de stolling uiteraard wel afdoende te zijn.

1.6.6   Transfusiebeleid

Bij acuut bloedverlies kan de zogeheten 4-5-6-regel gehanteerd worden. Deze norm is bedacht in het academisch ziekenhuis in Groningen en vormt inmiddels een internationaal gewaardeerde standaard. In box 1.1 is de 4-5-6-regel nader verklaard, met gebruik van de ASA-criteria (het systeem van de American Society of Anesthesiologists om het risico op anesthesiologische complicaties uit te drukken).

Box 1.1 De 4-5-6-flexinorm
Overweeg een transfusie indien er bij een **Hb < 4 mmol/l** (Ht 0,20) sprake is van:
- acuut bloedverlies bij gezonde personen (ASA I) < 60 jaar, normovolemisch, bloedverlies op één locus;
- chronische asymptomatische anemie.

Overweeg een transfusie indien er bij een **Hb < 5 mmol/l** (Ht 0,25) sprake is van:

- acuut bloedverlies bij gezonde personen (ASA I) van > 60 jaar en normovolemisch, bloedverlies op één locus;
- acuut bloedverlies bij gezonde personen < 60 jaar, normovolemisch, bloedingen op meer loci (polytraumapatiënten);
- patiënte < 60 jaar, preoperatief, met een te verwachten bloedverlies van > 500 ml;
- koorts;
- postoperatieve fase na openhartchirurgie, ongecompliceerd;
- ASA II en ASA III, niet gecompliceerd.

Overweeg een transfusie indien er bij een **Hb < 6 mmol/l** (Ht 0,30) sprake is van:

- ASA-IV-patiënten;
- patiënte die niet in staat is het hartminuutvolume te verhogen ter compensatie van hemodilutie;
- septische en toxische patiënte;
- patiënte met ernstige longziekte;
- patiënte met symptomatische cerebrovasculaire ziekte.

ASA-criteria

I   Gezonde personen.
II Patiënten met een lichte systemische afwijking, zonder functiebeperking.
III Patiënten met een ernstige functiebeperkende systemische afwijking.
IV Patiënten met een systemische afwijking die constant levensgevaar veroorzaakt.
V   Patiënten die moribundus zijn en die met of zonder operatie waarschijnlijk binnen 24 uur overlijden.

De absolute ondergrens voor transfusie is overigens 3 mmol/l. De streefwaarde na transfusie is vastgesteld op 4,5-5 mmol/l voor gezonde jonge vrouwen. Na toediening van een eenheid erytrocyten stijgt het hemoglobinegehalte met 0,7 mmol/l. Een stabiele waarde wordt 15 minuten na beëindigen van de transfusie bereikt.

1.7 Hyperemesis gravidarum

Ongeveer 50% van de zwangeren is in het eerste trimester van de zwangerschap misselijk, vooral 's ochtends. Wanneer de prille zwangere rustig aan doet, kan zij normaal functioneren. Men spreekt van hyperemesis oftewel overmatig zwangerschapsbraken bij 1‰ van de zwangeren (200 tot 600 zwangeren per jaar in Nederland); zij kunnen vrijwel niets meer binnenhouden. De misselijkheid blijft de gehele dag voortduren. Door het excessieve braken ontstaan dehydratie, oligurie en een daling van het gewicht.

Het glucoseaanbod voor de stofwisseling is niet meer voldoende en er zal vet-zuur gebruikt worden voor de energieleverantie. Hierdoor worden ketonlicha-men gevormd die metabole acidose (een ophoping van zuren) veroorzaken. Gebonden aan kationen zoals natrium en kalium, worden de ketonlichamen met de urine uitgescheiden. Door de hypovolemie en hemoconcentratie zal de aldos-teronproductie toenemen en zullen de nieren natrium resorberen en kalium uit-scheiden. Een te laag kaliumgehalte van het bloed kan een hartstilstand veroor-zaken. Door de hypovolemie gaat het hartritme versnellen en kan de tensie gaan dalen. Als er aceton in de urine wordt uitgescheiden dan spreekt men van ketonu-rie. Dit is een reden voor een ziekenhuisopname.

Wat de precieze oorzaak van hyperemesis is, is niet bekend. Omdat hyperemesis bij mola- en bij meerlingzwangerschappen relatief vaker voorkomt, is de veron-derstelling dat het HCG-gehalte (gehalte humaan choriongonadotrofine) in het bloed een rol speelt bij het ontstaan van hyperemesis. Tot nu toe is er nog geen rechtlijnig verband aangetoond. Behalve de hormonale schommelingen zouden ook psychische factoren bepalend zijn voor het ontstaan of voor het blijven bestaan van hyperemesis. Overmatige bezorgdheid van de zwangere zelf of van haar omgeving zouden het braken onderhouden.

Overvloedig braken komt ook voor bij andere ziektebeelden, zoals gastro-intesti-nale problemen als ileus of ulcus, virus hepatitis of neurologische afwijkingen (hersenbloeding, hersentumor of encefalitis). Als het buikvlies wordt geprikkeld bij bijvoorbeeld gesteeldraaid ovarium, is het overvloedig braken kenmerkend. Als het braken na de eerste drie maanden niet ophoudt, moet ook gedacht wor-den aan een hernia van de hiatus esophageus. Als de zwangere wordt opgeno-men dan zal de behandeling bestaan uit:

- intraveneuze toediening van vocht met eventueel suppletie van kalium en vitamine B; soms zal er ook vitamine C worden toegevoegd. Per patiënte zal bekeken worden of er voorzichtig gestart kan worden met licht verteerbaar voedsel, of dat sondevoeding de beste optie is;
- suppletie van kalium is noodzakelijk omdat een te laag K+-gehalte levensbe-dreigend kan zijn. Als een gebrek aan vitamine B optreedt, kan het wernic-kesyndroom (wernicke-encefalopathie) ontstaan, een ernstige neurologische aandoening.

Als er sprake is van uitscheiding van aceton in de urine (positieve ketonen), dan wijst dit op afbraak van vetten. Dat wil zeggen dat de reserve-energievoorraad wordt aangesproken. Zo lang er nog positieve ketonen zijn in de dagelijkse uri-necontrole, zal de zwangere opgenomen blijven. Juist omdat het ziektebeeld medisch geen duidelijk omschreven oorzaak heeft, zijn er voor de verpleegkun-dige veel aandachtspunten in de door haar te verlenen zorg.

- Rust, observatie en aandacht voor zowel de lichamelijke als de psychosociale aspecten zijn belangrijk.
- De verpleegkundige observeert en rapporteert de algemene toestand van de zwangere en de vochtbalans wordt bijgehouden. De pols en de temperatuur worden regelmatig gecontroleerd. De tensie zal lager zijn dan normaal en de controle hiervan dient volgens het protocol van het ziekenhuis te gebeuren.
- De verpleegkundige zal eventueel ook andere disciplines in consult moeten vragen:
  - een maatschappelijk werker of een psycholoog, indien aangenomen wordt dat de oorzaak (mede) psychosociaal is;
  - een diëtist kan waardevolle adviezen verstrekken voor eet- en leefpa-troon. De diëtist kan ook de sondevoeding in schema zetten.

1.8 Hypertensieve aandoeningen

1.8.1 Inleiding

Vroeg in de zwangerschap treden aanzienlijke veranderingen op in de bloedsomloop, vochthuishouding en nierfunctie van de aanstaande moeder. Deze veranderingen komen tegemoet aan de sterk toegenomen metabole behoefte van de zwangerschap. In de tweede helft van de zwangerschap kan een verstoring van die veranderde bloedsomloop optreden. Door tot nu toe onopgehelderde oorzaak kan de zwangerschap dan worden gecompliceerd door bloeddrukverhoging, die al dan niet gepaard gaat met proteïnurie: eiwitverlies in de urine. Afhankelijk van de klinische verschijnselen spreken we van:

- 'zwangerschapshypertensie';
- uitsluitend 'hypertensie';
- 'pre-eclampsie': hypertensie in combinatie met proteïnurie;
- HELLP-syndroom.

Het HELLP-syndroom (*hemolysis elevated-liver-enzymes low-platelet-count syndrome*) wordt beschouwd als een vorm van ernstige pre-eclampsie waarbij ook laboratoriumafwijkingen aanwezig zijn. De directe oorzaak van de klinische verschijnselen is een gegeneraliseerde beschadiging van de binnenbekleding van de bloedvaten, het endotheel. Waardoor deze beschadiging ontstaat, is tot op de dag van vandaag onbekend. De klinische verschijnselen van deze aandoeningen zijn zeer wisselend. Naast een langdurig stabiel beeld kan er ook sprake zijn van een meer grillig en acuut verloop, waardoor de patiënte zich onverwacht kan bevinden in een noodsituatie, die zowel voor de moeder als voor het ongeboren kind levensbedreigend kan zijn. De acute verslechtering van de klinische situatie die vooral bij de ernstige vorm van pre-eclampsie voorkomt, wordt een schub genoemd. In bijna 80% van de gevallen verbetert de situatie vanzelf weer na enkele dagen. Het is echter onvoorspelbaar bij wie dit het geval zal zijn en hoe lang een dergelijke aanval of schub zal duren. Anticiperen op deze veranderingen en tijdig beginnen met adequate medicatie en/of het beëindigen van de zwangerschap, veelal door middel van een sectio, vormt een belangrijk onderdeel van de behandeling.

1.8.2 Zwangerschapshypertensie

Hypertensie is verhoogde bloeddruk. The International Society for the Study of Hypertension in Pregnancy (ISSHP) hanteert voor het begrip hypertensie de volgende criteria:

- eenmalig een diastolische bloeddruk (Korotkov V: Korotkov IV = het zachter worden van de tonen, Korotkov V = het verdwijnen van de tonen) van minstens 110 mmHg;
- of minstens tweemaal achtereen een diastolische bloeddruk van minimaal 90 mmHg waarbij er minstens een interval van vier uur moet bestaan tussen de metingen.

Voor het meten van de bloeddruk is de gouden standaard de handmatige meting. Men spreekt van zwangerschapshypertensie wanneer er sprake is van een verhoogde bloeddruk zonder eiwitverlies in de tweede helft van de zwangerschap bij een tevoren normale bloeddruk. Globaal ontstaat in 10% van alle zwangerschappen de novo hypertensie. In grofweg 40% van die gevallen ontstaat er eiwitverlies in de urine, of is er reeds sprake van eiwitverlies in de urine.

1.8.3 Pre-eclampsie

Wanneer er tijdens de tweede helft van de zwangerschap sprake is van een verhoogde bloeddruk in combinatie met eiwitverlies in de urine, spreken we van pre-eclampsie. De oude term voor pre-eclampsie is 'toxicose', wat betekent 'vol met vergif': zwangerschapsvergiftiging. Aangezien er nooit een vergif kon worden aangetoond, is deze term verlaten, temeer omdat men door het gebruik van deze term suggereerde dat de oorzaak van het ziektebeeld bekend is.

Pre-eclampsie is een relatief frequent voorkomende aandoening, gerapporteerd bij twee tot vier van alle 100 zwangerschappen. In de definitie van de ISSHP wordt geen onderscheid gemaakt tussen milde en ernstige pre-eclampsie. Voor de klinische praktijk is het echter belangrijk om dit verschil juist wel te maken. De Amerikaanse gynaecologenvereniging ACOG (American College of Obstetricians and Gynecologists) heeft voor ernstige pre-eclampsie specifieke criteria afgesproken (box 1.2).

Box 1.2 Diagnose ernstige pre-eclampsie

Er is sprake van ernstige pre-eclampsie als een of meer van de volgende criteria van toepassing is.

1   Bloeddruk van systolisch 160 mmHg of hoger, of diastolisch 110 mmHg of hoger tijdens twee metingen met minimaal zes uur ertussen terwijl de patiënte bedrust houdt.
2   Proteïnurie van 5 g of meer in 24-uursurine of een positieve urinestick van minimaal 3+ in twee urinemonsters die vier uur na elkaar geproduceerd zijn.
3   Oligurie van minder dan 500 ml in 24 uur.
4   Cerebrale of visuele stoornissen.
5   Longoedeem of cyanose.
6   Pijn in epigastrio of de rechter bovenbuik.
7   Gestoorde leverfuncties.
8   Trombocytopenie.
9   Foetale groeivertraging.

GESUPERPONEERDE PRE-ECLAMPSIE

Gesuperponeerde pre-eclampsie houdt in een verhoging van de bloeddruk in combinatie met proteïnurie tijdens de tweede helft van de zwangerschap terwijl er tevoren al sprake was van een pre-existente of chronische hypertensie. We spreken van pre-existente hypertensie als er voor de zwangerschap of in de eerste helft van de zwangerschap al sprake was van hypertensie.

Soms is de oorzaak van pre-existente hypertensie terug te voeren op een onderliggend lijden, zoals bij nieraandoeningen. Pre-existente hypertensie heeft in het merendeel van de gevallen geen duidelijke oorzaak en wordt dan essentiële hypertensie genoemd. De meeste gevallen van pre-existente hypertensie worden pas ontdekt tijdens de zwangerschap. In vergelijk met vrouwen die buiten de zwangerschap een normale bloeddruk hebben, is bij vrouwen met pre-existente hypertensie de kans op het ontwikkelen van gesuperponeerde pre-eclampsie verhoogd.

HELLP-SYNDROOM

Men spreekt van het HELLP-syndroom indien er behalve verschijnselen van pre-eclampsie ook sprake is van bepaalde laboratoriumafwijkingen. Het HELLP-syndroom is een vorm van ernstige pre-eclampsie. Opvallend is dat in ongeveer 20% van de gevallen er geen sprake is van hypertensie en/of proteïnurie. Bij ongeveer 1% tot 0,15% van de patiënten met pre-eclampsie komt het HELLP-syndroom voor. HELLP is een acroniem dat staat voor:
- *hemolysis*: afbraak van de rode bloedcellen;
- *elevated liver enzymes*: verhoogde leverenzymen;
- *low platelet count*: een verlaging van het aantal bloedplaatjes (trombocyten).

DIAGNOSE

Bij het HELLP-syndroom zijn de klachten soms niet sterk uitgesproken. Er zijn vage klachten die lijken op griep. Soms worden deze klachten aanvankelijk genegeerd en geweten aan drukte en te weinig rust nemen. Bij elke zwangere met verdenking op pre-eclampsie en/of HELLP-syndroom is gericht laboratoriumonderzoek geïndiceerd volgens box 1.2. De ernst van het HELLP-syndroom wordt gebaseerd op het trombocytenaantal:
- onder de 150 g/ml spreken we van de mildste vorm van HELLP-syndroom: mississippiklasse 1;
- tussen 100 en 50 g/ml is er sprake van mississippiklasse 2;
- lager dan 50 g/ml spreken we van mississippiklasse 3.

Deze indeling komt evenwel niet altijd overeen met de echte klinische toestand. Bij een volledig HELLP-syndroom is de waarde voor het lactaatdehydrogenase (LDH) groter dan 600 IE/l en ASAT en ALAT zijn groter dan 60 IE/l. Het verhoogde LDH duidt zowel op een toegenomen afbraak van de rode bloedcellen als op levercelschade.

1.8.4 Risicofactoren

De volgende risicofactoren verhogen de kans op het ontwikkelen van zwangerschapshypertensie en/of pre-eclampsie:
- pre-eclampsie in de voorgeschiedenis (familieanamnese van pre-eclampsie);
- meerlingzwangerschap (een grotere hoeveelheid placentaweefsel);
- maternale leeftijd: vrouwen boven de 40 jaar hebben een bijna tweemaal verhoogd risico om pre-eclampsie te ontwikkelen;
- pre-existente hypertensie;
- obesitas;
- collageen- of vaatziekten zoals lupus erythematodes;
- nierziekten;
- diabetes mellitus.

Pre-eclampsie ontstaat per definitie na de twintigste zwangerschapsweek, maar meestal pas na de 24e week. Nog tot na de bevalling kan pre-eclampsie ontstaan, al is dit nogal zeldzaam. Ongeveer 48 tot 72 uur na de bevalling is de kans op verergering van pre-eclampsie nagenoeg verdwenen en treedt bijna altijd een verbetering van de algemene gezondheid van de moeder op.

Bij een volgende zwangerschap is er een verhoogde kans op het opnieuw ontwikkelen van pre-eclampsie. De herhalingskans is wel afhankelijk van de ernst en het tijdstip waarop de pre-eclampsie zich ontwikkelde, maar is maximaal 20%. De herhalingskans op een HELLP-syndroom bedraagt maar enkele procenten.

1.8.5   Mogelijke oorzaken

Over de oorzaken van pre-eclampsie tasten wetenschappers nog in het duister. Het mechanisme dat de klinische symptomen veroorzaakt, de gegeneraliseerde endotheelschade, is aanwezig bij alle vormen van hypertensieve ziekten in de zwangerschap. Het enige dat over het ontstaan hiervan bekend is, is dat er trofoblast- of placentaweefsel aanwezig moet zijn. Zodra dit weefsel is verwijderd, bijvoorbeeld nadat de patiënte is bevallen, begint de endotheelschade te herstellen en begint de patiënte op te knappen.

Waarschijnlijk is een patiënte gevoelig voor het ontwikkelen van endotheelschade door een combinatie van factoren. Dit zijn genetische, immunologische en vasculaire factoren. Genetische factoren zijn zeker van belang. Zusters van een vrouw die pre-eclampsie heeft gehad, hebben bijvoorbeeld een dubbele kans op het krijgen van pre-eclampsie. Immunologische factoren spelen ook een rol. Zo is bijvoorbeeld na een eerste zwangerschap de kans op pre-eclampsie bij een volgende zwangerschap gehalveerd. Ten slotte spelen ook vasculaire factoren een rol. Patiënten met a priori slechte bloedvaten, zoals patiënten met chronische hypertensie en diabetes, hebben een sterk verhoogde kans op ontwikkelen van pre-eclampsie. Door al deze factoren zal de placenta minder goed worden gevormd in de eerste weken van de zwangerschap. In de tweede helft van de zwangerschap zal dit vervolgens leiden tot placentaire disfunctie. Hoe het daarna komt tot gegeneraliseerde endotheelschade, is nog onduidelijk.

Figuur 1.7   Mogelijke oorzaken en gevolgen van hypertensieve aandoeningen in de zwangerschap.

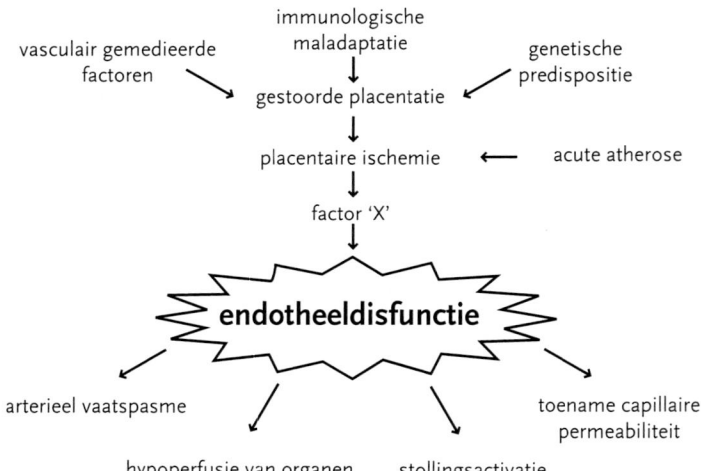

1.8.6 Klinische verschijnselen

Hypertensieve aandoeningen kunnen gepaard gaan met de volgende klinische verschijnselen:
- oedeem;
- hoofdpijn;
- visusklachten;
- bovenbuikpijn;
- tinteling in de vingers of voeten;
- algemene malaise, moeheid, grieperig gevoel.

OEDEEM

Vochtophoping (oedeem) ontstaat doordat vocht uit de bloedvaten kan weglekken en zich kan ophopen in het lichaamsweefsel. Dit is te zien aan een verdikking van enkels, benen, vingers, schaamlippen en gezicht.

HOOFDPIJN

Een bandgevoel om het hoofd en hoofdpijn in het achterhoofd wordt mogelijk veroorzaakt door oedeem in de hersenen. De meest gevreesde complicatie is de hersenbloeding. (Bij een systole hoger dan 170 is er een verhoogde kans op een hersenbloeding.)

VISUSKLACHTEN

Visusklachten kunnen bestaan uit sterretjes zien, vlekken en/of flitsen zien en wazig zien. Deze oogklachten komen bij een derde van de vrouwen met pre-eclampsie voor en worden mogelijk ook veroorzaakt door hersenoedeem. De retina zelf wordt ook oedemateus, maar dit heeft waarschijnlijk geen grote invloed op deze klachten.

BOVENBUIKPIJN

Er kan een bandgevoel ontstaan in de bovenbuik. Een ernstige, uitstralende pijn midden en rechtsboven in de buik, vaak gepaard gaande met misselijkheid en braken, soms jeuk. Deze klacht wordt vaak miskend en wordt geduid als maagklachten. De pijn wordt veroorzaakt doordat het leverkapsel door zwelling van de lever wordt opgespannen. Tegelijkertijd treden er door beschadiging van de levercellen leverfunctiestoornissen op. De levercellen gaan te gronde door een verminderde bloedvoorziening. In het bloed ziet men een stijging van de leverenzymen: aspartaataminotransferase (ASAT), alanineaminotransferase (ALAT) en lactaatdehydrogenase (LDH). Meestal is er geen sprake van stollingsstoornissen, hoewel de lever stollingsfactoren aanmaakt. De overcapaciteit en de grotere aanmaak in de zwangerschap voorkomen dit. Icterus treedt vrijwel nooit op.

TINTELING IN DE VINGERS OF VOETEN

Hypertensieve aandoeningen in de zwangerschap kunnen leiden tot tinteling in vingers of voeten. De oorzaak is oedeem.

ALGEMENE MALAISE, MOEHEID, GRIEPERIG GEVOEL

Bij de meer ernstige vormen van pre-eclampsie zal de patiënte ook echt ziek zijn. Ze voelt zich onprettig en ziek.

1.8.7   Laboratoriumonderzoek

Bij elke verdenking op pre-eclampsie is gericht laboratoriumonderzoek geïndiceerd. In de allereerste plaats dient vast te worden gesteld of er sprake is van eiwitverlies in de urine of proteïnurie. Dit eiwitverlies wordt veroorzaakt door vaatschade in de nieren, zodat het eiwit kan weglekken naar de urine. We spreken van proteïnurie bij een totale eiwitexcretie in de urine van 300 mg of meer gedurende een periode van 24 uur. Een uitslag van de bekende urinestick (Albustix®) van 1+ of meer is een aanwijzing dat er sprake is van toegenomen eiwitverlies in de urine. Het bloedonderzoek moet naast hemoglobinegehalte en aantal trombocyten ook leverfuncties meten.

1.8.8   Behandeling

De behandeling van hypertensieve aandoeningen in de zwangerschap bestaat uit de volgende pijlers:
- beheersen van de bloeddruk, zo nodig met antihypertensiva;
- voorkómen van een eclamptisch consult, zo nodig met anticonvulsiva;
- controleren van de foetale groei en conditie;
- bepalen van het juiste tijdstip voor de bevalling.

De meest effectieve methode van behandeling bij hypertensieve ziekten in de zwangerschap is het beëindigen van de zwangerschap en vooral het verwijderen van de placenta. Wanneer en hoe dit plaats moet vinden, hangt vooral af van de conditie van de moeder en is afhankelijk van de termijn van de zwangerschap.

MILDE PRE-ECLAMPSIE
Bij zwangerschapshypertensie en milde pre-eclampsie waarbij er alleen sprake is van hypertensie in combinatie met proteïnurie, zal een afwachtend beleid worden gevoerd. Regelmatige controle van de maternale conditie, die bestaat uit evaluatie van de klinische klachten, bloeddrukmeting en laboratoriumonderzoek, wordt gecombineerd met controles van de foetale groei en conditie. Behandeling met antihypertensiva zal in ieder geval plaatsvinden bij een systolische bloeddruk van 160 mmHg of hoger en/of een diastolische bloeddruk van 110 mmHg of hoger.
Het middel van eerste keuze is nog steeds het op de centrale regulatie werkende antihypertensivum methyldopa. Een ander veelgebruikt middel is labetalol, dat direct op de spanning van de bloedvaten aangrijpt. Beide middelen hebben als voordeel dat ze veilig in de zwangerschap en het kraambed kunnen worden toegepast. Modernere antihypertensiva zoals de calciumantagonist nifedipine werken sneller dan methyldopa en labetalol. Deze snelle werking kan evenwel ook leiden tot ongewenste sterke bloeddrukdaling. Het routinematig geven van anticonvulsiva bij milde pre-eclampsie staat nog ter discussie. Voor het voorkomen van een enkel eclamptisch insult in deze groep patiënten moeten er namelijk meer dan 300 patiënten worden behandeld. Patiënten met milde pre-eclampsie worden in Nederland meestal opgenomen ter observatie. Over het algemeen zal rond 37-38 weken besloten worden de bevalling in te leiden. Deze handelwijze voorkomt verergering van het ziektebeeld, en complicaties die kunnen optreden wanneer de zwangerschap langer zou worden gecontinueerd.

ERNSTIGE PRE-ECLAMPSIE EN HELLP

De behandeling van ernstige pre-eclampsie en HELLP is primair gericht op het voorkomen van complicaties bij de moeder. Behandeling van de hoge bloeddruk gebeurt aan de hand van dezelfde criteria als bij milde pre-eclampsie. Wel zal de bloeddruk vaak zo hoog zijn, dat het noodzakelijk is om intraveneuze therapie toe te passen. Het voordeel van het geven van deze medicatie per infuuspomp is dat de bloeddruk snel en beter gereguleerd kan worden verlaagd en dat de hoeveelheid benodigde medicatie als het ware kan worden getitreerd.

Het meest gebruikte middel is (di)hydralazine, dat sinds kort in Nederland niet meer leverbaar is, maar vanuit het buitenland nog kan worden geïmporteerd. Het is een krachtige vaatverwijder, die het noodzakelijk maakt de patiënte tevoren extra plasmavolume toe te dienen. Een vaker gebruikt middel is ketanserine, een serotonineantagonist met een relaxerende werking op het bloedvatsysteem. Dit middel heeft minder bijwerkingen, maar werkt minder krachtig. Beide middelen hebben als nadeel dat ze een vrij lange halveringstijd hebben, waardoor het moeilijker is om de dosering exact te titreren.

Labetalol kan eveneens intraveneus worden toegediend. De modernere calciumantagonisten kennen het nadeel van de lange halveringstijd niet en worden in toenemende mate ook voor deze indicatie gebruikt.

Iedere patiënte met ernstige pre-eclampsie zal preventief behandeld dienen te worden met een anticonvulsivum, bij voorkeur met magnesiumsulfaat. Omdat magnesiumsulfaat een vasodilaterende werking heeft, zal de bloeddruk vaak al na starten hiervan wat dalen. Het CTG verliest enige variabiliteit.

Plasmavolume-expansie werd in het verleden veel toegepast. De theoretische bedoeling hiervan was het relatief ondervulde vaatbed te vullen en daarmee de symptomen van de pre-eclampsie te bestrijden. Recent Nederlands onderzoek toonde aan dat er geen plaats meer is voor deze therapie in de behandeling van pre-eclampsie. Het toedienen van corticosteroïden is gebruikelijk bij een ernstige pre-eclampsie optredend voor de zwangerschapsduur van 34 weken en dient om onder meer de foetale longrijping te bevorderen. Het geven van corticosteroïden gedurende een langere periode zorgt mogelijk voor verbetering in het geval van het HELLP-syndroom, maar is nog geen standaardbehandeling geworden omdat het herhaald geven van corticosteroïden nadelige foetale effecten heeft.

Bij een zwangerschapsduur van 34 weken of meer zal beëindiging van de zwangerschap plaatsvinden, nadat de patiënte is gestabiliseerd (regulatie van de bloeddruk en toedienen van anticonvulsiva). Afhankelijk van de maternale en foetale conditie zal de bevalling worden ingeleid of een sectio caesarea worden verricht. Bij een zwangerschapsduur van minder dan 34 weken zal primair getracht worden de zwangerschap minimaal 48 uur te continueren om de toegediende corticosteroïden te laten inwerken alvorens de zwangerschap te beëindigen. Bij een zwangerschapsduur tussen 24 en 30-32 weken zal over het algemeen getracht worden de zwangerschap zo veel mogelijk te continueren onder goede bewaking van de maternale en foetale conditie. Pre-eclampsie optredend voor de 24e zwangerschapsweek heeft een dermate slechte prognose dat geadviseerd wordt deze zwangerschappen op maternale indicatie te beëindigen.

1.8.9 Complicaties

Belangrijke complicaties van pre-eclampsie zijn:
*   longoedeem;

- lever(kapsel)ruptuur;
- eclampsie;
- hersenbloeding.

Vanwege de ernst van deze complicaties zullen ze hier apart worden beschreven. Sterfgevallen door pre-eclampsie worden bijna zonder uitzondering veroorzaakt door een van deze complicaties.

LONGOEDEEM

Afhankelijk van de hoeveelheid longoedeem kan de patiënte niet, of weinig tot zeer dyspnoïsch zijn. Hoe longoedeem bij pre-eclamptische patiënten ontstaat, is niet geheel duidelijk. Een rol speelt in ieder geval de gegeneraliseerde oedeemvorming, maar ook is er sprake van een zekere vorm van hartfalen. In het merendeel van de gevallen is er daarnaast ook sprake geweest van ruime intraveneuze vochttoediening. Volgens sommigen is iatrogene overvulling zelfs een van de belangrijkste oorzaken.

Bij het lichamelijk onderzoek van de patiënte valt in eerste instantie vocht in de onderste longvelden op, dat crepitaties veroorzaakt, een soort knisperende geluiden die bij auscultatie te horen zijn. Bij veel longoedeem verdwijnt het ademgeruis bij auscultatie geheel en verschuiven de onderste longgrenzen naar boven. Verder neemt de ademhalingsfrequentie toe ter compensatie. De huidskleur kan veranderen, maar door het gegeneraliseerde oedeem is dit vaak moeilijk als cyanose te interpreteren. Een zuurstofsaturatiemeter zal lagere waarden dan gebruikelijk aangeven. De diagnose wordt uiteindelijk gesteld op basis van de resultaten van een arteriële astrupbepaling en een thoraxfoto.

Behandeling

Longoedeem bij pre-eclampsie is levensbedreigend en dient voortvarend te worden behandeld. Overplaatsing naar een extra-zorgafdeling kan onderdeel hiervan zijn. Bij pre-eclampsie is de toediening van diuretica zoals furosemide alleen in het geval van longoedeem gebruikelijk en noodzakelijk. Het valt te overwegen de patiënte een verblijfskatheter te geven omdat de hoeveelheid urine na diuretica enorm kan oplopen, en om het effect van de medicamenteuze behandeling te kunnen meten. Aangezien de echte oorzaak van het longoedeem hiermee niet wordt behandeld, is het vaak hierna noodzakelijk de zwangerschap te beëindigen.

Figuur 1.8   Longoedeem.

De pijlen duiden witte vlekken aan die duiden op overtollig vocht in de beide longen. Dit is een X-thorax: een radiologische opname van de longen.

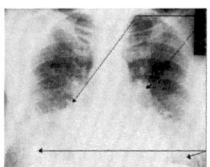

LEVER(KAPSEL)RUPTUUR

Een zeldzame maar levensgevaarlijke complicatie is een bloeding van de lever. Patiënten met ernstige pre-eclampsie en/of HELLP hebben vaak pijn in de rechter bovenbuik. Dit wordt veroorzaakt door een zwelling van de lever. Omdat de lever zich in een kapsel bevindt dat door de gezwollen lever wordt opgespannen, ontstaan de pijnklachten. Door het oedeem en de verminderde doorbloeding van de lever ontstaan ischemie en necrose van een deel van de lever. Het optredende levercelverval zorgt voor een stijging in het perifere bloed van de hierbij vrijkomende leverenzymen. Door de necrose kan een bloeding in het leverparenchym ontstaan. Wanneer deze bloeding door het kapsel van de lever breekt, is er sprake van een direct levensbedreigende situatie. Op basis van de laboratoriumafwijkingen en de lichamelijke klachten valt helaas niet te voorspellen wanneer een leverbloeding zal optreden. De diagnose kan, als daar nog tijd voor is, gesteld worden met echoscopisch of radiologisch onderzoek (MRI- of CT-scan) van de lever. In veel gevallen wordt de diagnose pas gesteld bij de laparotomie of de sectio caesarea, die vanwege klinische problemen wordt verricht.

Behandeling
Overplaatsing naar een afdeling voor extra zorg, bij voorkeur in een derdelijnscentrum, is geïndiceerd. Behandeling kan op verschillende manieren plaatsvinden. Als de bloeding spontaan tot staan komt, is een afwachtend of expectatief beleid gerechtvaardigd. Als het noodzakelijk is om de bloeding te stoppen omdat de patiënte niet stabiel genoeg is, moet de keuze worden gemaakt om een operatieve ingreep uit te voeren of een arteriële embolisatie uit te voeren. Vooral de arteriële embolisatie is de laatste jaren sterk in opmars voor het behandelen van bloedingen uit moeilijk chirurgisch bereikbaar gebied.

Arteriële embolisatie
Via een kleine incisie in de liezen wordt beiderzijds in de liesarteriën een stent of inbrenghuls ingebracht. Via deze stent kan een katheter worden opgevoerd via de bloedvaten in het kleine bekken. Door onder doorlichting af en toe contrastvloeistof via de katheter te spuiten, kunnen de bloedvaten zichtbaar gemaakt worden en kan worden bepaald waar bloedingen zich bevinden. Via dezelfde katheter kunnen kleine propjes weefselfoam of zelfs een soort metalen veertjes worden ingebracht om de bloedende vaten te stoppen.

Figuur 1.9   Voor en na een embolisatie.

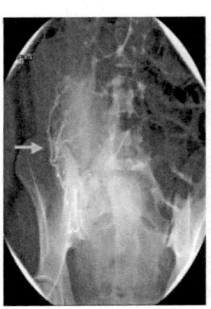 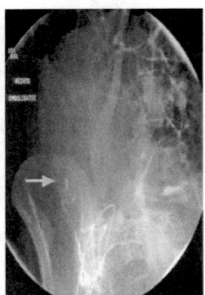

ECLAMPTISCH INSULT
Een zwangerschapsstuip of eclamptisch insult (*eklampsia* is Grieks voor bliksem) treedt in de westerse wereld bij ongeveer één op elke tweeduizend zwangerschappen op. De patiënte krijgt stuipen zoals deze ook voorkomen bij een tonisch-klonische aanval (epilepsie): tonische krampen, gevolg door klonische krampen (convulsies) van de spieren van het gehele lichaam. Tonische krampen zijn aanhoudende gelijkmatige sterke spiersamentrekkingen waarbij de aange-

dane lichaamsdelen in een abnormale houding gefixeerd blijven. Klonische krampen zijn snel op elkaar volgende, met verslapping afwisselende spiersamentrekkingen. De tonische vorm gaat over in de klonische vorm. De totale aanval duurt vaak maar een paar minuten en houdt vanzelf op. Tijdens het insult raakt de patiënte buiten bewustzijn, is zij vaak incontinent en vertoont zij soms een tongbeet. Na de convulsies duurt de bewusteloosheid nog even voort, daarna ontwaking, met amnesie voor de aanval.

Volgen de aanvallen elkaar op zonder herstel van bewustzijn ertussen, dan spreekt men van een status epilepticus. Herhaling van het eclamptisch insult wordt bij uitblijven van adequate behandeling vaak gezien. De oorzaak van het insult is waarschijnlijk een combinatie van hersenoedeem en ischemie van de hersenen. In meer dan 80% van de gevallen worden bij MRI- of CT-scans multipele kleine bloedingen in de hersenen gezien. Het is nog niet duidelijk of die bloedingen er al van tevoren waren, of dat deze door het insult worden veroorzaakt. Ongeveer 2% van de patiënten die een eclamptisch insult doormaken, overlijdt. Bij het grootste deel van deze patiënten is een hersenbloeding de doodsoorzaak.

Het voorkomen van een eclamptisch insult is matig gerelateerd met de ernst van de pre-eclampsie. Uit een Engels onderzoek bleek dat 43% van de patiënten niet van tevoren proteïnurie en/of hypertensie hadden. Van deze patiënten kreeg 23% het eerste insult terwijl de patiënte niet opgenomen was. Echte klinische voortekenen voor een eclamptisch insult zijn er evenmin. De helft van de patiënten had hoofdpijn, 20% had visusstoornissen en 20% had pijn in epigastrio voorafgaand aan het insult. Grofweg vindt een derde van de insulten voor, een derde tijdens en een derde na de partus plaats. Gezien de ernstige maternale hypoxie die tijdens het insult optreedt, zal een CTG tijdens een insult een bradycardie vertonen die zich na het insult weer herstelt.

Behandeling
De behandeling van het eclamptisch insult is vrij eenvoudig en bestaat uit twee componenten:
- couperen van het insult;
- voorkomen van het volgende.

Vroeger werd vaak intraveneus of rectaal diazepam toegediend. De nadelen van diazepam zijn de bewustzijnsverlagende werking, de effecten op het kind, optreden van geheugenverlies tijdens de behandeling (retrograde amnesie) en het minder effectief zijn dan het huidige middel van eerste keuze, magnesiumsulfaat. Magnesiumsulfaat is een goedkoop middel, dat veilig is gebleken voor zowel moeder als kind. Zowel als middel ter preventie van een eerste insult, als ter voorkoming van een recidief insult blijkt het tweemaal zo effectief als diazepam. Magnesiumsulfaat heeft onder meer een relaxerende werking op glad spierweefsel waardoor het bloeddrukverlagend werkt. Het doseringsschema is als volgt:
- bolus van 4 g langzaam intraveneus, gevolgd door continu 1 g/u intraveneus;
- bij een recidief insult nogmaals 2 g langzaam intraveneus;
- ante partum en post partum: gedurende minimaal 24 uur, zo nodig langer, afhankelijk van de klinische symptomen.

Bij intraveneuze toediening van magnesiumsulfaat dienen regelmatig controles te geschieden van de ademhaling, bloeddruk, kniepeesreflexen en urineproductie. Magnesiumsulfaat wordt uitgescheiden via de nieren. Uitsluitend indien er sprake is van een gestoorde nierfunctie of een ruime diurese, wat wel eens wordt gezien bij pre-eclampsie, kan het nuttig zijn de magnesiumspiegel in het bloed te bepalen. De magnesiumspiegel dient ongeveer het dubbele te bedragen van de referentiewaarden voor niet-zwangeren.

Het enige gevaar dat aan het gebruik van magnesiumsulfaat kleeft, is dat van de overdosering. Dit kan gemakkelijk worden gecontroleerd door het bepalen van de kniepeesreflexen. De kniepeesreflexen verdwijnen bij overdosering voordat ernstigere problemen zoals ademshalingsdepressie of cardiale geleidingsstoornissen kunnen ontstaan. De infusie dient dan gestaakt te worden. Ernstige symptomen van overdosering worden behandeld met 1-2 g calciumgluconaat of calciumlevulaat langzaam intraveneus. Dit middel moet altijd aanwezig zijn en gereed voor gebruik als magnesiumsulfaat wordt toegepast. Ten slotte heeft magnesiumsulfaat de volgende bijwerkingen:

- flushing, warmtegevoel, opvliegers;
- hoofdpijn;
- visusstoornissen;
- misselijkheid, braken;
- nystagmus;
- lethargie;
- hypothermie;
- urineretentie;
- obstipatie;
- hypocalciëmie;
- foetus: vermindering van de variabiliteit van het foetale hartritme.

Hier geldt uiteindelijk ook dat de oorzaak niet is verdwenen voordat de zwangerschap is beëindigd. Het beëindigen van de zwangerschap zal vooral van de termijn van de zwangerschap en van de vordering van de baring afhangen.

Verpleegkundige handelingen
Zoals bij alle obstetrische noodsituaties bestaat ook hier de volgorde van de verpleegkundige handelingen uit een vast schema: na inroepen van hulp en veilig maken van de situatie wordt het ABC-systeem gevolgd (voor een uitgebreid overzicht, zie het deel Algemeen, hoofdstuk 12).

- **A (airway).** De luchtweg vrijhouden, trachten een orofaryngeale tube (mayotube) tussen de tanden te klemmen om een tongbeet te voorkomen (vaak gebeurt dit te laat).
- **B (breathing).** Zuurstof toedienen.
- **C (circulation).** Toedienen van magnesiumsulfaat na het aanleggen van een infuus, zo nodig direct gevolgd door toedienen van antihypertensiva.
- **F (fetus).** Vervaardigen van een CTG.

Pas nadat het insult is gecoupeerd en de bloeddruk onder controle is, zal over het vervolg van de behandeling worden besloten.

1.8.10   *Overplaatsing naar een perinatologisch centrum*

Wanneer de partus valt te verwachten bij een zwangerschapsduur van minder dan 32 weken en/of de foetus ten tijde van de partus minder dan 1250 gram weegt, is het in Nederland gebruikelijk de patiënte zo mogelijk ante partum over te plaatsen naar een perinatologisch centrum. Perinatologische centra in Nederland zijn de acht academische ziekenhuizen en de ziekenhuizen in Zwolle en Veldhoven. De prognose van een kind in een dergelijke situatie is bij geboorte in een van deze centra beter, door de aanwezigheid van speciale neonatale intensivecare-units. In geval van ernstige obstetrische complicaties, die zich vaak voordoen bij pre-eclampsie, is het gebruikelijk patiënten op maternale indicatie over te plaatsen naar een van de perinatale centra.

VERPLEEGKUNDIGE ZORG EN BEGELEIDING

Zwanger worden: bijna geen zwangere vrouw is zich (misschien maar gelukkig) bewust van de ziekten die een zwangerschap met zich kan meebrengen. Wanneer de miskraamgevoelige periode voorbij is, zal de vrouw over het algemeen denken een goede zwangerschap tegemoet te gaan. Doordat het ziektebeeld van pre-eclampsie en/of HELLP zich vaak sluipend manifesteert en een tamelijk acuut verloop kan hebben, bevindt de vrouw zich totaal onverwacht in een noodsituatie. Voor veel vrouwen en hun partner is het de eerste schokkende kennismaking met een ziekenhuis.

Voor de O&G-verpleegkundige is er een taak weggelegd om, naast de noodzakelijke hulp bij medische handelingen van artsen en het uitvoeren van frequente controles, daar waar mogelijk psychische begeleiding te geven aan de vrouw, haar partner en de naaste familie. Naast (zo nodig herhaalde) uitleg geven over het ziektebeeld en uitleg over het waarom van de verschillende, frequente controles toont de verpleegkundige begrip voor de angst van de vrouw voor het welzijn van haar kind en voor haar eigen welzijn. Haar partner kan ook zeer ongerust zijn en kan zich soms schuldig voelen. Vragen van de vrouw en haar partner moeten eerlijk beantwoord worden. Zo mogelijk door de specifieke deskundigen, zoals gynaecoloog en neonatoloog. Soms is de verpleegkundige intermediair om deze gesprekken tot stand te brengen. De verpleegkundige dient begrip te hebben voor depressief gedrag en voor negatieve gevoelens die de vrouw kan hebben over de behandeling, bijvoorbeeld wanneer zij zegt het niet meer vol te kunnen houden. Bemoediging, bewondering, begrip, stilstaan bij mijlpalen (aantal weken) die behaald worden en samen met de patiënte vreugde tonen over een gunstig CTG kunnen zinvol zijn. De verpleegkundige kan, wanneer de vrouw een inzinking heeft, samen met haar bedenken wat er nodig is om haar daar enigszins uit te halen. Bijvoorbeeld door een einddatum voor deze zwangerschap vast te laten stellen door de arts, zodat er naar die datum toegeleefd kan worden. Of door te regelen dat de partner een weekend komt logeren (rooming-in). Kortom, de O&G-verpleegkundige heeft een scala van mogelijkheden om de vrouw door deze periode heen te helpen.

MEDISCH MAATSCHAPPELIJK WERK

Het medisch maatschappelijk werk kan ondersteuning bieden in praktische zin zoals informatie en advies over reiskostenvergoeding, bevallingsverlof, informatie over boeken, artikelen enzovoort. Verder kan het medisch maatschappelijk werk bemiddelen tussen de patiënte en bijvoorbeeld ouders of verzorgers en werkgever, een bedrijfsarts of een andere instelling. Veelal zal er behoefte zijn aan een goed gesprek. Soms verloopt het contact tussen partners stroef, doordat ieder met zijn of haar eigen gevoelens bezig is. Er kunnen ook bijkomende zorgen zijn, zoals een verbouwing, een verhuizing of de opvang van andere kinderen uit het gezin. Jonge zusjes of broertjes kunnen veranderingen vaak moeilijk verwerken en daardoor ander gedrag gaan vertonen. De medisch maatschappelijk werkers hebben veel ervaring in dit soort situaties, waardoor zij de patiënte goed kunnen ondersteunen.

GEESTELIJKE ONDERSTEUNING

Wanneer iemand geconfronteerd wordt met ziekte, komen er soms vragen op die boven de grenzen van het dagelijks leven uitgaan. Vragen naar het waarom, schuld, de zin en onzin van het leven en lijden. Vragen over het leven na dit leven. Al deze vragen kunnen gesteld worden aan een geestelijk verzorger. Elk ziekenhuis heeft een of meer geestelijk verzorgers. Vaak werken de geestelijk verzorgers nauw samen met het medisch maatschappelijk werk.

1.8.11 Nazorg

Patiënten met pre-eclampsie hebben post partum meer behoefte aan nazorg dan patiënten waarbij de zwangerschap ongestoord is verlopen.

EXTRAMURALE GEZONDHEIDSZORG

Er zijn twee vormen van extramurale zorg voor de moeder en het pasgeboren kind:

- uitgestelde kraamzorg: afhankelijk van de verzekeringsvorm kan de patiënte deze zorg krijgen in geval van vroeggeboorte. Moeder en kind krijgen dan thuis zorg van een speciaal hiervoor opgeleide kraamverzorgende, die adviezen geeft en helpt met het oplossen van specifieke problemen die kunnen ontstaan na de thuiskomst van het kind;
- ouder- en kindzorg (okz, jeugdgezondheidszorg 0-4-jarigen) in de regio van de zorgvrager wordt na het ontslag ingelicht (en krijgt een beknopt verslag van de ziektegeschiedenis). Een medewerker komt langs, in principe in de eerste week na thuiskomst van het kind.

VERENIGING VAN OUDERS VAN COUVEUSEKINDEREN

De Vereniging van Ouders van Couveusekinderen (VOC) organiseert verschillende activiteiten. Naast algemene belangenbehartiging is er veel aandacht voor opvang en begeleiding van ouders met te vroeg geboren kinderen. Er is een telefonische vragenlijn. Hier kan de patiënte haar vragen kwijt over onzekerheden, twijfels en andere gevoelens omtrent de vroeggeboorte. Uiteraard worden ook praktische informatie en tips gegeven en kan er materiaal besteld worden. De website van de VOC is: http://www.couveuseouders.nl.

STICHTING HELLP-SYNDROOM

De Stichting HELLP-syndroom behartigt de belangen van (ex-) patiënten met pre-eclampsie en stelt zich ten doel de bekendheid van het ziektebeeld te vergroten. Naast uitgave van een donateurstijdschrift en boeken met veel informatie, organiseert de stichting symposia en verzorgt de stichting persoonlijke hulp in de vorm van telefoongroepen. De stichting heeft een eigen website: http://www.hellp.nl.

Tabel 1.1 Antihypertensiva.

Medicament	Type	Adviesdosering	Werking	Halfwaardetijd	Bijwerkingen	Lactatie	Bijzonderheden
Methyldopa	A2-receptor-antagonist	Twee- à driemaal 250-1000 mg	Na 3-4 uur; max. na 4-6 uur	20 uur	Sedatie; (meestal tijdelijk), hoofdpijn, depressie	Ja	Niet bij leverziekte
Nifedipine	Calciumantagonist	Tweemaal 10-40 retard; eenmaal 30-90 mg OROS	Na ½-1 uur; na 2-4 uur	Retard 6-11 uur; OROS 24 uur	Hoofdpijn, misselijk-heid, blozen	Ja	Capsules in principe niet gebruiken wegens gevaar van hypotensie; mogelijke interactie met $MgSO_4$; niet gelijktijdig ophogen
Labetalol	α1- en bèta-receptorantagonist	I.v. 10-30 mg/u; oraal driemaal 50-200 mg	I.v direct; oraal na 1-4 uur	4-6 uur (korter tijdens graviditeit)	Blozen, misselijkheid, braken	Ja	Bij hoge i.v.-dosering neonatale bradycardie en hypotensie, vooral vroeg preterm
Ketanserine	Serotonineantago-nist met zwakke α1-receptor-blokkade	Start 5 mg bolus en 4 mg/u, ophogen met bolus 5 mg en infuus 2 mg/u meer tot max. 14 mg/u	I.v. na 1-3 minuten; oraal na 1 uur	13-18 uur	Zelden: droge mond, hoofdpijn, duizelig-heid	Nee?	ecg voor toediening vanwege mogelijke Q-T-verlenging
Dihydrala-zine	Perifere vasodila-tatie	Start 5 mg in 30 minuten, daarna 1 mg/u, zo nodig ophogen na 30 min. in stappen van 1 mg/u	I.v. na 5-10 minuten; oraal na 1 uur	4-5 uur	Tachycardie, hoofd-pijn, misselijkheid	Ja	Onwerkzaam bij oplossen in glucose; cave hypotensie/hypovolemie; alleen met speciale artsenverklaring

OROS = oraal-osmotisch afgiftesysteem: de werkzame stof komt geleidelijk vrij

Tabel 1.2 Magnesiumsulfaat (oplossing 20%, intraveneus toedienen met infuuspomp).

	Dosering	Tijd
Oplaaddosering	4-6 g = 20-30 ml	In 10-30 minuten
Onderhoudsdosering*	1 g = 5 ml	In 60 minuten
Bij herhaald insult extra (max. tweemaal)†	2 g = 10 ml	In 5 minuten

Bloedspiegels‡	Concentratie	Symptomen
Aanbevolen waarde	2-3 mmol/l	–
Intoxicatie§	4-5 mmol/l	Verdwijnen patellareflex
	ca. 6,5 mmol/l	Ademhalingsdepressie
	ca. 13 mmol/l	Hartstilstand

* In principe kan na 24 uur de toediening van magnesiumsulfaat gestaakt worden.

† In zeldzame gevallen blijven insulten optreden ondanks adequate behandeling met magnesiumsulfaat. Wegens gevaar van ademhalingsdepressie wordt afgeraden om, nadat tweemaal een extra bolus van 2 g is gegeven, de toediening van magnesiumsulfaat nog meer te verhogen indien de bloedspiegel onbekend is. Aanvullende bloeddrukverlaging kan noodzakelijk zijn. Eventueel kan lorazepam 4 mg langzaam i.v. gegeven worden, of kan de patiënte verder gesedeerd en geïntubeerd worden.

‡ Bij behandeling volgens het standaardschema en adequate urineproductie is controle van de bloedspiegel niet noodzakelijk.

§ Bij overdosering 10 ml calciumlevulaat of calciumgluconaat (= 1 g) in 5 minuten intraveneus.

Bron: Altman et al. 2002; Chames et al. 2002.

1.9 Intra-uteriene groeivertraging

> Mevrouw W is G4P1 en 28 weken zwanger. Zij is zes jaar geleden bevallen van een gezonde dochter met een geboortegewicht van 4000 g en heeft daarna nog tweemaal een spontane miskraam meegemaakt. Mevrouw heeft een 'pret-echo' laten maken waarbij een foetus werd gezien die in gewicht beneden de P5 werd gemeten. Er werden geen grove structurele afwijkingen gezien; de flows waren goed. De verloskundige stuurt mevrouw naar het ziekenhuis waar een echo wordt gemaakt en waar bloed wordt afgenomen. Op de echo is een actieve foetus te zien van ongeveer 700 g, waarbij alle metingen beneden de P5 zijn. Er is een normale hoeveelheid vruchtwater en de flows in de navelstrengvaten zijn goed. Het bloed wordt, naast de standaardbepalingen (zie specifiek onderzoek), onderzocht op het TORCH-syndroom en via een amniopunctie wordt vruchtwater voor chromosomenonderzoek ingezet (onder andere voor fluorescentie-in-situhybridisatieonderzoek, FISH).

- Men spreekt van intra-uteriene groeivertraging als het geboortegewicht van de foetus lager is dan op basis van de zwangerschapsduur verwacht mag worden (*small for gestational age*, SGA). Als de groei van de uterus meer dan twee weken achterloopt op de normale ontwikkeling, noemt men dit een negatieve discongruentie.

1.9.1 *Oorzaken*

In eerste instantie wordt groeivertraging meestal geconstateerd bij uitwendig onderzoek van de fundushoogte. Indien na meerdere metingen op meerdere tijdstippen (longitudinaal onderzoek) blijkt dat er een negatieve discongruentie bestaat, is echoscopie een objectief onderzoeksmiddel om de metingen van de fundus te vergelijken met de echoscopische groeicurves. Deze groeicurves geven de percentiellijnen weer voor bijvoorbeeld de diameter van de zwangerschapsring, de kruin-stuitlengte, de afstand tussen de beide wandbeenderen (DBP = distantia biparietalis), de femurlengte (FL), de buikomvang (AC = abdominale circumferentie) en de hoofdomvang (HC = *head circumference*). Afhankelijk van de ernst van de groeivertraging en de zwangerschapsduur zal opname plaatsvinden in een tweedelijns- of een derdelijnsziekenhuis. Na de geboorte van het kind kan het gewicht vergeleken worden met de referentiecurve van de Perinatale Registratie Nederland (PRN) (zie paragraaf 7.2.1).

Kinderen die te licht zijn voor de duur van de zwangerschap, noemt men dysmatuur. Als een kind niet alleen te licht is, maar ook in lengtegroei is achtergebleven, zijn de lichaamsverhoudingen symmetrisch en wijst dit op een groeivertraging die al vroeg in de zwangerschap is ontstaan. Bij een asymmetrische groeivertraging buigt de curve pas in de tweede helft van de zwangerschap af.

Placenta-insufficiëntie is de meest voorkomende oorzaak. Door placenta-insufficiëntie ontstaat er een langzaam toenemende aanvoerstoornis van voedingsstoffen en zuurstof. Het opgeslagen glycogeen in de lever van de foetus wordt gebruikt om nog zo veel mogelijk te groeien en de belangrijkste organen worden zo lang mogelijk van voldoende bloed voorzien: de bijnieren, het hart en de hersenen. Naar organen als huid, nieren en skelet stroomt minder bloed. De omtrek van de buik blijft achter bij de groei van de schedel en dit is na de geboorte goed te zien: de kinderen zijn lang en mager met een relatief groot hoofd. Ze hebben weinig subcutaan vet en een droge gerimpelde huid en zijn alert en actief. Na geruime tijd ontstaat er een zuurstoftekort bij de foetus en deze zal gaan verzuren en minder bewegen. Uiteindelijk kan een intra-uteriene vruchtdood het gevolg zijn. Met echoscopie en dopplerflowmeting zijn de groei van de foetus en de doorbloeding van de uterus, de placenta, de navelarteriën en de a. cerebri media goed te meten. Bij placenta-insufficiëntie raakt de doorstroming van de a. uterina en de a. umbilicalis verminderd, terwijl de doorstroming van de cerebrale vaten verhoogd is. Men spreekt van *brainsparing* (de hersenen worden gespaard).

Niet alle kinderen met een lichter gewicht hebben een groeivertraging; men moet ook met fysiologische factoren rekening houden:

- genetische en constitutionele factoren: de lengte en het geboortegewicht van de moeder (die van de vader speelt nauwelijks een rol);
- geslacht: meisjes hebben een lager geboortegewicht dan jongens;
- etnische invloeden: de kinderen van Aziatische ouders zijn lichter dan kinderen van het Kaukasische en negroïde ras;
- pariteit: kinderen van primiparae zijn lichter dan kinderen van multiparae;
- meerlingen zijn vaak lichter dan eenlingen.

Intra-uteriene groeivertraging kent de volgende oorzaken:

- placentaire of uteroplacentaire insufficiëntie door onder andere:
  - voeding en leefwijze van de zwangere. Een slechte voedingstoestand van de moeder door honger is niet bevorderlijk voor de groei, maar het duurt

lang voordat een kind in groei achterblijft. Dit is gebleken uit onderzoek na de hongerwinter in de Tweede Wereldoorlog;
- verslaving van de zwangere: roken, alcohol en drugs;
- ziekten van de moeder (bijvoorbeeld diabetes, epilepsie);
- placenta praevia, velamenteuze insertie van de navelstreng;
- hypertensie, pre-eclampsie, HELLP-syndroom, infarcten of onbekende oorzaak;
- ernstige chromosomale en/of structurele afwijkingen van het kind:
  - anencefalie;
  - pottersyndroom;
- congenitale infecties van de foetus:
  - toxoplasmose;
  - rubella;
  - cytomegalie;
  - herpes.

1.9.2 Incidentie

De incidentie van intra-uteriene groeivertraging bedraagt ongeveer 5-10% van alle zwangerschappen. Intra-uteriene groeivertraging geeft een verhoogd risico op perinatale morbiditeit en mortaliteit.

1.9.3 Klinische verschijnselen

Wat uiteraard opvalt bij een groeivertraging, is dat de patiënte een te kleine buik heeft ten opzichte van de duur van de zwangerschap. Bij adipeuze zwangeren zal dit niet zo duidelijk zijn. Echoscopie bevestigt de groeiachterstand en geeft een nauwkeurige meting. Foetale bewaking is bij een intra-uteriene groeivertraging uitermate belangrijk. De groei en conditie van de foetus zullen bewaakt worden door middel van CTG's en echoscopie. De patiënte en haar partner zullen ongerust zijn over de zwangerschap en hun ongeboren kind; de verpleegkundige vervult hierin een begeleidende taak.

1.9.4 Diagnostiek

Uitwendig onderzoek van de fundus en echoscopie geven informatie over het aantal foetussen, eventuele afwijkingen van de foetus, de ernst van de groeiachterstand, de hoeveelheid vruchtwater en de ontwikkeling en doorbloeding van de placenta. De patiënte wordt gevraagd naar de zekerheid over de zwangerschapsduur: laatste menstruatie, menstruatiecyclus, zwangerschapstest, basale temperatuurcurve, vroege echo en/of medische interventie bij het zwanger worden. De anamnese van de patiënte en haar partner, maar zeker ook die van de familie is belangrijk: ziekten of afwijkingen, eerder overleden kinderen, kinderen met afwijkingen? Is er sprake van roken, alcoholgebruik of drugs? Bij ernstige groeivertraging zal karyotypering via amnionpunctie uitgevoerd worden. Onderdeel van het chromosomenonderzoek is de FISH-test: een test op trisomie 13, 18, 21 en triploïdie. De uitslag van dit onderzoek is binnen enkele dagen bekend. Verder vindt algemeen bloedonderzoek naar infectieparameters plaats. Ook wordt de patiënte gevraagd naar algemeen welbevinden, oedemen en klachten van pijn in de bovenbuik. Tevens worden de bloeddruk en het eiwit in de urine bepaald.

1.9.5   Behandeling en prognose

De behandeling is gericht op een zo gunstig mogelijke situatie voor de foetus, zodat deze nog intra-uterien kan groeien. De zwangerschap wordt intensief gecontroleerd en regelmatig geëvalueerd: hoe is de foetale conditie, kan de zwangerschap nog blijven bestaan, of is het verstandiger om in te grijpen en de zwangerschap te beëindigen? De oorzaak van de groeivertraging bepaalt het beleid voor de behandeling.

De verpleegkundige geeft alle metingen en observaties regelmatig door aan de arts. Als een CTG weinig variaties vertoont, een strak patroon heeft (langer dan 20 minuten) met of zonder deceleraties, zal de verpleegkundige direct de arts inlichten. De beweeglijkheid van het kind is belangrijk: als de patiënte opvallend minder leven voelt, kan dit een teken van foetale nood zijn. Echoscopie ten aanzien van de groei zal regelmatig plaatsvinden (minimaal elke twee weken). Flowmetingen worden wekelijks uitgevoerd, maar bij verslechtering van de CTG's soms dagelijks. Bedrust wordt vaak geadviseerd als onderdeel van de behandeling. De verpleegkundige begeleidt de patiënte hierin naar behoefte. De aard van de bevalling is afhankelijk van de zwangerschapsduur en de conditie van de foetus. Het inleiden van de bevalling zowel als het verrichten van een sectio behoren tot de mogelijkheden om de zwangerschap te beëindigen.

1.9.6   Psychosociale problemen

Zoals iedereen die wordt opgenomen in een ziekenhuis, zijn ook de zwangere en haar partner gespannen. Er is veel onzekerheid over de afloop van de zwangerschap en hoe (en of) de baby zal overleven. De verpleegkundige controleert daarom welke informatie de ouders hebben over het ziektebeeld en geeft aanvullende informatie over de onderzoeken en de observaties. De gynaecoloog zal de patiënte en haar partner inlichten over de behandeling en de eventuele prognose. Bij zwangerschappen korter dan dertig weken, of als men een kind verwacht met ernstige afwijkingen, is in de meeste ziekenhuizen een consult van de neonatoloog of kinderarts gebruikelijk. Deze geeft uitleg aan de aanstaande ouders over de afdeling neonatologie en over de behandeling en mogelijke complicaties als het kind op dit moment geboren zal worden. Ook de kansen van het kind als het op een later tijdstip geboren wordt, worden besproken.

De patiënte en haar partner worden door de verpleegkundige tijdig voorbereid op de (mogelijk te vroege) vaginale baring of sectio. Tevens krijgen zij informatie over de opname van het kind op een neonatale intensivecare-unit. Dit kan met hulp van bijvoorbeeld een fotoboek en/of met een bezoek aan deze intensivecareafdeling. Heel vaak is de opname acuut en/of langdurig en heeft de patiënte last van heimwee en mist zij haar partner: zij denkt het niet meer aan te kunnen, of de thuissituatie ontspoort. Eventueel kan een maatschappelijk werker ingeschakeld worden voor de thuissituatie tijdens en na het verblijf in het ziekenhuis. Vooral bij een stressvolle opname en verblijf kan het bijhouden van een dagboek helpen om de gaten in de herinnering op te vullen. Vaak blijkt dat er veel informatie en gebeurtenissen niet zijn blijven hangen. Dit boek kan bijgehouden worden door de patiënte zelf, maar ook de verpleegkundige en de familie kunnen hierin aanvullingen geven.

1.9.7 Risicofactoren en complicaties

Risico's van intra-uteriene groeivertraging zijn voor de geboorte (ante partum):
- intra-uteriene asfyxie;
- hersenbeschadiging;
- intra-uteriene sterfte;
- abruptio placentae.

Risico's van intra-uteriene groeivertraging voor het kind na de geboorte (post partum) zijn groter naarmate de groeistoornis ernstiger is en het kind jonger is als het geboren wordt:
- hypoglykemie: de lever is te klein, er is geen glycogeen- en vetreserve. Complicaties: convulsies, aanvallen van apneu, cyanose, overlijden;
- hypothermie: een dysmatuur kind koelt gemakkelijk af door het vrij grote huidoppervlak en een weinig isolerende vetlaag;
- polycytemie of hyperviscositeit: het dysmature kind reageert op een chronische intra-uteriene hypoxie met een verhoogde aanmaak van rode bloedcellen en de circulatie wordt moeizaam in stand gehouden;
- stollingsstoornissen en een verlaagd aantal trombocyten kunnen leiden tot hersenbloedingen. Hersenbloedingen kunnen ook samenhangen met asfyxie tijdens de partus;
- postnatale infecties door verminderde weerstand;
- verhoogde kans op hypertensie op volwassen leeftijd;
- type-2-diabetes en coronaire hartziekten.

1.9.8 Nazorg

Zie voor de nazorg na intra-uteriene groeivertraging paragraaf 1.5.6.

1.10 Intra-uteriene vruchtdood

Geboren als een engeltje, geboren om voor altijd een sterretje te zijn.

De zwangerschap kan soms wreed worden verstoord doordat het kind vroegtijdig overlijdt. Het kind kan spontaan, onverwachts overlijden. Soms kiezen de zorgvrager en partner ervoor om de geboorte vroegtijdig op te wekken omdat het kind congenitale afwijkingen heeft. Beide situaties verstoren het proces van het krijgen van een kind. De geboorte is zwaar beladen en heeft grote gevolgen voor de rest van het leven van de ouders.
De geboorte zal anders beleefd worden en er zal zeker geen vreugdestemming heersen. Dit kan voor de verpleegkundige een extra belasting zijn en vraagt tevens specifieke begeleidingstaken van de verpleegkundige. De verpleegkundige wordt in het uitoefenen van haar beroep geconfronteerd met een verliessitu-

atie. Deze situatie is gelukkig niet alledaags, maar heeft een invloed op de uitoe-fening van haar werk als verpleegkundige. De verpleegkundige kan het volgende doen voor de ouders.
- Voorlichting geven over:
  - de behandeling, het beleid en het mogelijke verloop van de bevalling;
  - wettelijke bepalingen (rechten en plichten);
  - mogelijkheden om op eigen wijze inhoud en vorm te geven aan het afscheid nemen van hun kind (bijvoorbeeld crematie, begrafenis, her-denkingsdienst, herinneringen vastleggen en geboorte- en overlijdens-kaartjes);
  - te verwachten verliesgevoelens die de ouders en omgeving kunnen erva-ren.
- Het sociale netwerk van de ouders betrekken bij de ondersteuning van de ouders.
- Wijzen op het bestaan van lotgenotengroepen en professionele hulpverle-nende instanties.
- De ouders begeleiding en zorgverlening geven.
- Assisteren bij en zorg dragen voor de benodigdheden bij medisch onderzoek en behandeling die nodig zijn.

1.10.1 Definities

Perinatale sterfte is de sterfte van het kind voor, tijdens of na de geboorte. De onderverdeling is als volgt.
- Foetale sterfte = intra-uteriene sterfte:
  - voor de baring;
  - tijdens de baring.
- Neonatale sterfte = sterfte na de geboorte:
  - binnen 7×24 uur na de geboorte;
  - binnen vier weken na de geboorte.

1.10.2 Oorzaken

De oorzaken van intra-uteriene vruchtdood kunnen zeer divers zijn. Hier volgt slechts een opsomming; de uitleg is te vinden in het betreffende hoofdstuk. De oorzaak 'onbekend' is tot op heden nog de meest voorkomende oorzaak. Dat maakt het verlies vaak nog moeilijker te verwerken. De meest voorkomende oor-zaken zijn:
- afwijkingen aan de placenta;
- diabetes;
- ernstige resussensibilisatie;
- infecties;
- navelstrengcomplicaties;
- maternale complicaties;
- prematuriteit;
- dysmaturiteit;
- congenitale afwijkingen;
- foetomaternale transfusie;
- verscheurde vasa praevia;

- derde circulatie bij monochoriale gemellizwangerschap;
- meerlingzwangerschap;
- onbekende oorzaken.

1.10.3 Klinische verschijnselen

De klinische verschijnselen van intra-uteriene vruchtdood zijn:
- minder leven voelen, soms geen leven voelen;
- negatieve hartactie.

1.10.4 Diagnostiek

De zorgvrager zal in eerste instantie minder of geen kindsbewegingen meer voelen. Het is afhankelijk van de zwangerschapsduur of het mogelijk is om naar de harttonen te luisteren. Daarna volgt te allen tijde een echo-onderzoek dat de vermoedelijke diagnose zal moeten bevestigen.

1.10.5 Beleid

Mogelijk zal de zorgvrager ontkennen dat het kind overleden is, ook als de intra-uteriene vruchtdood is vastgesteld. De zorgvrager kan twijfels uitspreken over de deskundigheid van de arts. De zorgvrager kan om een second opinion vragen. De ouders kunnen bij zichzelf naar het antwoord op de schuldvraag gaan zoeken (zich afvragen wat ze fout hebben gedaan). Daarom kan het verstandig zijn dat er een tweede arts meekijkt en de diagnose bevestigt. Daarna is de diagnose definitief. In overleg met de zorgvrager en haar partner zal er een behandelplan worden afgesproken. Soms kiezen de ouders ervoor om een spontane partus af te wachten. De ouders kunnen ervoor kiezen om de baring zo snel mogelijk te laten plaatsvinden.

Zolang er voor de zorgvrager nog zaken te regelen zijn, zal de zorgvrager druk met dit proces zijn. Komt er een moment van rust, dan zullen de ouders geconfronteerd worden met rouwgevoelens. Uiteindelijk zijn de ouders uiteraard zeer verdrietig en dit kan soms tot emotionele uitingen leiden. Dit kan kwetsend zijn voor de mensen om hen heen. Ouders moeten in de gelegenheid worden gesteld om zelf het tempo aan te geven in het te volgen traject. In dit afscheidstraject is het van belang om rekening te houden met de verschillende wijze waarop men in verschillende culturen en/of geloofsovertuigingen omgaat met verlies en rouw. Ouders hebben wel begeleiding en advies nodig in deze situatie. De volgende zaken dienen besproken te worden.
- Welke onderzoeken worden er gedaan?
- Afspraken over de bevalling.
- Afspraken over pijnbestrijding.
- Wie kan en mag er bij de bevalling zijn?
- Wat kan en mag tijdens de bevalling?
- Hoe kan het kind eruitzien als het geboren wordt?
- Wat gaat er met het kind gebeuren als het geboren wordt?
- Mag het kind mee naar huis, of blijft het in het ziekenhuis?
- Moet het kind begraven of gecremeerd worden?

- Hoe verloopt de kraambedperiode?
- Wanneer is er nacontrole?

DE ONDERZOEKEN
Er zal een aantal zaken volgens protocol worden afgehandeld:
- anamnese met aandacht voor het voorkomen van intra-uteriene vruchtdood in de familie;
- bloedafname bij de moeder en vader voor genetisch onderzoek op chromosoomafwijkingen, erfelijke stofwisselingsziekten en aandoeningen die zijn vast te stellen door DNA-onderzoek;
- bloedafname van de moeder voor overig onderzoek;
- coombstest;
- kleihauer-betketest;
- bloedsuiker testen;
- testen op TORCH;
- kweek van de introitus.

AFSPRAKEN OVER DE BEVALLING
Als de ouders ervoor kiezen om de bevalling te laten plaatsvinden dan zal de gynaecoloog door middel van een vaginaal toucher de ontsluiting bepalen. Er wordt afgesproken welke medicatie het beste gebruikt kan worden om de bevalling in te leiden.

AFSPRAKEN OVER PIJNBESTRIJDING
De arts zal van tevoren afspraken maken over pijnbestrijding. Soms wordt er gekozen voor epiduraal analgesie. Ook andere methoden van pijnreductie zijn mogelijk (zie hoofdstuk 4).

AANWEZIGHEID BIJ DE BEVALLING
Wie mogen en kunnen er bij de bevalling aanwezig zijn? Het is gebruikelijk om de verpleegkundige zorg aan zo weinig mogelijk verschillende verpleegkundigen toe te wijzen. Het is prettig voor de zorgvrager om één aanspreekpunt te hebben. De verpleegkundige kan in overleg met de zorgvrager een plan afspreken dat dan niet steeds opnieuw verteld hoeft te worden. De verpleegkundige zorgt voor een goede verslaglegging, zodat er in een volgende dienst geen onduidelijkheid is. Mensen vinden het vaak prettig om bezoek te ontvangen, maar soms zit dit bezoek plotseling in de weg. Het is verstandig om vooraf afspraken te maken over en met het bezoek, over wie wel of niet in de kamer en hoe lang. Als dit vooraf besproken wordt, zal er achteraf geen uitleg nodig zijn. Dit voorkomt pijnlijke situaties.

UITERLIJK VAN HET KIND BIJ DE GEBOORTE
Mensen weten niet wat ze te wachten staat, hoe het kind eruitziet. Vaak denken de mensen dat het niet te herkennen is, of op zijn minst verschrikkelijk om te zien. Het is goed als iemand kan vertellen wat hij of zij ziet als het kind geboren wordt. Hoe het kind eruitziet, of het krullen heeft, of geen haar. Uiteindelijk is het goed als de ouders het kind gaan bekijken en vasthouden. Ze zullen dit zelf moeten willen, maar begeleiding is op zijn plaats. Als het kind al langer geleden overleden is, zal er maceratie optreden. Dit moet vooraf met de ouders besproken zijn. Het vruchtwater gaat inwerken op de opperhuid. Het uiterlijk van het kind gaat veranderen:

- eerstegraadsmaceratie: na 24 uur treedt er blaasvorming op. Het vruchtwater wordt donkerder van kleur, dit kan koffiekleurig worden;
- tweedegraadsmaceratie: na 24 tot 48 uur zullen de blaren barsten, waardoor delen van de huid los komen te liggen. Het vruchtwater wordt nu nog donkerder;
- derdegraadsmaceratie: de schedelbeenderen verliezen het onderling verband. Het hoofd kan een slappe zak worden;
- de placenta zal een bleek, grijs uiterlijk krijgen. De placenta zal plat of soms oedemateus zijn.

NA DE GEBOORTE

Wat gaat er met het kind gebeuren als het geboren wordt? Welke onderzoeken zullen er plaatsvinden? Het kind kan bij de moeder worden gelegd als dit is afgesproken. Volgens protocol zullen er onderzoeken moeten worden uitgevoerd:

- kweken van het kind;
- navelstrengbloed.

Er kunnen foto's worden gemaakt, ook een familieportret, er kan een voet- en/of handafdruk worden gemaakt, er kan een plukje haar worden afgenomen. Het kind kan gewassen worden, kleertjes aankrijgen die de ouders hebben uitgezocht. Dit alles kan vastgelegd worden op video. In een later stadium kunnen er nog meer specifieke onderzoeken plaatsvinden:

- röntgenfoto van het skelet, babygram;
- spier-fasciebiopt;
- hart- en blaaspunctie;
- obductie.

MEE NAAR HUIS OF ACHTERLATEN IN HET ZIEKENHUIS

Het is mogelijk dat het kind wordt meegenomen naar huis alwaar het opgebaard kan worden. Het kind kan van huis uit begraven of gecremeerd worden. De ouders krijgen dan een verklaring van levenloze geboorte of overlijden uit het ziekenhuis mee. Ouders kunnen ervoor kiezen om het kind in het ziekenhuis achter te laten waar het in de rouwkamer opgebaard kan worden. Of het kind gaat mee met de begrafenisondernemer naar een uitvaartcentrum.

KEUZE VOOR BEGRAFENIS OF CREMATIE

Een voor de termijn van 24 weken geboren kind mag begraven of gecremeerd worden. De beheerder van de begraafplaats of het crematorium heeft in dat geval een verklaring van een arts nodig waaruit blijkt dat het overleden kind is geboren voor de 24e zwangerschapsweek. Bij begrafenis of crematies mag het kind eerst aangegeven worden bij de burgerlijke stand in de gemeente waarin het kind is geboren.
Als de ouders dit willen, kan het kind ook achtergelaten worden in het ziekenhuis, dat ervoor zorgt dat het kind op gepaste wijze gecremeerd wordt. Een kind dat levenloos wordt geboren voor een zwangerschapsduur van 24 weken, mag door de ouders zelf in het trouwboekje worden bijgeschreven als zij dit willen, onafhankelijk van de zwangerschapsduur. Is het kind geboren na een zwangerschapsduur van 24 weken dan is de wet op de lijkbezorging van toepassing. Het kind moet verplicht begraven of gecremeerd worden, de Burgerlijke Stand geeft schriftelijk een 'toestemming tot begraven of verbranding'. Iemand die aanwezig was bij de bevalling kan aangifte doen, dit kan de vader maar ook iemand anders zijn. Ook het ziekenhuis of de uitvaartverzorger kan dit doen. Het ziekenhuis

geeft een verklaring af waaruit blijkt dat het kind levenloos is geboren. Is het kind levend geboren en daarna overleden dan moet er zowel een geboorteakte als een overlijdensakte worden opgemaakt.

Kinderen die na een zwangerschapsduur van 24 weken levenloos worden geboren en die ter beschikking worden gesteld van de wetenschap, kunnen van de burgerlijke stand een schriftelijke vrijstelling voor 'toestemming tot begraven of cremeren van de burgemeester' krijgen. Begraven en/of cremeren is mogelijk, maar niet noodzakelijk.

VERLOOP KRAAMBEDPERIODE

Na de bevalling zal de moeder verzorgd worden als iedere andere kraamvrouw. De mogelijkheden om stuwing te voorkomen of te verminderen moeten besproken worden. Er kan gekozen worden voor een medicinale oplossing of het gebruik van een borstverband of een stevige bh. De ouders kunnen, als dit medisch toelaatbaar is, enkele uren na de bevalling naar huis. Thuis kunnen de ouders kraamzorg krijgen. De vrouw is kraamvrouw en heeft daarom zorg nodig.

TIJDSTIP VAN NACONTROLE

Na een aantal weken zal er een afspraak op de polikliniek zijn. Deze afspraak zal wat meer tijd nemen om de vragen te kunnen stellen die dan nog aan de orde moeten komen. Soms kiest de verpleegkundige ervoor om tussendoor de ouders een keer te bellen. Een paar weken later volgt een tweede gesprek met de arts die de bevalling begeleid heeft en dan zullen alle gegevens uit de onderzoeken doorgenomen worden. Mogelijk is er een oorzaak voor het overlijden gevonden.

COLLEGIALE OPVANG

De directe zorg voor de zorgvrager en de partner is hiermee afgesloten voor de verpleegkundige werkzaam op verloskunde. De verpleegkundige zelf kan nu de gebeurtenis overdenken. Hij of zij zal stilstaan bij de verliessituatie. Nu er geen directe zorg aan de zorgvrager gegeven wordt, komt de verpleegkundige toe aan het eigen verwerkingsproces. In de zorgsituatie stonden de zorgvrager en zijn of haar relaties centraal. Nu moet de verpleegkundige centraal staan. Als de verpleegkundige geen vangnet heeft, kan hij of zij vastlopen. Elk ziekenhuis heeft een opvangteam: dit is wettelijk vastgelegd. De collega heeft een verantwoordelijkheid, deze kan een rol spelen in de opvang en de ondersteuning van de verpleegkundige. Hoe kunt u als collega te werk gaan wanneer een andere verpleegkundige te maken heeft gehad met intra-uteriene vruchtdood?

- Blijf contact houden, blijf beschikbaar.
- Praat niet over de toekomst maar blijf in het heden.
- Huilen mag.
- Laat de ander praten: praten geeft inzicht in het denken.
- Geef geen standaardadviezen.
- Blijf luisteren, stel de verpleegkundige centraal.

De verpleegkundige zou zelf moeten bepalen wanneer zij of hij weer klaar is voor het werk. De verpleegkundige moet zich weer zeker voelen. De verpleegkundige moet weer in staat zijn om goede opvang te kunnen garanderen zonder in eigen verdriet terecht te komen. Als de verpleegkundige in de gelegenheid kan worden gesteld om het eigen tempo weer te bepalen, zal zij of hij beter met de verlieservaring kunnen omgaan. Wanneer is het nodig om professionele hulp in te roepen? Wanneer moet de verpleegkundige meer hulp hebben dan het vang-net van de collega? Het eerdergenoemde opvangteam moet worden ingeroepen in de volgende gevallen.

- Indien de verpleegkundige het gevoel heeft het niet meer aan te kunnen en/of vaak lichamelijke klachten heeft.
- Indien de verpleegkundige na een maand nog steeds het gevoel heeft dat de verlieservaring gisteren heeft plaatsgevonden.
- Indien het slechte slapen in nachtmerries verandert en als de nachtrust zich niet herstelt.
- Indien er niemand is waarmee de verpleegkundige het gevoel kan delen.
- Wanneer relaties eronder gaan lijden.
- Wanneer de verpleegkundige meer gaat roken en meer alcoholische drank gaat drinken.
- Indien er een obsessie voor herhaling ontstaat.
- Indien de verpleegkundige anders en buiten proportie reageert.
- Indien de verpleegkundige overdreven prikkelbaar reageert en dit blijft doen.
- Indien de verpleegkundige schuldgevoelens blijft houden over de gebeurte-nis.
- Indien de verpleegkundige niet kan genieten van andere zaken.

Een verpleegkundige is in het algemeen goed in het zorgen, maar dan vooral in het zorgen voor de ander. De verpleegkundige zal goed voor zichzelf moeten zorgen en sommige situaties in de verpleegkundige praktijk verdienen extra aan-dacht. Wie goed voor zichzelf zorgt, is ook in staat om goed voor de ander te zorgen.

1.11   Navelstrengafwijkingen

De navelstreng is letterlijk de levensader van de foetus. Het is strikt genomen geen streng: de navelstreng bestaat uit een drietal bloedvaten ingebed in een gelatineuze massa, de Whartonse gelei. Aan de buitenkant wordt de navelstreng omgeven door het dunne amnionvlies. De gemiddelde lengte van de navelstreng vanaf de foetale navel naar de placenta is 52 cm, met een ruime spreiding. Hoe langer de navelstreng, des te groter de kans op uitzakken of omstrengeling.
De bloedvaten in de navelstreng zijn twee arteriën en een vene. De beide arteriën bevatten zuurstofarm bloed dat vanaf de foetus naar de placenta stroomt. Deze arteriën zijn aftakkingen van de beide aa. iliaca interna vanuit het kleine bekken. De vene bevat zuurstofrijk bloed dat vanaf de placenta naar de foetus stroomt. De v. umbilicalis mondt uit in de v. cava inferior. Het deel van de v. umbilicalis dat door de lever loopt, heet de ductus venosus.

1.11.1   *Omstrengeling*

Doordat de bloedvaten in de navelstreng langer zijn dan de navelstreng zelf, ontstaat de zo karakteristieke vorm van de navelstreng met windingen. Op zich vormen deze windingen een goede bescherming tegen mechanische problemen die zich bijvoorbeeld kunnen voordoen bij het omstrengelen van foetale delen. In ongeveer 20% van de gevallen is er sprake van een enkelvoudige omstrengeling van de nek bij de geboorte. In 3-4% is er sprake van een meervoudige omstrengeling. Een omstrengeling leidt niet vaker tot een intra-uteriene vrucht-dood.

1.11.2   Windingen

Een navelstreng met weinig tot geen windingen leidt significant vaker tot proble-men en wordt in verband gebracht met intra-uteriene vruchtdood.

1.11.3   Ware knoop

In ruim 1% van de gevallen is er sprake van een ware knoop in de navelstreng. Dit komt significant vaker voor bij mannelijke foetussen, die ook meestal een langere navelstreng hebben. Er is een vier- tot tienmaal hogere kans op intra-uteriene vruchtdood. Als dit niet gebeurt, leidt een ware knoop bij de bevalling tot een verdubbeling van de incidentie van foetale nood en meconiumhoudend vruchtwater. Overigens zorgen de windingen van de navelstreng als bij een ouderwetse telefoondraad voor een redelijke bescherming tegen afknellen.

1.11.4   Navelstreng met twee vaten

In ongeveer 1% van de gevallen ontbreekt een van de beide arteriën in de navel-streng. Dit komt vaker voor bij oudere moeders, meerlingen, hoge pariteit, foe-tale groeivertraging en diabetes. Wanneer deze afwijking niet gepaard gaat met andere echoscopische afwijkingen, is de kans op een aangeboren aandoening nauwelijks tot niet verhoogd.

1.12   Symfysiolyse en bekkenpijnklachten

Het benige bekken is een ring die bestaat uit een aantal botstukken: het sacrum met het os coccygis, het staartbeentje, aan de achterzijde en beide bekkenbeen-deren, de ossa ilia, aan de zijkant en voor. Deze drie botstukken zitten goed met elkaar verbonden via een drietal gewrichten: aan de voorzijde de symfyse, aan de achterzijde de sacro-iliacale- of SI-gewrichten. Tijdens de zwangerschap ontstaat er een zekere verweking van deze gewrichten onder invloed van hormonen die vooral tijdens de zwangerschap worden gemaakt. Het doel van die verweking is om tijdens de bevalling iets meer mobiliteit en ruimte in het benige bekken te bewerkstelligen.

1.12.1   Symfysiolyse

Tijdens de baring wijkt de symfyse vaak enkele millimeters. Vooral de bekkenin-gang wordt hierdoor goed vergroot. Met het flecteren van de benen in de heupen tijdens het persen wordt de voor-achterwaartse afstand van de bekkenuitgang nog verder vergroot. Tijdens de zwangerschap kan door overdreven verweking en verwijding van de symfyse er een symfysiolyse ontstaan, die aanleiding kan geven tot pijn bij het lopen en staan. Een patiënte met een symfysiolyse loopt met een klassieke waggelgang. De mate van verwijding van de symfyse staat niet in relatie tot het ontstaan van de klachten.

SYMFYSERUPTUUR

In uitzonderlijke gevallen kan tijdens de baring een verscheuring van het kraakbeen van de symfyse optreden waardoor ook een verbreding van de symfyse ontstaat. Deze traumatische verscheuring noemen we een symfyseruptuur. Het gevolg is hevige pijn in de symfyseregio en vaak kan de patiënte niet goed staan en lopen. De behandeling bestond in het verleden uit langdurige immobilisatie, soms zelfs in een zweefrek. Volgens moderne inzichten is het echter beter om met behulp van goede pijnstilling te proberen het bekken voorzichtig te blijven belasten.

1.12.2 *Bekkenpijnklachten*

De term 'bekkeninstabiliteit' is onjuist als term voor een medische klacht. Zoals eerder al geschetst, treedt tijdens de zwangerschap een verweking op van de drie gewrichten van het benige bekken. Hierdoor ontstaat uiteraard een zekere instabiliteit van de ring van het benige bekken. Enige 'bekkeninstabiliteit' ontstaat dus bij elke zwangere, maar dat hoeft niet altijd tot klachten te leiden: normaliter gebeurt dit zonder dat er pijnklachten ontstaan. Als deze verweking van de gewrichten gepaard gaat met pijnklachten, wordt daarom in plaats van 'bekkeninstabiliteit' bij voorkeur de term 'bekkenpijnklachten' gebruikt.

Bij ongeveer de helft van de vrouwen ontstaan lage rugpijnklachten of pijn in de bekkenregio. De klachten ontstaan in 2/3 van de gevallen al in de zwangerschap. Ongeveer 1 op de 5 zwangere vrouwen heeft last van pijn in de bekkenregio. Van de zwangeren heeft 6% pijn aan alle gewrichten, ruim 2% heeft alleen pijn ter hoogte van de symfyse en 14% ervaart pijn ter hoogte van een of beide SI-gewrichten. Predisponerende factoren zijn niet zo duidelijk: van tevoren bestaande rugpijnklachten, obesitas, meerlingzwangerschap en macrosomie zijn mogelijk sterker gerelateerd.

BEHANDELING

Voor bekkenpijnklachten bestaan de volgende behandelmogelijkheden.
- In de eerste plaats uit het geven van leefregels om de bekkengewrichten zo veel mogelijk te ontlasten. Hierin gespecialiseerde fysiotherapeuten kunnen patiënten hierover voorlichten. Ook kan de fysiotherapeut met gerichte oefentherapie proberen de spierkracht te verbeteren van de spiergroepen die de bekkenbeenderen mede fixeren.
- In de tweede plaats kan de bekkenring ondersteund worden door een stevige bekkengordel. Bij voorkeur wordt een bekkengordel op maat gemaakt door bijvoorbeeld een orthopedisch instrumentenmaker.
- Als uiterste redmiddel kan pijnmedicatie worden voorgeschreven.

Beëindigen van de zwangerschap door middel van een sectio caesarea is niet geïndiceerd. Er is namelijk nooit aangetoond dat dit de prognose beïnvloedt. Wel dient tijdens de baring adequate pijnstilling te worden toegepast, bij voorkeur epidurale anesthesie. De prognose van bekkenpijnklachten is uitstekend. Meer dan 60% van de patiënten heeft een maand na de bevalling al geen klachten meer. Slechts een klein percentage van de vrouwen die last hadden van alle drie de gewrichten, heeft na twee jaar nog pijnklachten. Bij een eventuele volgende zwangerschap komen de klachten wel vaak eerder en heviger terug.

1.13   Vruchtwaterembolie

Een zeldzame, maar zeer bedreigende aandoening tijdens de zwangerschap is de vruchtwaterembolie. Hierbij komt vruchtwater in het moederlijke bloed, waardoor ernstige problemen in de bloedcirculatie kunnen ontstaan. Adequate en snelle hulp kan levensreddend zijn, maar vereist grote inzet.

1.13.1   Incidentie

Vruchtwaterembolie komt zelden voor. De frequentie van voorkomen wordt gerapporteerd als 1 per 8000 tot 1 per 80.000 zwangerschappen. Dat dit aantal zo sterk varieert, heeft te maken met de moeite die het kost om de diagnose vruchtwaterembolie te stellen, een onderwerp waarop later wordt teruggekomen (paragraaf 1.13.4, Diagnostiek). De vruchtwaterembolie kan uiteraard alleen optreden tijdens de zwangerschap en treedt dan in meer dan 90% van de gevallen op tijdens de bevalling. Wanneer de vruchtwaterembolie nog voor de bevalling optreedt, gaat dit vaak gepaard met convulsies die lijken op een grandmalaanval of eclampsie.

1.13.2   Klinische verschijnselen

Acute dyspneu en hypotensie, vaak gevolgd door een adem- en hartstilstand is typerend voor de vruchtwaterembolie. Deze verschijnselen zijn goed te verklaren. Wanneer tijdens de bevalling of vlak ervoor vruchtwater in de veneuze bloedvaten terechtkomt, zal het vruchtwater meegevoerd worden naar de rechter harthelft en doorgepompt worden naar de longcirculatie, de zogeheten kleine circulatie. Als reactie op dit vreemde materiaal in het bloed zal een tweetal gebeurtenissen optreden.
1   Eerst wordt net als bij een longembolie de longslagader of een deel daarvan mechanisch afgesloten doordat het vruchtwater in de kleinere longslagaderen vastloopt. Hierdoor ontstaat een afsluiting in de longcirculatie, die we klinisch opmerken als acute kortademigheid (saturatiedaling) en wegvallen van de bloeddruk. Het wegvallen van de bloeddruk wordt veroorzaakt doordat er geen of minder bloed in de linker harthelft meer aankomt vanuit de longcirculatie.
2   Een tweede gebeurtenis, die de eerste nog versterkt, is het dichtknijpen van de longslagaders. Dit gebeurt door het vrijkomen van grote hoeveelheden antistoffen uit witte bloedcellen, een soort allergische of humorale reactie op het vreemde materiaal dat vruchtwater per slot van rekening is voor de moeder. De combinatie van verstopping en dichtknijpen van de longslagaders zorgt voor pulmonale hypertensie. Hierdoor kan het tussenschot tussen beide hartkamers, het ventrikelseptum, gaan uitbochten in de linker hartkamer waardoor de hoeveelheid per slag uit te pompen bloed nog verder vermindert.

3   Mocht de patiënte deze eerste fase van de vruchtwaterembolie overleven dan ontstaat een derde klinisch fenomeen. Als reactie op het al eerdergenoemde vreemde lichaam zal een diffuse intravasale stolling ontstaan. Hierbij wordt de bloedstollingscascade geactiveerd, wat lijdt tot verbruik en uiteindelijk opraken van stollingsfactoren. Om nieuwe stollingsfactoren te maken heeft de lever dagen tot weken nodig. Trombocyten, die in dit proces ook worden verbruikt, kunnen wat vlotter in het beenmerg worden aangemaakt, maar ook dat proces kan niet in minuten het trombocytenaantal herstellen.

De al eerdergenoemde convulsies treden waarschijnlijk op door ischemie van de hersenen. Waarom dit vooral bij de ante partum optredende vruchtwaterembolie gebeurt, is niet helemaal duidelijk. Een ander secundair effect als gevolg van de hypotensie is uiteraard het ontstaan van foetale nood. Concluderend zijn de twee meest belangrijke klinische kenmerken acute benauwdheid of dyspneu en acuut hartfalen of shock. In tweede instantie zal een verbruik van stollingsfactoren optreden. Verwarrend is dat al deze klinische verschijnselen ook in wisselende mate kunnen optreden. Zo is het mogelijk dat bijvoorbeeld alleen de verbruiks-coagulopathie op de voorgrond staat.

1.13.3   *Risicofactoren*

Het probleem met vruchtwaterembolie is dat er geen duidelijke risicofactoren te onderscheiden zijn, behalve dat dit ziektebeeld vaker voorkomt bij multiparae. Vruchtwaterembolie is beschreven bij een uterusruptuur, sectio caesarea, thera-peutische abortus en stomp buiktrauma. Er zijn drie gevallen beschreven van vruchtwaterembolie na amnio-infusie. Amnio-infusie wordt toegepast voor het voorkómen van het meconiumaspiratiesyndroom en bij variabele deceleraties. Overigens wordt na een sectio caesarea relatief vaak vruchtwater in de moeder-lijke circulatie aangetroffen zonder dat dit tot klinische problemen heeft geleid. Hiervoor is geen duidelijke verklaring.

1.13.4   *Diagnostiek*

Het stellen van de diagnose vruchtwaterembolie is een diagnose per exclusio-nem, dat wil zeggen een diagnose waarbij alle andere mogelijkheden al zijn uit-gesloten. De hiervoor beschreven klinische symptomen kunnen passen bij onder meer de volgende ziektebeelden:
- long- en luchtembolie;
- aspiratie;
- septische shock;
- anafylactische shock;
- toxische shock;
- myocardinfarct;
- peripartumcardiomyopathie;
- abruptio placentae;
- transfusiereactie.

Een vruchtwaterembolie kan pas bij de obductie met zekerheid worden vastge-steld. Pas op dat moment is het mogelijk om in vruchtwater afkomstige cellen en typische bestanddelen van vruchtwater zoals lanugo, mucus en vernix, in het longvaatbed aan te treffen. In enkele gevallen zijn in bloedmonsters, verkregen uit de a. pulmonalis met een aldaar geplaatste arterielijn, bestanddelen van vruchtwater gevonden. Verder kan vruchtwater worden aangetroffen in de veneuze plexus van de uterus. Onderzoek van de veneuze plexus van de uterus kan ook uitgevoerd worden wanneer een peripartumhysterectomie heeft plaatsgevonden. Momenteel is men hard op zoek naar specifieke bestanddelen uit vruchtwater die zich in het perifere bloed verspreiden. Hiermee zou het mogelijk moeten worden om uit een gewone venapunctie de diagnose te stellen.

1.13.5 Behandeling en verpleegkundige zorg

Bij acuut ontstaan van ademhalingsproblemen en wegvallen van de bloeddruk, wat vaak wordt gecompenseerd door een toename van de hartfrequentie, roept de verpleegkundige snel hulp in van gynaecoloog en anesthesist. Inroepen van hulp bij alle calamiteiten op de verloskamers dient overigens standaard te zijn. Aangezien deze situatie vaak uitloopt op een adem- en hartstilstand, dient ook bijtijds het reanimatieteam te worden gewaarschuwd. Begonnen moet worden met reanimatie volgens het ABC+D-schema (zie het deel Algemeen, hoofdstuk 12). In de allereerste plaats moet de ademhaling worden ondersteund met toediening van zuurstof, beademing en zo nodig intubatie. De hartfunctie moet vaak worden ondersteund met uitwendige hartmassage en toediening van geneesmiddelen die de hartfunctie ondersteunen (positieve inotropica). Het kind geboren laten worden maakt deel uit van de reanimatie. De stollingsstoornissen dienen vlot te worden gecorrigeerd. Eventueel aanvullende maatregelen bestaan uit het geven van corticosteroïden, beademing met NO (stikstofoxide) en, indien mogelijk, overnemen van de hart-longfunctie met een hart-longmachine.

1.13.6 Prognose

De sterfte aan een vruchtwaterembolie is zeer hoog en varieert van 61 tot 86%. Meer recente cijfers suggereren een lichte verbetering, maar de sterfte blijft aanzienlijk. Alle sterfgevallen treden op binnen de eerste vijf uur na de eerste collaps. Van de overlevenden komt slechts 15% neurologisch ongeschonden uit de strijd.

1.13.7 Nazorg

Ongeacht hoe een calamiteit als een vruchtwaterembolie afloopt, dient er goede nazorg te zijn voor de patiënte en haar gezin. Maar ook het behandelend team behoeft nazorg. Een bespreking met alle betrokken verpleegkundigen en artsen met een kritische evaluatie van de loop van de gebeurtenissen is voor de verwerking van deze calamiteiten van het grootste belang. Het medisch maatschappelijk werk en geestelijk verzorgers kunnen hierbij een belangrijke begeleidende rol spelen.

Literatuur

Altman D, Carroli G, Duley L, Farrell B, Moodley J, Neilson J, Smith D; Magpie Trial Collaboration Group. Do women with pre-eclampsia, and their babies, benefit from magnesium sulphate? The Magpie Trial: a randomised placebo-controlled trial. Lancet 2002;359:1877-90.

Bogaard K van der. Geen wiegje, geen luiers: De rouw om een onzichtbaar kind. Amsterdam: VU Uitgeverij; 1994.

Buijssen H. Traumatische ervaringen van verpleegkundigen. Maarssen: Elsevier gezondheidszorg; 2002.

Chames MC, Livingston JC, Ivester TS, et al. Late post partum eclampsia: a preventable disease? Am J Obstet Gynecol 2002;186:1174-7.

ConsuMed: kwaliteit in medische informatie [homepage op internet]. Lelystad: ConsuMed BV; 1999-2008. http://www.consumed.nl.

Cuisinier M, Janssen H. Als je baby sterft: over de verwerking van miskraam en doodgeboorte. 4e, herziene dr. Houten: M.O.M; 2002.

Davies S. Amniotic fluid embolus: a review of the literature. Can J Anaesth 2001;48:88-98.

Douglas KA, Redman CW. Eclampsia in the United Kingdom. BMJ 1994;309:1395-1400.

Dries I. Basisboek obstetrie- en gynaecologieverpleegkunde. Maarssen: Elsevier gezondheidszorg; 2003.

Duvekot JJ, Visser P. Nieuwe behandelingsmethode bij een levensgevaarlijke bloeding post partum. BOG info juni en september 2003.

Farmacotherapeutisch Kompas [homepage op internet]. Diemen: College voor zorgverzekeringen; 2008. http://www.fk.cvz.nl/.

Frölke JPM, Kamphuisen PW, Geeraedts LMG, Eijk RJ, Verwiel JMM, Kaasjager, HAH. 'Blind' transfusiebeleid bij patiënten met acuut ernstig bloedverlies. Ned Tijdschr Geneeskd 2004;148(39):1901-6.

Hamilton PM. Verloskunde en kraamverpleegkunde. Utrecht: Elsevier/De Tijdstroom; 1997.

Hart M 't. Wat betekent verlieskunde voor verpleegkundigen? BOG info 1995.

Heineman MJ, Evers JLH, Massuger LFAG, Steegers EAP, redactie. Obstetrie en gynaecologie: De voortplanting van de mens. 6e dr. Maarssen: Elsevier gezondheidszorg, 2007.

International Vasa Previa Foundation. Feitenpagina [internetpagina]. Ittervoort: Vasa Previa Foundation; 2008. http://www.vasaprevia.nl/vasa_previa/feiten-pagina.htm.

Johanson RB, Cox C, O'Donnell E, e.a. Managing obstetric emergencies and trauma: The MOET-course manual. London: RCOG press, 2003.

Kwaliteitsinstituut voor de gezondheidszorg CBO. Richtlijn Bloedtransfusie. Utrecht: CBO; 2004.

Medicinfo [homepage op internet]. Tilburg: Medicinfo; 2008. http://www.medic-info.nl.

Mönnink H de. Verlieskunde. Maarssen: Elsevier gezondheidszorg; 2001.

Moore ML. Perinatologie: Leerboek neonatologie en verloskunde voor verpleegkundigen. 4e, herziene druk. Houten: Bohn Stafleu van Loghum; 2003.

Nederlandse Vereniging voor Obstetrie en Gynaecologie. NVOG Richtlijn Bloedverlies in de tweede helft van de zwangerschap. Utrecht: NVOG; 2001. http://nvog-documenten.nl/index.php?pagina=/richtlijn.

Nederlandse Vereniging voor Obstetrie en Gynaecologie. NVOG Richtlijn Dreigende Vroeggeboorte. Utrecht: NVOG; 2004. http://nvog-documenten.nl/index.php?pagina=/richtlijn.

Nederlandse Vereniging voor Obstetrie en Gynaecologie. NVOG Richtlijn Serotiniteit. Utrecht: NVOG; 1998. http://nvog-documenten.nl/index.php?pagina=/richtlijn.

Nijhuis JG. Foetale bewaking. Maarssen: Elsevier gezondheidszorg; 2008.

Prins M, Roosmalen J van, Treffers P. Praktische verloskunde. 11e dr. Houten: Bohn Stafleu van Loghum, 2004.

Schenkenberg van Mierop S, Mocking P. Traject V&V: verplegen van zwangeren, barenden, kraamvrouwen en pasgeborenen (410). Tekstboek. 2e dr. Baarn: Nijgh Versluys; 2008.

Schutte M, Lith J van. Verloskunde en gynaecologie. Houten: Bohn Stafleu van Loghum; 2008.

Spanjer J, et al. Bevallen en opstaan, Amsterdam: Uitgeverij Contact; 2006.

2 Ziekten en afwijkingen tijdens de zwangerschap

J.J. Duvekot, C.J.M. de Groot, M. de Groot-Cnossen, A. van Londen, M. Trijbels-Smeulder, R. Turkstra, H. Wolf en M.G.A.J. Wouters

2.1 Afwijkingen in het bloed

2.1.1 Fysiologie

De taak van het bloed is het transporteren van stoffen, gassen en cellen in het lichaam. De rode bloedcellen (erytrocyten) zijn vooral verantwoordelijk voor het transport van zuurstof van de longen naar de lichaamscellen. Rode bloedcellen worden aangemaakt in het beenmerg en hebben een levensduur van ongeveer 120 dagen. Daarna worden zij afgebroken in de milt, de lever en het beenmerg. Om de zuurstof te kunnen vervoeren, is het transportmiddel hemoglobine (Hb) nodig. Hemoglobine is een ijzerhoudend eiwitmolecuul, gevormd door het eiwit globine dat gekoppeld is aan ijzer. Hemoglobine geeft tevens de rode kleur aan het bloed.

ANEMIE

Het normale hemoglobinegehalte bij een vrouw is 7,3-10 mmol/l. Bij lagere waarden spreekt men van anemie. Anemie (bloedarmoede) wordt veroorzaakt door abnormale afname van het aantal erytrocyten en/of de hoeveelheid hemoglobine. Hiervoor kunnen vele redenen zijn, zoals:
* overmatig bloedverlies (bijvoorbeeld door een trauma, operatie, bevalling, versterkte menstruatie);
* ijzertekort in de voeding of problemen met de resorptie hiervan in de darm;
* tekort aan foliumzuur of vitamine B_{12} (beide noodzakelijk voor de aanmaak van rode bloedcellen);
* een chronische ziekte of een erfelijke aandoening;
* ernstig nierlijden;
* hemoglobinopathie, waaronder sikkelcelziekte en thalassemie.

Symptomen die op anemie kunnen wijzen zijn:
* bleekheid van de huid en slijmvliezen;
* moeheid;
* hoofdpijn;
* hartkloppingen;
* duizeligheid;
* gevoeligheid voor kou.

Bij lichte anemie komen deze verschijnselen over het algemeen niet voor.

2.1.2   Anemie tijdens de zwangerschap

In de zwangerschap kunnen de volgende factoren leiden tot een laag hemoglobinegehalte:
- verdunning;
- ijzertekort;
- tekort aan foliumzuur of vitamine B_{12}.

VERDUNNING

Vanaf ongeveer de tiende week van de zwangerschap neemt het bloedvolume van de zwangere vrouw toe tot 20-30% boven het normale volume, dus er is ook een toename van het aantal erytrocyten. Omdat het plasmavolume sterker toeneemt dan het erytrocytenvolume, treedt verdunning op, wat nodig is voor een gemakkelijke bloeddoorstroming naar de foetus. Het hemoglobinegehalte en het hematocriet dalen. Een lager Hb tijdens de zwangerschap is dus normaal (fysiologische anemie). Als grenswaarden tijdens de zwangerschap worden de volgende waarden gehanteerd:
- 6,8 mmol/l tot en met de zeventiende week van de amenorroe;
- 6,5 mmol/l vanaf de achttiende week tot en met tien dagen post partum;
- bij negroïde vrouwen is dit 0,5 mmol/l lager.

IJZERTEKORT

IJzer is de belangrijkste bouwsteen van hemoglobine. De placenta transporteert ijzer actief naar de foetus. Ook bij een laag serumijzergehalte van de zwangere krijgt de foetus via de placenta genoeg ijzer. Om in de foetale en placentaire behoeften te voorzien en de uitbreiding van de rode bloedcellen mogelijk te maken, neemt de vraag naar ijzer dus sterk toe. Veel zwangeren kunnen het ijzer onvoldoende aanvullen via de voeding. Bij autochtone zwangeren bij wie het Hb is verlaagd, maar die ten minste 6,0 mmol/l bedraagt, gaat het meestal om een ijzergebreksanemie. IJzertekort treedt naar schatting op bij ongeveer 20% van de zwangere vrouwen; in ontwikkelingslanden loopt dit op tot 56%.

De kans op ijzertekort is groter indien de vrouw:
- te weinig ijzer opneemt via de voeding;
- veel overgeeft;
- zwanger is van een meerling;
- voorafgaand aan de zwangerschap reeds een laag Hb had.

Tabel 2.1   Hemoglobinegehalte-afkappunten (p5-waarden) per zwangerschapsduur, in mmol/l.

amenorroeduur	blank*	negroïde
10 tot en met 13 weken	7.1	6.6
14 tot en met 17 weken	6.8	6.3
18 tot en met 21 weken	6.5	6.0
22 tot en met 37 weken	6.3	5.8
vanaf 38 weken	6.5	6.0

* allochtoon en autochtoon, uitgezonderd negroïde
Bron: Amelink-Verburg MP, Daemers DOA, Rijnders MEB. Anemie in de eerstelijns verloskundige praktijk: KNOV-standaard. Bilthoven/Leiden: KNOV/TNO-PG; 2000. p. 15, tabel 1.

Diagnostiek

Tijdens het eerste trimester van de zwangerschap wordt het Hb van elke zwangere vrouw gecontroleerd.

- Is het Hb boven de 6,0 mmol/l, maar is het gedaald tot onder de 6,8 mmol/l (waarden gehanteerd voor autochtone vrouwen), dan gaat het meestal om een ijzergebreksanemie, die behandeld wordt met ferrofumaraat, een ijzerpreparaat in tabletvorm.
- Is het Hb lager dan 6,0 mmol/l of treedt na ijzersuppletie geen verbetering op, dan wordt nader gediagnosticeerd door middel van bloedonderzoek:
  - MCHC;
  - MCV;
  - MHC;
  - ferritine;
  - bloeduitstrijk;
  - serum-ijzergehalte;
  - foliumzuur;
  - vitamine B_{12}.
- Negroïde vrouwen worden gescreend op sikkelcelziekte.
- Bij vrouwen uit het Middellandse Zeegebied dient men alert te zijn op thalassemie.

Preventie en behandeling

De beste bron voor ijzer, foliumzuur en andere mineralen en vitaminen, is voedsel. In voedsel komt ijzer voor in de vorm van ijzerzouten en haemijzer.

- IJzerzouten komen vooral voor in groene bladgroenten, fruit, appelstroop, noten, peulvruchten en volkorenbrood.
- IJzerzouten worden alleen onder zure omstandigheden opgenomen via de dunne darm. Voedingsmiddelen die rijk zijn aan vitamine C, zoals citrusvruchten, zorgen voor een optimale absorptie van ijzer uit de voeding.
- Dit in tegenstelling tot melkproducten, koffie en thee. Geadviseerd wordt dan ook om melkproducten, koffie en thee tussen de maaltijden door te nemen en niet tijdens de maaltijden.
- Haemijzer komt vooral voor in vlees en is beter absorbeerbaar dan ijzerzouten.
- Een goede ondersteuning kan worden geleverd door voedingsproducten die zowel extra ijzer als vitamine C bevatten.

De arts zal bij (vermoeden van) ijzergebreksanemie een ijzerpreparaat voorschrijven: ferrofumaraat 200 mg 2 dd, een halfuur voorafgaand aan het eten in te nemen, of 3 dd, tijdens het eten in te nemen. Als bijwerking kan misselijkheid, obstipatie of zelfs diarree optreden. In dat geval kan een ander ijzerpreparaat voorgeschreven worden.

TEKORT AAN FOLIUMZUUR

Evenals ijzer is foliumzuur een belangrijke bouwsteen van het eiwit hemoglobine, dus voor de productie van rode bloedcellen. Bovendien speelt foliumzuur een belangrijke rol bij de aanleg van het centrale zenuwstelsel van het kind. Een vrouw die zwanger wil worden, wordt vaak aangeraden om reeds voorafgaand aan de conceptie foliumzuur in tabletvorm in te nemen, omdat het risico op een baby met een neuralebuisdefect hierdoor vermindert. Door de hogere eisen die een zwangerschap aan het lichaam stelt, vooral bij een meerlingzwangerschap, bij veelvuldig overgeven en bij een onvoldoende gevarieerde voeding, kan een tekort ontstaan van foliumzuur. Folium behoort tot het vitamine-B-complex. Het komt voor in dierlijk, maar vooral in plantaardig voedsel (folium = blad).

Vitamine B_{12}

Behalve ijzer en foliumzuur is ook vitamine B_{12} nodig voor de bloedvorming. Vitamine B_{12} komt uitsluitend voor in dierlijk voedsel, zoals vlees, vis en zuivelproducten.

Diagnostiek

Een tekort aan foliumzuur zorgt voor bloedarmoede met te weinig rode bloedcellen. Laboratoriumwaarden geven een verhoogd MCV (*mean corpulus volume* = gemiddelde volume van de rode bloedcel) en een laag hemoglobinegehalte aan. De referentiewaarde voor foliumzuur is 6-25 mmol/l. Ook een tekort aan vitamine B_{12} geeft als laboratoriumwaarde een verhoogd MCV, een verlaagd Hb en vermindering van het aantal rode bloedcellen. Door foliumsuppletie kan een vitamine-B_{12}-tekort gemaskeerd worden. Bij onderzoek naar foliumdeficiëntie wordt dus ook het vitamine-B_{12}-gehalte gecontroleerd.

Preventie en behandeling

Het is belangrijk dat de zwangere gevarieerde voeding gebruikt, met veel fruit en groente. Verder komt foliumzuur voor in gist, volkorenproducten en peulvruchten. Men dient er alert op te zijn dat foliumzuur in de voeding door koken bij hoge temperaturen gemakkelijk verloren gaat. Foliumzuur is in de vorm van tabletten verkrijgbaar en wordt zo nodig voorgeschreven door de behandelend arts of verloskundige. Daar vitamine B_{12} alleen in dierlijk voedsel voorkomt, dienen vegetariërs en vooral veganisten alert te zijn op een tekort. Ook vitamine B_{12} is in tabletvorm verkrijgbaar.

COMPLICATIES VAN ANEMIE

Een vrouw met een normale Hb-waarde kan het bloedverlies tijdens de bevalling goed opvangen. Wanneer de uitgangswaarde van het Hb al laag is en zij verliest veel bloed tijdens of na de bevalling, kan dit een gevaarlijke situatie opleveren. Bij ernstige anemie zijn er aanwijzingen voor premature geboorte, negatieve discongruentie van de baby, slechte immuunstatus van de moeder, en hogere maternale sterfte. Ernstige anemie ontstaat vooral wanneer er sprake is van een erfelijke aandoening zoals sikkelcelanemie en thalassemie.

VERPLEEGKUNDIGE ZORG

De verpleegkundige is vooral gericht op voorlichting over leefregels: advies over voeding, het voorkomen van misselijkheid, ochtendmisselijkheid en braken en de noodzaak van rust. De verpleegkundige observeert de conditie van de vrouw en in opdracht van de behandelend arts vraagt zij bloedonderzoek aan bij het laboratorium.

2.1.3   Hemoglobinopathieën

Het hemoglobinemolecuul is een eiwit gevormd door vier globinen, elk gekoppeld aan een haemgroep met een ijzeratoom die de zuurstof in de longen kan binden. Hemoglobine is het hoofdbestanddeel van de rode cel die hiermee zuur-

Figuur 2.1   Hemoglobinemolecuul HbA bestaande uit twee alfa- en twee bètaketens, gekoppeld aan haemgroepen.

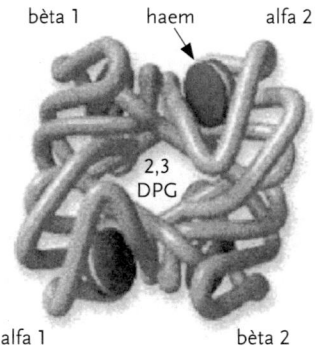

bèta 1   haem   alfa 2

2,3
DPG

alfa 1   bèta 2

stof kan vervoeren naar alle weefsels van het lichaam en de zuurstof daar kan afgeven. Vanuit de weefsels wordt de afvalstof (koolstofdioxide) door het hemoglobinemolecuul gebonden en teruggevoerd naar de longen. Om iets te begrijpen van hemoglobinopathieën (HbP's), kan het verhelderend zijn om te weten hoe hemoglobine zich ontwikkelt vanaf het embryonale tot aan het postnatale en volwassen stadium. Globinen worden aangemaakt in het beenmerg, in de voorlopers van de rode cellen die een kern bevatten met de chromosomen en de globinegenen die coderen voor de aanmaak van de globinen.

In de vroege embryonale ontwikkeling zijn de met Griekse letters aangeduide embryonale globinegenen (epsilon: ε, en zeta: ζ) actief. Deze genen coderen voor de embryonale hemoglobinen (genaamd Gower en Portland) en bevinden zich, zoals alle andere globinegenen, op de twee chromosomen 11 en 16; de ene overerft van de vader, de andere van de moeder. De embryonale hemoglobinen verdwijnen na enkele weken en in de foetale fase komen de foetale genen (alfa α, en gamma γ) tot expressie.

Uit de alfa- en gammagenen worden de ketens gevormd die de foetale hemoglobine (HbF) vormen dat verantwoordelijk is voor de foetale zuurstofvoorziening tot aan de geboorte. Een niet-prematuur en gezond kind wordt met circa 80% HbF en 20% HbA in zijn rode cellen geboren. Vanaf dat moment zakt de HbF en neemt de HbA toe. Op de leeftijd van 1 jaar is de HbF gedaald tot circa 1% en de HbA is gestegen tot circa 97%. De alfagenen blijven actief, zowel tijdens het foetale als tijdens het postnatale leven. Pas tegen het einde van de zwangerschap worden de bèta- en deltagenen actief die nodig zijn voor de vorming van het 'volwassen' hemoglobine (HbA) bestaande uit twee alfa- en twee bètaglobinen. De HbA_2 is een restproduct van de evolutie en het deltagen maakt slechts 2,5% globine. Dit verklaart waarom een defect van de alfagenen al tijdens het foetale leven gevolgen heeft, terwijl defecten van de bètaglobinegenen (zoals bètathalassemie major en sikkelcelziekte) pas zes maanden na de geboorte hun pathologie vertonen.

In de loop van de evolutie van de mens zijn vele mutaties (veranderingen) ontstaan, waarmee het lichaam zich aanpast aan veranderende omstandigheden. Verandering in de genen die voor de aanmaak van hemoglobine coderen, hebben er bijvoorbeeld voor gezorgd dat mensen die in landen leefden waar malaria tropica een ernstige levensbedreiging was, beschermd werden tegen de gevolgen van deze ziekte. Dit betreft mensen uit landen zoals Afrika, het Midden-Oosten, delen van Azië en het Middellandse Zeegebied, maar ook Suriname en de Neder-

Figuur 2.2   Globulinegenen.

Globulinegenen coderen voor verschillende globulinen tijdens het embryonale, foetale en postnatale leven.

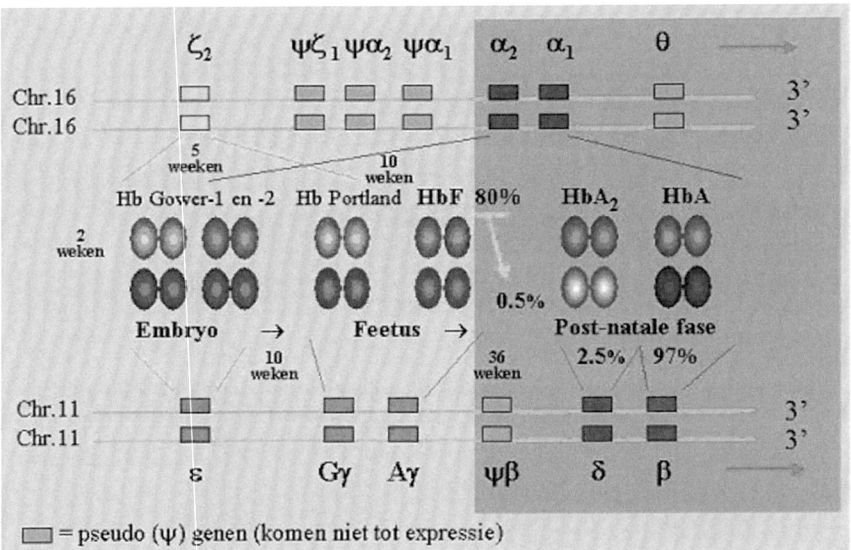

landse Antillen. Deze veranderingen in het erfelijk materiaal hebben ertoe geleid dat ongeveer 5% van de wereldbevolking 'gezonde drager' is van een afwijkend gen (berekening van de World Health Organization). Naast de bescherming die de genmutatie biedt, kan deze echter eveneens oorzaak zijn van ernstige hemoglobinopathieën. Door immigratie is het aantal dragers van hemoglobinopathieën ook in ons land flink toegenomen.

ERFELIJKHEID

Hemoglobinopathieën (HbP) zijn de meest voorkomende autosomaal recessief overerfde ziekten in de mens. Dit betekent dat zowel jongens als meisjes de eigenschap kunnen overerven en dat wanneer de beide ouders drager zijn, kinderen 50% kans lopen om drager (heterozygoot) te zijn maar ook 25% kans om

Figuur 2.3   Erfelijkheidsschema.

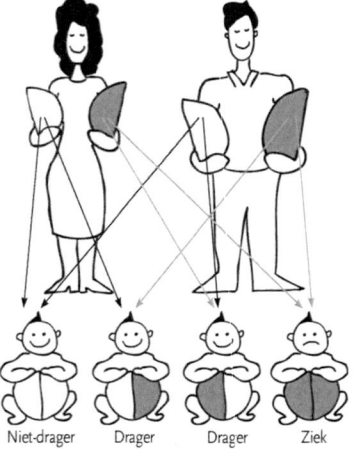

met de ernstige vorm van de ziekte te worden geboren. Een kind dat van beide ouders het afwijkende gen heeft geërfd, wordt ernstig ziek (de homozygote vorm). Wanneer twee dragers een ouderpaar vormen, dan is de kans dat zij een kind met hemoglobinopathie krijgen 25%.

INDELING
Hemoglobinopathieën worden als volgt ingedeeld.
* De groep waarvan de aandoening wordt gekenmerkt door een gewijzigde structuur van de globine (de abnormale hemoglobinen). Er bestaan vele hemoglobinevarianten en de meeste en belangrijkste zijn die van de bètaglobinen. De meest voorkomende zijn HbS, HbC, HbE, en HbDPunjab waaruit sikkelcelziekte kan ontstaan. Sikkelcelziekte komt voornamelijk voor bij bevolkingsgroepen van Afrikaanse en Aziatische herkomst.
* De groep waarbij de stoornis is gelegen in de aanmaak van de globine, oftewel de thalassemieën.
* Ook combinaties zijn mogelijk, bijvoorbeeld sikkelcelbètathalassemie.

DIAGNOSTIEK
Dragerschapsdiagnostiek is van groot belang voor preventie. Dragerschapsdiagnostiek kan alleen worden verricht via laboratoriumonderzoek. Verwijzing is meestal gebaseerd op klachten, maar dragers van HbS hebben over het algemeen geen klachten. Hierdoor mag worden verwezen niet alleen bij klachten (persisterende anemie), maar ook bij een relevante familieanamnese, of bij een specifieke etnische herkomst. Laboratoriumonderzoek bij klachten bestaat uit bloedonderzoek: hemoglobine, hematocriet, RBC, MCV en MCH. Als hierbij afwijkingen worden gevonden (lage MCV en MCH), dan wordt serumijzer, ferritine en transferrineverzadiging bepaald. Zijn deze normaal, dan wordt een HPLC verricht (*high performance liquid chromatography*, hetzelfde apparaat dat de HbA_{1c} bij mensen met diabetes meet). Bij een relevante etnische herkomst wordt direct een HPLC-laboratoriumonderzoek verricht waarmee HbS, C, E, D en bètathalassemiedragerschap kan worden gediagnosticeerd. Voor alfathalassemie is een vervolgonderzoek op DNA-niveau nodig.

Figuur 2.4   Diagnoseschema bij microcytaire anemie.

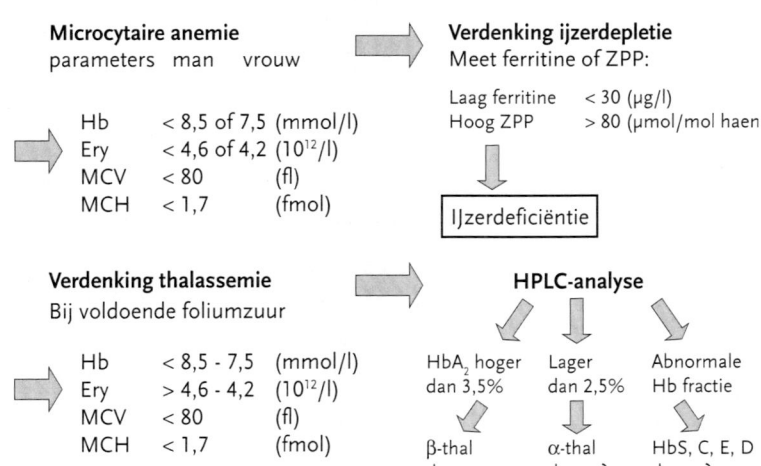

2.1.4   Sikkelcelziekte

Zoals hiervoor genoemd, is het bij sikkelcelziekte (SCZ, ook sikkelcelanemie genoemd) de structuur van de hemoglobine waarin zich de stoornis voordoet. Door een mutatie op het bètaglobinegen wordt een abnormale bètaketen aangemaakt. Hierdoor ontstaat een abnormale hemoglobine (HbS) die bij een laag zuurstofgehalte in het bloed in lange strengen kan polymeriseren. Deze polymerisatie verandert de ronde vorm van de ronde rode cel in een sikkelvorm. Dit is duidelijk te zien bij een positieve sikkelceltest op een microscoopglaasje.

Dragers van SCZ (heterozygoten) dragen slechts een bètagen met de mutatie en hierdoor circa de helft van hun Hb is HbS. Hierdoor hebben dragers over het algemeen weinig of geen klachten. Alleen onder extreme omstandigheden bijvoorbeeld bij verblijf op grote hoogtes, operaties (narcose) of door een grote inspanning als topsport, maar ook tijdens een zware bevalling, kunnen eventueel problemen optreden.

KLACHTEN EN VERSCHIJNSELEN

Kinderen die de HbS-mutatie van beide ouders hebben overerfd (homozygoten) kunnen geen normale hemoglobine (HbA) aanmaken, maar alleen HbS. Hierdoor kunnen de klachten van SCZ bij deze kinderen in volle hevigheid optreden (crises). Bij sommige patiënten die na de geboorte een verhoogde foetale hemoglobine (HbF) weten te produceren, kan de pathologie minder ernstig zijn. Bij andere patiënten, die geen HbF hebben, kunnen crises frequent voorkomen. Crises ontstaan door de abnormale vorm van de rode bloedcellen die verstoppingen in de haarvaatjes (infarcten) veroorzaken met daarbij versnelde bloedafbraak (hemolyse). Hierdoor gaan de rode cellen gemiddeld 30 dagen mee in plaats van de normale 120 dagen. De infarcten kunnen chronisch en acuut zijn (crises) waarbij ondragelijke pijnen ontstaan en weefselafbraak. Vooral wanneer de zuurstofspanning in het bloed heel laag is, zoals bij infecties en bij grote inspanning, of als de cel te weinig zuurstof kan opnemen, zoals bij verblijf op grote hoogtes en bij erge kou of uitdroging, is de kans op een crisis verhoogd.

Figuur 2.5   Ontstaan van sikkelcellen.

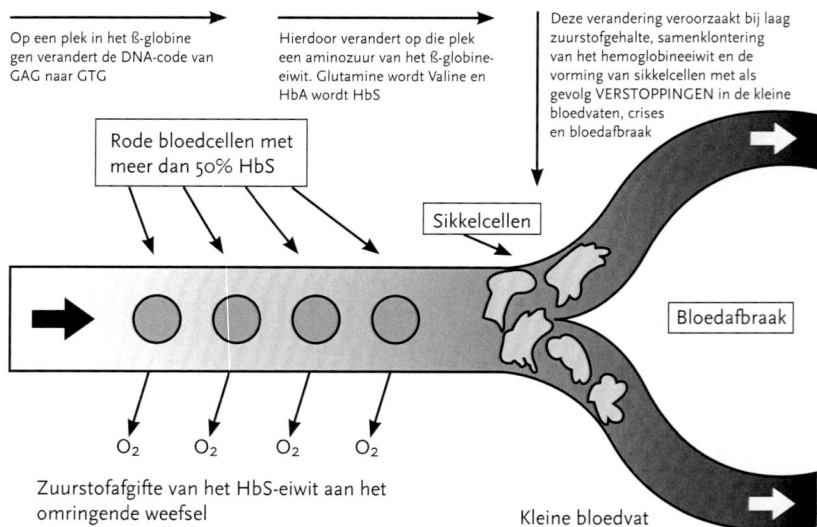

Door de versnelde bloedafbraak van het hemoglobine-eiwit komt het afbraakpro-
duct (bilirubine) vrij in de bloedbaan, dat een gele kleur geeft aan de huid en
ogen. Door chronische anemie ontstaan er klachten als moeheid, hoofdpijn, lusteloosheid en dergelijke. De plaats waar de bloedvaten verstopt raken door de
samenklontering van de bloedcellen (vaso-occlusieve crisis) is bepalend voor de
klachten:
- verlammingen bij herseninfarcten;
- acuut hevige pijn in het skelet bij slechte doorbloeding van dit weefsel;
- acute pijn aan buik en thorax kunnen optreden bij miltinfarcten en bij longembolie, waarbij een acute longontsteking (*acute chest*-syndroom) kan ontstaan, met een fatale afloop.

Naast de hersenen (CVA), kunnen ook ogen, nieren, en andere organen worden
belemmerd in de zuurstofvoorziening en worden aangetast. Weefselbeschadiging leidt tot verhoogde kans op (ernstige) infecties. Wanneer een infectie
optreedt, wordt de bloedafbraak nog verder versneld en kan een zogeheten anemische crisis optreden. De aard, ernst en duur van de klachten variëren overigens sterk en verschillen per persoon. Ook zijn er perioden dat men klachtenvrij
is. Een dergelijke periode noemt men een steady state.
Een pasgeborene met SCZ is tijdens het eerste halfjaar van zijn leven nog
beschermd door de hoge concentratie aan foetaal hemoglobine die voldoende
zuurstof transporteert (bètaglobine wordt immers pas aan het einde van de
zwangerschap gevormd). De verschijnselen van sikkelcelziekte manifesteren
zich dan ook pas na ongeveer zes maanden in het eerste levensjaar.

COMPLICATIES
Op termijn kunnen de complicaties bij sikkelcelziekte zijn: orgaanschade bijvoorbeeld aan de milt, nieren, longen en hart, maar ook neurologische schade,
pulmonale hypertensie, botinfarcten. De verstrekkende complicaties kunnen
ertoe leiden dat mensen hieraan overlijden. De morbiditeit is hoog, de levensverwachting is gemiddeld 40-50 jaar.

ALGEMEEN OVER DE BEHANDELING
De oorzaak van SCZ is niet te behandelen. Genezing is alleen mogelijk door
middel van beenmergtransplantatie, een ingrijpende behandeling die alleen als
mogelijkheid wordt beschouwd als de klachten zeer ernstig zijn en ondersteunende behandelmethoden tekortschieten. Voorwaarde is dat er een geschikte
donor (broer of zus HLA-identiek) beschikbaar is.
Men is dus vooral aangewezen op maatregelen om klachten te verminderen en
om crises zo veel mogelijk te vermijden. Zo is het van groot belang dat een
patiënte met SCZ op de hoogte is van leefregels, zoals het vermijden van grote
fysieke inspanning en extreme koude, het vermijden van rokerige ruimtes, het
hanteren van een goede hygiëne om infecties te voorkomen, een goede tandheel-
kundige zorg, goede gevarieerde voeding en inname van voldoende vocht.

BEHANDELING
Een patiënte met SCZ is zelden klachten- en pijnvrij en is doorgaans anemisch.
Foliumzuurbehandeling bevordert de bloedcelvorming. Antibiotica en inentin-
gen worden preventief gebruikt in de kinderjaren om een infectie te voorkomen
of te bestrijden. Hydroxyureum verhoogt bij sommige patiënten het gehalte aan
HbF in de rode cellen, hetgeen de kans op crises verlaagt. Wanneer crises veel-

vuldig voorkomen, kan de patiënte gebaat zijn bij wisseltransfusies, soms een aantal keren per jaar. Cellen met HbS worden hierbij vervangen door cellen met HbA. Wisseltransfusies zijn te prefereren boven bloedtransfusies, omdat veelvuldig gegeven bloedtransfusies toxische ijzerstapeling met zich meebrengen. In geval van een crisis vindt opname plaats in een ziekenhuis en wordt krachtige pijnbestrijding gegeven, ruime hydratatie en zo nodig zuurstof, antibiotica, bloedtransfusies of wisseltransfusies. Om een redelijk normaal bestaan te kunnen leiden, is voor deze patiënten een goede psychosociale begeleiding nodig, waarbij een rustig en regelmatig levenspatroon zeer belangrijk is.

SIKKELCELZIEKTE EN ZWANGERSCHAP

Voor een vrouw met sikkelcelziekte is een zwangerschap een zware belasting. De anemie wordt ernstiger en de vaso-occlusieve crises nemen toe, evenals infecties, in het bijzonder urineweginfecties, pyelonefritis en pulmonale infecties. De kans op maternale sterfte is hoger, er is een verhoogde kans op een prematuur geboren kind en negatieve discongruentie in bijna de helft van de zwangerschappen eindigt in een spontane abortus of perinatale sterfte. Een goede begeleiding van een zwangere met sikkelcelziekte is uiterst belangrijk, waarbij de nadruk wordt gelegd op het streven naar een zo goed mogelijke conditie van de vrouw, het handhaven van goede bloeduitslagen, het voorkomen en zo vroeg mogelijk signaleren en behandelen van infecties. Zo nodig worden foliumzuur, ijzersuppletie, bloedtransfusies of wisseltransfusies gegeven. Voor de bevalling zal er bloed in voorraad moeten zijn en zal goede hydratatie per infusie gewaarborgd moeten worden. Uiteraard wordt ook de baby zorgvuldig gecontroleerd door middel van echografie en CTG's. Een vrouw met sikkelcelziekte bevalt uiteraard in een ziekenhuis. De behandeling bij een crisis tijdens de zwangerschap of bevalling is afhankelijk van de aard en de ernst van de situatie. Tot de mogelijkheden behoren:

- adequate pijnstilling;
- hyperhydratatie per infusie;
- zuurstoftoediening bij benauwdheid;
- soms bloedtransfusie of wisseltransfusie;
- antibiotica bij ontwikkeling van koorts.

Sickle cell trait

Voor een vrouw die draagster is van sikkelcelziekte – *sickle cell trait* – zal een zwangerschap weinig extra problemen opleveren. Tenzij de zuurstofspanning in het bloed te laag is, geeft het bloedbeeld normale parameters voor erytrocyten. Draagsterschap heeft geen invloed op het aantal spontane abortussen, perinatale sterfte, een laag geboortegewicht of zwangerschapsgerelateerde hypertensie. Onderzoek wees echter uit dat urineweginfecties bij sickle cell trait tweemaal zo vaak voorkomen. Regelmatig bloedonderzoek en tijdig signaleren van infecties zijn dus aandachtspunten. Soms wordt foliumzuur of ijzersuppletie voorgeschreven en kan het nodig zijn om tegen het einde van de zwangerschap een bloedtransfusie te geven. Er wordt gestreefd naar een goede conditie, zodat ook de bevalling geen problemen oplevert. Tijdens de bevalling kan het nodig zijn om extra zuurstof te geven.

2.1.5 Thalassemie

Anders dan bij sikkelcelziekte ligt de oorzaak van thalassemie niet in de structuur, maar in de aanmaak van de hemoglobine. Men ziet een verminderde synthese van een of meerdere globinen, waardoor er een deficiënte globineproductie ontstaat. Hierbij ontstaan rode bloedcellen met afwijkende vormen die versneld worden afgebroken met als gevolg chronische hemolytische anemie. Evenals sikkelcelziekte wordt thalassemie autosomaal recessief overgedragen. Thalassemieën kunnen ingedeeld worden naar de aangedane globineketens. Hiervan komen alfathalassemie en bètathalassemie het meeste voor.

ALFATHALASSEMIE

De ernst van de alfathalassemie varieert en is afhankelijk van het aantal genen dat defect is. De alfaketens in het DNA worden gecodeerd door vier genen. Het normale genotype is $\alpha\alpha/\alpha\alpha$. Men onderscheidt vier vormen van alfathalassemie (figuur 2.6):

- α^+-thalassemie heterozygoot;
- α^+-thalassemie homozygoot;
- α^0-thalassemie heterozygoot;
- α^0-thalassemie homozygoot.

De vormen van alfathalassemie waarbij slechts twee van de vier alfagenen niet werken (hetzij één per chromosoom, hetzij twee op hetzelfde chromosoom), zijn milde vormen. Echter, de vorm waarbij twee alfagenen per chromosoom niet werken leidt tot een ernstiger genetisch risico.

- Het genotype $--/-\alpha$ leidt tot HbH-ziekte, een intermediaire pre- en postnatale vorm met variabele pathologie.

Figuur 2.6   Verschillende vormen van alfathalassemie.

De verschillende vormen van α-thalassemie

α_2 α_1	Genotype	Fenotype
	Normaal ($\alpha\alpha/\alpha\alpha$)	Normaal
	α^+ thalassemie heterozygoot ($-\alpha/\alpha\alpha$)	milde microcytaire anemie
	α^+ thalassemie homozygoot ($-\alpha/-\alpha$)	milde microcytaire anemie
	α^0 thalassemie heterozygoot ($--/\alpha\alpha$)	milde microcytaire anemie
	α^+/α^0 combinatie ($-\alpha/--$)	HbH-ziekte, pre- en postnatale intermediaire hemolytische anemie
	α^0 thalassemie homozygoot ($--/--$)	Hb Bart's hydrops foetalis ernstige prenatale hemolytische anemie

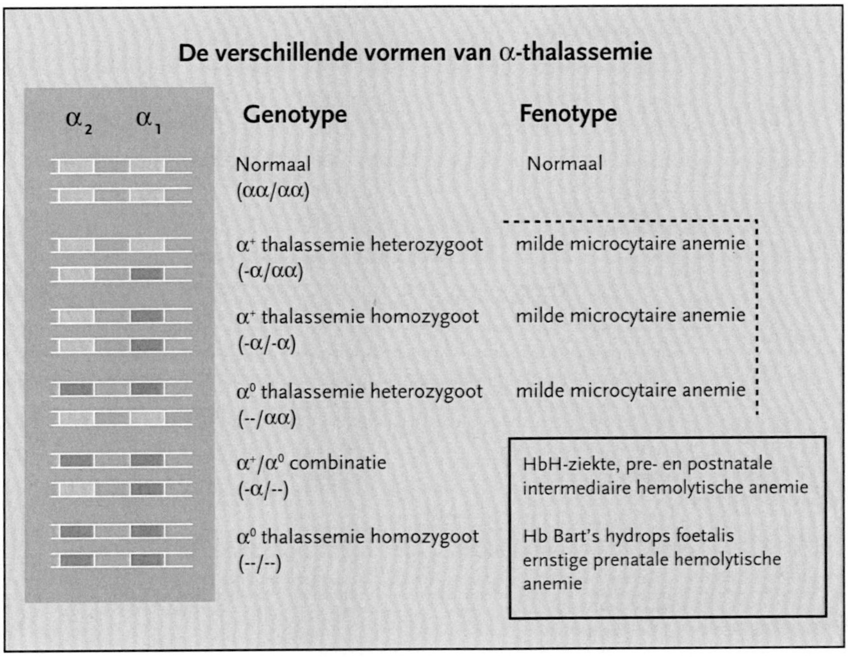

- Het genotype – –/– – leidt tot Hb Bart's hydrops foetalis, de ernstigere vorm. Hierbij wordt geen alfaglobine aangemaakt, waardoor ook de vorming van foetale hemoglobine is verhinderd. Het kind overlijdt ook vlak vóór of vlak na de geboorte bij een zwangerschapsduur van 34-36 weken.

BÈTATHALASSEMIE

Wat betreft de drager: de bètaglobine wordt gecodeerd door twee genen. Bij het ontbreken van de expressie van een bètagen spreekt men van 'bètathalassemie minor' of 'heterozygootbètathalassemie'. Bij de heterozygoot wordt meestal een milde microcytaire anemie geconstateerd zonder verdere klachten. De heterozygoot wordt vaak ten onrechte met ijzer behandeld. IJzersuppletie dient alleen te worden overwogen wanneer de ferritinewaarde lager is dan 30 µg/l. Bij een te laag Hb en te lage erytrocytenwaarden is foliumzuur geïndiceerd.

Bètathalassemie major
Bij het ontbreken van de expressie van twee bètagenen spreekt men van bètathalassemie major (homozygoot- of dubbelheterozygootbètathalassemie) oftewel cooleyanemie. Door het ontbreken van bètaglobine lijdt deze patiënte al vanaf de zesde levensmaand, wanneer de foetale hemoglobine verdwenen is, aan ernstige hemolytische anemie. De baby wordt ziek, groeit slecht, ziet bleekgeel, is soms kortademig, heeft een gezwollen buikje en er ontstaat vochtophoping in de weefsels. De baby wordt dan in het eerste levensjaar bloedtransfusieafhankelijk. Zonder of bij onvoldoende bloedtransfusie ontstaat hyperactiviteit van het beenmerg (dyserytropoëtische anemie), hepatosplenomegalie (vergroting van lever en milt) en skeletmisvormingen. Om een acceptabel Hb-niveau te houden, zijn veelvuldige bloedtransfusies nodig. De meest gevreesde complicatie hiervan is ijzerstapeling waardoor op den duur ernstige orgaanschade wordt veroorzaakt, vooral aan lever en hart, hetgeen fataal kan zijn. Door de diagnose te stellen op een zo laag mogelijke leeftijd en door steeds betere medicijnen wordt de levensduur verlengd en de kwaliteit van leven verbeterd.

BEHANDELING

De behandeling van thalassemie is gericht op het op peil houden van de rode bloedcellen. Bij zowel alfathalassemie minor als bètathalassemie minor is over het algemeen geen behandeling nodig. Als een te laag Hb het gevolg is van de thalassemie, is het nutteloos om ijzertherapie te geven en kan dat bij langdurig gebruik zelfs schadelijk zijn door ijzerstapeling. Een kuur foliumzuur kan helpen om de bloedcelvorming te stimuleren. Het kan onder bijzondere omstandigheden nodig zijn een bloedtransfusie te geven.
De behandeling van bètathalassemie major bestaat uit bloedtransfusies, levenslang, elke drie à vier weken. Om ijzerstapeling tegen te gaan, wordt ijzerchelatietherapie toegepast (onder andere met deferoxamine, meestal via een draagbaar infuuspompje dat 's nachts inloopt en/of deferipron in tabletvorm). Belangrijk is dat er een goede balans wordt gehandhaafd: niet te veel bloedtransfusies, maar ook niet te weinig. Er wordt gestreefd naar een stabiele Hb-waarde tussen de 6-7 mmol/l. Om een indicatie te verkrijgen van ijzerstapeling, wordt het ferritine in het bloedserum gemeten.
Net als bij sikkelcelziekte wordt ook bij bètathalassemie major steeds vaker het medicijn hydroxycarbamide gebruikt, om het HbF te doen stijgen. Patiënten waarbij dit succesvol wordt gebruikt, zijn veel minder en soms helemaal niet meer afhankelijk van bloedtransfusies. Wanneer het om genezing gaat van bèta-

thalassemie major, is een beenmergtransplantatie of stamceltransplantatie de enige optie. Dit zijn risicovolle ingrepen en zelfs dan is men niet altijd therapie-vrij. Om een zo goed mogelijk resultaat te verkrijgen, is het belangrijk dat de ingreep op lage leeftijd plaatsvindt, daar er dan nog weinig ijzerstapeling heeft plaatsgevonden en er nog geen of nog weinig orgaanschade is aangericht.

THALASSEMIE EN ZWANGERSCHAP

Veel vrouwen die drager zijn van hemoglobinopathie zijn niet op de hoogte van hun dragerschap doordat zij weinig of geen klachten hebben. Sommige draag-sters hebben tijdens de zwangerschap echter meer last van anemie dan buiten de zwangerschap, waarbij bijbehorende klachten optreden. Profylactisch wordt foli-umzuur en zo nodig ijzersuppletie voorgeschreven. Wanneer zich een laag Hb voordoet bij een vrouw uit de risicogroep en zij is niet op de hoogte van mogelijk dragerschap, dan is het belangrijk dat, naast een mogelijk ijzertekort, ook een mogelijk dragerschap van hemoglobinopathie wordt opgespoord. Enerzijds om te voorkomen dat zij ijzertabletten krijgt voorgeschreven zonder dat ijzertekort de oorzaak is van het lage Hb, anderzijds in verband met mogelijke gevolgen voor het ongeboren kind. Voor een vrouw met bètathalassemie major is een zwangerschap meestal niet mogelijk vanwege een beperkte kans op vruchtbaar-heid.

VERPLEEGKUNDIGE ZORGVERLENING

De verpleegkundige geeft voorlichting, observeert en voert medische handelin-gen uit.

Voorlichting

Wanneer een hemoglobinopathiepatiënte of een draagster van hemoglobinopa-thie zich meldt bij de gynaecoloog, kan zij een afspraak maken voor het verpleeg-kundig spreekuur. Het is van groot belang dat de conditie van de vrouw op een zo hoog mogelijk niveau gehouden wordt. Om dit te bereiken, geeft de verpleeg-kundige de vrouw, naast de normale raadgevingen over zwangerschap, adviezen voor de specifieke leefregels bij hemoglobinopathie. De verpleegkundige licht de vrouw in over de complicaties die kunnen optreden. De verpleging raadt de vrouw aan contact op te nemen met haar behandelaar bij klachten die kunnen wijzen op een crisis:

- plotselinge pijn in de buik, botten of thorax;
- koorts;
- benauwdheid;
- hoofdpijn;
- plotseling bleek of geel zien;
- pijnlijke gezwollen handen of voeten, slechter zien;
- problemen bij het urineren.

Observatie

Gedurende een opname in het ziekenhuis heeft de verpleegkundige een obser-verende taak voor verschijnselen die wijzen op een verslechterende conditie van de patiënte of die kunnen wijzen op een naderende crisis. Ook ziet zij toe op het geestelijk welzijn van de patiënte. Naast opname in een ziekenhuis is zwanger-schap, gecombineerd met ziekte waarvan de complicaties niet steeds te voorzien zijn, een zware psychische belasting. Zo nodig wordt hier gespecialiseerde hulp voor ingeroepen.

Uitvoerende taak

De verpleegkundige brengt de behandelend arts op de hoogte van klachten en verschijnselen die kunnen wijzen op verslechtering van de toestand van de patiënte. Afhankelijk van de aard en ernst van de toestand zorgt zij dat er in opdracht zuurstof, bloed, middelen ter pijnbestrijding, extra vocht via een infuus en antibiotica worden gegeven en er aanvragen gedaan worden voor laboratoriumonderzoek. Ook maakt zij regelmatig CTG's ter controle van de conditie van de baby.

PREVENTIE

Door middel van diagnostiek vóór of tijdens de zwangerschap kan dragerschap van sikkelcelziekte of bètathalassemie major worden vastgesteld en prenatale diagnostiek worden aangeboden. De volgende casus zal dit duidelijk maken.

Casus

Een jonge Turkse vrouw komt met haar echtgenoot naar het spreekuur van de huisarts. Het paar legt de huisarts het volgende voor: een jaar geleden kreeg een zus van de vrouw een baby die gezond ter wereld kwam. Na ongeveer een halfjaar ging de lichamelijke gezondheid van het kind zienderogen achteruit en het werd ernstig ziek. Na onderzoek bleek het kind de ziekte 'bètathalassemie major' te hebben. Nu deze jonge mensen zelf een kinderwens hebben, vragen zij zich af of ook zij een risico lopen een kind te krijgen met deze ernstige vorm van thalassemie en zo ja, wat de mogelijkheden zijn om dit te voorkomen. De huisarts legt uit dat deze kans inderdaad bestaat, maar uitsluitend indien beide ouders drager zijn van deze ziekte. Daar bewezen is dat de zuster van de vrouw draagster is, heeft de vrouw 50% kans om ook draagster te zijn.

De huisarts vraagt voor de vrouw bloedonderzoek aan waaruit moet blijken of zij wel of niet draagster is van thalassemie major. Nadat de uitslag bekend is, krijgt mevrouw te horen dat zij inderdaad 'gezonde draagster' is van deze ziekte. Hiermee is onderzoek naar dragerschap van de echtgenoot geïndiceerd. Ook de echtgenoot wordt als drager geïdentificeerd. Dan verwijst de huisarts het echtpaar naar een klinisch genetisch centrum waar zij uitgebreid voorlichting krijgen over erfelijkheid en hun kinderwens. Tijdens de voorlichting wordt hen verteld dat de kans op een nakomeling die de niet-afwijkende genen van hun ouders erft 25% is en dat de kans dat het kind van een van de ouders het afwijkende gen erft 50% is. In beide gevallen zal het kind geen klachten ondervinden. De kans dat het kind van beide ouders het afwijkend gen erft, is eveneens 25%. Het kind zal dan ernstig ziek worden. Het echtpaar heeft de keus uit de volgende mogelijkheden.

- Elk risico vermijden door te zorgen dat mevrouw niet zwanger wordt.
- Kinderadoptie overwegen.
- Zwanger worden en tijdens de tiende of elfde week prenatale diagnostiek laten verrichten. In dat geval wordt door middel van een vlokkentest het DNA van het kind onderzocht. Hierbij is vergelijkend DNA-onderzoek van de ouders nodig. De uitslag laat een of twee weken op zich wachten. Als blijkt dat het kind de ziekte zal gaan ontwikkelen, dan bestaat de mogelijkheid om de zwangerschap af te breken.

- Zwanger worden met behulp van inseminatie met een anonieme zaad-donor die bewezen niet-thalassemiedrager is.
- Zwanger worden met behulp van pre-implantatiegenetische diagnostiek (PGD). PGD is een methode waarbij enkele dagen na een reageerbuis-bevruchting genetisch onderzoek wordt verricht op een of twee cellen, verkregen van het 6- tot 8-cellige embryo. Deze methode heeft uiteraard alle voor- en nadelen van een ivf-behandeling, plus het risico van de onderzoeksingreep op het embryo op korte en lange termijn.
- Zwanger worden en het risico accepteren zonder prenatale diagnostiek. In dat geval kan er direct na de geboorte uit navelstrengbloed bepaald worden of het kind op termijn ziek zal worden, waardoor men alert zal zijn op de symptomen en zo vroeg mogelijk met behandeling kan be-ginnen.

Aldus geïnformeerd kiest het echtpaar uiteindelijk voor de tweede optie: zwanger worden en tijdens de zwangerschap prenatale diagnostiek laten uitvoeren (hetgeen ook de meest gebruikte optie is). Na twee keer een zwangerschap te hebben afgebroken, is bij de derde keer de uitslag gunstig. Ditmaal hebben zij geluk: de bevalling verloopt voorspoedig en er wordt een gezond kind geboren.

CONTROLE BIJ VROEGE ZWANGEREN

Het Turkse paar beschreven in de casus was een geïnformeerd paar, omdat de zuster van mevrouw al een ziek kind had gekregen in Turkije. De meeste aan-staande moeders van allochtone afkomst zijn echter niet geïnformeerd en heb-ben zelfs nooit eerder van HbP-risico gehoord. Daarom wordt in Nederland gewerkt aan screening van HbP bij de eerste zwangerschapscontrole.

2.2 Zwangerschap en stollingsstoornissen

2.2.1 *Fysiologie*

Hemostase, oftewel bloedstelping, is erop gericht bloedverlies bij beschadiging van het vaatstelsel zo veel mogelijk te beperken. Hiertoe heeft het lichaam ver-schillende mogelijkheden.

- **Vasoconstrictie.** Bij verwonding van bloedvaten treedt spierkramp op van de vaatwanden (vooral in arteriën en arteriolae), waardoor de bloedvaten wor-den vernauwd en het bloedverlies vermindert. Na de geboorte van de pla-centa bijvoorbeeld, wordt het bloedverlies uit het placentabed mede beperkt door vasoconstrictie.
- **Bloedstolling.** Bij de bloedstolling vindt een aantal chemische reacties plaats waarbij een gecompliceerde samenwerking van vaatwanden, bloedplaatjes, stollingsbevorderende factoren en fibrinolysebevorderende factoren mee-werken.

Belangrijke stollingsbevorderende factoren zijn de stoffen protrombine en fibri-nogeen. Protrombine en fibrinogeen zijn eiwitten die in opgeloste vorm in het bloedplasma aanwezig zijn. Beide stoffen zijn inactief en moeten geactiveerd worden voordat zij hun stollingstaak kunnen uitvoeren. Dit mechanisme wordt in werking gesteld zodra trombocyten door letsel van de bloedvaten buiten de bloedbaan treden. Tijdens het uiteenvallen van de trombocyten komt een stof vrij: trombokinase of tromboplastine. Als trombokinase in aanraking komt met protrombine, dan ontstaat mede onder invloed van calcium het stollingsenzym trombine. Trombine werkt weer in op het fibrinogeen, waardoor fibrine gevormd wordt, de bloedvezelstof. Fibrine is verantwoordelijk voor het maken van een netwerk van draden dat de bloedplaatjes opvangt. Er wordt op deze manier een stolsel gevormd en de bloeding stopt. De fibrinedraden trekken zich samen, het stolsel wordt leeggedrukt en de wondranden worden naar elkaar toegetrokken. Voor de vorming van fibrine spelen naast protrombine en fibrinogeen meer factoren een rol. Deze factoren worden meestal aangeduid met een Romeins cijfer. Deficiëntie van een of meer van deze factoren leidt tot stollingsproblemen. Hemofilie A bijvoorbeeld, heeft als oorzaak een deficiëntie van bloedstollingsfactor VIII.

Naast de genoemde stollingsbevorderende factoren is het fibrinolytisch enzymsysteem van belang. Dit systeem levert een belangrijke bijdrage aan de regulering van de fibrinevorming. Deze stoffen zijn stollingsremmend en verantwoordelijk voor het afbreken van onterecht gevormde stolsels, zodat een ongehinderde circulatie wordt gewaarborgd. De stoffen die hiertoe behoren zijn: antitrombine III, trombomoduline, proteïne C en proteïne S. Deficiëntie van een stollingsremmer geeft een verhoogde kans op tromboflebitiden, diepveneuze trombose en longembolieën.

HEMOSTASE EN ZWANGERSCHAP

Daar zuurstof, bouwstoffen en voedingsstoffen via de placenta doorgegeven worden, is de foetus voor zijn ontwikkeling zeer gebaat bij een goede doorstroming van de placenta. Tijdens de zwangerschap is het bloed wat betreft volume en samenstelling aan grote veranderingen onderhevig. De totale hoeveelheid circulerend bloed neemt toe. Dit is nodig om het verwijde en sterk toegenomen vaatbed, vooral in de utero-placentaire circulatie, te vullen en om de bloeddruk op peil te houden. Het plasmavolume neemt toe met 40%. De toename van het erytrocytenvolume neemt echter met slechts 15-20% toe, waardoor de hematocriet en het hemoglobinegehalte dalen. Het bloed wordt dus 'verdund', de viscositeit neemt hierdoor af, waardoor de bloeddoorstroming wordt vergemakkelijkt. Net als bij de erytrocyten daalt het trombocytenvolume met 10 tot 15%. De werking van de stollingsfactoren II, VII, VIII, X, en XII neemt tijdens de zwangerschap toe, evenals het fibrinogeengehalte, dat bijna wordt verdubbeld. De fibrinolytische activiteit van het plasma is tijdens de zwangerschap lager; deze blijft laag tijdens de baring, maar is binnen een uur post partum teruggekeerd naar het uitgangspunt.

De wijzigingen in het stollingssysteem tijdens de zwangerschap zijn het resultaat van hormonale veranderingen en maken deel uit van een complexe fysiologische aanpassing van het lichaam aan de zwangerschap. Het uiteindelijke doel van deze aanpassingen tijdens de zwangerschap is het zeker stellen van het snel en effectief onder controle krijgen van de bloeding na de geboorte van de placenta en het voorkomen van fatale bloedingen durante partu en in het kraambed.

2.2.2 Ziekte van von Willebrand of pseudohemofilie

Bij de ziekte van von Willebrand is er sprake van een defect van het factor-VIII-complex, waardoor de aggregratie (samenklontering) van de trombocyten verstoord is. De aandoening komt vaak voor (1 per 90) en is autosomaal dominant erfelijk. Daarmee wordt bedoeld dat een afwijkend gen van een van de ouders (die dus de ziekte ook heeft) op dominante wijze tot uiting komt bij het kind. De herhalingskans voor een kind van een aangetast individu is één op twee. De ernst van de aandoening varieert en kan met bepaling van de bloedingstijd en het aantonen van het factor-VIII-antigeen in het bloed vastgesteld worden.

Zijn deze waarden normaal dan is er tijdens de zwangerschap en bij de baring geen verhoogde kans op bloedingen. Is de bloedingstijd verlengd dan is er een verhoogde kans op extra bloedverlies bij de baring of bij een abortus. Indien de bloedingstijd dus verlengd is, zal men zogeheten cryoprecipitaat toedienen waardoor de bloedingsneiging van de patiënte vermindert tijdens de bevalling of abortus.

2.2.3 Hemofilie

Hemofilie is een erfelijke afwijking in de bloedstolling die voornamelijk bij mannen voorkomt. Vrouwen kunnen wel draagster zijn. Zij kunnen, zonder zelf verschijnselen van hemofilie te hebben, de aandoening doorgeven aan hun kinderen. Door deze aangeboren stollingsafwijking duren bloedingen bij mensen met hemofilie langer dan normaal. Dit komt doordat een van de stollingsfactoren geheel of gedeeltelijk ontbreekt. Voor hemofilie A is dit factor VIII en voor hemofilie B is dit factor IX. Door het tekort aan deze factoren komen, vooral bij ernstige vormen van hemofilie, inwendige bloedingen voor in de gewrichten en spieren. Bij herhaalde bloedingen kan bij niet of te laat behandelen veel schade veroorzaakt worden aan het bewegingsapparaat. Voor vrouwen is het belangrijkste probleem dat zij door hun draagsterschap weten dat zij aan 50% van hun zonen de aandoening door zullen geven.

DNA-erfelijkheidsonderzoek maakt het mogelijk om met vrijwel volledige zekerheid draagsterschap aan te tonen. Prenataal onderzoek kan desgewenst aantonen of de foetus de aandoening heeft. Dan is er de keuze om een kind met hemofilie te accepteren, of om de zwangerschap af te breken. Omdat de behandeling van hemofilie A en B sterk verbeterd is, kiezen weinig ouders voor zwangerschapsafbreking. De zwangerschap verloopt voor draagsters van hemofilie meestal ongestoord. De bloedstolling verbetert vaak tijdens de zwangerschap. Als de factoren VIII en IX sterk verlaagd zijn, moet voor de bevalling een behandeling ingesteld worden met cryoprecipitaat of factor-IX-concentraat.

2.2.4 Trombocytopenie

Idiopathische trombocytopenische purpura (ITP) betekent: blauwe plekken (purpura) door tekort aan bloedplaatjes (trombocytopenie) zonder duidelijke oorzaak (idiopathisch). Het is een verworven auto-immuunziekte (verworven betekent: niet-aangeboren maar ontwikkeld in de loop van het leven) die zich kenmerkt door een versnelde afbraak van trombocyten. Dit komt doordat bij ITP-patiënten autoantistoffen in het bloed aanwezig zijn die gericht zijn tegen de antigenen op het oppervlak van de eigen bloedplaatjes, met als gevolg een trombocytopenie (concentratie $< 150 \times 10^9/l$). Vaak is er sprake van een verlengde bloedingstijd. IgG-antistoffen zijn aanwezig bij 75% van de patiënten. Bij zwangeren passeren deze antistoffen de placenta en zo kan een enkele keer een foetale en soms een neonatale trombocytopenie ontstaan.

Heeft een moeder een kind met een ernstige trombocytopenie gekregen dan is de kans groot dat een volgend kind dit ook zal hebben. Men spreekt van allo-immunotrombocytopenie wanneer een moeder antistoffen tegen de trombocyten van haar ongeboren kind maakt (een mechanisme vergelijkbaar met dat van de resussensibilisatie). De kans op intra-uteriene trombocytopenie is dan groot en bloedingen in utero, vooral cerebraal, worden gezien bij 20% van deze kinderen. Voor de moeder met ITP is het risico meestal niet groot, tenzij de trombocytenconcentratie $< 50 \times 10^9/l$ bedraagt. Bij sterk verhoogde bloedingsneiging zal tijdens de bevalling trombocytensuspensie toegediend moeten worden.

2.2.5 Trombofilie

Trombofilie kan zowel verworven als erfelijk zijn. Tijdens het leven kunnen antistoffen ontstaan zoals lupus anticoagulans en anticardiolipineantistoffen. Lupus anticoagulans, al dan niet in combinatie met anticardiolipineantistoffen, en in combinatie met bepaalde klinische problemen wordt gedefinieerd als het antifosfolipidensyndroom (APS). Erfelijke vormen van trombofilie zijn een tekort aan antitrombine III, proteïne C en S en de genetische mutaties factor V Leiden en protrombinemutatie.

Een speciale vorm van aangeboren trombofilie wordt veroorzaakt door een metabole stoornis, hyperhomocysteïnemie. Bij deze afwijking is het homocysteïnemetabolisme verstoord waardoor (te) hoge bloedspiegels van het aminozuur homocysteïne ontstaan. Het directe gevolg hiervan is een verstoring van bindweefselstructuur, met als gevolg beschadiging van de wanden van de bloedvaten waardoor vroege atherosclerose, maar ook trombose kan ontstaan. De afwijking is goed te corrigeren door extra inname van foliumzuur en vitamine B_6.

De hier genoemde afwijkingen zijn waarschijnlijk slechts het topje van de ijsberg. Naarmate meer bekend wordt over het mechanisme van de bloedstolling, zullen de komende jaren meer stoffen en genetische mutaties bekend worden die eveneens een rol spelen bij een verhoogde stollingsneiging. Trombofilie kan van invloed zijn op het verloop van de zwangerschap. Obstetrische complicaties die vaker voorkomen zijn spontane abortus, hypertensieve aandoeningen zoals pre-eclampsie en foetale groeivertraging. Klinisch nog belangrijker is de toegenomen kans op trombo-embolische complicaties. Afhankelijk van het type trombofilie is behandeling met anticoagulantia zoals coumarinederivaten en/of laagmoleculaire heparine tijdens de zwangerschap geïndiceerd. Het is nog onduidelijk of een dergelijke profylactische behandeling met anticoagulantia zwangerschapscomplicaties kan voorkomen. Alleen bij het antifosfolipidensyndroom is bewezen dat behandeling het optreden van een spontane abortus kan voorkomen. Tijdens het kraambed, de meest risicovolle periode voor trombo-embolische processen, is nog vaker gebruik van anticoagulantia geïndiceerd. Meestal wordt deze medicatie tot zes weken post partum gecontinueerd.

ERFELIJKHEID

De meeste aangeboren stollingsafwijkingen zijn vaak autosomaal recessief of dominant of geslachtsgebonden. Dit betekent maximaal 50% kans om deze afwijkingen aan kinderen door te geven.

2.3   Diffuse intravasale stolling

Diffuse intravasale stolling (DIS) kan veroorzaakt worden door complicaties tijdens de zwangerschap en is een potentieel explosieve en levensbedreigende aandoening waarbij overal in het lichaam in kleine bloedvaatjes stolseltjes en bloedpropjes ontstaan, die tegelijkertijd weer gelijk oplossen. Hierdoor ontstaat een ernstige bloedingsneiging, omdat de stollingsfactoren uitgeput raken en opraken door het hoge 'verbruik'. Tevens remmen de afbraakproducten van fibrine het stollingsmechanisme. DIS is een verworven stoornis die altijd optreedt als gevolg van een andere ziekte: het is nooit een opzichzelfstaande stollingsstoornis. Het proces van DIS is de systemische afzetting van fibrine als gevolg van verhoogd trombineverbruik, van gelijktijdige onderdrukking van de natuurlijke stollingsremmers (zoals proteïne C, proteïne S en antitrombine) en van verminderde fibrineafbraak door een geremde fibrinolyse. Mogelijke oorzaken zijn septisch verlopende infecties, maligniteiten, trauma, toxische en immunologische reacties. DIS is een klassieke complicatie van obstetrische calamiteiten. Het is een ernstig ziektebeeld, omdat de oorzaken op zichzelf al ernstige gevolgen kunnen hebben. Deze oorzaken kunnen zijn:

- ernstige bloedingen in de zwangerschap, zoals abruptio placentae;
- pre-eclampsie;
- langer durende intra-uteriene vruchtdood *(dead fetus syndrome)*;
- vruchtwaterembolie, waarbij lekkage van tromboplastineachtige stoffen uit het vruchtwater verantwoordelijk lijkt te zijn voor de massale stollingsactivatie;
- ernstige bloeding post partum.

Acute DIS ontstaat zeer snel. Bij abruptio placentae kan DIS binnen enkele uren ontstaan en het gaat in vrijwel alle gevallen om een kortdurende complicatie die vanzelf verdwijnt. Het herstel geschiedt door een reactieve fibrinolyse die de gevormde fibrinetrombi opruimt. Het is meestal een zelfregulerend proces. Bij acute DIS met ernstig bloedverlies, is shockbestrijding de enige noodzakelijke therapie. Een subacute en minder heftig verlopende DIS wordt gezien bij pre-eclampsie (5-10% van de gevallen). Deze vorm behoeft doorgaans geen therapie. Een chronische vorm van DIS kan ontstaan bij een langer bestaande intra-uteriene vruchtdood *(dead fetus syndrome)*. Verhoogde bloedingsneiging wordt zelden gezien binnen zes weken na het optreden van de vruchtdood en het voortbestaan van de zwangerschap. Tegenwoordig komt dit zelden meer voor, omdat men eerder een dergelijke zwangerschap zal termineren.

2.4   Veneuze trombo-embolie

Diepe veneuze trombose en longembolie zijn onderdeel van het ziektebeeld veneuze trombo-embolie.

2.4.1   Trombose

Men spreekt van trombose als een bloedstolsel (trombus) zich vastzet op de wand van een bloedvat. De trombus groeit geleidelijk en kan het vat geheel of gedeeltelijk afsluiten. De bloedtoevoer naar (bij arteriële trombose) of de afvoer van (bij veneuze trombose) de achterliggende weefsels wordt hierdoor gestremd.

Bij het ontstaan van trombose spelen de volgende drie factoren een rol (trias van Virchov):
- veneuze stase; een trage bloedstroom bijvoorbeeld bij bedrust: vooral in rugligging is de circulatie in de kuitvenen verminderd;
- beschadiging van de vaatwand; bijvoorbeeld door een wond of ontsteking, maar beschadiging kan ook door bijvoorbeeld roken veroorzaakt worden;
- stollingsstoornissen; veranderde samenstelling van het bloed, bijvoorbeeld door erfelijke deficiëntie van een stollingsremmer, antitrombine III, proteïne C of proteïne S of hoge concentraties van factor VIII of factor V Leiden.

Men maakt onderscheid tussen:
- oppervlakkige veneuze trombose;
- diepe veneuze trombose.

OPPERVLAKKIGE VENEUZE TROMBOSE
Vooral varices (uitgezette aderen met slecht sluitende kleppen) zijn bevorderlijk voor het ontstaan van oppervlakkige veneuze trombose. Wanneer hierbij een ontsteking is opgetreden, spreekt men van tromboflebitis. De ader is pijnlijk, is zichtbaar als een rode streng en voelt warm aan. De behandeling bestaat uit het dragen van steunkousen en zo nodig pijnbestrijding. Er bestaat geen gevaar door diepe veneuze trombose en longembolie.

DIEPE VENEUZE TROMBOSE
Trombose komt zowel in arteriën als in venen voor. Het wordt echter het vaakst aangetroffen in de diepe venen van het kleine bekken en de benen (distaal, in dieper gelegen kuitvenen, of proximaal, in de venen bij de knieholte, het dijbeen of het darmbeen). De aandoening komt doorgaans vaker voor in het linkerbeen dan in het rechterbeen. Een mogelijke verklaring hiervoor is, dat de linker v. iliaca de mediaanlijn kruist voordat deze in de v. cava inferior uitmondt. Het bloed zou hierdoor trager stromen.

SYMPTOMEN
De eerste symptomen van trombose in het been zijn meestal aspecifiek.
- Er treedt een matige temperatuurverhoging en polsversnelling op. Het been, vooral de kuit en aan de voetzool, is pijnlijk en geeft een zwaar gevoel of prikkeling.
- Het been wordt oedemateus en is eerst rood en warm.

Later wordt het beeld duidelijker.
- Door veneuze stuwing wordt de zwelling sterker en de kleur wordt bleekblauwachtig en koud (*phlegmasia alba dolens* = ontstoken wit pijnlijk).
- De huid is glanzend.
- De pijn wordt heviger, met uitgesproken drukpijn in de kuit en langs de grote venen van de lies tot kniekuil.

Bij trombose in het bekken zijn de symptomen minder duidelijk: soms is er sprake van een gezwollen pijnlijk been met toegenomen venetekening op de onderbuik.

2.4.2 Longembolie

Een ernstige complicatie van trombose is de longembolie. Hierbij laat een ontstane trombus uit het vat los (embolus). Deze wordt meegevoerd met de bloedstroom om via het hart en de a. pulmonalis in de longen terecht te komen. De
embolus 'strandt' in de steeds nauwer wordende bloedvatvertakkingen. Hierdoor
ontstaat er een gedeeltelijke of gehele afsluiting van het longvaatbed met een
slechte doorbloeding van de long en een gestoorde gasuitwisseling als gevolg. De
niet-opgemerkte trombi, bijvoorbeeld uit de bekkenvenen, zijn het meest verra-
derlijk omdat er vaak geen symptomen aan voorafgegaan zijn.

SYMPTOMEN
Afhankelijk van de grootte van de embolus, van het aantal embolieën en van de
reactie van het longweefsel daarop, geeft afsluiting van een vat mogelijk symptomen als:
- pijn opzij, voor- of achterin de thorax door pleuraprikkeling;
- benauwdheid;
- pijn bij zuchten;
- snelle pols;
- later hemoptoë (ophoesten van bloederig, schuimachtig sputum);
- cyanose;
- bij auscultatie vindt men fijnblazige rhonchi (reutelgeruis) en soms crepita-
  tie (knetterend reutelgeruis);
- bij saturatiemeting wordt een dalende saturatie gezien.

Wanneer het gaat om grote stolsels die grote longvaten afsluiten, ontstaat een
levensgevaarlijke situatie.

2.4.3 Diagnostiek

Naast de hiervoor genoemde klinische diagnosestelling zijn er verschillende
methoden om tot een objectieve diagnose te komen.
- Compressie-ultrasonografie (CUS), onder andere toegepast bij vermoeden
  van diepe veneuze trombose in de extremiteiten, een non-invasieve methode
  waarbij de venen met een echotransducer (door middel van dopplerultrage-
  luid) worden afgetast. Dit gebeurt met en zonder uitwendige compressie.
- Venografie: een invasieve methode. De patiënte krijgt contrastvloeistof ingespoten, waarna met behulp van röntgenstralen de bloeddoorstroming wordt
  gecontroleerd en eventuele stolsels zichtbaar worden.
- D-dimeertest, veelal gedaan als aanvulling op deze technieken: een bloedonderzoek dat trombose niet expliciet aantoont, maar uitsluit. D-dimeer is een
  stof die vrijkomt bij het oplossen van bloedstolsels door het fibrinolysepro-
  ces. Deze test is in de zwangerschap niet betrouwbaar.

Bij vermoeden van longembolie wordt naast controle van de arteriële bloedgassen en een D-dimeertest, een ecg, een X-thorax en een perfusiescan verricht. Bij
de perfusiescan wordt de doorbloeding van de longen gecontroleerd nadat een
radioactief geladen stof via een armvene in de bloedbaan is gebracht. Als de uitslag normaal is, dan is er geen sprake van een longembolie. Is deze afwijkend,
dan wordt vervolgonderzoek gedaan door middel van een ventilatiescan (er wordt

lucht met een kleine hoeveelheid radioactief geladen gas ingeademd zodat de gasuitwisseling in de longen gemeten kan worden). Ook worden beide onderzoeken wel in één keer gedaan.

Wanneer de diagnose nadien nog niet duidelijk is, dan wordt onderzoek gedaan met behulp van een spiraal-CT-scanner. Na inspuiting met een contrastvloeistof in een armvene wordt de scan met behulp van een zeer snelle CT-scanner gemaakt. In zeer korte tijd kunnen in één doorlopende spiraalvormige beweging van de röntgenbron driedimensionale afbeeldingen – dwarsdoorsneden – worden gemaakt en worden opgeslagen.

2.4.4 Behandeling

Voor diepe veneuze trombose is opname in een ziekenhuis afhankelijk van de complexiteit, lokalisatie en sociale omstandigheden. De behandeling van trombose begint met het toedienen van heparine, intraveneus of subcutaan. Heparine heeft een remmende werking op een aantal stollingsfactoren en werkt onmiddellijk. Om de kans op een nieuwe trombose te verkleinen, wordt heparine minstens vijf dagen gegeven. Tegelijkertijd wordt de behandeling met coumarines (oraal gebruik) gestart. Coumarines hebben invloed op het vitamine-K-gebruik van de lever en kunnen gebruikt worden als antistollingsmiddelen. Het effect van coumarines is veel later waarneembaar dan het effect van heparine. Daarom wordt in de acute fase begonnen met heparine. De laboratoriumwaarde van de stollingsduur wordt uitgedrukt in INR *(international normalized ratio)*. Wanneer deze tussen de 2-4 is, wordt de behandeling met heparine gestopt en doorgegaan met coumarines. Heparine, intraveneus toegediend, is ongefractioneerd en wordt gedoseerd op geleide van de APTT (geactiveerde partiële tromboplastinetijd). Opname in een ziekenhuis is in dat geval noodzakelijk.

Sinds het gebruik van LMW (laag moleculair gewicht) -heparines kan behandeling van diepe veneuze trombose vaak thuis plaatsvinden. LMW-heparines worden gedoseerd naar lichaamsgewicht en worden een- à tweemaal daags (afhankelijk van het product) subcutaan toegediend. De patiënte kan eventueel zichzelf de injecties geven. Controle en begeleiding worden gedaan door de huisarts en trombosedienst. LMW-heparines zijn gefractioneerd en APTT-controle is niet nodig.

Wanneer gestopt is met heparinetoediening en de behandeling vervolgd wordt met coumarinederivaten (in tabletvorm), dan is regelmatige controle van de stollingstijd noodzakelijk. Door allerlei omstandigheden kan namelijk de behoefte aan antistollingsmiddelen veranderen: ziekte, verandering van medicijnen, verandering van de seizoenen ('s winters wordt bijvoorbeeld via seizoensgebonden groenten meer vitamine K opgenomen, waardoor er vaak meer antistollingsmiddelen gebruikt moeten worden). De trombosedienst is verantwoordelijk voor het bloedprikken, de bepaling van de INR en voor het vaststellen van de dosis antistollingsmiddelen. Ook wordt door patiënten wel gebruikgemaakt van een mobiel apparaat (CoaguChek) waardoor zelfmeting en zelfdosering mogelijk zijn (vergelijkbaar met glucosemeters). Ook hier draagt de trombosedienst verantwoordelijkheid voor training en begeleiding. Anticoagulantia moeten minimaal drie maanden na het ontstaan van de trombose gecontinueerd worden. Patiënten met een aangeboren stollingsstoornis zijn vaak levenslang afhankelijk van behandeling met antistollingsmiddelen.

Het mobiliteitsbeleid wordt bepaald door de behandelend arts: als aanvankelijk bedrust is voorgeschreven, dan kan worden volstaan met behandeling met mild compressieverband. Is de patiënte mobiel, dan wordt het onderbeen dan wel het gehele been gezwachteld (ambulante compressietherapie). Zo spoedig mogelijk wordt een elastische kous (compressiekous) aangemeten. Om de kans op herhaling van trombose en chronische veneuze insufficiëntie (posttrombotisch syndroom) te beperken, wordt geadviseerd deze ongeveer twee jaar te dragen. Bij vermoeden van longembolie vindt altijd ziekenhuisopname plaats. Evenals bij de behandeling van trombose zal bij longembolie gekozen worden voor heparinisatie. Is er sprake van een massale longembolie, dan moet gekozen worden voor embolectomie of trombolytische behandeling.

2.4.5 Fysiologische veranderingen

De kans op het ontstaan van trombose is tijdens de zwangerschap en tijdens de kraamperiode verhoogd. Naast de hiervoor genoemde predisponerende factoren, hangt dit onder andere samen met:
- verwijding van de bloedvaten die tijdens de zwangerschap onder invloed van hormonale veranderingen ontstaat. Hierdoor ontstaat vertraging in de bloedstroom;
- de druk die uitgeoefend wordt op de v. cava door de steeds zwaarder wordende uterus. De bloeddoorstroming wordt hierdoor bemoeilijkt;
- veranderingen die optreden in het stollingsmechanisme, dus in de bloedsamenstelling.

Tijdens de zwangerschap vindt er onder invloed van hormonale veranderingen een verschuiving plaats in de werking van de systemen die ervoor zorgen dat het bloed vloeibaar en binnen de bloedbaan blijft. De activiteit van het systeem dat zorgt voor de stolling (het procoagulante mechanisme) wordt tijdens de zwangerschap verhoogd, terwijl de activiteit van het systeem dat de stolling remt (het anticoagulante mechanisme) wordt verlaagd (zie paragraaf 2.2.1 over hemostase). Dit laatste, namelijk de verschuiving richting stollingsbevorderende factoren, is de belangrijkste reden dat de zwangerschap een verhoogde kans op trombose met zich meebrengt.
Het is niet duidelijk hoe vaak diepe veneuze trombose tijdens de zwangerschap en kraamperiode precies voorkomt. De literatuur geeft 0,5-3,0 per 1000 zwangeren aan. Trombose komt het meest voor tijdens de kraamperiode. Door immobilisatie is een sectio caesarea de grootste risicofactor. Bij de bevalling kunnen stolsels loskomen uit de bloedvaten uit bekken en benen en een longembolie veroorzaken. Longembolieën zijn verantwoordelijk voor een groot deel van de maternale sterfte. Diagnostische methoden waarbij röntgenstraling nodig is, worden tijdens de zwangerschap zo veel mogelijk vermeden.Wanneer een longembolie vermoed wordt, wordt hier toch voor gekozen, om zo snel mogelijk de uitgebreidheid van het proces en de te volgen therapie te kunnen beoordelen.

2.4.6 Preventieve maatregelen

De belangrijkste preventiemaatregel tegen veneuze trombo-embolie is beweging, en wanneer de vrouw is bevallen: vroegtijdige mobilisatie. Vrouwen die tijdens de zwangerschap en/of het puerperium een verhoogd risico lopen trombose te ontwikkelen, krijgen in bepaalde gevallen profylactisch antistollingsmiddelen voorgeschreven en het dragen van steunkousen. Hierbij wordt gedacht aan situaties als volledige immobilisatie, uitgebreid trauma, grotere operaties waaronder sectio caesarea, vrouwen met trombose en/of embolie in de voorgeschiedenis (al of niet tijdens een zwangerschap) of bekendheid met congenitale stollingsstoornissen.

Een vrouw die reeds coumarinederivaten gebruikt, bijvoorbeeld bij trombofilie, en een kinderwens heeft, doet er goed aan om voordat zij zwanger is, contact op te nemen met de huisarts, specialist of trombosedienst, om het antistollingsbeleid door te nemen. Coumarines passeren namelijk de placenta en hebben een teratogeen effect op de foetus. Er bestaat kans op botmisvormingen, neurologische afwijkingen en bloedingen. Tijdens het eerste en laatste trimester van de zwangerschap worden daarom coumarines vervangen door LMW-heparine. Tijdens het tweede trimester (na de zestiende week en niet meer na de 36e week) kan zij tijdelijk weer op coumarines overgaan, maar steeds vaker wordt tijdens de gehele zwangerschapsduur LMW-heparine gebruikt. Tijdens de bevalling moet de toediening van heparine gestopt en vier tot zes uur na de bevalling hervat worden. Wanneer de vrouw niet bekend is met trombofilie en tijdens de zwangerschap trombose heeft ontwikkeld, is het raadzaam om minimaal drie maanden na de bevalling (na het staken van de behandeling met anticoagulantia) onderzoek naar trombofilie te laten doen.

2.4.7 Verpleegkundige interventies

De behandeling van diepe veneuze trombose tijdens de zwangerschap verschilt niet van de behandeling van deze aandoening buiten de zwangerschap. Wel komt opname in een ziekenhuis vaker voor, afhankelijk van de lichamelijke conditie van de vrouw. Naast observatie van de zwangere, blijft ook de conditie van de baby gecontroleerd.

DIEPE VENEUZE TROMBOSE

Bij diepe veneuze trombose zijn de volgende verpleegkundige interventies aan de orde.
- Het been wordt hoger gelegd (Trendelenburg).
- Zo nodig wordt pijnstilling volgens voorschrift gegeven.
- Zo nodig wordt een dekenboog gegeven.
- Observatie van symptomen die kunnen wijzen op een longembolie.
- Compressiemiddelen worden volgens voorschrift aangebracht.
- Antistollingsmiddelen worden toegediend. Wanneer LMW-heparine gebruikt wordt, dan wordt aan de patiënte geleerd deze zelf te injecteren indien zij hiertoe in staat is.
- Er wordt gelet op:
  - eventuele hematomen;
  - zwarte ontlasting;
  - donkerrode urine;
  - andere symptomen die kunnen wijzen op een bloeding.
- Bij ontslag wordt de patiënte aangemeld bij de trombosedienst en voor haar wordt ter controle een afspraak gemaakt.
- Afspraak maken om de compressiekous aan te laten meten. Er wordt een afspraak gemaakt op de polikliniek voor een vervolg van de compressietherapie totdat de kous gebruikt kan worden.

- Er worden afspraken gemaakt voor zwangerschapscontrole; de bevalling zal in het ziekenhuis plaatsvinden.
- De patiënte krijgt de volgende leefregels mee:
  - langere tijd zitten of staan is niet goed, lopen en liggen wel;
  - geen medicijnen innemen die 'aspirine' (acetylsalicylzuur) bevatten, daar dit de kans op bloedingen vergroot;
  - breng de huisarts, tandarts en specialist op de hoogte van het gebruik van antistollingsmiddelen met het oog op een eventuele operatie, het trekken van tanden of kiezen, verandering van medicijnen en dergelijke;
  - bij ongevallen of bij verschijnselen die wijzen op een bloeding, de huisarts en trombosedienst op de hoogte stellen;
  - indien van toepassing: stoppen met roken.

LONGEMBOLIE

Bij longembolie zijn de volgende verpleegkundige interventies aan de orde.
- Er vindt altijd opname plaats in een ziekenhuis.
- Volgens voorschrift van de behandelend arts:
  - bedrust: houding in bed rechtop in verband met benauwdheid;
  - saturatiemeting;
  - zuurstoftoediening;
  - toediening medicijnen ten behoeve van heparinisatie;
  - laboratoriumwaarden laten bepalen;
  - bedrust bespreken of mobilisatie naar kunnen;
  - bij angst rustgevende middelen bespreken;
  - toedienen van antistollingsmiddelen.

Bij ernstige longembolie is opname op de intensivecareafdeling of hartbewakingsafdeling (*coronary-care unit*, CCU) noodzakelijk.

2.5 Bloedgroepantagonisme

Ieder mens heeft min of meer unieke antigenen, eiwitten, aan de buitenzijde van de erytrocyten. Deze antigenen vormen de basis van het bloedgroepensysteem. De bekendste groep van deze antigenen vormen het ABO-bloedgroepensysteem en het resusbloedgroepensysteem (D-antigeen). Naast deze twee bekende bloedgroepensystemen zijn er nog talrijke andere bloedgroepen (zie ook paragraaf 2.5.3):
- resus C en E;
- lewis;
- kidd;
- duffy;
- kell.

Wanneer men in aanraking komt met lichaamsvreemde erytrocyten, hetzij door een bloedtransfusie, hetzij door een – soms minimale – foetomaternale transfusie, kan het lichaam reageren met het maken van antistoffen tegen bepaalde antigenen op de erytrocyten die het niet herkent. Op deze manier kunnen immunoglobuline-G (IgG) -antistoffen ontstaan, die zo klein zijn dat ze de placenta kunnen passeren en in de foetale circulatie terechtkomen.

IgG-antistoffen tegen erytrocytenantigenen worden irregulaire erytrocytenanti-stoffen (IEA) genoemd. Buiten de zwangerschap zal een vrouw geen last van deze antistoffen ondervinden omdat ze alleen gericht zijn tegen voor haar vreemde erytrocyten. Tijdens een zwangerschap kan er echter wel een probleem ontstaan. Omdat moeder en kind verschillende bloedgroepantigenen kunnen hebben, kunnen tijdens de zwangerschap deze IgG-antistoffen tegen erytrocytenantigenen bij de foetus leiden tot bloedafbraak of hemolyse. Dit heet hemolytische ziekte van de foetus. Hemolytische ziekte van de foetus houdt in dat er intra-uterien een verhoogde afbraak van erytrocyten plaatsvindt. Dit heeft enkele gevolgen. In de eerste plaats probeert de foetus het verlies aan erytrocyten te compenseren door verhoogde bloedaanmaak. Dit gebeurt onder meer in de lever, waardoor deze sterk vergroot raakt. Afbraak leidt tot een vergroting van de milt, die de erytrocyten afbreekt, en een stijging van het bilirubine in het serum. De foetus plast een deel van dit bilirubine uit, waardoor het bilirubinegehalte in het vruchtwater ook zal stijgen. Een te hoog bilirubinegehalte in het serum kan tot hersenschade aanleiding geven, dit heet kernicterus. Ten slotte leidt de anemie tot decompensatio cordis. De foetus zal vocht gaan vasthouden (hydrops foetalis), en uiteindelijk overlijden.

Bij intra-uteriene anemie vertoont het CTG een specifiek en zeer kenmerkend patroon, dat alleen wordt gezien bij deze aandoening. Dit patroon heet een sinusoïd of sinusoïdaal patroon. Het patroon vertoont een sinusoïde vorm met ontbrekende variabiliteit. De basisfrequentie is niet afwijkend. Het betreft hier een van de weinige patronen van het CTG waarbij op basis van het CTG een diagnose kan worden gesteld. Of het aanwezig zijn van IEA kan leiden tot hemolytische ziekte van de foetus, hangt af van het type IEA en of de foetus antigenen heeft waartegen de antistoffen gericht zijn. Bepaalde IEA leiden vaker tot hemolytische ziekte dan andere antistoffen. De meest agressieve IgG-antistoffen zijn de resus-D-antistoffen, maar ook C- en kellantistoffen kunnen relatief vaak hemolyse opleveren. Lewisantistoffen vormen nooit een probleem.

Om te kijken of een foetus inderdaad antigenen heeft waartegen de antistoffen gericht zijn, kan een navelstrengpunctie of amnionpunctie worden verricht. Eenvoudiger is het echter de vader te typeren voor het betreffende bloedgroepensysteem. Omdat tijdens elke zwangerschap altijd enkele foetale erytrocyten ontsnappen naar de moederlijke circulatie, zou in theorie ook in het bloed van de moeder de bloedgroep van de foetus kunnen worden bepaald. Omdat het om zeer kleine aantallen gaat, is dit in de praktijk nog alleen mogelijk voor het resus-D-antigeen. Indien een resus-D-negatieve moeder zwanger is van een resus-D-positief kind, kan dit met een zogeheten *polymerase chain reaction* (PCR) worden aangetoond.

Niet alleen in het kader van hemolytische ziekte van de foetus is het van belang om op de hoogte te zijn van de aanwezigheid van IEA. Ook voor het geven van een bloedtransfusie is het van het grootste belang dat het bloedtransfusielaboratorium weet welke IEA de patiënte heeft. Soms kan het tot grote transfusieproblemen leiden als er niet direct passend bloed voorhanden blijkt te zijn. Het is daarom gebruikelijk bij de eerste bloedafname in de zwangerschap naast serologisch onderzoek ook de bloedgroepresus en het al dan niet aanwezig zijn van IEA te bepalen. Als er sprake is van IEA, dienen deze verder te worden getypeerd waarna de kans op hemolytische ziekte van de foetus en transfusieproblemen kunnen worden bepaald. Bij ongeveer 0,5% van alle zwangeren worden bij de eerste controle andere IEA dan de resus-D-antistoffen aangetoond.

2.5.1 *ABO-antagonisme*

Tijdens de zwangerschap zullen er nooit problemen ontstaan met IEA van het ABO-bloedgroepensysteem. De reden hiervoor is dat de ABO-antigenen op de foetale erytrocyten pas later tot ontwikkeling komen. Verder zijn de antistoffen van het ABO-bloedgroepensysteem vaak wat groter en kunnen ze de placenta niet passeren. Wel kan er direct post partum, binnen 24 uur, hyperbilirubinemie ontstaan bij de pasgeborene door verhoogde bloedafbraak door deze antistoffen.

2.5.2 *Resusantagonisme*

OORZAAK

Resus-D-antistoffen kunnen ontstaan als een resus-D-negatieve moeder zwanger is van een resus-D-positief kind. Door een foetomaternale transfusie kan bloed van het kind in de circulatie van de moeder terechtkomen met als gevolg dat ze tegen deze vreemde erytrocyten resus-D-antistoffen gaat maken. Tijdens de zwangerschap gaat maar zelden een zo grote hoeveelheid bloed naar de moeder dat als reactie hierop antistoffen gevormd gaan worden. Ongeveer 1-2% van de moeders ontwikkelt als gevolg hiervan resus-D-antistoffen.

Veel grotere hoeveelheden bloed gaan over in de moederlijke circulatie tijdens de bevalling en vooral als er sprake is van een sectio caesarea of een manuele placentaverwijdering. Daarom is de kans dat een resus-D-negatieve moeder antistoffen gaat produceren het grootst na de partus. Dit levert dan pas bij een volgende zwangerschap problemen op in de vorm van hemolytische ziekte van de pasgeborene. Een moeder zal niet altijd resus-D-antistoffen maken. Dit is onder meer afhankelijk van de ABO-bloedgroepstatus van de neonaat. Wanneer moeder en kind verschillen in ABO-bloedgroep, is de kans op immunisatie kleiner dan wanneer die bloedgroepen overeenkomen. Daardoor zal slechts ongeveer 8% van de vrouwen resus-D-antistoffen gaan produceren na de geboorte van een resus-D-positief kind. Een andere manier waarop de moeder geïmmuniseerd kan zijn is na een verkeerde bloedtransfusie, of na orgaantransplantatie. In beide gevallen wordt normaliter altijd rekening gehouden met de compatibiliteit tussen ontvanger en donor, waardoor de kans dat dit zal gebeuren zeer klein is.

PREVENTIE

Al vele jaren wordt een actief beleid gevoerd om de vorming van resus-D-antistoffen te voorkomen. Na de geboorte van een resus-D-positief kind worden aan de resus-D-negatieve moeder 1000 IE immunoglobulineanti-D toegediend. Deze antistoffen neutraliseren een foetomaternale transfusie van ongeveer 20 ml. Als er een grotere foetomaternale transfusie is geweest of wordt vermoed dan wordt meer antistof toegediend.

Sinds enkele jaren wordt ook tijdens de zwangerschap al immunoglobuline anti-D toegediend rond de dertigste zwangerschapsweek. De bedoeling hiervan is te voorkomen dat er al tijdens de zwangerschap immunisatie optreedt. Deze toegediende antistoffen blijven veelal nog wekenlang aantoonbaar en hebben dus ook nog langdurig effect. Eveneens wordt na bepaalde obstetrische ingrepen (bijvoorbeeld amnionpunctie, uitwendige versie) waarbij door de ingreep een foetomaternale transfusie zou kunnen optreden, standaard immunoglobuline anti-D toegediend.

THERAPIE

Wanneer er sprake is van actief resus-D-antagonisme, dat wil zeggen als zeker is dat er een resus-D-positieve foetus aanwezig is en moeder resus-D-antistoffen heeft, dient begeleiding van de zwangerschap in de tweede- en/of derdelijnsgezondheidszorg plaats te vinden. Om de mate van hemolyse te kunnen bepalen, wordt regelmatig in perifeer bloed van de moeder een zogeheten ADCC-test verricht. De ADCC-test is een Nederlandse vinding waarmee de activiteit van de resus-D-antistoffen kan worden gemeten.

Daarmee kan de test voorspellen in hoeverre er hemolyse gaat optreden: de uitslag wordt in een percentage weergegeven. Bij een percentage dat de hele zwangerschap < 10% is, zal geen hemolyse optreden. Een tweede methode van bewaking is het echoscopisch meten van de bloeddoorstroming in de foetale hersenen. Bij anemie zal de snelheid van de bloeddoorstroming toenemen om de foetale hersenen zo goed mogelijk van zuurstof te kunnen blijven voorzien.

Bij een stijging van de ADCC-test en/of een toename van de bloeddoorstroming in de hersenen is er een indicatie om de mate van foetale anemie te bepalen. Dit gebeurt in het Leids Universitair Medisch Centrum. Sinds de jaren vijftig is dit het centrum van Nederland voor de behandeling van bloedgroepantagonisme. Onder echoscopische bewaking wordt een naald in de insertie van de navelstreng gebracht om een bloedmonster af te nemen. Nadat hieruit het hemoglobinegehalte is bepaald, kan via dezelfde naald een transfusie aan de foetus worden toegediend. Soms is deze behandeling enkele malen in de zwangerschap noodzakelijk.

2.5.3 Andere bloedgroepantagonismen

De meest voorkomende bloedgroepantigenen waarbij hemolytische ziekte van de foetus kan ontstaan, zijn de antigenen C, c, E, e, kiddantigeen, S, s, kellantigeen en duffyantigeen. De ADCC-test is alleen betrouwbaar voor het resus-D-antagonisme. Controle van het foetale hemoglobine kan indirect alleen gebeuren door het vervolgen van de bloeddoorstroming van de foetale hersenen. Verder is de behandeling gelijk aan die zoals beschreven bij het resus-D-antagonisme.

2.5.4 Trombocytenimmunisatie

Op dezelfde manier als bij bloedgroepantagonisme kunnen er ook antistoffen ontstaan tegen antigenen op de oppervlakte van trombocyten. Gelukkig is dit heel zeldzaam. Mocht er onverhoopt toch sprake zijn van deze IgG-antistoffen tegen trombocyten en mochten de oppervlakteantigenen van de moeder anders zijn dan die van de foetus dan kan dit aanleiding zijn tot een afbraak van trombocyten bij de foetus. Vaak wordt dit pas bij de bevalling opgemerkt omdat de pasgeborene dan onverwacht een trombocytopenie vertoont. Deels komt dit omdat niet routinematig op deze antistoffen wordt getest en deels omdat de foetus met trombocytopenie geen uiterlijke kenmerken vertoont, in tegenstelling tot de foetus met een hemolytische ziekte. Bij een volgende zwangerschap kan rekening worden gehouden met deze antistoffen. Zo nodig kunnen intra-uteriene trombocytentransfusies worden gegeven.

Tabel 2.2   Indicaties voor toediening van anti-D aan resusnegatieve zwangeren.

Risicofactoren foetomaternale transfusie en sensibilisatiemoment	Dosis anti-D
Vlokkentest of amniocentese < 26 weken	375 IE
Abortuscurettage < 20 weken	375 IE
Abortus completus > 10 weken*	375 IE
Extra-uteriene graviditeit	375 IE
Evacuatie mola hydatidosa	375 IE
Partus immaturus, abortus provocatus, zwangerschaps-beëindiging > 20 weken	1000 IE
Vlokkentest of amniocentese > 26 weken, cordocentese	1000 IE
Routine in 30e week zwangerschap	1000 IE
Stomp buiktrauma in de graviditeit‡	1000 IE
Uitwendige versie (poging)	1000 IE
Post partum bij RhD-positief kind	1000 IE
	In de volgende gevallen is mogelijk een hogere dosis nodig:‡ • sectio caesarea; • manuele placentaverwijdering; • fundusexpressie; • meerlinggraviditeit.
Intra-uteriene vruchtdood	1000 IE
Neonatale anemie ten gevolge van foetomaternale transfusie§	Bereken de dosis anti-D
Transfusie (of transplantatie) met materiaal van RhD-positieve donor	Bereken de dosis anti-D

* Ondergrens van tien weken amenorroeduur, tenzij instrumentatie heeft plaatsgevonden.

‡ Vóór anti-D-toediening wordt aanbevolen de mate van FMT te objectiveren met de kleihauer-betketest.

§ Vóór anti-D-toediening dient men een kleihauer-betketest te verrichten en bij FMT > 20 ml de anti-D-dosis te berekenen.

Bron: Nederlandse Vereniging voor Obstetrie en Gynaecologie 2003.

2.6   Diabetes mellitus

2.6.1   Fysiologie

In de zwangerschap is er sprake van een toegenomen behoefte aan insuline. Dit hormoon, dat dient om suikers naar het binnenste van de cel te transporteren, wordt door de alvleesklier vervaardigd. Enerzijds zorgt de extra groei tijdens de zwangerschap voor extra insulinebehoefte. Daarnaast is er in de zwangerschap sprake van een toegenomen insulineresistentie, een ongevoeligheid voor insuline, waardoor hogere insulinespiegels nodig zijn om de bloedsuikers normaal te houden. Deze insulineresistentie wordt veroorzaakt door de diverse zwangerschapshormonen: humaan-placentair lactogeen, progesteron, oestrogenen en cortisol. Omdat de concentratie van deze hormonen in de loop van de zwangerschap toeneemt, neemt de insulinebehoefte navenant toe. De hoeveelheid insuline die door deze aanpassingen tijdens de zwangerschap uiteindelijk wordt geproduceerd, is tweemaal zo groot als buiten de zwangerschap. De glucosedrempel van de nieren wordt drastisch verlaagd, waardoor vaak glucose in de urine wordt gevonden. Dit is echter een fysiologisch verschijnsel en geen teken van diabetes. We kunnen drie typen van diabetes in de zwangerschap onderscheiden:

- type-1-diabetes;
- type-2-diabetes;
- diabetes die zich tijdens de zwangerschap ontwikkelt (zwangerschapsdiabetes).

Bij type-1-diabetes bestaat er een onvermogen van de alvleesklier om insuline aan te maken. Bij type-2-diabetes en zwangerschapsdiabetes kan de alvleesklier niet voldoende insuline maken om glucose de lichaamscellen binnen te laten gaan en daarmee de bloedsuikers te verlagen.

2.6.2   Type-1- of type-2-diabetes

INCIDENTIE
Afhankelijk van de afkomst heeft ongeveer 0,5% van de zwangeren type-1- en ongeveer 2% type-2-diabetes.

PRECONCEPTIONEEL ADVIES
Vrouwen met type-1- of type-2-diabetes dienen voor hun zwangerschap te worden ingelicht over de extra risico's die een zwangerschap voor hen met zich meebrengt. Naast de toegenomen kans op een kind met congenitale afwijkingen en macrosomie bestaat er voor de moeder extra risico op het ontwikkelen van orgaanschade zoals nefropathie en retinopathie door de zwangerschap. Verder is er meer kans op spontane abortus, het ontwikkelen van pre-eclampsie, onbegrepen intra-uteriene vruchtdood en infecties.
Naarmate de bloedsuikers beter zijn gereguleerd in de maanden voor de zwangerschap, kan het aantal gevallen van congenitale afwijkingen en spontane abortus worden verminderd, waarschijnlijk zelfs tot normale incidenties. De mate van bloedsuikerregulatie kan worden bepaald door meting van het HbA_{1c}. Deze waarde is een maat voor de gemiddelde bloedsuikerspiegels van de afgelopen weken. Er zijn aanwijzingen dat wanneer het HbA_{1c} binnen de normale verde-

ling ligt, het aantal kinderen met congenitale afwijkingen gelijk is aan het normale percentage. Vrouwen met kinderwens die orale antidiabetica gebruiken, dienen vanwege het mogelijke teratogene effect daarvan over te schakelen op insuline voordat de conceptie plaatsvindt.

PRENATALE DIAGNOSTIEK

Vanwege de toegenomen kans op kinderen met congenitale afwijkingen komen patiënten met type-1- of type-2-diabetes in aanmerking voor prenatale diagnostiek:
- een amnionpunctie waarbij zowel wordt getest op chromosomale afwijkingen als op neuralebuisdefecten;
- een structureel echoscopisch onderzoek rond de twintigste zwangerschapsweek.

PRENATALE CONTROLES

Tijdens de zwangerschapscontroles is het van belang vooral de groei van de foetus goed te volgen. Macrosomie kan leiden tot aanpassing van de bloedsuikerregulatie. Macrosomie is ook een risicofactor voor onbegrepen intra-uteriene vruchtdood. Verder is de kans op pre-eclampsie fors toegenomen (12% bij type-1-diabetes). Scherpe instelling van de bloedsuikers is van groot belang om ten minste een deel van deze zwangerschapscomplicaties te kunnen voorkomen. Bij voorkeur wordt de zwangere met diabetes gecontroleerd door gynaecoloog en internist gezamenlijk. Ook de oogarts dient tijdens de zwangerschap geconsulteerd te worden. De insulinebehoefte zal tijdens de zwangerschap vooral bij patiënten met type-2-diabetes zeer sterk toenemen.

DE BEVALLING

Een belangrijk discussiepunt is of vrouwen met diabetes moeten worden ingeleid en bij welke termijn. Uit wetenschappelijke literatuur is niet eenduidig op te maken wat het juiste beleid is. In de meeste Nederlandse ziekenhuizen is het desalniettemin gebruikelijk om de bevalling vanaf 38 weken in te leiden. Bij een geschat gewicht van > 4500 g valt een primaire sectio caesarea te overwegen. Tijdens de bevalling is het van groot belang de maternale bloedsuikers goed te blijven reguleren. Geadviseerd wordt te streven naar plasmaglucosewaarden tussen de 4 en 8 mmol/l. De controles worden minimaal elke twee uur verricht, maar bij voorkeur elk uur. Vanwege de vaak ontstane macrosomie wordt vaker een vaginale kunstverlossing of sectio caesarea verricht. De neonaat kan post partum op de kinderafdeling opgenomen worden vanwege de grote kans op hypoglykemie in de eerste uren en dagen.

KRAAMBED

Na de bevalling is er direct minder insulinebehoefte. Er moet voor worden gewaakt geen hypoglykemie te veroorzaken en de streefwaarden kunnen beter naar boven worden bijgesteld ten opzichte van die tijdens de zwangerschap. Borstvoeding dient, net als bij vrouwen zonder diabetes, te worden gestimuleerd. Tijdens of na de borstvoeding kan een maternale hypoglykemie optreden.

2.6.3   *Zwangerschapsdiabetes*

Er is veel discussie over de definitie, de klinische relevantie, de diagnostiek en de behandeling van zwangerschapsdiabetes. Er zijn duidelijke aanwijzingen dat maternale hyperglykemie leidt tot een hogere morbiditeit en mortaliteit bij zowel de foetus als de moeder. Ook de kans op een sectio caesarea neemt toe bij hogere glucosespiegels. Er is echter onvoldoende bewijs dat systematisch screenen van alle zwangeren op zwangerschapsdiabetes leidt tot minder pathologie. Wel kan eraan gedacht worden bepaalde risicogroepen te screenen, bijvoorbeeld vrouwen met adipositas, vrouwen van Hindostaanse afkomst en vrouwen met een meerlingzwangerschap.

De diagnose zwangerschapsdiabetes kan op verschillende manieren worden gesteld. Bij een nuchterglucosewaarde van meer dan 6,9 mmol/l wordt aangenomen dat er sprake is van diabetes. Een gestoorde orale glucosetolerantietest bij een normale nuchterglucosewaarde zou dan de diagnose zwangerschapsdiabetes betekenen. Omdat tijdens de zwangerschap het diabetogene effect toeneemt, moet zeker bij risicopatiënten een orale glucosetolerantietest regelmatig worden herhaald.

De behandeling van zwangerschapsdiabetes is tweeledig. Eerst dient men met een aangepast dieet te beginnen. Op basis van de resultaten van een glucosedagcurve kan aanvullend insulinemedicatie worden gegeven. De dagcurve bestaat uit een aantal glucosewaarden: nuchter, en voor en anderhalf uur na elke maaltijd. Als de patiënte zelf de bloedglucosewaarden controleert, leidt dat tot een beter effect. Hoewel in Nederland nog relatief onbekend, is behandeling van zwangerschapsdiabetes met bepaalde vormen van orale antidiabetica goed mogelijk en dit blijkt veilig te zijn.

Voor het beleid bij de partus gelden voor vrouwen met zwangerschapsdiabetes dezelfde adviezen als voor die met type-1- of -2-diabetes. Omdat vrouwen die zwangerschapsdiabetes ontwikkelen meer kans hebben op het ontwikkelen van type-2-diabetes, wordt geadviseerd na de zwangerschap de glucosestofwisseling met enige regelmaat (elke één à twee jaar) te controleren. Bij een nieuwe zwangerschap dient vroegtijdig op zwangerschapsdiabetes te worden gescreend.

2.7   Hartafwijkingen bij de zwangere

In deze paragraaf worden de meest voorkomende aangeboren en verworven hartafwijkingen besproken.

2.7.1   *Fysiologische veranderingen*

Al vroeg in de zwangerschap neemt de hartfunctie sterk toe. Dit gebeurt zowel door een hartfrequentietoename als door een toename van het slagvolume van het hart. Aan het einde van de zestiende zwangerschapsweek zal het hartminuutvolume met 40-60% zijn toegenomen. De helft van die toename wordt al bereikt bij een zwangerschapsduur van acht weken. Geen wonder dat de zwangere zich in deze fase van de zwangerschap vaak al moe voelt. Dit toegenomen hartminuutvolume blijft gehandhaafd tot de à-termedatum. Binnen twee weken na de bevalling is het grootste deel van deze aanpassing alweer verdwenen.

Tegelijkertijd met de toename van het hartminuutvolume neemt de weerstand in het perifere vaatbed af. Dit leidt tot een daling van de gemiddelde bloeddruk van ongeveer 20%. Het is vooral de diastolische bloeddruk die daalt. De systolische bloeddruk blijft tijdens de hele zwangerschap vrij constant. Ook het totale bloedvolume stijgt in de zwangerschap fors. Tot een zwangerschapsduur van dertig weken is er een geleidelijke stijging tot een maximum. Direct na de bevalling begint het bloedvolume snel af te nemen. De stijging van het bloedvolume komt veel meer op het conto van een toename van het plasmavolume dan van het erytrocytenvolume. Dit heet de fysiologische anemie van de zwangerschap. Fysiologische anemie van de zwangerschap komt weer de doorbloeding van de placenta ten goede.

2.7.2 Aangeboren afwijkingen

In toenemende mate bereiken vrouwen met aangeboren hartafwijkingen de reproductieve levensfase. Dit komt door de opkomst, enkele tientallen jaren geleden, van de hartchirurgie. Het merendeel van de aangeboren hartafwijkingen bestaat uit defecten van de scheidingswanden tussen de boezems (atria), het atriumseptum, en kamers (ventrikels), het ventrikelseptum. Deze afwijkingen, indien adequaat hersteld, vormen geen bezwaar meer voor een eventuele zwangerschap. Aangeboren klepafwijkingen vormen na correctie evenmin een probleem, behoudens de soms ermee gepaard gaande noodzaak tot antistolling. Een coarctatio aortae, een vernauwing van de aorta ter hoogte van de 'oude' inmonding van de ductus, wordt vaak al van tevoren hersteld. Mocht dit niet zijn gebeurd dan kan tijdens een zwangerschap de extra cardiale belasting leiden tot angineuze klachten en decompensatio cordis. Er ontstaan pas echte problemen tijdens een zwangerschap wanneer de patiënte een aangeboren hartafwijking heeft waarbij er sprake is van cyanose (blauwe verkleuring van de huid door een te lage verzadiging van het bloed met zuurstof). Bij twee afwijkingen kan dit het geval zijn:

- tetralogie van Fallot;
- eisenmengercomplex.

2.7.3 Verworven hartafwijkingen

KLEPAFWIJKINGEN

Bij jonge vrouwen worden afwijkingen van de hartkleppen meestal veroorzaakt door acuut reuma op de kinderleeftijd. Dit komt in Nederland nauwelijks meer voor. Bij migranten worden deze afwijkingen vaker gezien. De meest voorkomende klepafwijking door acuut reuma is een mitralisstenose. Afhankelijk van de mate van stenose of insufficiëntie van de aangedane kleppen zijn tijdens een zwangerschap problemen te verwachten. Tijdens de zwangerschap is volgen van de hartfunctie door de cardioloog met behulp van echocardiografie dan ook noodzakelijk. In de periode van de bevalling is het soms nodig intensieve bewaking van de hartfunctie toe te passen. Zelden is het nodig om tijdens de zwangerschap de klepafwijkingen te behandelen. Aangedane hartkleppen kunnen worden hersteld door middel van mechanische hartkleppen of donorkleppen (afkomstig van mensen of varkens). Bij donorkleppen is het meestal niet nodig antistolling toe te passen. Bij mechanische kleppen moet permanent therapeutische antistolling worden toegepast. In de periode van de bevalling geeft dit uiteraard nogal wat praktische problemen.

ISCHEMISCHE HARTZIEKTEN

De incidentie van ischemische hartziekten in de zwangerschap is laag. Slechts bij 1 op 10.000 zwangerschappen ontstaat een myocardinfarct. Als angineuze klachten of een myocardinfarct vroeg in de zwangerschap optreden, kan overwogen worden de zwangerschap af te breken. In het tweede trimester kan de behandeling net als buiten de zwangerschap worden ingesteld. Als ischemische klachten in het derde trimester ontstaan, kunnen problemen ontstaan bij de partus. De volumeveranderingen bij de partus kunnen aanleiding geven tot nieuwe ischemie. De stress van een bevalling zou dit ook kunnen veroorzaken. Om deze reden suggereren sommigen dat het beter is om een primaire sectio caesarea te verrichten omdat dit minder hemodynamische schommelingen zou geven. Een goed gecontroleerde vaginale baring onder epidurale anesthesie is een andere goede optie. Het gebruik van oxytocine lijkt veilig. Ermetrinepreparaten en zeker prostaglandinen hebben direct effect op de coronaire vaten en zijn gecontraïndiceerd bij cardiale ischemie.

RITMESTOORNISSEN

Door de fysiologische versnelling van het hartritme in de zwangerschap zullen hartkloppingen, palpitaties en duizeligheid vaker voorkomen. Abnormale hartritmestoornissen komen in de zwangerschap vaker voor dan daarbuiten. Behandeling ervan dient alleen plaats te vinden als er sprake is van een levensgevaarlijke ritmestoornis. Als medicament van keuze kan het beste worden gekozen voor een middel waarmee ervaring in de zwangerschap bestaat. Dergelijke middelen zijn digoxine en bètablokkers.

GEDILATEERDE CARDIOMYOPATHIE

Bij gedilateerde cardiomyopathie, een erfelijke vorm van cardiomyopathie, is door de slechte hartspierfunctie het hart verwijd geraakt. Als hierbij de functie van vooral de linkerkamer is afgenomen, wordt een zwangerschap ontraden. Bij zwangerschap is er meer kans op zwangerschapscomplicaties en peripartumcardiomyopathie (zie 'Peripartumcardiomyopathie').

HYPERTROFISCHE CARDIOMYOPATHIE

Hypertrofische cardiomyopathie is een vaak erfelijke vorm van cardiomyopathie. Hypertrofische cardiomyopathie is vaak asymptomatisch. De prognose voor een zwangerschap is gunstig, zowel wat betreft de cardiale status als wat betreft de zwangerschapsuitkomst.

PERIPARTUMCARDIOMYOPATHIE

Bij peripartumcardiomyopathie is er sprake van een onverklaard disfunctioneren van de linker hartkamer, wat begint in de laatste maand van de zwangerschap tot zes maanden post partum. De symptomen zijn:
- decompensatio cordis;
- hartritmestoornissen;
- embolieën.

Bij echocardiografisch onderzoek is er een vergroot hart te zien en vooral een verminderde linkerkamerfunctie. De behandeling bestaat naast behandeling van het hartfalen uit inductie van de baring, instelling op anticoagulantia en in ernstige gevallen harttransplantatie. Het geven van corticosteroïden lijkt eveneens zinvol. Omdat meer dan de helft van de patiënten spontaan volledig herstelt, is het verstandig een harttransplantatie tot het laatste moment uit te stellen. Omdat er een gerede kans bestaat op herhaling in een volgende zwangerschap, moet die worden afgeraden.

2.7.4   *Endocarditisprofylaxe*

Endocarditisprofylaxe is een preventieve maatregel die wordt genomen bij patiënten die door een aangeboren of verworven hartaandoening een verhoogde kans hebben op endocarditis na een diagnostische of therapeutische ingreep waarbij een bacteriëmie kan ontstaan. Patiënten die voor endocarditisprofylaxe in aanmerking komen, zijn onder meer alle patiënten met een klepafwijking.
In principe is bij een ongecompliceerde bevalling endocarditisprofylaxe niet nood-zakelijk. Omdat de antibiotica dertig minuten voor de ingreep moeten worden toegepast, wordt de medicatie altijd wel aan barenden gegeven. Het schema dat door de Nederlandse Hartstichting wordt geadviseerd, bestaat uit amoxicilline 2 g intraveneus plus gentamycine 3 mg/kg intramusculair of intraveneus. Bij penicil-lineallergie wordt vancomycine gegeven in plaats van amoxicilline. Mocht de endocarditisprofylaxe niet of te laat zijn gegeven dan kan het nuttig zijn het alsnog achteraf toe te dienen indien er sprake was van een gecompliceerde bevalling.

2.8   Huidafwijkingen

2.8.1   *Fysiologische veranderingen*

De huid wordt tijdens de zwangerschap al vroeg veel beter doorbloed, waardoor deze warmer aanvoelt. Tijdens de zwangerschap treden verder specifieke veran-deringen op. Gepigmenteerde gebieden zoals de tepels worden donkerder en vaak verschijnt onder de navel een zwart gepigmenteerde streep, de linea nigra. In het gelaat, vooral op het voorhoofd en de wangen, kan een lichtbruine scherp omschreven verkleuring optreden, het melasma. Vooral op het bovenlichaam verschijnen kleine rode vaatkluwens, de *spider naevi*. De handpalmen en voetzo-len worden rood: erythema palmare. De haargroei is in de zwangerschap wat royaler, maar post partum verliest de vrouw deze extra haren weer. De veneuze vaattekening op buik en benen wordt meer uitgesproken. Acne verslechtert vaak in de zwangerschap. De meeste van deze veranderingen verdwijnen na de zwan-gerschap; alleen de bekende zwangerschapsstrepen oftewel striae gravidarum verdwijnen later niet meer. Alle huidafwijkingen die niet specifiek zijn voor de zwangerschap, kunnen uiteraard ook tijdens de zwangerschap ontstaan. Jeuk, al dan niet met huiduitslag, komt voor bij alle specifieke zwangerschapsdermato-sen of -huidafwijkingen. In het volgende wordt alleen een overzicht gegeven van deze zwangerschapsdermatosen.

2.8.2   *Pruritus zonder huiduitslag*

Pruritus of jeuk komt veel voor tijdens de zwangerschap. Hevige jeuk zonder huiduitslag kan een teken zijn van zwangerschapscholestase. Het is daarom van belang bij klachten van jeuk altijd de leverfuncties te controleren. Pruritus of jeuk wordt waarschijnlijk veroorzaakt doordat de lever in zwangerschap minder adequaat is in het verwijderen van de zogeheten galzure zouten. Zwangerschaps-cholestase is mogelijk gerelateerd aan een hogere kans op een onverwachte intra-uteriene vruchtdood. Het advies is derhalve patiënten met dit ziektebeeld voor de à-termedatum in te leiden.

2.8.3   Pruritus met huiduitslag

Een vijftal zwangerschapsdermatosen gaat gepaard met jeuk en huiduitslag:
- *pruritic urticarial papules and plaques of pregnancy* (PUPPP);
- herpes gestationis;
- impetigo herpetiformis;
- papuleuze zwangerschapsdermatitis;
- prurigo gestationis.

PUPPP

Pruritic urticarial papules and plaques of pregnancy (PUPPP) komt het meeste voor van alle afwijkingen (1 op 200-250 zwangerschappen). De oorzaak is nog niet zo lang geleden door een Franse onderzoeksgroep opgehelderd. Door de migratie van foetale cellen in de huid ontstaat een afweerreactie met rode verhevenheden op de buik, dijen en billen. Het hoofd is nooit aangedaan. De afwijkingen ontstaan meestal laat in de zwangerschap en verdwijnen direct post partum. Behandeling kan plaatsvinden met corticosteroïden, lokaal of oraal.

HERPES GESTATIONIS

Hoewel de naam dit suggereert, heeft de zeldzame zwangerschapsdermatose herpes gestationis (incidentie 1 op 10.000-60.000) niets met een virale infectie te maken. Meestal in het midden van de zwangerschap ontstaan met vocht gevulde blaasjes en blazen op de buik en de extremiteiten. De huid kan plaatselijk necrotisch worden, wat tot ernstige complicaties kan leiden. Behandeling dient met oraal toegediende corticosteroïden plaats te vinden. Groeivertraging en vroeggeboorte komen vaker voor bij moeders met herpes gestationis. De pasgeborene kan met dezelfde huiduitslag worden geboren, die veel milder verloopt en spontaan binnen enkele weken weer verdwijnt.

Figuur 2.7   PUPPP.
A Urticariële erythemateuze papels en plaques, voornamelijk in de striae op de buik. B Confluerende, erythemateuze, urticariële papels en plaques op de strekzijde van de bovenbenen van dezelfde patiënte.

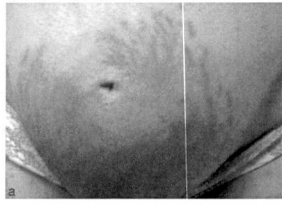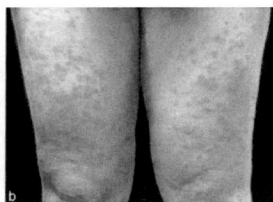

Figuur 2.8   Herpes gestationis.
A Erythemateuze plaques met aan de randen annulair gerangschikte vesikels op de buis. B Multipele vesiculocrusteuze afwijkingen op een erythemateuze bodem aan de elleboog van dezelfde patiënte.

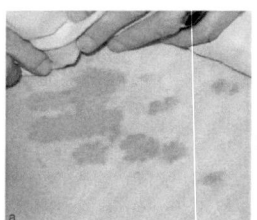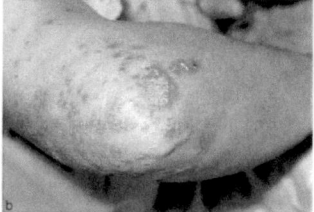

Figuur 2.9   Impetigo herpetiformis.
A Confluerende erythemateuze papulopustuleuze afwijkingen op de buik en de borsten. B Detail van pustuleuze afwijkingen op de buik.

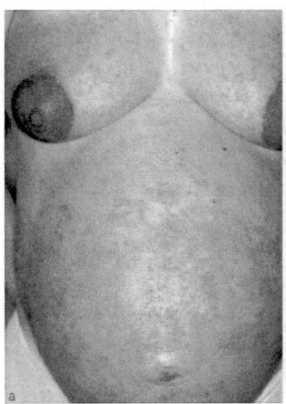

IMPETIGO HERPETIFORMIS

Impetigo herpetiformis is een zeldzame aandoening die gepaard gaat met alge-hele malaise, koorts, braken, diarree en gewrichtspijnen. De huid vertoont met pus gevulde blaasjes in de oksels, liezen en andere huidplooien. De slijmvliezen van de mond en de genitalia kunnen ook zijn aangedaan. De aandoening ont-staat in het laatste trimester en behoeft direct behandeling. Zonder snelle behan-deling kan zowel maternale als foetale sterfte optreden. ACTH en corticosteroï-den zijn de middelen van keuze bij deze aandoening.

PAPULEUZE ZWANGERSCHAPSDERMATITIS

Op elk tijdstip in de zwangerschap kunnen rode verhevenheden over het hele lichaam ontstaan. Dit is papuleuze zwangerschapsdermatitis. De plekjes lijken op insectenbeten. De huidafwijkingen verdwijnen snel na de bevalling. Behan-deling gebeurt met hoge doses corticosteroïden.

PRURIGO GESTATIONIS

Prurigo gestationis bestaat uit sterk jeukende rode plekjes die vroeg of laat in de zwangerschap kunnen verschijnen. De vroege vorm is vooral op de extremiteiten gelokaliseerd. De late vorm komt voor op de buik. De late vorm kan zich na de bevalling over het gehele lichaam verspreiden. Behandeling kan plaatsvinden met lokale corticosteroïden of antihistaminica.

Figuur 2.10   Prurigo gestationis.
A Uitgebreide erythemateuze papulosquameuze afwijkingen, voornamelijk op de armen en de benen, en in mindere mate op de buik. B Detail van de erythemateuze papuleuze afwijkingen op de arm bij dezelfde patiënte.

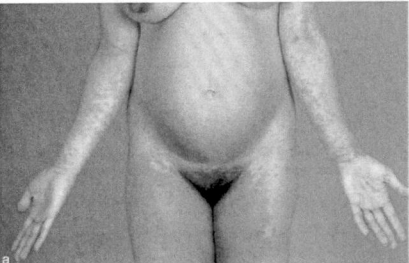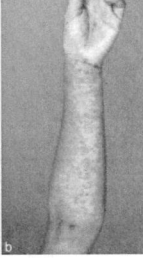

2.9   Bacteriële, virale en parasitaire infecties

Maternale infecties kunnen tijdens de zwangerschap effect hebben op de moeder en/of de foetus. Verder zijn de meeste infecties ook nog besmettelijk en daarom kunnen er ook risico's zijn voor de zorgverleners. Veel infecties kunnen aanleiding geven tot congenitale afwijkingen bij de foetus. Meestal is dit afhankelijk van de fase van de zwangerschap waarin de infectie is opgetreden. Naast het gegeven dat de moeder ziek kan worden, kan ook de foetus intra-uterien ziek worden. Soms leidt dit zelfs tot een intra-uteriene vruchtdood. Overigens is bij veel infecties die tot ernstige gevolgen bij de foetus kunnen leiden, de moeder opvallend genoeg niet tot nauwelijks ziek. Het gaat bijvoorbeeld om de bekende infecties uit de TORCH-groep:

- toxoplasmose;
- andere (bijvoorbeeld syfilis);
- rubella;
- cytomegalovirus;
- herpessimplexvirus.

Naast de infecties uit de TORCH-groep zullen enkele veelvoorkomende andere infectieziekten worden besproken.

2.9.1   Toxoplasmose

Toxoplasmose is een parasitaire infectie die wordt overgebracht door katten via cysten in rauw vlees en in voedsel besmet met kattenuitwerpselen. Toxoplasmose heeft de volgende kenmerken.

- **Moeder.** Soms griepachtige verschijnselen.
- **Congenitale afwijkingen.** Mentale retardatie, oogafwijkingen, microcefalie (een te klein hoofd), hydrocefalus (waterhoofd).
- **Ziekte bij de foetus.** Ernstig, soms leidend tot vruchtdood.
- **Behandeling.** Mogelijk gunstig effect op de foetale ziekte bij behandeling met antibiotica.

Er is een grotere kans op infectie van de foetus bij een meer gevorderde duur van de zwangerschap; negen van de tien kinderen vertonen geen symptomen.

2.9.2   Rubella

Rubella (rodehond) is een virusaandoening die wordt overgedragen via druppelinfectie (luchtwegen), met de volgende kenmerken.

- **Moeder.** Huiduitslag, artritis.
- **Congenitale afwijkingen.** Oogafwijkingen (cataract), hartafwijkingen, doofheid, mentale retardatie.
- **Ziekte bij de foetus.** Hepatosplenomegalie, geelzucht, hemolytische anemie.
- **Behandeling.** Niet mogelijk, wel profylactisch, maakt deel uit van het landelijke vaccinatieprogramma; vrouwen die onvoldoende antistoffen hebben kunnen preconceptioneel of post partum worden gevaccineerd.

Het risico voor de foetus is uitsluitend aanwezig bij een infectie voor de twaalfde zwangerschapsweek.

2.9.3   Cytomegalovirus

Het cytomegalovirus is de meest voorkomende virale infectieziekte tijdens de zwangerschap. Het cytomegalovirus wordt overgebracht via druppelinfectie en heeft de volgende kenmerken.
- **Moeder.** Meestal zonder symptomen.
- **Congenitale afwijkingen.** Mentale retardatie, doofheid, microcefalie.
- **Ziekte bij de foetus.** Hepatosplenomegalie, geelzucht, hemolytische anemie en zelfs vruchtdood.
- **Behandeling.** Nog niet mogelijk.

Deze aandoening komt veel voor; slechts een klein deel van de foetussen (4%) ontwikkelt ziekteverschijnselen.

2.9.4   Herpes simplex

Herpes simplex is een virale infectie die via direct contact wordt overgebracht.
- Herpes simplex type 1 komt meestal in het gelaat voor.
- Herpes simplex type 2 is meestal genitaal gelokaliseerd en wordt door seksueel contact overgedragen.

Herpes simplex heeft de volgende kenmerken.
- **Moeder.** Pijnlijke blaasjes op en/of rond de mond en genitalia.
- **Congenitale afwijkingen.** Geen.
- **Ziekte bij de foetus.** Infectie tijdens de baring (verticale transmissie) kan leiden tot ernstige ziekte bij de pasgeborene.
- **Behandeling.** De duur van de ziekte-episoden kan worden bekort met antivirale middelen, mogelijk voorkomen antivirale middelen profylactisch toegediend actieve laesies tijdens de partus.

Ter voorkoming van infectie tijdens de baring wordt geadviseerd bij actieve laesies een primaire sectio caesarea te verrichten.

2.9.5   Varicella

Varicella (waterpokken) is een zeer besmettelijke virusinfectie, overgebracht via druppelinfectie, met de volgende kenmerken.
- **Moeder.** Uitgebreide blaasjes, die vaak secundair infecteren.
- **Congenitale afwijkingen.** Afwijkingen aan de ledematen, doofheid, mentale retardatie, oogafwijkingen.
- **Ziekte bij de foetus.** Neonatale varicella-infectie als moeder besmet is in de twee à drie weken voor de geboorte.
- **Behandeling.** Niet mogelijk.

De grootste kans op besmetting van de foetus ligt tussen de twaalf en twintig weken. Vanwege de grote infectiekans worden personen met waterpokken niet toegelaten op neonatologie- en kinderafdelingen.

2.9.6   Lues

Lues is een seksueel overdraagbare aandoening (soa) door een spirocheet, met de volgende kenmerken.
- **Moeder.** Nauwelijks klachten.
- **Congenitale afwijkingen.** Hepatosplenomegalie, skelet- en gelaatsafwijkingen.
- **Ziekte bij de foetus.** Ernstige orgaanschade, soms leidend tot vruchtdood.
- **Behandeling.** Eenvoudig mogelijk met penicilline, contactonderzoek.

Lues maakt deel uit van de routinematige serologische screening van zwangeren. Behandeling voor de twintigste week voorkomt foetale schade.

2.9.7   Parvovirus B19

Parvovirus B19 is een virusaandoening die wordt overgedragen via druppelinfectie. Parvovirus B19 heeft de volgende kenmerken.
- **Moeder.** Erythema infectiosum (de vijfde ziekte) bij kinderen, bij volwassenen soms griepachtige verschijnselen.
- **Congenitale afwijkingen.** Geen.
- **Ziekte bij de foetus.** Hemolytische anemie, waardoor hydrops foetalis, vruchtdood.
- **Behandeling.** Niet mogelijk.

De placenta kan infectieus zijn evenals bloedproducten; in Nederland is het sinds kort mogelijk bloedproducten vrij van parvovirus B19 toe te dienen (bij voorkeur aan zwangeren).

2.9.8   Malaria

Malaria is een parasitaire infectie overgebracht via insectenbeten (muggen), met de volgende kenmerken.
- **Moeder.** Koorts, buikpijn, hemolytische anemie, icterus.
- **Congenitale afwijkingen.** Geen.
- **Ziekte bij de foetus.** Verhoogde kans op vroeggeboorte, groeivertraging.
- **Behandeling.** Medicamenteus. Preventie: voorkomen van muggenbeten en medicamenteus.

In endemische gebieden komt de ziekte vaker voor bij zwangeren.

2.9.9   Hepatitis B

Hepatitis B is een virusaandoening; infectie geschiedt via besmet bloed. Hepatitis B heeft de volgende kenmerken.
- **Moeder.** Meestal symptoomloos, soms hepatitis.
- **Congenitale afwijkingen.** Geen.
- **Ziekte bij de foetus.** Door verticale transmissie kan de pasgeborene besmet raken, hetgeen onbehandeld kan leiden tot levercirrose en leverkanker (sterfte 25%); vaccinatie en toedienen van immunoglobuline direct na de partus leidt tot minimale kans op infectie.
- **Behandeling.** Antivirale middelen alleen bij chronische infectie, preventie door vaccinatie.

Hepatitis B maakt deel uit van de routinematige serologische screening van zwangeren.

2.9.10   Hepatitis C

Hepatitis C is een virusaandoening; infectie geschiedt via besmet bloed. Hepatitis C heeft de volgende kenmerken.
- **Moeder.** Meestal symptoomloos, op lange termijn verhoogde kans op leverziekten.
- **Congenitale afwijkingen.** Geen.
- **Ziekte bij de foetus.** Risico op verticale transmissie bij de partus; geen invloed van wijze van bevallen op kans op infectie.
- **Behandeling.** Antivirale middelen.

Sinds 1991 wordt alle transfusiebloed in Nederland getest op deze infectie.

2.9.11   Groep-A-streptokokkenziekte

Groep-A-streptokokkenziekte is een bacteriële infectieziekte die vooral voorkomt in het kraambed, maar die ook in het derde trimester optreedt en die zeer infectieus is. Groep-A-streptokokkenziekte heeft de volgende kenmerken.
- **Moeder.** Ernstig algemeen ziek zijn met sepsis, diarree.
- **Congenitale afwijkingen.** Geen.
- **Ziekte bij de foetus.** Ernstig infectieus beeld.
- **Behandeling.** Antibiotica.

Groep-A-streptokokkenziekte is de veroorzaker van de klassieke kraamvrouwenkoorts. De groep-A-streptokok wordt ook wel de vleesetende bacterie genoemd. Bij een vermoeden van deze infectie dient direct behandeling te worden ingesteld.

2.9.12   Listeria

Listeria is een bacteriële infectieziekte die wordt overgedragen via het maagdarmkanaal (besmet voedsel), en heeft de volgende kenmerken.

- **Moeder.** Zelden ziek.
- **Congenitale afwijkingen.** Geen.
- **Ziekte bij de foetus.** Intra-uteriene infectie leidend tot vruchtdood en vroeggeboorte.
- **Behandeling.** Antibiotica.

Infectie met listeria kan ontstaan ondanks staande vliezen.

2.9.13 *Humaan immunodeficiëntievirus*

Het humaan immunodeficiëntievirus (hiv) heeft als een van de nieuwste infectieziekten sinds het begin van de jaren tachtig vanuit Afrika de westerse wereld bereikt. Hiv veroorzaakt aids *(acquired immunodeficiency syndrome)*, een aandoening waarbij het afweersysteem progressief wordt aangetast. Naast een scala van infecties ontstaan als gevolg van aids ook allerlei kwaadaardige tumoren. Na het constateren van aids overlijdt men meestal binnen enkele jaren. Besmetting vindt plaats via onveilig seksueel contact en bloed. Andere excreta, zoals speeksel, zweet, urine en moedermelk, kunnen ook tot besmetting leiden, maar in mindere mate dan bloed. De periode tussen het oplopen van de ziekte en het ontstaan van aids kan jaren duren. Tijdens deze lange latentiefase kan een drager van hiv ongewild velen om zich heen besmetten. Een van de manieren waarop hiv kan worden overgedragen, is van moeder naar kind. Dit noemt men verticale transmissie.

BEHANDELING
Sinds halverwege de jaren negentig is de behandeling van hiv met virusremmende middelen (antiretrovirale middelen) zo succesvol geworden dat de overleving van patiënten met hiv enorm is toegenomen. Dit betekent dat jonge vrouwen met hiv in de vruchtbare levensfase ook zwanger kunnen worden. De meest gangbare behandeling op dit moment is een combinatie van enkele middelen omdat monotherapie onvoldoende werkzaam is. Combinatietherapie met meerdere antiretrovirale middelen wordt HAART genoemd, een acroniem dat staat voor *highly active antiretroviral therapy*.

OPSPORING
In Nederland maakt serologische screening op hiv deel uit van de routinelaboratoriumbepalingen in het begin van de zwangerschap. Sinds 1 januari 2004 hoeft de zwangere niet meer apart toestemming te verlenen voor deze bepaling en wordt hier ook niet meer apart naar gevraagd. Uiteraard kan ze wel van tevoren bezwaar aantekenen, waarop de bepaling niet zal worden verricht. Dit wordt het opting-outmodel genoemd.

EFFECT OP DE ZWANGERSCHAP
De kans op zwangerschapscomplicaties en congenitale afwijkingen als gevolg van hiv-besmetting is waarschijnlijk te verwaarlozen. Van de effecten van deze medicatie op lange termijn voor moeder en kind is nog niet veel bekend. Tijdens de zwangerschap is er een zeer kleine kans op besmetting van de foetus, en dan nog vooral in het derde trimester. Wel moet rekening worden gehouden met de mogelijke bijwerkingen van de antiretrovirale medicatie op de foetus, waardoor het niet mogelijk is alle soorten antiretrovirale middelen in de zwangerschap te

gebruiken. Over het algemeen zal bij een nieuw ontdekte hiv-draagster niet eerder dan na de twintigste week van de zwangerschap worden begonnen met deze medicatie. Bij reeds bekende hiv-dragers wordt de medicatie ook tijdens de eerste weken van de zwangerschap zo veel mogelijk gecontinueerd. De behandeling van patiënten met hiv is in Nederland geconcentreerd in de grotere centra en wordt door een multidisciplinair team verricht.

EFFECT VAN DE ZWANGERSCHAP OP HIV
Voor zover bekend heeft zwangerschap geen nadelig effect op het verloop van een hiv-infectie.

DE PARTUS
De kans dat een neonaat tijdens het derde trimester of de baring besmet wordt met hiv, bedraagt bij een onbehandelde patiënte 15-48%. Dit is dan ook de reden dat vaak een primaire sectio caesarea wordt uitgevoerd bij deze categorie patiënten. De transmissiekans daalt dan tot ongeveer 2%. In de huidige tijd, waarin behandeling met antiretrovirale middelen leidt tot een onmeetbaar kleine hoeveelheid virus in het moederlijke bloed, is het echter goed mogelijk een vaginale baring te laten plaatsvinden zonder extra risico voor de neonaat. Tijdens de zwangerschap dient dan wel regelmatig de hoeveelheid virus in het moederlijke bloed te worden gecontroleerd. Uiteraard blijft het tijdens de baring geadviseerd om geen bloederige ingrepen zoals microbloedonderzoek en plaatsen van caput-elektroden uit te voeren. Het personeel dat tijdens de baring aanwezig is, dient zich speciaal te beschermen tegen spatten (dit laatste geldt uiteraard ook voor een hiv-negatieve partner bij de partus). Het is verstandig om, naast andere beschermingsmiddelen, bril en mondkapje te gebruiken. Vroeg afnavelen en het snel in bad doen van de neonaat is eveneens aan te bevelen.

HET KRAAMBED
Om de minimale kans op besmetting van het kind tijdens de baring nog meer te verkleinen, is een tweetal maatregelen van belang.
- De neonaat wordt in de eerste maanden na de bevalling profylactisch behandeld met antiretrovirale middelen.
- De moeder geeft geen borstvoeding.

2.9.14   *Groep-B-streptokokkenziekte*

In Nederland is circa 20% van alle zwangeren draagster van groep-B-streptokokken (GBS-ziekte). De vroege vorm van neonatale sepsis, optredend binnen zeven dagen na de geboorte en veroorzaakt door verticale transmissie van GBS, kan bij vijftien tot twintig pasgeborenen per jaar tot ernstige neonatale morbiditeit en mortaliteit leiden.

VERWEKKERS
Groep-B-streptokokken zijn facultatief anaerobe grampositieve kokken die op een bloedagarplaat een karakteristieke zone van hemolyse (bloedafbraak) rond kolonies veroorzaken. Op basis van de opbouw van het kapsel en de in of op de celwand tot expressie gebrachte eiwitten worden zij onderscheiden van andere groepen streptokokken (A, C, D en G). De groepen C, D en G zijn weinig relevant voor de zwangerschap.

DIAGNOSTIEK

De darm is vrijwel zeker het reservoir van groep-B-streptokokken bij de mens. Van hieruit kan verspreiding optreden naar de blaas en geslachtsorganen. De voorspellende waarde van de antenatale kweken voor GBS-kolonisatie bij de baring is afhankelijk van de afnametechniek, het kweekmedium en het moment van afname. Het vaststellen van GBS-kolonisatie geschiedt bij voorkeur door met een en dezelfde wattenstok eerst materiaal af te nemen van de introitus vaginae en daarna uit het rectum. Een belangrijk nadeel van kweken is dat het 24 tot 48 uur duurt voordat een uitslag kan worden verkregen. Dit beperkt het gebruik ervan tijdens de baring. Er zijn op dit moment geen goede GBS-sneltests voorhanden.

KLINISCHE VERSCHIJNSELEN

In 70% van de gevallen treden de eerste symptomen van groep-B-streptokokken-ziekte binnen twaalf uur na geboorte op, bij 93% binnen 24 uur, en 4% van de kinderen wordt ziek tussen de tweede en zevende dag. Frequente eerste symptomen zijn:

- kreunen;
- ademhalingsproblemen;
- slecht drinken;
- wisselende temperatuur.

Het valt te verwachten dat vroege herkenning en onderkenning van de eerste klinische symptomen kan bijdragen aan verbetering van de neonatale uitkomst van (vroege) GBS-ziekte.

RISICOFACTOREN

Er is een aantal factoren waarvan bekend is dat deze, bij aanwezigheid van GBS in het baringskanaal, het risico op een neonatale vroege infectie aanzienlijk vergroten. Hiertoe worden gerekend:

- vroeggeboorte (< 37 weken);
- langdurig gebroken vliezen (> 18 uur);
- maternale koorts tijdens de baring (> 38 °C, rectaal);
- ernstige maternale GBS-kolonisatie in de huidige zwangerschap, zoals bacteriurie of urineweginfectie door GBS;
- eerder kind met GBS-ziekte.

Uit Nederlandse gegevens blijkt dat de twee eerstgenoemde risicofactoren het vaakst voorkomen. In de dagelijkse verloskundige praktijk in Nederland wordt overigens in geval van langdurig gebroken vliezen een periode van ten minste 24 uur gehanteerd.

ANTIBIOTICAPROFYLAXE

Maternale behandeling met intraveneuze antibiotica tijdens de bevalling geldt thans als de meest effectieve methode om het aantal neonatale GBS-infecties te reduceren. Uit onderzoek is gebleken dat behandeling van GBS-gekoloniseerde vrouwen met antibiotica tijdens de baring de incidentie van de vroege vorm van neonatale GBS-ziekte met circa 80% doet afnemen. De profylaxe wordt in het algemeen als adequaat beschouwd indien het antibioticum intraveneus in de juiste dosering minstens vier uur vóór de geboorte is toegediend. Penicilline G verdient de voorkeur vanwege het smalle spectrum met minder kans op selectie van resistente bacteriën. Bij overgevoeligheid voor penicilline kan clindamycine of erytromycine worden gegeven. Een belangrijk nadeel van het gebruik van anti-biotica ter profylaxe van neonatale GBS-sepsis is het ontstaan van resistentievor-ming, vooral bij niet-GBS-bacteriën.

CHLOORHEXIDINEPROFYLAXE
Vaginale desinfectie met chloorhexidinegel is voorgesteld als een eenvoudig, goedkoop en veilig alternatief voor antibiotische profylaxe.

PREVENTIE
Het doel van GBS-preventie is het verminderen van de incidentie van de vroege vorm van neonatale GBS-sepsis en vooral de ernstige gevolgen hiervan, zoals sterfte en handicaps. GBS-preventiebeleid is gericht op het opsporen en profylac-tisch behandelen (met antibiotica) van zwangeren met een verhoogd risico op verticale transmissie. Globaal worden drie vormen van GBS-preventiebeleid onderscheiden:
- risicofactorstrategie;
- screeningsstrategie;
- combinatiestrategie.

Risicofactorstrategie
Risicofactorstrategie is een vorm van preventiebeleid waarbij alle zwangeren met een klinische risicofactor tijdens de baring profylactisch behandeld worden met antibiotica. Een belangrijk nadeel van deze strategie is dat circa 40% van alle vroege neonatale GBS-infecties niet voorkomen kan worden, omdat bij deze kin-deren moederlijke risicofactoren ontbreken. De huidige richtlijn in Nederland is een vorm van risicofactorstrategie. Hierbij wordt preventieve behandeling duran-te partu geadviseerd bij zwangeren met risicofactoren voor neonatale GBS-infec-tie (vroeggeboorte of langdurig gebroken vliezen), bij wie aangetoond is of bekend is dat ze GBS-draagster zijn. Bij zwangeren met temperatuurverhoging tijdens de baring, ernstige GBS-kolonisatie of een eerder kind met GBS-ziekte wordt geadviseerd om altijd antibiotica durante partu toe te dienen.

Screeningsstrategie
Screeningsstrategie is een vorm van GBS-preventiebeleid waarbij bij alle zwan-geren bij een termijn van 35-37 weken bacteriologisch onderzoek van de introi-tus en het rectum wordt verricht. Alle zwangere vrouwen met een GBS-positieve uitslag en alle zwangeren zonder bekende kweekuitslag maar met een bekende risicofactor worden behandeld met antibiotica tijdens de baring. Deze vorm heeft als belangrijk nadeel dat bij relatief veel zwangeren antibiotica worden voorgeschreven, waarbij het ook noodzakelijk is dat zij in het ziekenhuis beval-len.

Combinatiestrategie
Combinatiestrategie is een vorm van GBS-preventiebeleid waarbij alle zwange-ren getest worden op GBS-kolonisatie, maar draagsters alleen behandeld worden met antibiotica indien er ook een klinische risicofactor wordt vastgesteld.

VROEGGEBOORTE
Prematuriteit is in 30% van de gevallen van GBS een risicofactor bij de vroege vorm van neonatale GBS-sepsis en heeft een belangrijk aandeel in de neonatale

morbiditeit en mortaliteit. Vaginale vroeggeboorte bij GBS-positieve zwangeren wordt in het algemeen beschouwd als een juiste indicatie voor antibioticaprofylaxe. De rechtvaardiging van dit beleid is echter beperkt, gezien het ontbreken van voldoende goede onderzoeken hiernaar.

SECTIO CAESAREA

Bij een afweging van baten en risico's wordt een sectio caesarea in het algemeen niet als een zinvol alternatief beschouwd voor antibiotische profylaxe bij GBS-positieve vrouwen. Uit een aantal onderzoeken kan worden afgeleid dat het risico op GBS-transmissie bij een gekoloniseerde zwangere die een geplande sectio (bij staande vliezen) ondergaat, zo laag is dat verantwoord kan worden afgezien van antibiotische profylaxe onder deze omstandigheid.

NEONATAAL VERVOLGBELEID

Het vervolgbeleid bij neonaten van GBS-draagsters die een indicatie hadden voor antibiotische profylaxe, is vooral gebaseerd op empirie. De keuze van het beleid is afhankelijk van het wel of niet adequaat zijn van de gegeven profylaxe, de termijn bij geboorte en de aan- of afwezigheid van klinische tekenen van infectie. Na adequate profylaxe van de moeder (ten minste vier uur en twee doseringen voorafgaand aan de geboorte) en het ontbreken van klinische tekenen van infectie bij de neonaat behoeft geen aanvullende diagnostiek te worden ingezet en volstaat meestal klinische observatie gedurende 24 uur. Indien aan de moeder geen of inadequate profylaxe werd gegeven en bij de neonaat geen klinische tekenen van infectie worden gevonden:

- behoeft bij een zwangerschapsduur van 35 weken of meer geen aanvullende diagnostiek ingezet te worden en is een periode van 24 uur observatie in het ziekenhuis en 24 uur thuis voldoende, mits de kraamzorg goed geregeld is;
- wordt bij een zwangerschapstermijn van minder dan 35 weken uit voorzorg antibiotische behandeling gestart in afwachting van de ingezette kweken (nasofarynx, bloed, eventueel liquor). Indien na twee dagen de bloedkweek en eventueel de liquorkweek negatief zijn en klinisch geen tekenen van infectie zijn vastgesteld, kan worden gestopt met de antibiotica.

Indien er bij de neonaat klinische tekenen van infectie bestaan, waaronder temperatuurverhoging of koorts, wordt onafhankelijk van de profylaxe bij moeder en de geboortetermijn uitgebreide infectiediagnostiek ingezet en wordt gehandeld als bij sepsis.

2.10   Leverafwijkingen

Acute ziekten van de lever komen weinig voor in de zwangerschap, maar kunnen fatale gevolgen hebben voor moeder en kind. Vroegtijdige herkenning en een juiste diagnose zijn van belang voor een gunstig beloop van het ziektebeeld en uitkomst van de zwangerschap. In deze paragraaf worden niet alleen de meest voorkomende leverziekten besproken die uitsluitend tijdens de zwangerschap optreden, maar ook leverziekten die onafhankelijk van de zwangerschap optreden.

2.10.1   Fysiologische aanpassingen

Tijdens de zwangerschap behoudt de lever zijn normale grootte. Bij lichamelijk onderzoek kunnen erytheem aan de handpalmen en spider naevi (kleine rode vlekken vooral op het voorhoofd, de nek en onderarmen), die geassocieerd worden met chronische leverziekten, in een ongecompliceerde zwangerschap aanwezig zijn. Het erytheem aan de handpalmen en spider naevi verdwijnen post partum. Bij laboratoriumonderzoek zijn de meeste leverwaarden binnen de referentiewaarden. Echter, het serumalbumine is lager dan bij niet-zwangeren door toename van het plasmavolume en er is een toename van alkalisch fosfatase, cholesterol en fibrinogeen. Een stijging van aminotransferasen (ASAT en ALAT) en bilirubine kan pathologisch zijn en dient nader onderzocht te worden (tabel 2.3). Ten slotte dient te worden opgemerkt dat het echografisch onderzoek van de lever in de zwangerschap slechts beperkte betekenis heeft.

2.10.2   Leverziekten die alleen tijdens de zwangerschap optreden

Pre-eclampsie is de meest voorkomende oorzaak van leverziekten die alleen tijdens de zwangerschap optreden (zie paragraaf 1.8, Hypertensieve aandoeningen). Pre-eclampsie wordt gekenmerkt door verhoogde bloeddruk en eiwitverlies in de urine. Van alle zwangerschappen wordt 2 tot 5% gecompliceerd door pre-eclampsie en het is de meest voorkomende oorzaak van directe moederlijke sterfte in Nederland (2,7 vrouwen per 100.000 levendgeborenen). Pre-eclampsie wordt in circa 10% van de gevallen gecompliceerd door het HELLP-syndroom. Pijnklachten in de rechter bovenbuik, in epigastrio of in de rug zijn typerend voor het HELLP-syndroom. Misselijkheid, braken en/of hoofdpijn komen bij de helft van de patiënten voor. Hoewel het HELLP-syndroom meestal gepaard gaat met hypertensie en proteïnurie, kunnen deze symptomen ontbreken.

Geelzucht wordt veroorzaakt door intravasculaire hemolyse en/of hepatocellulaire beschadiging. Acute leververvetting is een zeldzame aandoening (incidentie 1 per 13.000 bevallingen). Acute leververvetting ontstaat meestal na de 34e zwangerschapsweek. Misselijkheid, braken, buikpijn en algehele malaise zijn klachten die bij patiënten met acute leververvetting het meest op de voorgrond staan. De helft van de patiënten met acute leververvetting heeft ook pre-eclampsie, maar extreem hoge bloeddrukken ontbreken meestal. Geelzucht ontstaat na een aantal dagen. Bij laboratoriumonderzoek zijn de aminotransferasen en ammoniak verhoogd, de bloedingstijd is verlengd en het glucosegehalte verlaagd.

De diagnose is vaak moeilijk omdat pre-eclampsie, het HELLP-syndroom en andere acute leverziekten veel op acute leververvetting lijken. Laboratoriumuitslagen in combinatie met gegevens over klachten en symptomen geven meer inzicht in de diagnose (tabel 2.3). Bij het HELLP-syndroom, acute leververvetting en hepatitis zijn de aminotransferasen verhoogd. Het HELLP-syndroom wordt gekenmerkt door een laag aantal trombocyten en gaat gepaard met (reversibele) leverschade, zonder dat hier sprake is van leverinsufficiëntie. Bij acute leververvetting en acute hepatitis staat de leverinsufficiëntie meer op de voorgrond, gekenmerkt door geelzucht zoals hiervoor beschreven, en afwijkende bloedwaarden: een verhoogd ammoniakgehalte, hypoglykemie en stollingsstoornissen. Verhoogde serumammoniakwaarden komen derhalve niet voor bij het HELLP-syndroom. Bij patiënten met hepatitis is serologisch onderzoek doorslaggevend.

ACUTE LEVERVERVETTING

Acute leververvetting wordt gekenmerkt door microvasculaire vetinfiltratie in de centrilobaire gebieden van de lever. Een biopsie is echter geen noodzaak voor het stellen van de diagnose acute leververvetting en is niet zonder risico. Bij acute leververvetting moet de zwangerschap beëindigd worden. Dit heeft geleid tot een daling van de moederlijke sterfte aan leververvetting; in de jaren tachtig was deze 75-80%, thans 0%. Uiteraard dient de patiënte voorafgaand aan het beëindigen van de zwangerschap hemodynamisch gestabiliseerd te worden met correctie van hypoglykemie, stollingsafwijkingen, verhoogd ammoniakgehalte en metabole acidose.

ZWANGERSCHAPSCHOLESTASE

Zwangerschapscholestase is een vaak voorkomende (10%), reversibele aandoening die vooral in het derde trimester van de zwangerschap voorkomt. Het karakteristieke symptoom is jeuk. De symptomen braken, misselijkheid en buikpijn ontbreken. De foetale morbiditeit en mortaliteit zijn toegenomen. Zwangerschapscholestase wordt waarschijnlijk veroorzaakt door een combinatie van een genetisch defect in het oestrogeen- en/of progesteronmetabolisme en de verhoogde productie van deze hormonen in de zwangerschap. De totale galzuurconcentratie is diagnostisch van groot belang: nadere laboratoriumbepalingen zijn weinig sensitief en specifiek. Ernstige jeuk behandelen kan plaatsvinden met ursodeoxycholzuur en bewaking van de foetale conditie. Bij verslechtering van de foetale conditie en/of een zwangerschapsduur van 37-38 weken is het advies de zwangerschap te beëindigen.

2.10.3 *Leverziekten die onafhankelijk van de zwangerschap optreden*

Patiënten kunnen al voorafgaand aan de zwangerschap een leverziekte hebben, of zij kunnen de ziekte in de zwangerschap ontwikkelen. Virale hepatitis kan gedurende de hele zwangerschap voorkomen. Patiënten met acute hepatitis (A-E) hebben meestal als klachten misselijkheid, braken, buikpijn en algemene malaise zoals bij acute leververvetting. Bij hepatitis zien we geen hypertensie. Geelzucht is een symptoom van hepatocellulaire beschadiging bij patiënten met acute leververvetting en hepatitis. Van deze patiënten geneest 90% binnen enkele weken. In 10% van de vrouwen met een hepatitis-B-infectie zal een chronische hepatitis ontstaan en deze patiënten zijn draagsters met uiteindelijk cirrose.

In het laboratorium worden sterk verhoogde aminotransferasen gevonden en specifieke serologische tests zijn positief (IgM voor hepatitis A, HbsAg, anti-HBc IgM voor hepatitis B en anti-HCV voor hepatitis C). Voor de behandeling is een adequate vochtinname van belang, besmetting van de omgeving dient voorkomen te worden en ook voor het kind: toediening hepatitis-B-immunoglobuline direct na de geboorte en actieve immunisatie door hepatitis-B-vaccin. Andere diagnosen zoals galstenen en acute galblaasontsteking kunnen in de zwangerschap voorkomen. Bij vrouwen met acuut leverfalen door een hepatitisvirus of galblaasontsteking zal beëindiging van de zwangerschap niet leiden tot genezing van de ziekte.

Tabel 2.3   Kenmerken van de ongecompliceerde zwangerschap versus leverziekten in de zwangerschap.

	Kenmerk	Normale zwangerschap	Pre-eclampsie + HELLP-syndroom	Acute leververvetting	Virale hepatitis
			Begin > 20 weken	Begin > 28 weken	Kan gedurende de gehele zwangerschap beginnen
Klachten	Misselijkheid		– of +	+++	+/++
	Buikpijn	–	+ tot +++	++	+/++
Symptomen	Hypertensie	–	+ tot +++	–/+	–
	Koorts	–	–	–/+	–/+
	Desoriëntatie	–	– tot +	–/+++	–/+++
Laboratoriumonderzoek	Bilirubine	normaal tot ↓	normaal tot ↑	↑ tot ↑↑	tot↑↑
	ALAT	normaal	↑ tot ↑↑	↑ tot ↑↑	↑ tot ↑↑↑
	Ammoniak	normaal	normaal	normaal tot ↑	normaal of ↑
	Glucose	normaal	normaal	↓↓ tot normaal	normaal of ↓↓
	Trombocyten	normaal	↓↓	normaal tot ↓	normaal
	Fibrinogeen	normaal tot ↑	normaal tot ↓	↓ tot ↓↓	↑, normaal of ↓↓
	Proteïnurie	–	– tot ↑↑+	– tot ↑+	normaal
	Urinezuur	normaal	↑	↑tot↑↑	normaal
	Antitrombine	normaal	normaal tot ↓	↓ tot ↓↓↓	↑, normaal tot ↓↓
	Haptoglobine	normaal	↓	↓	normaal

2.11   Longafwijkingen

In deze paragraaf worden de meest voorkomende aangeboren en verworven longafwijkingen besproken.

2.11.1   Fysiologische veranderingen

Het zuurstofverbruik neemt in de zwangerschap sterk toe. De longfunctie, in dit geval het ademminuutvolume, neemt met 40-50% toe, vooral op basis van een toegenomen teugvolume en minder op basis van een toegenomen ademhalingsfrequentie. Hierdoor ontstaat een hyperventilatie, die ervoor zorgt dat relatief meer koolzuur wordt uitgeademd dan buiten de zwangerschap. Het koolzuurgehalte in het bloed is bij de zwangere dan ook wat lager. De meeste zwangeren voelen zich door deze normale aanpassing tijdens de hele zwangerschap wat kortademig. Verder speelt in de tweede helft van de zwangerschap de hoogstand van het diafragma ook een rol en kan de zwangere soms niet goed doorademen.

2.11.2   Cystische fibrose

Van de aangeboren afwijkingen is taaislijmziekte of cystische fibrose (CF) een steeds vaker voorkomende longaandoening bij jonge vrouwen. CF is een ziekte waarbij klieren in de longen en het maag-darmkanaal abnormaal – vooral taai – slijm produceren. Uiteindelijk leidt dit tot beperking van de longfunctie en uitval van de alvleesklier. Door de sterk toegenomen levensverwachting van patiënten met CF neemt het aantal vrouwen met deze aandoening dat daadwerkelijk zwanger wil worden, de laatste jaren sterk toe. Vaak hebben vrouwen met CF last van vruchtbaarheidsstoornissen en worden vruchtbaarheidsbevorderende technieken toegepast. Preconceptionele advisering en screening op dragerschap voor CF bij de partner dient in principe bij elke CF-patiënte met kinderwens te worden verricht.

Eenmaal zwanger dient behandeling van de patiënte met CF multidisciplinair plaats te vinden. De uitkomst van de zwangerschap is vooral afhankelijk van de longfunctie bij aanvang van de zwangerschap. Tijdens de zwangerschap optredende longinfecties dienen agressief te worden behandeld. De zwangerschap heeft in principe geen nadelige invloed op het natuurlijke beloop van de CF.

2.11.3   Astma en andere recidiverende luchtwegaandoeningen

De oude termen astma, chronische bronchitis en emfyseem vallen tegenwoordig onder de verzamelnaam astma en COPD (*chronic obstructive pulmonary disease*). Al deze aandoeningen worden namelijk veroorzaakt door een chronische beschadiging van de kleinere vertakkingen van de luchtwegen. Klinisch betekent dit aanvallen van kortademigheid, een piepende ademhaling en hoesten. Zwangerschap beïnvloedt de ernst van de ziekte niet. Tijdens de zwangerschap kan de toestand zelfs tijdelijk verbeteren. COPD heeft geen nadelige invloed op de zwangerschapsuitkomst, behalve als er sprake is van een slecht gereguleerde situatie met chronische hypoxie bij de moeder. Daarom is het van het grootste belang tijdens de zwangerschap zo trouw mogelijk alle noodzakelijke medicatie te gebruiken. Bij voorkeur wordt de medicatie optimaal ingesteld preconceptioneel, dat wil zeggen nog voordat een zwangerschap ontstaat. Het merendeel van de medicijnen die bij astma en COPD worden toegepast, is namelijk veilig in de zwangerschap te gebruiken. Uitsluitend bij astma en COPD met klachtenvrije intervallen, al dan niet met het gebruik van medicatie, kunnen patiënten in de eerste lijn begeleid worden tijdens de zwangerschap.

Bij de bevalling kan in zeldzame gevallen een astmatische aanval optreden. Vrouwen die in het jaar voor de partus minimaal een maand orale steroïden gebruikten, dienen een zogeheten cortisonstressschema te hanteren (bijvoorbeeld drie- tot viermaal daags 100 mg prednisolon parenteraal). Het baringsinducerende middel prostaglandine E_2 (dinoproston) is een bronchodilatator die veilig kan worden gebruikt. Sulproston (Nalador) zou kunnen leiden tot een acute astmatische aanval. Uit de literatuur blijkt dat dit risico zeer klein is. Bij een eventuele sectio caesarea is lokale anesthesie aan te bevelen. Ten slotte kan het uteruscontractiebevorderende medicijn ergometrine bronchospasme veroorzaken. Het risico op een kind met astma kan worden verminderd door het geven van borstvoeding. Alle gebruikelijke medicatie kan tijdens borstvoeding gewoon worden gebruikt en is veilig voor de baby.

2.11.4   Longontsteking

Longontsteking komt even vaak voor in de zwangerschap als daarbuiten. In tegenstelling tot bacteriële pneumonie verloopt een virale pneumonie ernstiger tijdens de zwangerschap. De diagnostiek dient ook in de zwangerschap te worden verricht met een thoraxfoto. Thoraxfoto's zijn veilig in de zwangerschap toe te passen en zorgen voor een minimale stralingsbelasting voor de foetus. De meeste vormen van antibiotica zijn veilig in de zwangerschap toe te passen. Omdat de nieren tijdens de zwangerschap een snellere uitscheiding hebben, moet de dosering van sommige soorten antibiotica wel worden aangepast.

2.11.5   Ernstige obstructieve longziekte

Ernstig obstructief longlijden kan bijvoorbeeld ontstaan door aangeboren afwijkingen zoals kyfoscoliose. Patiënten met een ernstig obstructief longbeeld kunnen een zwangerschap over het algemeen beter doorstaan dan patiënten met een ernstige cardiale aandoening. Hoewel de normale extra aanpassing in de zwangerschap van zowel de longen als het hart ongeveer 40% bedraagt, hebben de longen toch nog meer relatieve reservecapaciteit dan het hart. Wanneer de slechte longfunctie gepaard gaat met pulmonale hypertensie, hoge bloeddruk in de longcirculatie, maakt dit de prognose slechter. Vanwege een verslechterende longfunctie door de mechanische veranderingen van de groeiende uterus kan het soms nodig zijn de baring eerder in te leiden, soms zelfs bij een preterme termijn.

2.12   Obesitas

Obesitas of overgewicht is een abnormale gezondheidstoestand, waarbij er een overmaat is aan lichaamsvet. Om te bepalen of er sprake is van obesitas wordt meestal de body-mass index (BMI) gebruikt. In de negentiende eeuw ontwikkelde de astronoom en mathematicus Adolphe Quetelet de queteletindex of *body-mass index* (BMI). De BMI kan worden berekend door het gewicht (in kilogram) te delen door het kwadraat van de lichaamslengte (in meters). De wereldgezondheidsorganisatie WHO definieert een BMI van:
- minder dan 19 kg/m^2 als ondergewicht;
- tussen 19 en 25 kg/m^2 als een normaal gewicht;
- tussen 25 en 30 kg/m^2 als overgewicht;
- boven 30 kg/m^2 als obesitas.

Tabel 2.4   WHO-gewichtsclassificatie.

BMI (kg/m^2)	Classificatie
< 19	Ondergewicht of mager
19-24,9	Normaal
25-29,9	Overgewicht
30-34,9	Obesitas klasse I
35-39,9	Obesitas klasse II
> 40	Obesitas klasse III

Obesitas kan op haar beurt weer worden geclassificeerd in drie graden, waarbij een BMI van meer dan 40 kg/m^2 overeenkomt met klasse 3. Dit wordt ook wel morbide obesitas genoemd.

Momenteel is overgewicht de meest voorkomende risicofactor bij zwangeren. Hoewel Nederland binnen Europa zeker niet een van de koplopers is, stijgt het percentage mensen met een overgewicht ook in ons land flink. Daarmee stijgt ook het aantal jonge vrouwen met overgewicht en automatisch het aantal zwangeren met overgewicht.

2.12.1   Incidentie

Wereldwijd is er een sterke toename van de incidentie van obesitas. Toch zijn er ook grote verschillen. In de Verenigde Staten lijdt één op elke vier personen aan overgewicht. In Europa, Australië en Nieuw-Zeeland, het Midden-Oosten en Zuid-Amerika is de incidentie van obesitas tussen de 10 en 20%. Onder vrouwen in Europa wisselt de incidentie tussen 11% in Nederland en 24% in Spanje. De prevalentie is nog betrekkelijk laag in China, Japan en veel Afrikaanse landen.

2.12.2   Complicaties tijdens de zwangerschap

DUUR

Overgewicht heeft een belangrijke negatieve invloed op de vruchtbaarheid. Na onvruchtbaarheidsbehandeling en mogelijk ook na spontaan ontstane zwangerschappen gaat obesitas gepaard met een toegenomen kans op een spontane abortus. Vroeggeboorte daarentegen komt waarschijnlijk niet vaker voor dan bij zwangeren met een normaal gewicht. Ten slotte is obesitas wel duidelijk gerelateerd aan een toename van overdragen of serotiene zwangerschappen.

ZWANGERSCHAPSDIABETES

Ongeveer 6 tot 11% van de vrouwen met obesitas ontwikkelt zwangerschapsdiabetes; van de vrouwen met morbide obesitas ontwikkelt zelfs ruim 20% zwangerschapsdiabetes. De oorzaak hiervan is tweeledig:
- overgewicht op zichzelf leidt al tot hogere insulinebehoefte;
- wanneer daar nog de extra behoefte van de zwangerschap bij komt, leidt dit tot een tekort.

Verder is er in de zwangerschap sprake van een toegenomen insulineresistentie, een ongevoeligheid voor insuline, waardoor hogere insulinespiegels nodig zijn om de bloedsuikers normaal te houden. Bij vrouwen met overgewicht is deze insulineresistentie eveneens toegenomen. Het opsporen van zwangerschapsdiabetes is van belang voor de gezondheid van de moeder, maar vooral ook voor de gezondheid van het kind. Vroegtijdige behandeling met insuline vermindert wellicht de mate van macrosomie bij het kind, waardoor minder problemen tijdens de baring en post partum kunnen worden verwacht. Opsporen van zwangerschapsdiabetes dient plaats te vinden in de tweede helft van de zwangerschap, de periode waarin 70% van de foetale groei plaatsvindt. Screening dient niet eenmalig te gebeuren, maar bij voorkeur bij herhaling met enkele weken tussenpozen.

Tabel 2.5   Geadviseerde maten voor de bloeddrukmanchet in relatie tot armomvang.

Armomvang	Bloeddrukmanchet
22-26 cm	12 × 22 cm
27-34 cm	16 × 30 cm
35-44 cm	16 × 36 cm
45-52 cm	16 × 42 cm

PRE-ECLAMPSIE

De ontwikkeling van pre-eclampsie wordt sterk beïnvloed door het lichaamsgewicht. Er is een lineaire relatie tussen de ontwikkeling van zowel zwangerschapshypertensie als pre-eclampsie met de BMI. Het risico op pre-eclampsie verdubbelt met elke 5-7 kg/m² toename van de BMI. Dit betekent dat de incidentie van pre-eclampsie van 3-4% bij normaal gewicht toeneemt tot meer dan 15% bij morbide obesitas. De bloeddrukmeting is een probleem bij zwangeren met overgewicht. Door de toegenomen omvang van de bovenarm wordt de bloeddruk overschat wanneer een te smalle manchet wordt gebruikt. Een te grote manchet leidt tot onderschatting van de bloeddruk. In tabel 2.5 staan de geadviseerde maten voor de bloeddrukmanchet bij toenemende armomvang. De armomvang wordt gemeten midden tussen de elleboog en de schouder.

FOETALE GROEI

Obese vrouwen krijgen significant vaker kinderen met een relatief hoog geboortegewicht. Zowel het vaker optreden van zwangerschapsdiabetes als de obesitas op zich leiden tot zwaardere kinderen. Dientengevolge krijgen obese vrouwen minder vaak kinderen met een laag geboortegewicht.

CONGENITALE AFWIJKINGEN

Obesitas leidt tot een toename van aangeboren afwijkingen.Vooral neuralebuisdefecten en hartafwijkingen komen frequenter voor. Het vóórkomen van neuralebuisdefecten is direct gerelateerd met de mate van obesitas. Suppletie met foliumzuur lijkt hierop geen invloed te hebben. Hartafwijkingen komen bij obesitas tweemaal zo vaak voor. Verrichten van structureel echoscopisch onderzoek kan een deel van deze afwijkingen vroegtijdig opsporen. De verminderde kwaliteit van de echo bij deze groep zwangeren is hierbij echter een probleem.

2.12.3 Complicaties tijdens bevalling en kraambed

BEVALLING

Bij obese zwangeren wordt de baring tweemaal vaker ingeleid vanwege macrosomie en andere zwangerschapscomplicaties. Het verloop van de baring is zowel na een inleiding als bij een spontaan begonnen bevalling vaker geprotraheerd in vooral het eerste deel van de ontsluiting. Bij een ontsluiting van meer dan 6 cm is de ontsluiting vergelijkbaar met die van vrouwen met een normaal gewicht. Een deceleratief CTG en/of meconiumhoudend vruchtwater komen vaker voor. Het aantal kunstverlossingen bij vrouwen met obesitas is niet verhoogd. Maar uit de meeste studies blijkt wel dat obesitas gepaard gaat met een minimaal tweemaal zo hoog sectiopercentage. Het risico neemt toe met de mate van obesitas. Bij vrouwen met morbide obesitas wordt in een aantal studies een sectiopercentage gerapporteerd van ruim 40%. Abdominale foetale bewaking durante partu is soms technisch moeilijk, waardoor het vaker nodig is een schedelelektrode te plaatsen.

SECTIO CAESAREA

Een extra probleem bij het verrichten van een sectio caesarea in geval van een obese zwangere is het toedienen van goede lokale anesthesie. De anesthesioloog heeft hiervoor vaak meer tijd nodig. Bij de beslissing om een sectio te gaan verrichten, dient dit meegenomen te worden. Algehele anesthesie is relatief gecontraïndiceerd bij obesitas. De operatietechniek verdient bij obesitas extra aandacht. Het is onduidelijk in hoeverre de kans op postoperatieve wondinfecties en endometritis, die meer voorkomen bij obesitas, hierdoor kunnen worden verkleind.

KRAAMBED

Vooral de kans op infecties is bij obesitas in het kraambed toegenomen. Endomyometritis komt ongeveer driemaal zo vaak voor bij morbide obese zwangeren. Na een sectio is de kans op een wondinfectie verdubbeld bij obese vrouwen. Een deel van de infecties kan worden voorkomen door het adequaat toepassen van antibiotica. Obese vrouwen hebben meer klachten van de urinewegen in het kraambed. Dit geldt dan vooral voor urineweginfecties. Fluxus post partum komt bij obese vrouwen waarschijnlijk vaker voor. In ieder geval is er bij deze groep patiënten vaker sprake van postpartumanemie. Het bloedverlies bij een sectio caesarea is toegenomen bij obesitas. Trombo-embolische processen, zoals een trombosebeen en/of een longembolie, komen vaker voor bij obesitas. Voorkomen hiervan door adequate (profylactische) antistolling verdient zeker bij deze groep patiënten veel aandacht. Aanpassen van de dosering van de antistolling aan het gewicht is misschien nuttig.

Borstvoeding verloopt bij vrouwen met overgewicht vaak wat moeilijker. Er zijn aanwijzingen dat dit endocrinologische oorzaken heeft. Toch dient borstvoeding vooral bij deze groep vrouwen te worden gestimuleerd, aangezien dit mogelijk meehelpt het lichaamsgewicht direct post partum te verminderen. Overigens is het verliezen van gewicht tijdens borstvoeding veilig voor het kind. Ten slotte verblijven vrouwen met overgewicht gemiddeld langer in het ziekenhuis tijdens hun kraambed.

SPECIALE VOORZORGEN

Het toenemende aantal vrouwen met overgewicht maakt aanpassing van het ziekenhuismeubilair noodzakelijk. Ziekenhuisbedden, rolstoelen, operatietafels, diagnostische apparatuur en zelfs weegschalen moeten worden aangepast. De in veel ziekenhuizen gebruikte toiletten met hangende pot dienen te worden ondersteund. Ook het verlosbed dient geschikt te zijn voor transport naar de operatiekamer en bij voorkeur ook voor het verrichten van een sectio caesarea. Gezien de moeilijkheden die men kan verwachten bij transport, is het minder verstandig om vrouwen met overgewicht thuis te laten bevallen.

PREVENTIE

De ultieme preventie van obesitas is helemaal niet dik worden. Indien er al sprake is van obesitas, is reductie hiervan vaak moeizaam en teleurstellend. Minder voedselinname, meer lichaamsbeweging en soms medicamenteuze ondersteuning vormen de pijlers van de gewichtsreductie. Afname van het gewicht vindt bij voorkeur plaats voordat de zwangerschap optreedt. Indien eenmaal zwanger, is het niet verstandig af te vallen, maar bescheiden aan te komen. Niet aankomen of afvallen in de zwangerschap heeft een negatieve invloed op de foetale groei, zelfs bij obese zwangeren.

Een bijzondere vorm van gewichtsreducerende methoden is de zogeheten bariatrische chirurgie. Hierbij wordt door middel van chirurgische methoden het maag-darmkanaal aangepast waardoor minder voeding wordt opgenomen of er minder kan worden gegeten. De meest toegepaste ingreep is het aanleggen van een aanpasbare maagband, waardoor de maag uitwendig voller en leger kan worden gemaakt. Inmiddels zijn vele succesvolle zwangerschappen na dit soort ingrepen beschreven.

2.13 Neurologische aandoeningen

2.13.1 Epilepsie

Epilepsie is een aandoening waarbij een tijdelijke functiestoornis in de hersenen optreedt. Bepaalde hersencellen gaan zich plotseling en oncontroleerbaar ontladen: een soort kortsluiting in de hersenen. Dit is meestal zichtbaar als een aanval. Als deze aanvallen zich bij herhaling voordoen, dan spreekt men van epilepsie.

Er zijn gegeneraliseerde en partiële aanvallen. Epilepsie met gegeneraliseerde aanvallen komt het meest voor. De gegeneraliseerde aanvallen zijn onder te verdelen in absence en grand mal. Een absence is een aanval van bewustzijnsverlaging en duurt een paar seconden. Onwillekeurige handelingen zoals wrijven of veelvuldig slikken kunnen samengaan met een absence. Een grand mal wordt meestal voorafgegaan door voortekenen zoals bepaalde emoties, zintuiglijke sensaties of een onprettig gevoel in het hoofd of in de buik. Na de tonische fase (een verkramping van de spieren) volgt de klonische fase waarin de spieren samentrekken en ontspannen (het schokken en trekken met de ledematen). Hierna valt men meestal in slaap. Een partiële aanval blijft beperkt tot een kleiner deel van de hersenen en ontstaat steeds vanuit dezelfde plek in de hersenen. De oorzaak zou een hersenbeschadiging op die plek kunnen zijn. De symptomen zijn afhankelijk van het getroffen hersendeel.

Ongeveer 6 van de 1000 mensen hebben epilepsie. De oorzaak kan erfelijk zijn of ontstaan na een hersenbeschadiging. Meestal is er geen afwijking of hersenbeschadiging te vinden. Een epileptische aanval kan uitgelokt worden door hevige schrik, lichtflitsen, gebrek aan nachtrust, psychische spanningen, koorts of alcoholgebruik. De behandeling van epilepsie bestaat uit:

- het zo veel mogelijk vermijden van zaken die een aanval uitlokken;
- anti-epileptica; bepaalde anti-epileptica werken als foliumzuurantagonist of als vitamine-K-antagonist.

2.13.2 Epilepsie en zwangerschap

In 50% van de gevallen verandert de epilepsie niet tijdens de zwangerschap. Bij 10% van de zwangere epilepsiepatiënten vermindert de frequentie en/of de heftigheid van de epileptische aanvallen. Bij de resterende 40% is er een toename van de aanvallen. Door de toename van het circulerend plasmavolume zal de plasmaconcentratie van de anti-epileptica afnemen. De dosering anti-epileptica moet zo nodig aangepast worden om de juiste spiegel te bereiken.

Als een zwangere met epilepsie geen anti-epileptica nodig heeft dan is er ook geen verhoogde kans op aangeboren afwijkingen. Als de zwangere wel anti-epileptica gebruikt dan heeft zij een twee- tot driemaal zo grote kans op het krijgen van een kind met aangeboren afwijkingen, zoals neuralebuisdefecten, anencefalie of spina bifida. Ook al hebben anti-epileptica teratogene effecten, een aanval moet zo veel mogelijk vermeden worden omdat het risico van kortdurende asfyxie voor de foetus tijdens de aanval aanwezig is. Tijdens een epileptisch insult verkrampen de spieren en zou de bloedtoevoer naar de placenta tijdelijk belemmerd kunnen worden. Als een vrouw minimaal twee jaar aanvalsvrij is dan wordt in overleg met de neuroloog de anti-epileptica tijdens de zwangerschap aangepast of soms zelfs gestaakt.

Aan alle vrouwen met kinderwens en aan zwangeren tot tien weken na de laatste menstruatie wordt foliumzuur voorgeschreven. Het nemen van foliumzuur zou de kans op aangeboren aandoeningen reduceren. Gezien de extra risico's op aangeboren afwijkingen is het nemen van foliumzuur voor zwangere vrouwen die anti-epileptica gebruiken uiteraard zeer belangrijk. Ook preconceptioneel is inname van foliumzuur van groot belang. De dosering van foliumzuur is hoger en er zal tot de partus mee worden doorgegaan.

Zwangeren die anti-epileptica gebruiken in de eerste drie maanden van de zwangerschap komen in aanmerking voor een echoscopisch onderzoek in de achttiende tot twintigste week. Bij bepaalde anti-epileptica (zoals valproïnezuur of carbamazepine) wordt een vruchtwateronderzoek in week 16 aangeraden om neuralebuisdefecten uit te sluiten. De meeste anti-epileptische middelen werken zoals gezegd als vitamine-K-antagonist, waardoor er verlaagde concentraties van stollingsfactoren bij de foetus aanwezig zijn. Extra vitamine K wordt daarom aan het einde van de zwangerschap voorgeschreven, en eventueel nog 10 mg vitamine K intraveneus durante partu. Ook de pasgeborene krijgt vitamine K; in sommige ziekenhuizen wordt de vitamine K intramusculair toegediend en in andere oraal.

Voor de O&G-verpleegkundige die een kraamvrouw, een zwangere of een barende met epilepsie verzorgt, is het belangrijk om te weten wat een epileptische aanval bij deze specifieke vrouw uitlokt, en wat de voortekenen zijn. De O&G-verpleegkundige zal dit duidelijk rapporteren, zodat alle verpleegkundigen die deelnemen in de zorg voor deze vrouw hierop kunnen anticiperen. Borstvoeding zal ook met medicatiegebruik van de moeder gegeven kunnen worden; wel zal er gelet moeten worden op eventuele sufheid van de baby als de moeder fenobarbital gebruikt. De O&G-verpleegkundige zal voor de actuele stand van zaken of bij bepaald medicijngebruik borstvoeding is toegestaan, in overleg gaan met de kinderarts of de lactatiekundige van de kliniek.

2.13.3   Intracraniële bloedingen

Intracraniële bloedingen worden meestal veroorzaakt door een ruptuur van een intracranieel aneurysma. Soms ontstaat de bloeding in een aangeboren arterioveneuze malformatie. De symptomen die optreden direct na een intracraniële bloeding zijn:
- braken;

- plotselinge hoofdpijn;
- convulsies;
- bewusteloosheid;
- nekstijfheid treedt ook vrijwel altijd op.

Bij het optreden van een of meerdere van deze symptomen moet de O&G-verpleegkundige de arts hiervan onmiddellijk op de hoogte stellen. De diagnostiek en de behandeling van intracraniële bloedingen is binnen en buiten de zwangerschap gelijk. Bij zwangeren en kraamvrouwen komen deze bloedingen iets vaker voor dan bij niet-zwangeren uit dezelfde leeftijdsgroep. De reden hiervoor zou kunnen zijn dat in de zwangerschap het circulerend volume toeneemt waardoor het vaatbed meer wordt belast.

Intracraniële bloedingen zijn in Nederland de belangrijkste oorzaak van indirecte maternale sterfte. Het is niet altijd nodig dat er een sectio caesarea plaatsvindt. Als de baring zodanig geleid wordt dat de vrouw niet hoeft te persen, dan kunnen zwangeren die bekend zijn met een intracranieel aneurysma of met arterioveneuze malformaties wel vaginaal bevallen. Een tijdige kunstverlossing, eventueel in combinatie met epidurale pijnstilling, kan voorkómen dat de vrouw moet persen. Hierin kan de O&G-verpleegkundige een groot aandeel hebben. Het is deze verpleegkundige die de vrouw begeleidt en ondersteunt tijdens de partus (één-op-één coaching) en tijdig kan sturen in de pijnstilling. Als een zwangere of een kraamvrouw een intracraniële bloeding krijgt, is er meestal sprake van een ingrijpende en ook hectische situatie. De O&G-verpleegkundige zal de partner van de patiënte zo veel mogelijk op de hoogte moeten houden van wat er gebeurt en hem of haar begeleiding bieden.

Een zwangere of een kraamvrouw met pre-eclampsie of eclampsie kan ook een intracraniële bloeding krijgen. In het geval van een pre-eclampsie of eclampsie is er meestal ook sprake van een verstoorde stolling. De combinatie van een hersenbloeding en een verstoorde stolling kan er de oorzaak van zijn dat de patiënte in coma raakt en dit leidt vaak tot de dood. Als dit gebeurt dan is het zeer zinnig om, zoals in veel klinieken gebruikelijk, de casus multidisciplinair na te bespreken. De O&G-verpleegkundige die hierbij betrokken is, moet haar verhaal en haar emoties kwijt kunnen. Collega-verpleegkundigen dienen haar daar de tijd en ruimte voor te geven.

2.13.4 *Multipele sclerose*

Om de zenuwbanen heen bevindt zich een vetachtige isolerende laag, de myelineschede. Deze myelineschede zorgt ervoor dat de impulsen zonder storing door de zenuwbanen heen gaan. Bij multipele sclerose (MS) is de myelineschede beschadigd en kunnen ook de zenuwbanen zelf aangedaan zijn. Hierdoor kunnen de zenuwimpulsen weglekken. De symptomen hangen af van de plaats, de ernst en de duur van de beschadiging. Mensen met MS zijn over het algemeen sneller en vaker moe. Steeds meer onderzoeken bevestigen het vermoeden dat MS een auto-immuunziekte is. Het stellen van de diagnose kan soms jaren duren en een adequate behandeling is nog steeds niet voorhanden. In Nederland zijn ongeveer 80 à 100 mensen met MS per 100.000 inwoners en de aandoening komt bijna tweemaal vaker voor bij vrouwen dan bij mannen. MS treft mensen meestal tussen het twintigste en veertigste levensjaar en is toenemend invaliderend.

MS wordt niet door de zwangerschap beïnvloed. Maar de zwangerschap, de bevalling en de verzorging van de baby zijn wel zwaarder voor vrouwen met MS, omdat alles voor hen vermoeiender is. Waar de zwangere onder controle is en waar ze gaat bevallen wordt mede bepaald door de mate van invaliditeit. Als het kraambed thuis kan plaatsvinden, kan er direct worden ingespeeld op de toekomstige problemen en de oplossingen daarvoor.

2.14 Afwijkingen aan de nieren en urinewegen

2.14.1 Fysiologische veranderingen

De bloeddoorstroming van de nieren neemt in de eerste helft van de zwangerschap met 60-80% toe. De glomerulaire filtratiesnelheid, de klaring, neemt eveneens toe met 50-60%. Hierdoor dalen de waarden van het serumcreatinine en ureum in de zwangerschap. Het eiwitverlies in de urine neemt in de normale zwangerschap licht toe. Tot 300 mg eiwitverlies per 24 uur wordt als fysiologisch beschouwd. Zout en water worden in de zwangerschap geretineerd. Hierdoor ontstaat vaak oedeem. De toegenomen klaring zorgt ook voor een hogere uitscheiding van glucose zonder dat er sprake hoeft te zijn van diabetes. De hormonale veranderingen in de zwangerschap in combinatie met de mechanische compressie door de uterus zorgen voor een verslapping en verwijding van de urinewegen. Dit is het meest uitgesproken aan de rechterkant. De mechanische druk van de uterus op de blaas geeft zwangeren een continu gevoel van aandrang, waardoor ze vaker aandrang hebben om te gaan plassen.

2.14.2 Urineweginfecties

Door de beschreven veranderingen van de urinewegen komen urineweginfecties vaker voor in de zwangerschap. We onderscheiden drie typen urineweginfecties:
- asymptomatische bacteriurie;
- acute cystitis;
- acute pyelonefritis.

ASYMPTOMATISCHE BACTERIURIE
Een groot percentage van de zwangeren heeft een zogeheten asymptomatische bacteriurie, het aanwezig zijn van bacteriën in de urine zonder dat er sprake is van klachten. Op zich levert dit geen gevaar of klachten op. Wel ontwikkelt 40% van deze vrouwen een manifeste urineweginfectie of pyelonefritis. Daarom is het toch verstandig dit soort infecties te behandelen.

ACUTE CYSTITIS
Ongeveer 1% van de zwangerschappen wordt gecompliceerd door een blaasontsteking. De klinische verschijnselen en behandeling zijn dezelfde als buiten de zwangerschap.

ACUTE PYELONEFRITIS
In ongeveer 1-2% van de zwangerschappen ontstaat een acute pyelonefritis. Deze infectie gaat gepaard met hoge koorts en pijn in de flanken. Acute pyelone-

fritis verhoogt de kans op vroeggeboorte. Behandeling dient in het ziekenhuis plaats te vinden met intraveneus toegediende antibiotica.

2.14.3 Chronische nierziekte

Het is van belang bij een patiënte met een chronische nierziekte zich twee zaken af te vragen.
• Wat is het effect van de zwangerschap op de nierziekte?
• Wat is het effect van de nierziekte op de zwangerschap?

Wat betreft het effect van de zwangerschap op de nierziekte: tijdens de zwangerschap kunnen verslechtering van de nierfunctie, toename van de hypertensie en toename van eiwitverlies in de urine optreden. Wat betreft het effect van de nierziekte op de zwangerschap: zwangerschap bij een patiënte met een chronische nierziekte wordt gecompliceerd door meer miskramen, hogere kans op pre-eclampsie, intra-uteriene groeivertraging, vroeggeboorte en intra-uteriene vruchtdood. De prognose van deze complicaties hangt af van de volgende preconceptionele factoren:
• de aanwezigheid en mate van nierinsufficiëntie;
• de aanwezigheid en mate van hypertensie;
• de aanwezigheid en mate van proteïnurie;
• de onderliggende oorzaak van de nierziekte.

Bij vrouwen met matige tot ernstige nierinsufficiëntie wordt 60% van de kinderen te vroeg geboren en kan de nierfunctie met 25-50% afnemen. Bij een reeds bestaande proteïnurie is het vaak moeilijk om in de zwangerschap de diagnose pre-eclampsie te stellen.

2.15 Schildklierafwijkingen

De schildklier is een klein orgaan. Het bevindt zich vlak voor de luchtpijp, net iets boven het kuiltje in de hals. De schildklier produceert hormonen die worden afgegeven aan het bloed. De hypofyse reguleert de werking van de schildklier en andere hormoonklieren, zoals bijschildklieren en geslachtsklieren (bij de vrouw de ovaria en bij de man de testes). De hypofyse geeft schildklierstimulerend hormoon (thyroïdstimulerend hormoon, TSH) af. De schildklierhormonen werken stimulerend of remmend op de werking van andere organen. De schildklierhormonen spelen een belangrijke rol in de regeling van de stofwisseling in de cellen, voor de verwerking van voedsel tot de energie die nodig is voor alle lichaamsprocessen. Tevens zijn de schildklierhormonen belangrijk voor de groei en ontwikkeling van de mens. In de zwangerschap kan de schildklier iets gezwollen zijn en daardoor iets actiever zijn dan anders. De foetale schildklier wordt in de eerste weken aangelegd; vanaf de dertiende week produceert de foetale schildklier hormonen. Voor die tijd is de foetus afhankelijk van de schildklierhormonen van de moeder.

Figuur 2.11   Samenwerking tussen schildklier en hypofyse.

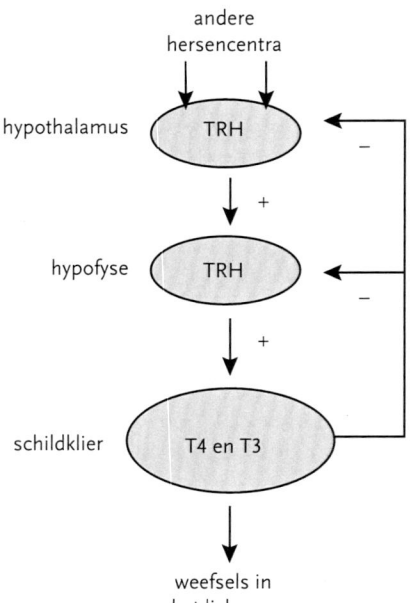

2.15.1   Hyperthyreoïdie

Als de schildklier te snel werkt, dan spreekt men van hyperthyreoïdie. Mensen die een te snel werkende schildklier hebben, kunnen last hebben van hartkloppingen, gewichtsverlies, veel transpireren, overactiviteit, trillende vingers, prikkelbaarheid of een vergrote schildklier. Verwarrend kan zijn dat veel van deze klachten ook voorkomen bij een prille zwangerschap. Specifiek bloedonderzoek van de T3, T4 en de TSH-waarden zal duidelijkheid kunnen bieden of er sprake is van hyperthyreoïdie. Mensen die lijden aan hyperthyreoïdie zijn vaak onder behandeling van de internist. De internist probeert met medicatie, een operatie of radioactief jodium de werking van de schildklier te normaliseren.

Hyperthyreoïdie wordt meestal veroorzaakt door de ziekte van Graves, een auto-immuunziekte. Bij de ziekte van Graves maakt het lichaam antistoffen tegen de eigen schildklier. Deze antistoffen worden thyroïdstimulerende immunoglobulinen (TSI) genoemd. De ziekte van Graves komt meestal na ongeveer twee tot vier jaar tot rust. In ongeveer 50% van de gevallen is na een aantal jaren ook de productie van schildklierhormonen weer normaal. Toch kan er ook dan nog TSI in het bloed circuleren, terwijl de symptomen zijn verdwenen.

2.15.2   Hyperthyreoïdie en zwangerschap

Per duizend zwangeren lijden er één à twee aan hyperthyreoïdie; in meer dan 90% van de gevallen zal de oorzaak van de te snel werkende schildklier liggen bij de auto-immuunziekte, de ziekte van Graves. In de zwangerschap zal de behandeling bij voorkeur bestaan uit toediening van thyreostatica. Onbehandelde hyperthyreoïdie in de zwangerschap kan leiden tot pre-eclampsie, vroeggeboorte en tot perinatale sterfte. In de regel zijn auto-immuunziekten in de zwangerschap minder heftig. Er zal geregeld onderzoek gedaan worden naar de medicijnspiegels om de medicatie zo nauwkeurig mogelijk te laten zijn.

De medicijnen die de zwangere neemt, kunnen in het derde trimester de placenta passeren en de foetale schildklier zodanig beïnvloeden dat de foetus een hypothyreoïdie ontwikkelt. Als de schildklier te traag werkt, zal de geestelijke ontwikkeling van de foetus kunnen vertragen. Soms groeit de schildklier zo hard dat er sprake is van struma bij de foetus. Met de echo zal gecontroleerd worden of de schildklier van de foetus niet te hard groeit (struma).

DIAGNOSTIEK

Het is belangrijk om in het begin van de zwangerschap onderzoek te doen naar de aanwezigheid van TSI in het bloed van de zwangere. Deze eiwitten kunnen in het derde trimester de placenta passeren en dan de foetale schildklier beïnvloeden zodat het kind een hyperthyreoïdie ontwikkelt. Foetale hyperthyreoïdie gaat gepaard met een versnelde foetale hartslag. Om dit goed te volgen, zal er vanaf week 26 regelmatig een CTG gedraaid worden om de hartslag te controleren. Als de zwangere bepaalde hoeveelheden thyreostatica gebruikt zodat de foetus intra-uterien al is meebehandeld, of als de TSI boven een bepaalde waarde zit, dan is er een kans dat het kind tot tien dagen na de geboorte een thyreotoxische crisis krijgt. Dit is een ernstige aandoening waarvoor het kind ter controle op de couveuseafdeling wordt opgenomen. Direct post partum zal het navelstrengbloed worden gecontroleerd op T4 en TSH (thyroïdstimulerend hormoon). Hyperthyreoïdie is juist geen tweedelijnsindicatie als de TSI en de schildklierhormonen tijdens de zwangerschap binnen bepaalde waarden zijn gebleven en er geen hoge dosering schildklierremmende medicijnen zijn gebruikt.

2.15.3   Hypothyreoïdie

Als de schildklier te traag werkt dan spreekt men van hypothyreoïdie. Klachten van mensen die een te traag werkende schildklier hebben zijn moeheid, een droge huid, ruim bloedverlies bij de menstruatie, anovulatoire cyclus, obstipatie, kouwelijkheid, gewichtstoename, haaruitval en brokkelige nagels. De oorzaak van hypothyreoïdie is meestal een auto-immuunziekte, hashimotothyreoiditis. Hierbij wordt de schildklier zodanig beschadigd dat er onvoldoende schildklierhormonen geproduceerd kunnen worden. De oorzaak is soms de behandeling van hyperthyreoïdie. Dan kan er echter toch nog TSI in het moederlijk bloed circuleren, met de bijbehorende consequenties voor de foetus. De behandeling is medicamenteus; meestal wordt het hormoon levothyroxine voorgeschreven.

2.15.4   Hypothyreoïdie en zwangerschap

Ongeveer zes op de duizend zwangeren in Nederland hebben hypothyreoïdie. Omdat een van de verschijnselen bij hypothyreoïdie een anovulatoire cyclus is, zullen er zeer weinig zwangeren zijn met een onbehandelde hypothyreoïdie. Als een zwangere ondanks de hypothyreoïdie toch zwanger is en hier niet voor wordt behandeld, dan is er grotere kans op abruptio placentae, pre-eclampsie of een intra-uteriene vruchtdood. In bijna alle gevallen van zwangerschap en hypothyreoïdie is de hypothyreoïdie juist wel behandeld en is er vooral in het begin van de zwangerschap voldoende controle van de medicatie noodzakelijk omdat de foetus de eerste maanden helemaal afhankelijk is van moederlijke schildklier-hormonen. De schildklierstimulerende medicatie en de antistoffen die de schild-klier bij de moeder beschadigen passeren beide de placenta niet en hebben geen invloed op de foetale schildklier. Na de bevalling is er daarom geen extra controle van het kind nodig. Zoals elk kind wordt het met de hielprik gecontroleerd op de aanwezigheid van congenitale hypothyreoïdie (CHT). Er is echter geen relatie tussen de hypothyreoïdie bij de moeder en het voorkomen van CHT bij het kind.

DIAGNOSTIEK

Voor de ontwikkeling van de foetus is het belangrijk dat de moeder goed is inge-steld op de medicatie. Vooral in het begin van de zwangerschap, omdat de foetus dan volledig afhankelijk is van de schildklierhormonen van de moeder. De inter-nist zal vaker bloedonderzoek doen naar de schildklierfuncties. Afhankelijk van de oorzaak van de hypothyreoïdie zal er gecontroleerd worden of er ook TSI aan-wezig is in het moederlijk bloed.

NA DE BEVALLING

Na de bevalling ontstaat regelmatig een schildklierstoornis. Bij 4 tot 5% van de vrouwen ontstaat een (lichte) vorm van hyperthyreoïdie in de eerste maanden post partum. Tussen vier en acht maanden na de bevalling krijgt 2 tot 5% van de vrouwen te maken met hypothyreoïdie. Deze vrouwen hebben klachten zoals lusteloosheid, vermoeidheid en depressieve gevoelens. Er zou ook een nog onbe-wezen verband zijn met postpartumdepressie. Na ongeveer acht tot negen maan-den na de bevalling herstelt de schildklierfunctie zich weer. Soms blijft de hypo-thyreoïdie bestaan en is behandeling door de internist geïndiceerd.

2.16   Varices

Varices zijn spataderen, dat wil zeggen uitgezette en meestal gekronkelde venen. Ondanks de grote drukverhoging in het veneuze systeem ontwikkelt niet iedere zwangere varices. Multiparae ontwikkelen vaker varices. In ieder geval heeft van alle volwassen vrouwen 20-25% zichtbare varices.

2.16.1   Fysiologische veranderingen

De druk in de venen van de onderste extremiteiten en het onderlichaam neemt tijdens de zwangerschap geleidelijk en fors toe, terwijl de veneuze druk in de bovenste extremiteiten hoegenaamd niet verandert. Omdat de centraalveneuze druk, de druk in het rechteratrium, zelfs wat verlaagd is, moet er tussen de onderste lichaamshelft en het hart een obstructie bestaan. Deze obstructie van het veneuze systeem bestaat uit drie elementen:

- mechanische druk van de uterus op de beide vv. iliacae en de v. cava inferior;
- druk van het hoofd op de foetale iliacale venen;
- een hemodynamische obstructie door de outflow van bloed onder hoge druk vanuit de uterus in het veneuze systeem.

Uiteindelijk leiden deze verschillende manieren van obstructie aan het einde van de zwangerschap tot een verdubbeling van de veneuze druk.

2.16.2 Klinische verschijnselen

Naast varices aan de onderste extremiteiten kan er ook sprake zijn van varices rondom de vulva en anus, de zogeheten hemorroïden. Vulvaire varices kunnen tijdens de bevalling aanleiding geven tot moeilijk te stelpen veneuze bloedingen. Tijdens de zwangerschap geven ze klachten van jeuk en een prolapsgevoel. Hemorroïden worden behandeld op dezelfde wijze als buiten de zwangerschap: aanpassen van het ontlastingspatroon en lokale anesthetica. Varices kunnen aanleiding zijn tot klachten als jeuk, pijn, vermoeidheid en een zwaar gevoel. Het merendeel van de varices geeft overigens geen klachten.

2.16.3 Behandeling

Behandeling van varices bestaat in de eerste plaats uit het geven van leefregels: staan en zitten hebben een negatieve en lopen en bewegen een positieve invloed. Gewichtsreductie, stoppen met roken en bevorderen van de stoelgang heeft geen invloed. Bij klachten of om progressie van de varices tegen te gaan kunnen elastische kousen worden gebruikt. In de zwangerschap dienen elastische kousen vaak meermaals te worden aangemeten. Chirurgische behandeling tijdens de zwangerschap is niet verstandig, omdat de varices na de zwangerschap vaak vlot weer verdwijnen.

2.16.4 Complicaties

Complicaties van varices zijn een oppervlakkige tromboflebitis en varicesbloedingen. Een oppervlakkige tromboflebitis verdwijnt vaak spontaan binnen twee weken. Pijnstilling kan aangewezen zijn. Varicesbloedingen vereisen een stevig drukverband. De kans op trombo-embolie is niet toegenomen bij varices en er is dan ook geen noodzaak voor (profylactische) antistolling.

Figuur 2.12   Vulvavarices.

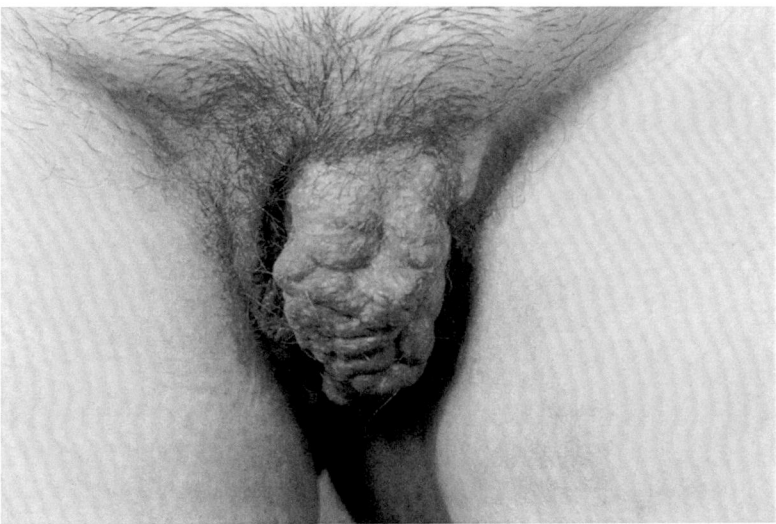

2.17 Acute buik in de zwangerschap

Buikpijn in de zwangerschap kan worden veroorzaakt door:
* obstetrische afwijkingen;
* gynaecologische afwijkingen;
* andere afwijkingen.

In deze paragraaf zullen we ons beperken tot de laatste twee categorieën. De therapie van buikpijnklachten in de zwangerschap zal afhangen van de onderliggende oorzaak. Als er sprake is van een acute buik, zal net als buiten de zwangerschap chirurgische interventie noodzakelijk zijn. Afhankelijk van de amenorroeduur en de onderliggende oorzaak zal het nodig zijn tegelijkertijd een sectio caesarea uit te voeren.

2.17.1 *Gynaecologische afwijkingen*

CYSTE VAN HET OVARIUM OF STEELDRAAI
Vooral in het eerste trimester zal er nog vaak sprake zijn van een cyste aan een van beide ovaria. Deze ovariumcyste is het overblijfsel van het corpus luteum en heet dan ook het corpus luteum graviditatis. Na het eerste trimester verdwijnt deze cyste. Een cyste na het eerste trimester is per definitie afwijkend. Wanneer de cyste ruptureert, of het adnex tordeert, zal acute buikpijn ontstaan die chirurgische interventie vereist. Zelden tordeert alleen de tuba, ook in die gevallen zal chirurgische interventie nodig zijn; het ovarium kan dan vaak wel gespaard blijven.

MYOMEN
Onder invloed van de zwangerschapshormonen en vooral het oestradiol zullen reeds preconceptioneel aanwezige myomen gaan groeien. Vooral in het tweede trimester zal dat aanleiding kunnen zijn tot pijnklachten, veroorzaakt door ischemie in het myoom. Na het tweede trimester verdwijnen de pijnklachten vaak vanzelf. Adequate pijnstilling volstaat meestal. Zelden is het noodzakelijk om chirurgisch in te grijpen.

2.17.2 *Andere afwijkingen*

OBSTIPATIE
Een van de meest voorkomende oorzaken van buikpijn in de zwangerschap is obstipatie. Dit probleem dient conservatief en medicamenteus te worden opgelost.

APPENDICITIS
Bij elke zwangere patiënte met acute buikpijnklachten en koorts dient de diagnose appendicitis te worden overwogen. De klassieke pijnlokalisatie bij een appendicitis kan in de tweede helft van de zwangerschap afwezig zijn door verplaatsing van de appendix. Ook de andere kenmerken zoals misselijkheid, braken en diarree kunnen gemaskeerd zijn. Appendicitis is de meest voorkomende niet-gynaecologische reden voor een laparotomie tijdens de zwangerschap.

CHOLECYSTITIS EN PANCREATITIS

Cholecystitis en pancreatitis geven meestal pijn in epigastrio, in het maagkuiltje, en de bovenbuik. Symptoomloze galstenen komen vaker voor tijdens de zwangerschap. De prevalentie van acute cholecystitis in de zwangerschap bedraagt 0,1%. De behandeling van cholecystitis is dezelfde als buiten de zwangerschap. Acute pancreatitis tijdens de zwangerschap is zeldzaam, ontstaat meestal in het derde trimester en de behandeling is identiek aan die buiten de zwangerschap.

ULCUS VENTRICULI EN DUODENI

De maagzweer (ulcus ventriculi) komt minder vaak in de zwangerschap voor. Slechts zeer zelden ontstaat tijdens de zwangerschap een perforatie op basis van een ulcus. Terwijl zuurbranden en braken gebruikelijke klachten zijn in de zwangerschap, is aanhoudende pijn in epigastrio dat niet. Tijdens de zwangerschap kan zo nodig een gastroscopie worden verricht. Meestal kan medicamenteuze behandeling worden ingesteld.

2.17.3   *Urologische oorzaken*

Buikpijnklachten kunnen veroorzaakt worden door een infectie van de blaas of hogere urinewegen. Pyelonefritis veroorzaakt veelal hoge koorts en behoeft directe behandeling. Tevens kunnen kolieken van de urinewegen een acute buik simuleren. Vooral in de eerste helft van de zwangerschap kan de fysiologische afvloedsbelemmering van het rechter uretersysteem buikpijnklachten veroorzaken. Nierstenen kunnen uiteraard ook in de zwangerschap voorkomen en koliekpijnen veroorzaken.

2.17.4   *Overige oorzaken*

Net als buiten de zwangerschap kunnen diverse interne ziekten klinische beelden laten zien die lijken op een acute buik. Voorbeelden hiervan zijn metabole stoornissen zoals een diabetische ketoacidose en hypercalciëmie. Ook een sikkelcelcrisis, die vaak in de zwangerschap voor het eerst optreedt, gaat gepaard met hevige buikpijnklachten.

TRAUMA

Trauma is een relatief veelvoorkomende oorzaak van maternale sterfte. In Nederland wordt buiktrauma vooral veroorzaakt door auto-ongelukken en vallen. Veel minder vaak is er sprake van geweld. Tot een zwangerschapsduur van ongeveer dertien weken zijn de uterus en de foetus beschermd door het benige bekken. Na relatief kleine traumata treedt er zelden (1-5%) een intra-uteriene vruchtdood op als gevolg van een abruptio placentae. Toch lijkt het van belang na elk stomp buiktrauma van enige betekenis de foetale conditie en de weeënactiviteit met een cardiotocogram te controleren.

Bij grotere ongevallen is een multidisciplinaire aanpak noodzakelijk. Bij de opvang in de traumakamer dient eerst de conditie van de moeder te worden gestabiliseerd alvorens de conditie van het kind te beoordelen. Net zoals de moeder dient ook het kind continu bewaakt te worden tijdens diagnostische en operatieve procedures. Bij een ernstig trauma kunnen schuifkrachten tussen het myometrium en de placenta een placentaloslating veroorzaken. Bij een groot trauma is de kans hierop 20-50%. Geadviseerd wordt om continu foetale bewaking toe te passen gedurende de eerste vier uur na het trauma. Indien uteruscontracties ook na deze periode blijven bestaan, moet de foetale bewaking worden gecontinueerd. Als de contracties zijn verdwenen, kan intermitterend een CTG worden vervaardigd.

Bij een resusnegatieve bloedgroep wordt geadviseerd immunoglobuline anti-D toe te dienen. Dit kan op geleide van de kleihauer-betketest, die meet hoeveel foetale bloedcellen door foetomaternale transfusie in de moederlijke circulatie zijn terechtgekomen. Hiernaast kan de kleihauer-betketest als indicator optreden voor de ernst van de uteriene beschadiging. Nog niet helemaal duidelijk is of deze test een betere voorspeller van complicaties is dan het CTG.

Literatuur

Aarnoudse JG, Houthoff HJ, Weits J, Vellenga E, Huisjes HJ. A syndrome of liver damage and intravascular coagulation in the last trimester of normotensive pregnancy. British journal of obstetrics and gynaecology 1986;93(2):145-155.

Amelink-Verburg MP, Daemers DOA, Rijnders MEB. Anemie in de eerstelijns verloskundige praktijk: KNOV-standaard. Bilthoven/Leiden: KNOV/TNO-PG; 2000.

Boonstra JG, Overbeeke MA, de Rijke YB, Duvekot JJ. [A pregnant woman with irregular erythrocyte antibodies for whom no compatible packed red blood cells were available] [Article in Dutch]. Ned Tijdschr Geneeskd 2005 Nov 19;149(47):2633-6.

Borg PC ter, Buuren HR van, Visser W. Intrahepatic cholestasis of pregnancy. Ned Tijdschr Geneeskd 2003 May 31;147(22):1056-9.

Breuning M. Genetische aspecten van preconceptieadvies: Hemoglobinopathieën als testcase [internetpagina]. Abstract conferentie Nationale Dialoog Genetica, 29 januari 2004. Soestdijk: VSOP; 2004. http://vsop.nl/bilderberg/BBabstractsCONF/Breuningjan.htm.

Castro M, Fassett M, Reynolds T, Shaw K, Goodwin T. Reversible peripartum liver failure: A new perspective on the diagnosis, treatment, and cause of acute fatty liver of pregnancy based on 28 cases. Am J Obstet Gynecol 1999;181:389-95.

Cunningham FG, Leveno KJ, Gilstrap LC. Williams Obstetrics. 22th ed. Berkshire: McGraw-Hill Professional Publishing; 2005.

Dermatology Information System DermIS [homepage on the internet]. Heidelberg/Erlangen: Universität Heidelberg/Universität Erlangen-Nürnberg, 2008. http://www.dermis.net/dermisroot/en/29476/diagnose.htm

Dierick J, Sijs A, Vanhouteghem H, Demey K, Mareen P. Hemoglobinopathie. Hot Spots, Nieuwsbrief van het Laboratorium AZ Maria Middelares. Gent: St. Jozef; januari 2003. http://www.azmmsj.be/BENL/site/downloads-overview.aspx?k=288&l=25

Dries I. Basisboek obstetrie- en gynaecologieverpleegkunde. Maarssen: Elsevier gezondheidszorg; 2003.

Egerman RS. HELLP syndrome and imitators of preeclampsia and eclampsia. In: Gleicher N, editor. Principles and practice of medical therapy in pregnancy. New York: Appleton and Lange; 1998. p. 1028-35.

Epilepsie.net [homepage op internet]. Meppel: Stichting Epilepsie Netwerk; 2008. http://www.epilepsie.net/.

Erfelijkheid.nl [homepage op internet]. Woerden: Stichting Erfocentrum; 2001-2008. http://www.erfelijkheid.nl.

Geraedts JPM, Giordano PC, Bolhuis PA. Tien jaar preïmplantatiegenetische diagnostiek (PGD) in Maastricht [internetpagina]. http://www.vsop.nl/teksten/abstracts050604.htm.

Gezondheid.nl: een bron van informatie [homepage op internet]. Hengelo: Innopharm BV; 2008. http://www.gezondheid.nl.

Giordano PC, Plancke A, Meir CA van, Janssen CA, Kok PJ, Rooijen-Nijdam IH van, Tanis BC, Huisseling JC van, Versteegh FG. Carrier diagnostics and prevention of hemoglobinopathies in early pregnancy in The Netherlands: a pilot study. Prenat Diagn 2006 Aug;26(8):719-24.

Heijboer H, Giordano P, Smit C. Sikkelcelziekte: Symptomen en behandeling & erfelijkheid, preventie en zwangerschap [pdf-bestand op internet]. Woerden: Erfocentrum. http://www.erfocentrum.nl/pdf/zena/Sikkelcelziekte%20(patiëntenvereniging%20OSCAR).pdf.

Heineman MJ, Evers JLH, Massuger LFAG, Steegers EAP, redactie. Obstetrie en gynaecologie: De voortplanting van de mens. 6e dr. Maarssen: Elsevier gezondheidszorg, 2007.

Hemoglobinopathieën Laboratorium (LUMC). De rol van verloskundige en gynaecoloog bij primaire preventie van hemoglobinopathieën [internetpagina]. Leiden: HBP; 2008. http://www.hbpinfo.com/view.php3?view=_08b.

Incerpi MH, Miller DA, Samadi R, et al. Stillbirth evaluation: What tests are needed? Am J Obstet Gynecol 1998;178:1121-5.

Inspectie voor de gezondheidszorg/Ziekenfondsraad. Bulletin Bloedonderzoek in de zwangerschap (1998). Rijswijk: IGZ; 1998.

Jochems AAF, Joosten FWMG. Coëlho, zakwoordenboek der Geneeskunde. 28 dr. Maarssen: Elsevier gezondheidszorg; 2006.

Knox TA, Olans LB. Liver disease in pregnancy. N Engl J Med 1996;335:569-75.

Mattox KL, Goetzl L. Trauma in pregnancy. Crit Care Med 2005;33 Suppl: 385-9.

Medicinfo [homepage op internet]. Tilburg: Medicinfo; 2008. http://www.medicinfo.nl.

Meer J van der, Stehouwer CDA. Interne geneeskunde. 13e dr. Houten: Bohn Stafleu van Loghum; 2005.

Modigliani RM. Gastrointestinal and pancreatic diseases. In: Barron WM, Lindheimer MD, Davison JM, editors. Medical disorders during pregnancy. 3rd ed. London: Mosby; 2000. p. 316-29.

Moore ML. Perinatologie: Leerboek neonatologie en verloskunde voor verpleegkundigen. 4e herziene druk. Houten: Bohn Stafleu van Loghum; 2003.

Moore ML. Perinatologie: Leerboek neonatologie en verloskunde voor verpleegkundigen. 4e herziene druk. Houten: Bohn Stafleu van Loghum; 2003.

Muench MV, Baschat AA, Reddy UM, Mighty HE, Weiner CP, Scalea TM, Harman CR. Kleihauer-betke testing is important in all cases of maternal trauma. J Trauma 2004;57:1094-8.

National high blood pressure education program working group report on high blood pressure in pregnancy [editorial]. Am J Obstet Gynecol 1990;163:1689-1712.

Nederlandse Vereniging van Aids Behandelaren (NVAB), Nederlandse Internisten Vereniging. Richtlijn antiretrovirale behandeling. Utrecht: CBO; 2005.

Nederlandse Vereniging voor Obstetrie en Gynaecologie [homepage op internet]. Utrecht: NVOG; 2008. http://www.nvog.nl.

Nederlandse Vereniging voor Obstetrie en Gynaecologie. NVOG Richtlijn Preventie van perinatale groep-B-streptokokkenziekte. Utrecht: NVOG; 2007.

Nederlandse Vereniging voor Obstetrie en Gynaecologie. NVOG Richtlijn Schildklier en zwangerschap. Utrecht: NVOG; 2001. http://nvog-documenten.nl/index.php?pagina=/richtlijn.

Nederlandse Vereniging voor Obstetrie en Gynaecologie. NVOG Richtlijn Erytrocytenimmunisatie en zwangerschap. Utrecht: NVOG; 2003. http://nvog-documenten.nl/index.php?pagina=/richtlijn.

Nederlandse Vereniging voor Obstetrie en Gynaecologie. NVOG Richtlijn Diabetes mellitus en zwangerschap. Utrecht: NVOG; 2006. http://nvog-documenten.nl/index.php?pagina=/richtlijn.

NVHP: Nederlandse Vereniging van Hemofilie-Patiënten [homepage op internet]. Badhoevedorp: NVHP; 2001-2008. http://www.nvhp.nl.

Oscar Nederland, Organisation for Sickle Cell Anemia Relief, multi-etnische organisatie voor patiënten en dragers van sikkelcelanemie en thalassemie [homepage op internet]. Amsterdam: Oscar Nederland; 2003-2005. http://www.sikkelcel.nl/.

Prins M, Roosmalen J van, Treffers P. Praktische verloskunde. 11e dr. Houten: Bohn Stafleu van Loghum, 2004.

Ryder SD, Beckingham IJ. ABC of diseases of liver, pancreas, and biliary system. BMJ 2001;322:151-3.

Schuitemaker N. Confidential enquiries into maternal deaths in the Netherlands 1983-1992 [dissertatie]. Leiden: Universiteit Leiden; 1998.

Schutte M, Lith J van. Verloskunde en gynaecologie. Houten: Bohn Stafleu van Loghum; 2008.

Sibai BM. The HELLP syndrome (hemolysis, elevated liver enzymes, and low platelets): much ado about nothing? Am J Obstet Gynecol 1990;162:311-6.

Steegers EAP, Heijboer H, Peters M. Sikkelcelziekte, kinderwens en zwangerschap [pdf-bestand op internet]. Woerden: Stichting Erfocentrum; 2007. http://www.erfelijkheid.nl/pdf/erfelijkheid/Voorlichtingsfolder_Sikkelcelziekte_en_kinderwens.pdf.

Trombosedienst Leiden en omstreken [homepage op internet]. Leiden: Trombosedienst Leiden en omstreken; 2008. http://www.trombosedienst-leiden.nl.

Zupan-Kajcovski B, Broeshart JH, Faber WR. Specifieke dermatosen. Ned Tijdschr Geneeskd. 2006 Jul 15;150(28):1549-56.

Zuylen A van. 'Geen klachten geen bloedonderzoek' is ontoereikend: opsporing hemoglobinopathie. Diagned 2003 Jul:8-9.

3 Situaties die de zwangerschap kunnen beïnvloeden

J.J. Duvekot en R. Turkstra

3.1 Roken, alcohol en drugs

Het ongeboren kind krijgt via de placenta alles wat het nodig heeft om te groeien en zich te ontwikkelen. Maar het krijgt soms ook ongewenste stoffen aangevoerd, zoals genotmiddelen. Het effect van deze ongewenste stoffen is soms veel groter bij het ongeboren kind dan bij de zwangere. Dit komt doordat het lichaam van de ongeboren foetus veel kleiner is en doordat de organen tijdens de zwangerschap nog in ontwikkeling zijn. Soms is de invloed van bepaalde genotmiddelen zo groot dat deze tot ver na de babytijd reikt.

3.1.1 Roken

Ongeveer een derde van de zwangeren in Nederland rookt. Roken heeft verstrekkende gevolgen voor de (nog ongeboren) baby. Als een zwangere rookt, komen er een aantal stoffen in de bloedbaan. De meest schadelijke zijn nicotine en koolmonoxide. Nicotine veroorzaakt een samentrekking van de bloedvaten. Ook in de bloedvaten van de placenta treedt deze vasoconstrictie op, waardoor de uteroplacentaire doorstroming aanzienlijk afneemt. Opmerkelijk is dat de placenta bij zwangeren die roken over het algemeen wel zwaarder en dunner is. Vermoedelijk om de foetus toch van voldoende zuurstof te voorzien. Maar door de fibrineaanslag is de uitwisselingsmogelijkheid weer beperkt. Nicotine kan de placenta ongehinderd passeren en in het lichaam van de zich nog ontwikkelende foetus ook vasoconstrictie veroorzaken. Beide effecten van nicotine zijn er de oorzaak van dat de foetus minder voedingsstoffen en minder zuurstof via de placenta krijgt. Ook de bewegingen van de foetus zijn trager. Koolmonoxide is een giftig gas dat met roken geïnhaleerd wordt en dat in de bloedbaan een tamelijk stabiele binding aangaat met de rode bloedcellen. De koolmonoxide kan de placenta passeren en vermindert de opnamecapaciteit van zuurstof; hierdoor wordt de foetale ontwikkeling geremd.

Roken verhoogt de kans op obstetrische complicaties. Er treedt bij rooksters vaker een abruptio placentae op. Prematuur bevallen en spontane abortussen komen bij rooksters ook vaker voor. Roken is schadelijk voor de foetus. Uit onderzoek blijkt dat het geboortegewicht gemiddeld 200 g lager is dan bij baby's van niet-rooksters. Ook de schedelomtrek is kleiner. Rooksters hebben een drie keer zo grote kans op een ernstig in groei vertraagd kind. Als het kind geboren is, heeft het kind meer kans op aandoeningen aan de luchtwegen en ook op middenoorontsteking. Na de geboorte is het belangrijk dat de baby in een rookvrije omgeving opgroeit. Kinderen hebben meer last van rook dan volwassenen, onder andere door de fijnere bouw van de luchtwegen. Het roken in de omgeving van de baby vergroot de kans op wiegendood.

Het is belangrijk dat alle zwangeren op de hoogte zijn van de risico's die het roken met zich meebrengt. Objectieve voorlichting van artsen, verpleegkundigen en verloskundigen die de zwangere in de zwangerschap tegenkomt, is onontbeerlijk. Ook stoppen tijdens de zwangerschap is positief. De verpleegkundigen krijgen op de zwangerenafdeling soms met moeilijke vraagstukken van opgenomen patiënten te maken. Een zwangere wil roken: zij is erg gespannen en nerveus. Zij is opgenomen vanwege een ernstige groeivertraging van haar nog ongeboren kind en zij heeft hiervoor bedrust voorgeschreven gekregen. Wel roken is slecht voor het kind, niet roken zorgt voor nog meer ondraaglijke spanning bij de zwangere.

3.1.2 Alcohol

Alcohol wordt via de maag en de darmen opgenomen in het bloed. De alcohol passeert de placenta en de foetus krijgt dan hetzelfde alcoholpromillage in het bloed als de moeder. De lever van de zwangere breekt de alcohol af. De lever van de foetus is nog niet volgroeid en de foetus plast de alcohol in het vruchtwater weer uit: hetzelfde vruchtwater dat de foetus binnenkrijgt als het drinkt. Alcoholgebruik van de zwangere heeft invloed op de groei van de foetus: uit onderzoek is gebleken dat zeven of meer glazen alcohol per week al een foetale groeivertraging veroorzaakt. De longen van de foetus kunnen zich niet optimaal ontwikkelen doordat de alcohol een onderdrukking van de intra-uteriene ademhalingsbewegingen veroorzaakt. Deze ademhalingsbewegingen zijn noodzakelijk voor de groei en ontwikkeling van de longen. Alcoholgebruik heeft een direct effect op het zenuwstelsel. Uit een onderzoek is gebleken dat er een verband is tussen alcoholgebruik en concentratieproblemen later voor het kind. Een avondje 'doorzakken' zou blijvende hersenschade bij de foetus kunnen veroorzaken.

Het risico en de ernst van de gevolgen van alcoholgebruik in de zwangerschap nemen toe bij vaker en bij meer drinken. Als de zwangere forse hoeveelheden alcohol tot zich neemt, dan kan dit leiden tot het FAS, het foetaal alcoholsyndroom. Baby's die hieraan lijden, hebben een of meer van de volgende kenmerken.

- Een vertraagde groei, namelijk een kleinere schedel en een lager geboortegewicht.
- Het kind zal na de geboorte langzamer groeien.
- Microftalmie: afwijkingen aan het gezicht zoals een platte neus, smalle bovenlippen en smalle oogspleetjes.
- Neurologische afwijkingen die zichtbaar zijn in een lager IQ, slechte coördinatie, hyperactiviteit en slechter sociaal functioneren.

Afhankelijk van de mate van het alcoholgebruik zal de neonaat ter observatie opgenomen worden op de couveuseafdeling. Daar zal het kind eventueel begeleid worden bij de ontwenning aan de alcohol. Vaak wordt een alcoholprobleem van de zwangere al tijdens de zwangerschap onderkend en bij verslavingsproblemen wordt het maatschappelijk werk ingeschakeld.

3.1.3 Drugs

Het effect van drugs in de zwangerschap is afhankelijk van verschillende facto-ren:
- de soort drug;
- de dosis;
- de persoon zelf;
- de termijn van de zwangerschap tijdens gebruik.

HEROÏNE EN METHADON

Heroïne is een opiaat. Het wordt snel in het lichaam opgenomen. Het veroor-zaakt euforie en verminderde pijnbeleving terwijl het bewustzijn intact blijft. Het is verslavend. Dit komt onder meer door het optreden van onthoudingsver-schijnselen. Een heroïnegebruikster heeft tussen de verschillende shots door perioden van ontwenning. Heroïne passeert de placenta. Als de heroïnegebruik-ster zwanger is dan heeft ook haar ongeboren kind met dit opiaat te maken. Tij-dens de ontwenningsperioden tussen de shots in neemt de doorbloeding af, ook de doorbloeding van de placenta. In deze periode kan de foetus te maken krijgen met (te) weinig zuurstof en (te) weinig voedingsstoffen. Om deze reden wordt het afkicken tijdens de zwangerschap niet aangeraden omdat de risico's van foe-tale hypoxie te groot zijn. Overgaan op methadon is wel een optie, omdat de aanvoer van methadon meer gegarandeerd is.
Heroïneverslaafde zwangeren hebben een verhoogd risico op het krijgen van een miskraam, een abruptio placentae, infecties en zelfs een intra-uteriene vrucht-dood. Het kind heeft grotere kans op pre- en of dysmaturiteit, abnormale neuro-logische ontwikkeling en ademhalingsstoornissen. Na de geboorte zal het kind zeer waarschijnlijk lijden aan het neonataal abstinentiesyndroom (NAS) en zal het opgenomen worden op de couveuseafdeling.

COCAÏNE

Cocaïne veroorzaakt een snellere hartslag en vasoconstrictie. Als de cocaïnege-bruikster zwanger is dan heeft ook haar ongeboren kind te maken met de effec-ten van cocaïne. Door de verhoogde druk in het tere vaatstelsel van het ongebo-ren kind kunnen er congenitale afwijkingen en hersenbloedingen ontstaan. Het kind heeft tevens een verhoogde kans op achterblijven in de groei en in de ont-wikkeling van het zenuwstelsel. Door een verminderde doorbloeding van de pla-centa is er een verhoogde kans op het ontstaan van abruptio placentae.

XTC

Door xtc (ecstasy, werkzame stof: 3,4 methyleendioxymethamfetamine, kortweg MDMA) wordt de normale slaap onderdrukt, waardoor er geen normaal dag-nachtritme is. Hierdoor heeft de zwangere niet zoveel energie, zal ze vermoeider zijn en zal ze gewicht verliezen. Er is nog weinig medisch onderzoek gedaan naar de effecten van xtc-gebruik in de zwangerschap. Wel zou er een verband zijn tussen het gebruik van xtc en afwijkingen aan het hart en aan de ledematen. Soms zitten er in xtc-pillen ook andere stoffen, die een verhoging van de bloed-druk veroorzaken.

LSD

De stof lsd (lyserginezuurdi-ethylamide) heeft geen bewezen effecten op de foe-tus; wel verkeert de zwangere in een andere geestestoestand waarin gemakkelijker ongelukken kunnen gebeuren. Ook bij de bevalling is het af te raden voor de zwangere om een lsd-trip te ondergaan. Het is voor zowel moeder als kind beter dat de moeder dan helder is, zodat ze adequaat kan reageren.

3.1.4   Verpleegkundige hulpverlening

Bij de verpleegkundige hulpverlening aan zwangeren die verslaafd zijn aan drugs, alcohol of roken wordt de sociale leefomgeving op waarde geschat. Als een zwangere drugs gebruikt dan worden de verpleegkundigen niet alleen geconfronteerd met de mogelijke effecten van de drugs, maar ook met de bijbehorende levensstijl. Drugsverslaafden leiden bijna zonder uitzondering een ongeregeld leven. Niet alleen de drugs zelf kunnen gevaarlijk zijn voor het ongeboren kind, ook de bijbehorende levensstijl. Overmatig gebruik van andere genotmiddelen, ondervoeding, infecties en geslachtsziekten komen bij deze groep vrouwen regelmatig voor. Het is soms niet goed te scheiden wat de gevolgen zijn van het gebruik van een bepaald soort drugs en wat de gevolgen zijn van deze levensstijl.

De verpleegkundige zal er rekening mee moeten houden dat het afnemen van een anamnese bij een drugsverslaafde niet altijd even eenvoudig is. Men krijgt soms geen antwoord, soms een sociaal wenselijk antwoord. Het geven van borstvoeding stuit op een groot dilemma: enerzijds is het zaak de moeder-kindbinding juist bij deze moeders op alle mogelijke manieren te stimuleren en juist borstvoeding te adviseren. Anderzijds is het zaak de baby te beschermen tegen dat deel van de genotmiddelen dat in de borstvoeding terechtkomt.

- Als er sprake is van heroïne-, methadon- of cocaïnegebruik dan wordt vrijwel zonder uitzondering borstvoeding afgeraden.
- Bij ander drugsgebruik wordt het advies van de kinderartsen gevolgd.

Een belangrijke taak voor de verpleegkundige is de observatie van de toestand van de vrouw en de objectieve beschrijving in de verpleegkundige rapportage hiervan. Dit zal zo veel mogelijk door dezelfde verpleegkundige moeten gebeuren. Deze verpleegkundige observeert, rapporteert en begeleidt het proces van moeder-kindbinding. Zij noteert alle afspraken en het nakomen hiervan. Deze rapportage wordt meegenomen in de beoordeling door het maatschappelijk werk over de moeder en de noodzakelijke hulpverlening. Zo zal multidisciplinair ingeschat moeten worden in hoeverre moeder zelfstandig voor het kind zal kunnen zorgen en waar zij eventueel hulp bij nodig heeft.

3.1.5   Maatschappelijk werk

De obstetrische zorg voor een verslaafde vrouw komt van meerdere disciplines. Zo wordt het maatschappelijk werk door de gynaecoloog of verloskundige tijdig ingeschakeld om mee te werken om de zwangerschap goed te begeleiden. Het maatschappelijk werk bekijkt wat er georganiseerd moet worden ter voorbereiding op de komst van het kind, zoals huisvesting, babyspullen en bijstand aanvragen. De maatschappelijk werker brengt de psychosociale situatie in beeld en overlegt met het AMK (Advies- en Meldpunt Kindermishandeling, voorheen Bureau Vertrouwensarts). Soms blijft het bij een telefonisch consult over de aanpak voor het maatschappelijk werk van de afdeling verloskunde. Bestaat er echter op voorhand twijfel of de moeder voldoende zorg aan haar pasgeborene kan geven dan wordt het AMK ingeschakeld. De moeder wordt geïnformeerd dat het maatschappelijk werk standaard met het AMK overlegt.

3.1.6 *Opname op de couveuseafdeling*

Als de moeder tijdens de zwangerschap drugs heeft gebruikt als heroïne, methadon of cocaïne dan wordt het kind standaard opgenomen op de couveuseafdeling. Deze kinderen lijden vrijwel zonder uitzondering aan NAS, neonataal abstinentiesyndroom. De ernst van het syndroom wordt bepaald door het soort drugs en de dosis ervan. Bij dit syndroom kunnen verschillende stoornissen voorkomen:

- stoornissen op het gebied van het centrale zenuwstelsel zoals huilen met hoge stem, tremoren, hypertonie, verhoogde mororeflex;
- metabole, vasomotorische en ademhalingsstoornissen zoals verhoogde temperatuur, niezen, geeuwen, versnelde ademhaling, transpireren, dehydratie en cutis marmorata;
- gastro-intestinale stoornissen zoals projectielbraken, dunne ontlasting, slecht drinken, verhoogde zuigbehoefte, en regurgitatie.

Op de couveuseafdeling worden deze symptomen gescoord volgens de finneganscore. Zo kan worden bepaald wat de zorg is die het kind nodig heeft in de ontwenningsperiode. Rust en troost wordt geboden, bijvoorbeeld inbakeren, lichamelijk contact of het afdekken van de couveuse. Om het afkicken voor de pasgeborene draaglijk te maken, wordt soms medicatie gegeven.

3.2 Tweelingen en meerlingen

Sinds mensenheugenis hebben meerlingen tot de verbeelding gesproken. In de mythologie zijn al verhalen van tweelingen; er is een sterrenbeeld Tweelingen. Er zijn veel verhalen over tweelingen. Zo veronderstelde men in de middeleeuwen dat meerlingen meer vaders hadden en dat de moeder dus overspel gepleegd had. In deze paragraaf komt de huidige kennis over tweelingen uitgebreid aan bod. Tweelingen komen over de hele wereld voor, maar niet overal evenveel. In Japan worden niet zoveel tweelingen geboren: 6 per 1000 geboortes. In Nigeria bij de Yorubastam worden meer tweelingen geboren: 45 per 1000 geboortes. Nederland zit ertussenin, met ongeveer 19 tweelingen per 1000 geboortes.

Wereldwijd worden er wel overal evenveel eeneiige tweelingen geboren, ongeveer 4 per 1000 geboortes. Het verschil zit in het aantal twee-eiige tweelingen. Eeneiige en twee-eiige tweelingen hebben als overeenkomst dat twee embryo's zich gelijktijdig in de uterus ontwikkelen; de ontstaanswijze is echter heel verschillend. Eeneiige tweelingen zijn twee kopieën van elkaar, ze hebben hetzelfde genetische materiaal en zijn altijd van hetzelfde geslacht. Twee-eiige tweelingen zijn ontstaan uit twee verschillende eicellen die door verschillende spermatozoa zijn bevrucht, zij zijn net zo gelijk als twee broers of zussen die op verschillende tijdstippen zijn geboren.

Behalve het ras en de genetische aanleg zijn ook de leeftijd en de pariteit van de moeder (de FSH-productie wordt beïnvloed door leeftijd en pariteit) van invloed op het aantal tweelinggeboortes per jaar. Ook de medische ontwikkelingen op het

Figuur 3.1   Geboortecijfers 1901-2002.

In de grafiek zijn geboortepieken te zien na de twee wereldoorlogen. Na de introductie van de orale anticonceptie is er een scherpe daling van het aantal geboortes. De daling bij de meerlingen is minder sterk dan bij de eenlingen, mogelijk door de steeds hoger wordende leeftijd van de moeder bij de geboorte van haar eerste kind. Na 1980 is er een duidelijke stijging in het aantal meerlingen. Deze stijgende lijn vlakt tegen 2000 weer af. Dit correspondeert zeer waarschijnlijk met de ontwikkelingen in de voortplantingsgeneeskunde.

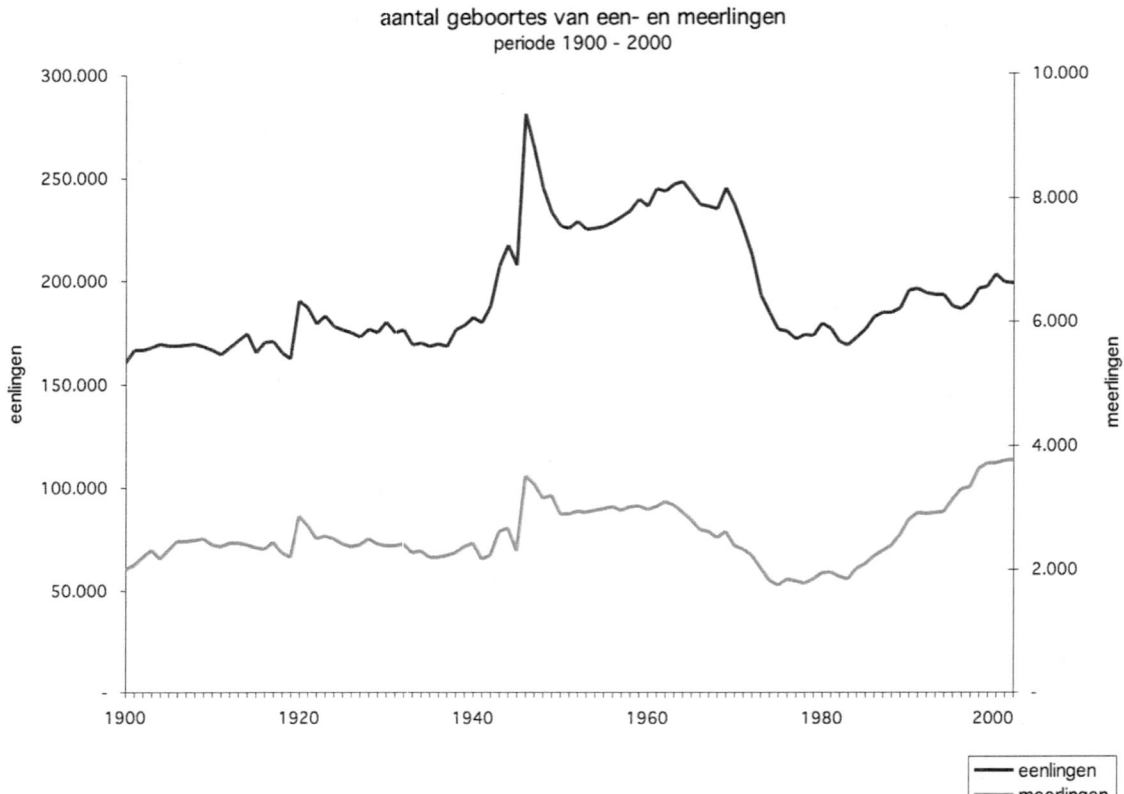

gebied van voortplantingsgeneeskunde zorgen voor schommelingen in het twee-lingenaantal. Het percentage meerlingen is tot in de jaren zestig ongeveer het-zelfde gebleven. De uitvinding van de pil, kleinere gezinnen, het op latere leeftijd kinderen krijgen, medische ontwikkelingen als ivf, iui en embryoreductie heb-ben het aantal meerlingen behoorlijk beïnvloed. In 1975 werden in Nederland 1800 tweelingen geboren, in 2003 zijn er 3600 tweelingen geboren.

3.2.1   Een- en meereiigheid

Een eeneiige tweeling of monozygote tweeling ontstaat uit één zygote, de cel die ontstaat als een eicel en een spermatozoa versmolten zijn. Deze zygote splitst zich en er ontwikkelen zich twee embryo's.
- Als deze splitsing in de eerste vier à vijf dagen plaatsvindt dan ontstaan er twee embryo's met twee placenta's met elk een eigen amnion en een eigen chorion (ook wel diamniotische dichoriale gemellus genoemd).
- Deze splitsing vindt tweemaal zo vaak plaats tussen de vijfde en de tiende dag en dan ontstaan er twee embryo's met elk een eigen amnion (binnenste

Figuur 3.2   Een- en meereiigheid.
A Dichoriale en diamniotische tweeling. B Monochoriale diamniotische tweeling. C Monochoriale en monoamniotische tweeling.

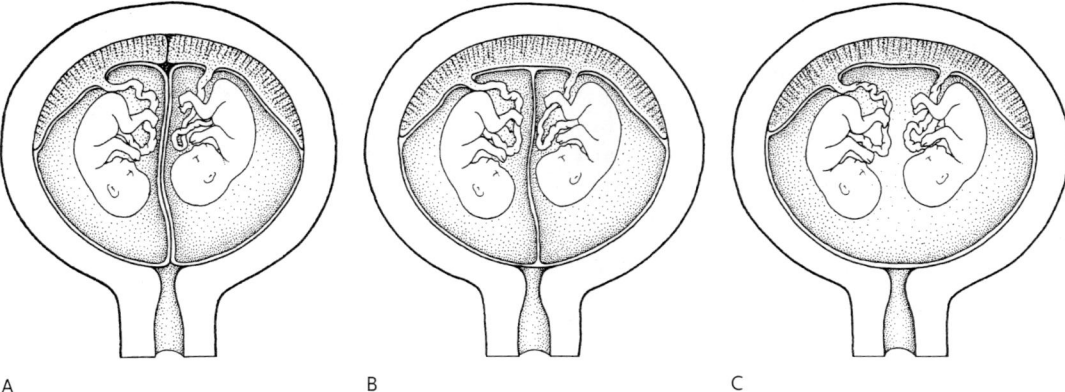

A   B   C

vlies), maar met een gezamenlijke placenta en een gezamenlijk chorion (buitenste vlies), een diamniotische monochoriale gemellus.

- Splitst de zygote zich na de tiende dag en voor de twaalfde dag dan ontwikkelen zich twee embryo's die de placenta, het amnion en het chorion moeten delen, een monoamniotische monochoriale gemellus. Dit gebeurt zeer zelden, slechts in 1% van de gevallen.
- Na de twaalfde dag kan de splitsing niet meer volledig zijn omdat er dan al begonnen is met de ontwikkeling van de organen en kan er een Siamese meerling ontstaan.

Een twee-eiige of dizygote tweeling ontstaat uit twee rijpe eicellen die beide bevrucht zijn door twee verschillende spermatozoa. Theoretisch zouden de middeleeuwers gelijk kunnen hebben dat er dan twee vaders in het spel zijn. Beide zygoten kunnen uitgroeien tot embryo's, met ieder een eigen placenta en eigen vliezen. De placenta's kunnen wel zodanig tegen elkaar aangroeien dat het één placenta lijkt, maar na de partus zijn de beide delen meestal eenvoudig van elkaar te scheiden.

3.2.2   Symptomen en diagnostiek

Op verschillende momenten in de zwangerschap kan er getwijfeld worden of er sprake is van een eenling- of van een meerlingzwangerschap. Als de menstruatie uitblijft na iui of ivf dan wordt er een afspraak gemaakt om met echografie te controleren of er daadwerkelijk een vitale zwangerschap in de uterus aanwezig is. Een meerling wordt dan snel opgespoord. Vanaf zes weken amenorroe kan men door echoscopisch onderzoek een diagnose stellen. Er zijn meerdere zwangerschapsringen zichtbaar, of meerdere hartacties. Soms zijn de subjectieve zwangerschapsverschijnselen extremer aanwezig, bijvoorbeeld zwangerschapsbraken. Dit is een niet erg specifieke aanwijzing dat er sprake zou kunnen zijn van een meerlingzwangerschap. De hoogte van de fundus is een parameter om te volgen of er voldoende groei is. Als de fundushoogte te snel stijgt en niet meer correspondeert met de veronderstelde zwangerschapsduur dan kan men denken aan een meerlingzwangerschap. Behalve een meerlingzwangerschap kan er bij een positieve discongruentie ook sprake zijn van:

- termijndiscussie;
- molazwangerschap;
- uterus myomatosus;
- later in de zwangerschap kan er sprake zijn van een macrosoom kind of van hydramnion.

Een bewijs dat er sprake is van een meerlingzwangerschap is als er meer dan drie grote delen (hoofd of stuit) voelbaar zijn. Vooral in het begin van de zwangerschap is dit niet eenvoudig vast te stellen. Als er verschillende foetale hartfrequenties tegelijk geregistreerd worden, is het duidelijk dat er sprake is van een meerlingzwangerschap. Echoscopisch onderzoek zal de diagnose bevestigen.

3.2.3   Zwangerschap

Een zwangerschap veroorzaakt veel veranderingen. Een meerlingzwangerschap is meestal ingrijpender dan een eenlingzwangerschap. Een meerlingzwangerschap komt vaak onverwachts. En het is de vraag of een meerlingzwangerschap in eerste instantie wel gewenst is door de ouders. De veranderingen op lichamelijk en geestelijk gebied zijn over het algemeen groter bij een meerlingzwangerschap dan bij een eenlingzwangerschap. Er worden meer kinderen verwacht, en er is meer kans op klachten en complicaties. Er zullen meer echo's gemaakt worden in de zwangerschap om de groei goed te kunnen volgen.
De verpleegkundige die de zwangere ziet tijdens haar zwangerschap, zal vertellen wat de verschillen zijn tussen een normale en een meerlingzwangerschap. De verpleegkundige zal de gevoelens over de meerlingzwangerschap bespreken. De verpleegkundige zal, behalve de gangbare informatie over borstvoeding, uitleggen dat het zelf voeden van een tweeling wel extra inzet vergt maar zeer goed mogelijk is. Indien daar aanleiding toe is, zal de verpleegkundige de behoefte aan een rondleiding op de couveuseafdeling peilen en regelen.

KLACHTEN VAN DE MOEDER TIJDENS DE ZWANGERSCHAP
Tijdens een meerlingzwangerschap is er meer kans op anemie door foliumzuurtekort, of door ijzergebreksanemie. Daarom wordt foliumzuur routinematig voorgeschreven aan zwangeren van een meerling. Aan het einde van de zwangerschap zal de zwangere te maken krijgen met mechanische bezwaren. Zij zal door de uitzetting van de uterus kortademig kunnen worden. Ook maag- en mictieklachten treden frequent op. Er is bij een meerlingzwangerschap ook meer kans op het ontwikkelen van zwangerschapshypertensie. De behandeling hiervan is hetzelfde als bij een normale zwangerschap.

3.2.4   Verdwijnende meerling (vanishing twin)

Men dient de zwangere en haar partner goed te counselen. In een niet onaanzienlijk percentage van de gevallen dat er een meerling wordt geconstateerd bij zes weken, is er sprake van een verdwijnende meerling. Dat betekent dat er uiteindelijk minder kinderen worden geboren dan dat er in het begin van de zwangerschap geteld zijn. Dit verdwijnen klinkt mysterieus, soms blijft er ook niets meer over maar soms is er tussen de vliezen van het overgebleven kind nog wel degelijk iets te herkennen. Als de vruchtzak verdwijnt, kan er in 25% van de gevallen vaginaal bloedverlies optreden. Ondanks het feit dat het nut niet bewezen is met wetenschappelijk onderzoek, wordt toch resusprofylaxe toegediend als er sprake is van een verdwijnende meerling met of zonder bloedverlies. De verpleegkundige moet ervan op de hoogte zijn als een zwangere of een barende hier in de zwangerschap mee te maken heeft gehad. Juist tijdens een opname in de zwangerschap of tijdens de partus kunnen de hierover misschien nog niet verwerkte gevoelens weer boven komen.

3.2.5   Selectieve reductie

Bij grote meerlingen (drie of meer), of op genetische indicatie bij een tweeling, wordt er wel selectieve reductie toegepast. Er wordt kaliumchloride (KCl) in de thorax van een vruchtje gespoten. Dit is voor de zwangere, haar partner en ook voor de artsen en de verpleegkundigen die bij deze behandeling betrokken zijn, een zeer belastende ingreep. Voordat deze technisch niet moeilijke ingreep wordt uitgevoerd is er uitgebreid met de ouders gesproken en zijn de risico's tegen elkaar afgezet van enerzijds de ingreep (vroegtijdig breken van de vliezen) en anderzijds van de meerlingzwangerschap. Behalve de controles die een verpleegkundige volgens protocol moet uitvoeren na een dergelijke ingreep, zal zij samen met de arts ook een inschatting moeten maken of er noodzaak is tot het verwijzen naar bijvoorbeeld maatschappelijk werk.

3.2.6   Vroeggeboorte en groeivertraging

De meeste foetale en neonatale complicaties van een meerlingzwangerschap worden veroorzaakt door vroeggeboorte en groeivertraging. De gemiddelde zwangerschapsduur is:
- tweeling: ongeveer 37 weken;
- drieling: ongeveer 34 weken;
- vierling: ongeveer 31 weken.

45% van de tweelingen wordt vóór een zwangerschapsduur van 37 weken geboren. Vroeggeboorte kan worden veroorzaakt doordat de uterus te vroeg actief is geworden. Dit kan als oorzaak hebben de grotere uitzetting van de uterus. Het kan echter ook zo zijn dat de foetale conditie aanleiding is om de zwangerschap te termineren. De kinderen zijn dan extra-uterien beter af dan intra-uterien. Afhankelijk van de conditie en de ligging van de kinderen kan dan besloten worden om in te leiden of om een sectio caesarea uit te voeren. De zin van het preventief aanbrengen van een cerclage of het voorschrijven van weeënremmers of bedrust is niet bewezen.

Groeivertraging is vooral een probleem van het derde trimester van een meerlingzwangerschap. Gezien de gemiddelde zwangerschapsduur zal dit vooral een probleem zijn bij tweelingen. Deze groeivertraging wordt veroorzaakt door placenta-insufficiëntie. De placenta of placenta's krijgen in de loop van de zwangerschap te maken met capaciteitsproblemen. Placenta-insufficiëntie op termijn kan verschillende oorzaken hebben. De placenta('s) kunnen ongunstig liggen: er kunnen onvoldoende mogelijkheden zijn tot uitgroei. De maternale circulatie kan onvoldoende zijn door te veel druk op de vaten, door overrekking van de uterus of doordat de maternale circulatie zich onvoldoende kan aanpassen. De mate van de intra-uteriene groeiretardatie kan zodanig verschillen bij de kinderen van een meerling dat er tussen de kinderen tegenstrijdige belangen ontstaan. Het ene kind zal extra-uterien beter af zijn, terwijl het andere kind gebaat zal zijn bij nog een poosje intra-uterien. Het is de taak van de verpleegkundige om de gesprekken te coördineren van de ouders met neonatologen, artsen en eventueel maatschappelijk werkers. De verpleegkundige zorgt voor een correcte verslaglegging van deze gesprekken.

3.2.7 Transfuseur-transfusésyndroom

Soms is er sprake van TTS (soms ook wel TTTS, twin-to-twintransfusiesyndroom genoemd). Bij de monochoriale diamniotische en de monochoriale monoamniotische meerlingen ontstaan in bijna alle gevallen vaatverbindingen tussen de beide placenta's. Dit gebeurt vanaf het begin. Problemen ontstaan meestal tussen de 16 en 26 weken zwangerschap. Toch moet men er tijdens de partus op bedacht zijn dat deze derde circulatie nog steeds tot zodanige problemen kan leiden dat één kind te weinig zuurstof krijgt. Dit zal leiden tot foetale nood en zal als zodanig consequenties hebben die op het CTG te zien zijn. Deze veranderingen op het CTG kunnen aanleiding zijn tot het besluiten tot een spoedsectio.

Figuur 3.3   Transfuseur-transfusésyndroom.
A deze tweeling werd geboren na een amenorroe van 31 weken. De geboortegewichten waren 670 en 1500 gram; B duidelijk is de bleke placentahelft met dunne navelstreng van de transfuseur. Het bij de transfusé behorende placentadeel is sterk doorbloed en oedemateus. Ook de navelstreng van de transfusé is oedemateus en verdikt.

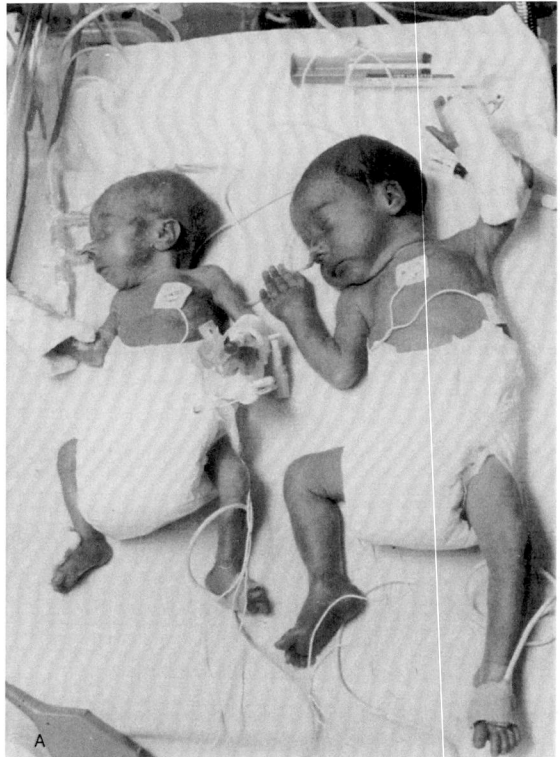

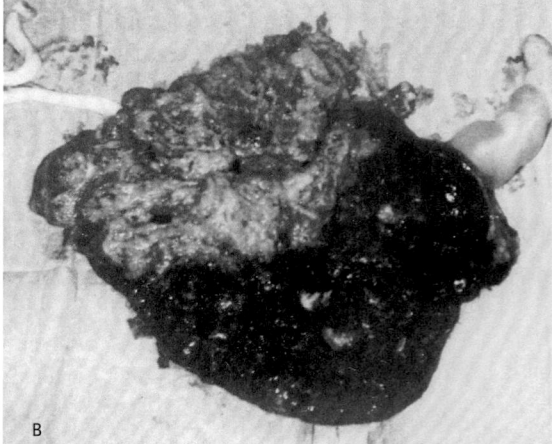

Daarom is het tijdens de partus van belang om telkens béide kinderen goed in de gaten te houden. De vaatverbindingen in de placenta kunnen verbindingen zijn tussen slagader en ader, slagader en slagader of, veel zeldzamer, een ader-aderverbinding. In lang niet alle gevallen zal dit tot problemen leiden.

Problemen kunnen ontstaan indien de verbindingen elkaar niet compenseren en als er asymmetrie ontstaat. Dit speelt vooral in de slagader-aderverbindingen. In de slagader heerst een grotere druk, er gaat bloed van de donor (transfuseur) naar de ontvanger (transfusé). Bij de donor wordt er chronisch bloed getransfundeerd vanuit de placenta naar het andere kind. De donor krijgt op deze wijze te weinig voeding en vocht; het gevolg is dat deze foetus anemisch kan worden, in groei kan gaan achterblijven en op den duur niet voldoende vocht heeft voor de aanmaak van voldoende vruchtwater. Bij echoscopie zal er dan uiteindelijk geen blaasvulling te zien zijn, weinig tot nauwelijks vruchtwater en een in groei achterblijvend kind. De ontvanger krijgt zoveel aangeboden dat zich ook bij deze foetus problemen kunnen ontwikkelen. De ontvanger produceert veel urine en vruchtwater. Het hart kan gaan decompenseren. De foetus kan oedemateus worden en er kan te veel vruchtwater ontstaan (hydramnion).

Om deze problemen vroegtijdig op te sporen, is het zinnig om in een vroeg stadium met een echoscopie te controleren hoeveel vliezen er tussen beide embryo's zitten. Dit tellen van de vliezen kan tot twaalf weken gedaan worden, daarna is het niet goed meer te zien. Verder worden beide kinderen in de zwangerschap regelmatig opgemeten wat betreft groei en hoeveelheid vruchtwater. Als er sprake is van TTS (soms ook wel TTTS, twin-to-twintransfusiesyndroom genoemd) dan wordt er bekeken of het zinnig is om een ontlastende vruchtwaterpunctie te verrichten. Ook kan de zwangere doorgestuurd worden naar een kliniek waar men vaatverbindingen in de placenta kan onderbreken door middel van lasercoagulatie. In de nog ernstiger gevallen wordt navelstrengcoagulatie of zelfs zwangerschapsafbreking overwogen (navelstrengcoagulatie en zwangerschapsafbreking zijn uitzonderlijk).

De verpleegkundige die de zwangere en haar partner begeleidt, moet vooral goed kunnen luisteren en inschatten hoe ingrijpend deze periode is voor de partners. Er moeten soms op korte termijn beslissingen worden genomen die verstrekkende gevolgen kunnen hebben voor de ouders. De verpleegkundige schept de voorwaarden – informatie, rust en ruimte – om deze beslissing zo weloverwogen mogelijk te kunnen maken. Het kan gebeuren dat een van een meerling intra-uterien komt te overlijden. In het geval van een monochoriale meerling is er dan het risico op het verbloeden in de andere circulatie of op intravasale stolling. Hierdoor kan hersenbeschadiging bij de andere foetus(sen) ontstaan.

- Als één foetus van een monochoriale meerling intra-uterien dreigt te overlijden, wordt bij een acceptabele zwangerschapsduur besloten om de zwangerschap te termineren.
- Als een foetus al is overleden, is dit geen reden meer om direct de zwangerschap te beëindigen omdat de eventuele beschadigingen aan de andere foetus(sen) dan toch al zijn opgetreden.
- Bij een dichoriale meerling is één intra-uteriene vruchtdood geen reden om de zwangerschap te beëindigen.

De begeleiding van de ouders is hetzelfde als van andere ouders bij intra-uteriene vruchtdood. Het feit dat er nog een ander kind 'over' is, verandert niets aan het verdriet dat de ouders hebben over het overlijden van hun kind. Het maakt wel dat deze ouders te maken hebben met vaak tegenstrijdige gevoelens. Het maatschappelijk werk biedt hiervoor gesprekken aan en kan wijzen op de mogelijkheid van contact met lotgenoten.

3.2.8 Bevalling

Bevallen van een meerling is risicovoller dan bevallen van een eenling, voor de kinderen zowel als voor de moeder. Meerlingkinderen hebben meer kans op groeiachterstand en vroeggeboorte. Hierdoor hebben zij minder energiereserves; dit vereist een goede bewaking tijdens de bevalling. Bij tweelingen wordt in principe uitgegaan van een vaginale bevalling. Wel is dit afhankelijk van de conditie en de ligging van de kinderen. Zelfs bij een stuit-schedelligging met kleine kans op verhaking wordt onder echoscopiecontrole in Nederland meestal nog begonnen met een vaginale partus. Bij een grote meerling wordt onder zeer strikte voorwaarden in sommige klinieken ook gestart met een vaginale bevalling. In andere klinieken wordt bij grote meerlingen een primaire sectio caesarea verricht.

VOORBEREIDING

Aan het einde van een meerlingzwangerschap is er meer uteriene activiteit dan bij een eenlingzwangerschap. Hierdoor is er aan het einde van de meerlingzwangerschap vaker sprake van een verweking van de portio en enkele centimeters ontsluiting. Het lijkt dan of de zwangere al in partu is en zij kan daardoor te vroeg in partu verklaard worden. Deze valse start moet voorkomen worden. Als de zwangere in partu verklaard is, dan moet regelmatig (in veel klinieken gebeurt dit om de twee uur) met een vaginaal toucher de voortgang van de partus bewaakt worden. Door de overrekte uterus is er meer kans op primaire weeënzwakte (zie paragrafen 4.1 en 4.2) waardoor de kans op een kunstverlossing groter wordt en het voor de barende een uitputtingsslag kan worden.

De verpleegkundige zorgt ervoor dat er extra spullen klaarstaan voor het tweede kind. De verpleegkundige zal moeten anticiperen op complicaties en daarvoor de zaken hebben geregeld (medicatie voor acute weeënremming, het echoapparaat bij de hand, alle verpleegkundige zaken voor een spoedsectio). Zo nodig zal de verpleegkundige de couveuseafdeling op de hoogte stellen van de partus.

HET EERSTE KIND

Durante partu worden beide kinderen cardiotocografisch bewaakt. Als het eerste kind geboren is en er grote kans is dat de verschillende kinderen vaatverbindingen in de placenta hebben, bestaat het gevaar dat ze in elkaar verbloeden. Het eerste kind wordt dan zo snel mogelijk afgenaveld. De navelstrengen worden verschillend gemerkt zodat na de partus nog duidelijk is van welk kind welke navelstreng is. Dit is belangrijk als de placenta's onderzocht moeten worden. De verpleegkundige zorgt ervoor dat het eerste kind goed opgevangen en geïdentificeerd wordt en dat ook het tweede kind continu goed op de CTG geregistreerd blijft. Ook heeft de verpleegkundige aandacht voor de moeder en haar partner. De verpleegkundige zal voor de geboorte van het eerste kind al uitgelegd hebben aan de ouders dat als het eerste kind geboren is, er veel tegelijkertijd gebeurt, zodat ze niet door de eventuele hectiek van dat moment overvallen worden. De verpleegkundige zal haar collega's goed op de hoogte houden van de vorderingen, zodat zij kunnen bijspringen als dat nodig mocht zijn.

HET VOLGENDE KIND

Uit onderzoek is gebleken dat het tweede kind meer risico's loopt op complicaties dan het eerste kind. Met de echoscopie wordt direct na de geboorte van het eerste kind bekeken wat de ligging is van het tweede kind en van de navelstreng en of in deze situatie een vaginale baring van het tweede kind verantwoord is. Het tweede kind heeft een grotere kans op hypoxie. De uterus kan zodanig contraheren na de geboorte van het eerste kind dat de circulatie in de placenta van het tweede kind onvoldoende is. Hierdoor kan foetale nood ontstaan bij dit tweede kind. De verpleegkundige moet ervoor zorgen dat de medicijnen voor acute weeënremming op de verloskamer liggen en dat alles klaarstaat voor een spoedsectio. Het tweede kind zou daarentegen ook juist minder gestrest kunnen raken tijdens de partus. Hierdoor vormt het kind minder surfactant durante partu, zodat de kans op *idiopathic respiratory-distress syndrome* (IRDS) navenant groter is.

Uit verschillende onderzoeken is gebleken dat er bij goede controle geen limiet is voor de tijd tussen de geboortes van beide kinderen. In sommige klinieken wordt wel een uitstelprocedure toegepast (de geboorte van het volgende kind wordt afgewacht). Als het eerste kind te vroeg geboren wordt (26-28 weken) dan wordt er gewacht of het volgende kind ook komt. In enkele gevallen blijft een volgend kind dan nog een tijd zitten. In geval van ernstige prematuriteit is hier veel winst te halen voor het volgende kind. De verpleegkundige zorg is vergelijkbaar met de zorg voor een zwangere met vroegtijdig gebroken vliezen gecombineerd met de zorg voor een kraamvrouw. De verpleegkundige zal ook oor moeten hebben voor de ongetwijfeld tegenstrijdige gevoelens bij de ouders.

3.2.9 Nageboortetijdperk

Als de kinderen geboren zijn, is er door de grote uitzetting van de uterus meer kans op atone nabloedingen. Daarom wordt het nageboortetijdperk actief geleid. De verpleegkundige zal frequent de fundushoogte en het bloedverlies controleren. In een aantal klinieken wordt om deze reden voorafgaand aan de partus een waaknaald ingebracht en kruisbloed afgenomen.

3.2.10 Kraamperiode

De complicaties van de normale kraamperiode komen ook voor in de kraamperiode na de geboorte van een meerling. De meest voorkomende complicaties in het kraambed zoals bloedingen, trombose en het blijven zitten van een placentarest zullen na de geboorte van een meerling over het algemeen frequenter en in verhoogde ernst voorkomen. Dit komt doordat de uterus sterker vergroot is geweest, doordat er een groter placentabed is en doordat er relatief vaker manipulaties zijn geweest tijdens de partus van de meerling. Omdat er bij een meerlingzwangerschap meer kans is op het ontwikkelen van zwangerschapshypertensie, zal er de eerste dagen post partum een verhoogde kans op eclampsie zijn.

Ook zal er vaker sprake zijn van problemen bij een of meerdere kinderen. Dit heeft uiteraard invloed op het herstelproces van de kraamvrouw. In plaats van één kind zijn er nu meerdere kinderen te verzorgen; dit vraagt meer organisatie en is een grotere belasting voor de ouders. Helemaal als niet alle kinderen gezond en op gewicht zijn en soms zijn opgenomen. Speciale aandacht verdient het op gang brengen van de borstvoeding. Het is de taak van de zorgverleners om ervoor te zorgen dat het kraambed van een meerling zo voorspoedig mogelijk verloopt en dat het een goede basis vormt voor de ouder-kindrelatie.

3.3 Anesthesie en zwangerschap

Algehele narcose of regionale anesthesie is op zichzelf geen bezwaar tijdens de zwangerschap. Wel dient bij algehele narcose of regionale anesthesie er gelet te worden op de conditie van de foetus. De doorstroming van de placenta kan namelijk in gevaar komen door bloeddrukschommelingen tijdens een ingreep. Deze bloeddrukschommelingen kunnen worden veroorzaakt door de operatie zelf, maar ook door het te veel op de rug neerleggen van de zwangere. Vooral wanneer de uterus boven de navel uitkomt kan in rugligging de v. cava inferior worden afgedrukt. Derhalve is het van belang tijdens een ingreep in de tweede helft van de zwangerschap de foetus door middel van een CTG continu te bewaken, en te letten op de positie van de zwangere op de operatietafel. Door de middelen die tijdens narcose worden toegediend zal de variabiliteit van het CTG wel tijdelijk afnemen. Omdat veel van deze middelen in vet oplosbaar zijn, duurt het enige tijd voor ze het lichaam hebben verlaten. Het geven van borstvoeding wordt over het algemeen na een narcose de eerste 24 uur afgeraden. Dit geldt vaak ook voor regionale anesthesie, omdat hierbij vaak dezelfde middelen worden toegepast. Voor postoperatieve pijnstilling kunnen opioïden en paracetamol worden gebruikt.

3.4 Reanimatie van een zwangere

Een hartstilstand komt ongeveer bij 1 op elke 30.000 zwangerschappen voor. Het is een zeer zeldzame complicatie. Reanimatie bij zwangeren vergt op enkele belangrijke punten een andere aanpak dan bij de niet-zwangere patiënte. De kans op slagen van de reanimatie hangt af van de onderliggende oorzaak van de hartstilstand en de snelheid waarmee de reanimatie is opgestart. De oorzaken zijn in volgorde van frequentie van voorkomen:

1 trombo-embolische processen (longembolie);
2 hypertensieve ziekten tijdens de zwangerschap;
3 sepsis;
4 vruchtwaterembolie;
5 verbloeding;
6 traumata;
7 complicaties van anesthesiologische handelingen;
8 medicatiebijwerkingen en allergieën, congenitale of verworven hartafwijkingen.

3.4.1 Fysiologische veranderingen

De basistechniek van de beademing en de hartmassage is in de zwangerschap dezelfde als buiten de zwangerschap. De cardiovasculaire en pulmonale fysiologische veranderingen in de zwangerschap hebben echter een belangrijke invloed op het effect van de reanimatie. Hartmassage genereert in optimale omstandigheden maar ongeveer 30% van het gebruikelijke hartminuutvolume. In de zwangerschap met een toegenomen hartminuutvolume van 40-50%, wordt met hartmassage waarschijnlijk nog minder gegenereerd. De natuurlijke hemodilutie (een laag hemoglobinegehalte) in de zwangerschap zorgt voor een minder goed zuurstoftransport dan buiten de zwangerschap. Door de toename van de zuurstofconsumptie met ongeveer 20% en de verminderde reservecapaciteit van de longen in de zwangerschap ontstaat sneller zuurstofgebrek (hypoxie). Al deze fysiologische veranderingen werken nadelig en vereisen uiterste nauwkeurigheid bij toepassing van reanimatietechniek. Defibrilleren dient ook bij de reanimatie van de zwangere op de gebruikelijke manier te worden toegepast. De hoogte van de voltages hoeven niet te worden aangepast om het defibrilleren succesvoller te maken. Ook in deze bijzondere situatie geldt dat zo snel mogelijk na het optreden van een hartstilstand een poging tot defibrilleren moet worden verricht. Des te korter deze tijd, des te meer kans op herstel van het hartritme. Gebruik van medicatie bij de reanimatie is hetzelfde als in de protocollen bij de niet-zwangere patiënte.

3.4.2   Aanpassingen van de techniek

De grootte van de uterus in de tweede helft van de zwangerschap zorgt voor compressie van de v. cava. Hierdoor vloeit tijdens hartmassage in rugligging er onvoldoende veneus bloed naar het hart terug, waardoor er te weinig hartminuutvolume wordt gegenereerd. Er zijn diverse methoden om dit probleem (deels) te verhelpen. In de allereerste plaats kan een speciaal gemaakte plank worden

Figuur 3.4   Links-laterale kanteling en manuele verplaatsing van de uterus naar links.

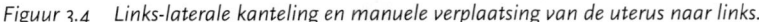
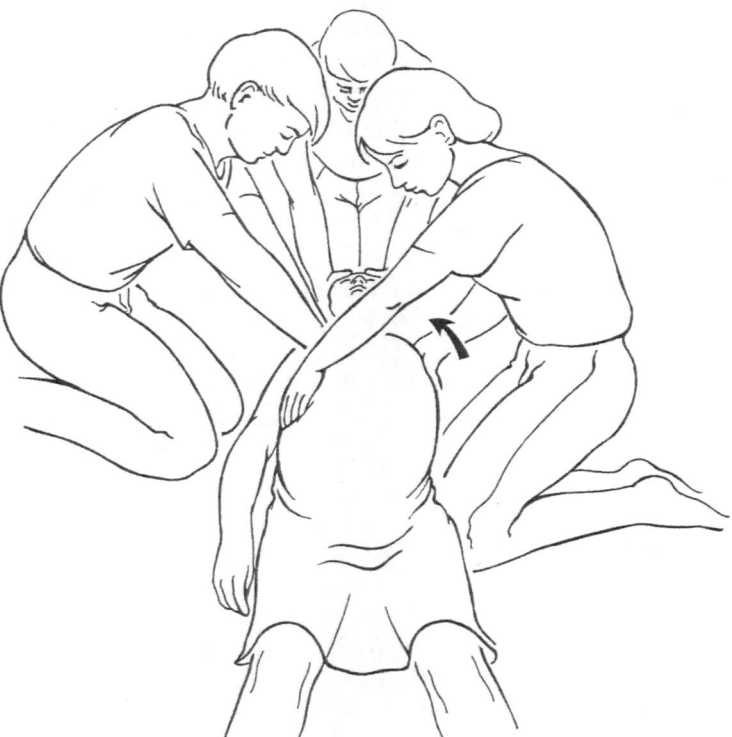

gebruikt, die een hoek van 27° maakt met de grond. Deze *Cardiff resuscitation wedge* is niet commercieel verkrijgbaar, maar is eenvoudig zelf te maken. Bij gebrek aan een dergelijk hulpmiddel kan de uterus door helpers zo veel mogelijk naar links worden gehouden. Ook kan een kussen onder de rechterheup van de zwangere worden gelegd of kan de rug van de zwangere tegen de bovenbenen van een geknielde helper worden gedraaid.

Bij een niet-zwangere patiënte met een ademstilstand kan de beademing langdurig door middel van mond-op-mond- of masker- en ballonbeademing worden volgehouden. Bij de zwangere is de kans op aspiratie groter en is de samenstelling van het maagsecreet anders. Dit maakt dat het bij een reanimatie de voorkeur heeft een endotracheale intubatie uit te voeren om de ademweg zeker te stellen en aspiratie te voorkomen.

3.4.3   Perimortem sectio caesarea

In 1986 werd de vierminutenregel geïntroduceerd bij de reanimatie van de zwangere patiënte. De vierminutenregel behelst de afspraak dat na vier minuten vergeefse reanimatie ter plekke een sectio caesarea wordt verricht, zodat na vijf minuten de reanimatie effectiever kan verlopen na de geboorte van het kind. Een perimortemsectio caesarea wordt geadviseerd bij een zwangerschapsduur vanaf ongeveer 24 weken. Deze regel is gebaseerd op het idee dat de reanimatie niet effectief is vanwege de compressie door de uterus van de grote vaten in de buikholte, waardoor er onvoldoende bloed terugstroomt naar het hart tijdens de reanimatie. Wanneer de druk door de uterus wordt verminderd, zou daarmee de compressie verminderen en de effectiviteit verbeteren.

Het primaire doel van de vierminutenregel is het effectiever maken van de reanimatie en niet het leven van het kind redden. Toch kan er ook voordeel zijn voor het kind. Bij kinderen die binnen vijf minuten na het starten van de reanimatie werden geboren, wordt zelden ernstige neurologische schade gevonden. Naarmate de sectio caesarea later wordt uitgevoerd, zal er uiteraard meer neurologische schade ontstaan. Uit een groot literatuuroverzicht over deze ingreep blijkt dat in meer dan de helft van de gevallen de moederlijke circulatie na de ingreep verbetert en soms zelfs spontaan weer op gang komt.

Doordat de circulatie is weggevallen, zal een perimortemsectio caesarea niet gepaard gaan met enig bloedverlies. Geadviseerd wordt om een incisie in de mediaanlijn van de onderbuik te maken, omdat die procedure het snelst en eenvoudigst werkt. De uterus kan eventueel ook in de mediaanlijn worden geopend. De ingreep moet worden uitgevoerd door de meest ervaren hulpverlener. De reanimatie moet tegelijkertijd doorgaan. De placentaverwijdering en het hechten van de wond kunnen na stabilisatie van de patiënte op de operatiekamer plaatsvinden.

3.4.4   Verpleegkundige adviezen

Een hartstilstand bij een zwangere zal het vaakst voorkomen in het ziekenhuis op de afdeling verloskunde. Door regelmatig de reanimatie van de zwangere te oefenen, kan het team zich op een dergelijke noodsituatie voorbereiden. Zorg dat alle benodigdheden aanwezig zijn en zorg ervoor dat iedereen weet waar ze die moeten vinden.

Figuur 3.5   Algoritme voor de basale reanimatie van een volwassene.

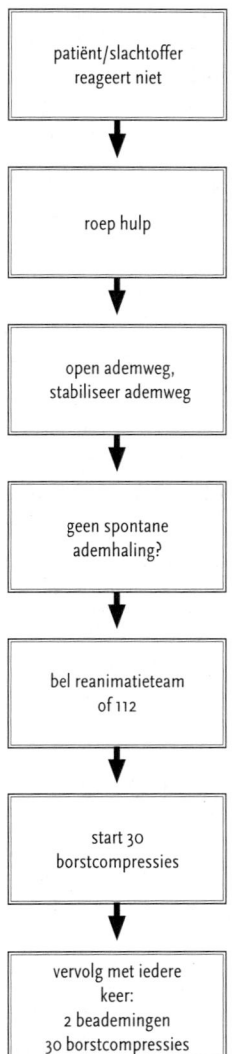

3.5   Specifieke obstetrische onderzoeken en behandelingen

Ongeveer 4% van alle kinderen die in ons land geboren worden, heeft een aangeboren afwijking of erfelijke aandoening. Dit kan variëren van een niet met het extra-uteriene leven verenigbare afwijking, bijvoorbeeld anencefalie, tot een onschuldige aandoening, zoals een wijnvlek. Het tijdens de zwangerschap doen van onderzoek naar dit soort aandoeningen en afwijkingen noemen we prenatale diagnostiek. In deze paragraaf worden de meest gebruikte vormen van prenatale diagnostiek beschreven. Prenatale diagnostiek kan worden onderscheiden in niet-invasieve en invasieve methoden. Behalve onderzoek aanvragen tijdens de zwangerschap, kunnen aanstaande ouders ook voor het ontstaan van de zwangerschap preconceptioneel advies inwinnen, om te anticiperen op zwangerschapsrisico's.

3.5.1   Preconceptioneel advies

Veel vrouwen vragen zich af hoe een zwangerschap zal verlopen en vooral of er een gezond kind zal worden geboren. Om de eventuele risico's van een zwangerschap voor moeder en/of kind te kunnen bepalen, kan tevoren advies worden ingewonnen bij de huisarts, verloskundige of gynaecoloog. Deze vorm van gezondheidsadvisering heet preconceptionele advisering of counseling. Naast adviezen voor de individuele situatie van de toekomstige zwangere zijn dat ook algemene adviezen.

ALGEMENE ADVIEZEN

Naast een gezonde levensstijl wordt geadviseerd om minimaal een maand voor de conceptie dagelijks 0,4 mg foliumzuur te gaan gebruiken. Deze medicatie dient te worden voortgezet tot een zwangerschapsduur van tien weken of acht weken na de ovulatie. De bedoeling van deze medicatie is om het risico op het krijgen van een kind met een neuralebuisdefect te verminderen. Waarschijnlijk halveert dit risico bij gebruik van voldoende foliumzuur. Verder worden roken, overmatig alcoholgebruik en drugsgebruik ontraden. Indien er sprake is van overgewicht, is het beter dit al preconceptioneel zo veel mogelijk te beperken. Bepaalde dieetvormen en voedingsmiddelen kunnen eveneens beter worden nagelaten bij kinderwens. Dit geldt vooral voor voedingsmiddelen die veel vitamine A bevatten (lever en leverproducten). Indien nog geen inenting tegen rubella heeft plaatsgevonden, is het beter dit enkele maanden voor een zwangerschap te laten doen.

INDIVIDUELE ADVIEZEN

Als een aanstaande moeder aan bepaalde aandoeningen lijdt, kan het verstandig zijn tevoren de effecten van zwangerschap op die aandoening en het effect van die aandoeningen op de zwangerschap te beoordelen. Indien er sprake is van bepaalde risico's, is het verstandig om te overwegen of een zwangerschap verstandig is en of de situatie tevoren gunstig kan worden beïnvloed door bepaalde behandelingen.

Sommige vormen van medicatie kunnen bij zwangerschapswens beter tevoren op andere worden overgezet. Dit geldt bijvoorbeeld voor antihypertensiva en anti-epileptica. Ook de obstetrische voorgeschiedenis vraagt soms om bepaalde preconceptionele maatregelen. Dit geldt zeker als er eerder sprake was van ernstige zwangerschapscomplicaties zoals vroeggeboorte voor de 32e week, ernstige pre-eclampsie en/of HELLP, abruptio placentae of ernstige fluxus.

Als de individuele vrouw meerdere spontane abortussen heeft meegemaakt, dient tevoren onderzoek naar eventuele oorzaken te worden gedaan. Tussen 1947 en 1974 werd aan vrouwen met een dreigende miskraam het hormoon DES toegediend. De kinderen en vooral de meisjes die hierna werden geboren, hebben een grotere kans op aangeboren afwijkingen van de cervix en/of de uterus. Het is verstandig dit voorafgaand aan een zwangerschap te diagnosticeren en zo nodig te corrigeren. Een belaste familieanamnese voor aangeboren aandoeningen, al dan niet in de eerste of tweede generatie, kan aanleiding zijn voor preconceptionele advisering door een klinisch geneticus.

Erfelijkheid
Er is een website waarop een toekomstig ouderpaar de a-prioririsico's bij zwangerschap kan bepalen: http://www.zwangerwijzer.nl. Deze website is ontwikkeld

door het Nationale Kennis- en Voorlichtingscentrum Erfelijkheid, het Erfocentrum, in samenwerking met het Erasmus Medisch Centrum. Na invullen van een aantal vragen wordt een advies gegeven over bijvoorbeeld veranderingen in levensstijl, of wordt een bezoek aan een arts geadviseerd.

3.5.2 Niet-invasieve prenatale diagnostiek

De volgende vormen van prenatale diagnostiek zijn niet-invasief:
- echoscopisch onderzoek;
- nekplooimeting;
- serumscreening;
- bepaling van foetale cellen in de maternale circulatie.

ECHOSCOPISCH ONDERZOEK

Bij het echoscopisch onderzoek wordt met ultrageluid de inhoud van de uterus zichtbaar gemaakt. De geluidsgolven waarmee het echoscopisch onderzoek wordt verricht, zijn tot op heden niet schadelijk gebleken voor de ongeborene. Tot enkele jaren geleden kon met deze techniek alleen in het tweedimensionale vlak worden gekeken. In toenemende mate wordt gebruikgemaakt van een techniek die driedimensionale beelden oplevert. Voor routineonderzoeken wordt nog vooral van tweedimensionale beelden gebruikgemaakt, omdat dit eenvoudiger, sneller en goedkoper is dan de driedimensionale techniek.

Naast het visualiseren van de structuren in de baarmoeder kan met geavanceerde echoapparatuur ook bloeddoorstroming zichtbaar worden gemaakt en zelfs worden gemeten. Om bloedstromen te visualiseren, wordt gebruikgemaakt van het dopplereffect. Hierdoor kan de richting van de stroming worden bepaald. Stroming in de richting van de echokop wordt dan met een andere kleur weergegeven dan stroming die zich van de echokop verwijdert. Met hetzelfde dopplereffect kunnen ook de snelheid en het profiel van de stroming worden gemeten.

Het echoscopisch onderzoek is de meest gebruikte vorm van prenatale diagnostiek. Geadviseerd wordt bij iedere zwangere echoscopisch onderzoek te verrichten rond de twaalfde en de twintigste zwangerschapsweek. De zogenoemde vroege echo vindt plaats rond de twaalfde zwangerschapsweek. Dit onderzoek heeft velerlei doelen:
- bepalen of er sprake is van een intacte intra-uteriene zwangerschap;
- exacte bepaling van de zwangerschapsduur;
- aanwezigheid van grove congenitale afwijkingen;
- bepaling van het aantal foetussen;
- bij meerlingen: de dikte en vorm van een eventueel tussenschot.

Het echoscopisch onderzoek rond de twintigste zwangerschapsweek, het structureel echoscopisch onderzoek, is meer gericht op het opsporen van aangeboren foetale afwijkingen en placenta-afwijkingen. Uiteraard kunnen niet alle aangeboren afwijkingen met echoscopisch onderzoek worden opgespoord: dit lukt slechts in ongeveer 50% van de gevallen.

NEKPLOOIMETING

Het is gebleken dat bij foetussen met een afwijking van het aantal chromosomen er bij echoscopisch onderzoek tussen de tiende en veertiende zwangerschapsweek vaak een opvallende laag vocht of oedeem in de nekregio aanwezig was. Dit geldt vooral voor kinderen met het downsyndroom, waarbij er drie chromosomen 21 aanwezig zijn. De aanwezigheid van een verdikte nekplooi betekent overigens niet bij voorbaat dat er sprake is van een afwijkend kind, maar maakt de kans hierop wel groter.

Om kinderen met het downsyndroom vroegtijdig te kunnen opsporen zijn in een aantal landen screeningsprogramma's opgezet. In ons land is uit kostenoverweging nog afgezien van het routinematig screenen van iedere zwangere met deze methode. Wel wordt elke zwangere geïnformeerd over de mogelijkheid van deze vorm van prenatale diagnostiek, waarna ze zelf een keus kan maken.

SERUMSCREENING

De placenta maak tijdens de diverse perioden van de zwangerschap een scala van hormonen aan. De placenta bezit dezelfde chromosomale eigenschappen als de foetus omdat zowel foetus als placenta ontstaan uit dezelfde bevruchte eicel. Van deze eigenschap wordt bij twee vormen van prenatale diagnostiek gebruikgemaakt: de vlokkentest (zie paragraaf 3.5.3, Invasieve prenatale diagnostiek) en de serumscreening. Serumscreening maakt gebruik van het feit dat een placenta met een abnormale chromosomale samenstelling vaak hormonen in afwijkende samenstelling produceert. De hormoonspiegels kunnen eenvoudig uit een bloedmonster van de moeder worden bepaald.

De vroege serumscreening, die rond de tiende zwangerschapsweek wordt verricht, maakt gebruik van de hormonen PAPP-A en HCG. Een afwijkende verhouding van deze hormonen geeft een verhoogde kans op een kind met een chromosomale afwijking. Het combineren van deze test met de nekplooimeting kan meer dan 80% van de kinderen met het downsyndroom opsporen.

De late serumscreening of triple-test vindt rond de zestiende zwangerschapsweek plaats. Hierbij wordt gebruikgemaakt van de hormonen 17-bèta-oestradiol, alfa-1-foetoproteïne en HCG. Ook hier geeft een afwijkende onderlinge verhouding van deze hormonen een aanwijzing dat er sprake is van een kind met een chromosomale afwijking. Verder kan deze test ook aanwijzingen geven voor het al dan niet aanwezig zijn van een neuralebuisdefect. Het hormoon alfa-1-foetoproteïne is dan namelijk verhoogd.

BEPALING FOETALE CELLEN IN DE MATERNALE CIRCULATIE

Een bijzondere vorm van prenatale diagnostiek is gebaseerd op het feit dat al vanaf een vroege fase in de zwangerschap foetale cellen in de moederlijke circulatie kunnen worden aangetroffen. Uiteraard gaat het daarbij om minimale hoeveelheden foetale bloedcellen die naar de moederlijke circulatie zijn gelekt. De enige methode die hiervan vooralsnog gebruikmaakt is het bepalen van de foetale resusfactor. Dit kan van belang zijn om te bepalen of er bij de foetus resusantagonisme kan ontstaan.

3.5.3   *Invasieve prenatale diagnostiek*

De volgende vormen van prenatale diagnostiek zijn invasief:
- vlokkentest;
- vruchtwaterpunctie;
- navelstrengpunctie;
- foetoscopie.

VLOKKENTEST

De vlokkentest of chorionvillusbiopsie maakt gebruik van het feit dat de placenta dezelfde chromosomale eigenschappen bezit als de foetus. Al vanaf een zwangerschapsduur van iets meer dan tien weken kan met een naald via de vagina of de buik wat placentaweefsel worden afgenomen. Het aldus verkregen placentaweefsel kan vervolgens in het laboratorium in kweek worden gebracht. Wanneer de cellen in de weefselkweek zich beginnen te delen, kan hieruit de chromosomale samenstelling worden bepaald. Het is hiermee mogelijk om de hoeveelheid chromosomen en afwijkingen aan de chromosomen te bepalen. Ook kan een aantal stofwisselingsziekten in de weefselkweek worden aangetoond. De kans op een miskraam als gevolg van een vlokkentest bedraagt ongeveer 1%.

VRUCHTWATERPUNCTIE

Bij een vruchtwaterpunctie of amniocentese wordt een geringe hoeveelheid vruchtwater via een naald, die door de buik wordt gestoken, opgezogen. Een vruchtwaterpunctie kan relatief veilig worden verricht vanaf ongeveer zestien weken zwangerschap. In het vruchtwater bevinden zich altijd foetale cellen die in kweek kunnen worden gebracht. Op dezelfde wijze als bij de vlokkentest kunnen chromosomale afwijkingen en stofwisselingsziekten worden opgespoord. Daarnaast kan het gehalte alfa-1-foetoproteïne in het vruchtwater worden bepaald, dat verhoogd is bij defecten van de neurale buis, bij anencefalie en bij een 'open ruggetje'. Bij verdenking op intra-uteriene virale infecties kan het vruchtwater worden gekweekt. Door de vruchtwaterpunctie is de toegenomen kans op een vroeggeboorte 0,5-1%.

Speciale indicaties om een vruchtwaterpunctie te verrichten, zijn een actief bloedgroepantagonisme en bepalen van de longrijpheid van de foetus. Bij een actief bloedgroepantagonisme zal er als gevolg van de toegenomen hemolyse een verhoogd bilirubinegehalte zijn in het vruchtwater. De longrijpheid van de foetus kan in het vruchtwater worden bepaald door de lecithine-sfingomyelineratio of een afgeleide ervan.

NAVELSTRENGPUNCTIE

Bij een navelstrengpunctie of cordocentese wordt een naald via de buikwand in de insertie van de navelstreng op de placenta gestoken, waarna een bloedmonster van de foetus kan worden verkregen. De naald wordt onder geleide van de echo ingebracht. Dit onderzoek is mogelijk vanaf een zwangerschapsduur van achttien weken en zal meestal alleen worden uitgevoerd als een andere test niet mogelijk is en/of er een snelle uitslag gewenst is. Een chromosoomanalyse uit een bloedmonster is sneller dan uit vruchtwater. Verder kan direct vastgesteld worden of er sprake is van foetale anemie en/of een laag aantal bloedplaatjes. De kans op een complicatie is relatief klein, ongeveer 1%.

FOETOSCOPIE

Slechts zeer zelden is er een indicatie om rechtstreeks de foetus te bekijken voor het opsporen van aangeboren afwijkingen. Bij deze methode wordt een dunne kijkbuis door de buikwand in de baarmoeder gestoken. De kans op een complicatie na de ingreep bedraagt 3-4%.

3.6   Foetale chirurgie

Hoewel het erg veelbelovend lijkt, zijn de mogelijkheden van foetale chirurgie, het opereren aan de foetus in utero, nog zeer beperkt. In de Benelux houden zich momenteel twee centra bezig met deze vorm van foetale therapie. In Nederland is dat het Leids Universitair Medisch Centrum en in België de Katholieke Universiteit Leuven.

3.6.1   Drainage en infusie

Tot de minst ingrijpende vorm van foetale chirurgie behoort het draineren van vocht uit holtes of organen. Al dan niet kan na de drainage een draintje in de foetus worden achtergelaten. Voorbeelden hiervan zijn het onder echoscopisch zicht plaatsen van drains in de nieren bij een hydronefrose, of in de borstholte bij een hydrothorax.

Ook kan bij een anemische foetus een bloedtransfusie via de navelstreng worden toegediend. Door bij het aanprikken van de navelstreng eerst een bloedmonster te nemen, weet men hoeveel bloed er toegediend moet worden. Het bloed wordt hierna geleidelijk gegeven. Aan het einde van de procedure wordt het hemoglobinegehalte nogmaals gecontroleerd. Indicaties hiervoor zijn foetale anemie op basis van bloedgroepantagonisme of virale infecties (bijvoorbeeld parvovirus B19).

3.6.2   Foetoscopie

Via foetoscopie, letterlijk het bekijken van de foetus, is het mogelijk een kijkje te nemen in de baarmoeder en kleine ingrepen uit te voeren. De meest gebruikelijke indicatie voor deze methode is het *twin to twin transfusion syndrome* (TTTS) bij monochoriale tweelingen. Hierbij zijn er vaatverbindingen tussen de placenta's van beide kinderen, waardoor bloed van het ene naar het andere kind stroomt. Nadat deze vaatverbindingen met de foetoscoop zijn geïdentificeerd, wordt het bloedvat met laserlicht gecoaguleerd. De behandeling is tot op heden zeer succesvol gebleken. Een andere indicatie is het selectief afklemmen of doornemen van de navelstreng bij tweelingen waarbij een van de tweelingen een ernstige aangeboren afwijking heeft, of het opofferen van een kind om het andere kind te kunnen laten overleven.

3.6.3   Chirurgie

Hoewel in de Verenigde Staten al beperkt toegepast, wordt in de Benelux nog geen intra-uteriene chirurgie verricht bij aangeboren afwijkingen zoals een spina bifida.

Literatuur

Bruinse HW, Visser GHA. Meerlingen. Maarssen: Elsevier/De Tijdstroom; 1997.

Dries I. Basisboek obstetrie- en gynaecologieverpleegkunde. Maarssen: Elsevier gezondheidszorg; 2003.

Gezondheid.be: de gezondheidssite voor Vlaanderen [homepage op internet]. Veltem-Beisem: NV Gezondheid; 2000-2008. http://www.gezondheid.be.

Heineman MJ, Evers JLH, Massuger LFAG, Steegers EAP, redactie. Obstetrie en gynaecologie: De voortplanting van de mens. 6e dr. Maarssen: Elsevier gezondheidszorg, 2007.

Jellinek [homepage op internet]. Amsterdam: Jellinek; 2000-2008. http://www.jellinek.nl.

Johanson RB, Cox C, O'Donnell E, e.a., Managing obstetric emergencies and trauma: The MOET-course manual. London: RCOG press, 2003.

Katz V, Balderstor K, DeFreest M. Perimortem cesarean delivery: Were our assumptions correct? Am J Obstet Gynecol 2005;192:1916-21.

Mallampalli A, Guy E. Cardiac arrest in pregnancy and somatic support after brain death. Crit Care Med 2005;33 Suppl:325-331.

Moore ML. Perinatologie: Leerboek neonatologie en verloskunde voor verpleegkundigen. 4e herziene druk. Houten: Bohn Stafleu van Loghum; 2003.

Nederlandse Reanimatie Raad. Richtlijn Basale reanimatie volwassenen [pdf op internet]. Uden: Nederlandse Reanimatie Raad; 2006. http://www.reanimatieraad.nl.

NVOG Net Voorlichting en richtlijnen: Overzicht documenten [richtlijnen] [internetpagina]. Utrecht: NVOG; 2008. http://nvog-documenten.nl/index.php?pagina=/richtlijn.

Prins M, Roosmalen J van, Treffers P. Praktische verloskunde. 11e dr. Houten: Bohn Stafleu van Loghum, 2004.

Schutte M, Lith J van. Verloskunde en gynaecologie. Houten: Bohn Stafleu van Loghum; 2008.

4 Pathologie tijdens de baring

F. Scheele en D.C. van der Weij

Casus

Mevrouw D is 26 jaar en voor het eerst zwanger. Zij is onder behandeling bij de verloskundige. De zwangerschap is heel plezierig verlopen en het plan is een thuisbevalling af te wachten. Bij een amenorroeduur van 40 weken en 6 dagen op maandagmiddag rond 16:00 uur krijgt zij pijnlijke uteruscontracties. Zij wordt door de verloskundige onderzocht rond 20:00 uur. De bloeddruk is 100 over 70 mmHg. De fundus staat tot aan de ribbenboog. Het geschat kindsgewicht is ruim 7 pond. Het caput zit vast in de bekkeningang. De contracties komen om de acht minuten. Er is een staande portio zonder ontsluiting. Er is geen vruchtwaterverlies. Er zijn foetale harttonen te horen met een frequentie rond de 130 per minuut. De verloskundige legt uit dat het nu het beste is om af te wachten totdat de weeën beter zullen doorzetten.

Er volgt een onrustige nacht. De contracties komen om de vijftien minuten en soms sneller. De volgende ochtend (dinsdag) doet de verloskundige een vaginaal toucher en stelt vast dat er nog weinig verandering te voelen is. Afwachten dus. In de loop van de avond neemt de frequentie van de contracties weer toe. Om 20:00 uur is de frequentie iedere zes minuten. Bij onderzoek is de portio nu grotendeels verstreken en is de ontsluiting 1 cm. Mevrouw D houdt het niet meer goed uit en wordt ingestuurd naar de tweede lijn voor sedatie gedurende de nacht. Er wordt in het ziekenhuis een CTG gemaakt met een gunstig resultaat; de bloeddruk is normaal. Omdat ze 80 kg weegt, krijgt ze 160 mg pethidine intramusculair als pijnstilling. Om te slapen krijgt ze promethazine 50 mg intramusculair. Om een goed dag-nachtritme na te streven wordt de medicatie om 23:00 uur toegediend. Er volgt een slaap van zes uren aaneensluitend.

Op woensdagochtend om 8:00 uur voelt mevrouw D zich heel redelijk. Er zijn nauwelijks contracties meer, de foetale cortonen zijn bij controle 140 per minuut en ze gaat naar huis toe. Overdag blijft de buik vrij rustig, maar 's avonds gaat ze bij de verloskundige langs op het spreekuur en heeft ze weer contracties om de acht minuten die ze weg moet zuchten. De bloeddruk is weer 100 over 70 mmHg en bij vaginaal onderzoek is er een grotendeels verstreken portio met 1 tot 2 cm ontsluiting. Mevrouw D voelt in de loop van de avond haar contracties pijnlijker worden. Om 02:00 uur besluit ze de verloskundige te bellen. De weeën komen om de vier tot vijf minuten en duren 20 seconden. De verloskundige komt langs en doet onderzoek. De bloeddruk is 100/70; de foetale cortonen 140/min; indaling uitwendig: caput voor meer dan de helft in de bekkeningang. Bij vaginaal toucher blijkt portio geheel verstreken te zijn; de ontsluiting is 3 cm. De baring lijkt op gang te komen. Het advies is afwachten.

Die nacht gaan de weeën door en donderdagochtend om 08:00 uur komt de verloskundige weer langs om de voortgang te beoordelen. Mevrouw D lijkt goed in partu te zijn. De weeën komen elke vier minuten en duren 15 tot 30 seconden. De foetale cortonen zijn 140/min. Bij toucher is de ontsluiting 4 cm en de indaling van het caput gevorderd tot Hodge 2. De verloskundige breekt de vliezen om de weeën te versterken. Er is helder vruchtwater. De verloskundige spreekt af om 12:00 uur weer te onderzoeken en spreekt mevrouw D moed in.

Om 12:00 uur blijkt er geen vordering te zijn opgetreden en dit is het moment van de diagnose 'niet-vorderende ontsluiting.' Mevrouw D wordt overgedragen aan de zorg in de tweede lijn: het ziekenhuis. Ze gaat naar de afdeling verloskamers in het ziekenhuis. De verpleegkundige vangt haar op en noteert gegevens van de verloskundige kaart en stelt nog enkele aanvullende vragen. De bloeddruk is nu 120/80 mmHg, de pols 88/min, de temperatuur is 37,4 °C en er wordt een CTG aangesloten. Dit toont een basisfrequentie van 140/min, een goede korteduurvariatie en geen deceleraties, wel acceleraties. De arts brengt een infuus in en beoordeelt de buik en de ontsluiting. De bevindingen van de verloskundige worden bevestigd. Er wordt een schedelelektrode geplaatst voor de foetale bewaking en een druklijn voor meting van intra-uteriene drukken. Dan wordt oxytocine gestart.

De weeën worden nu veel frequenter en om 15:00 uur is mevrouw D uitgeput. Het weeënpatroon past bij 160 Montevideo-eenheden. Het vaginaal toucher laat nu 5 cm ontsluiting voelen. De verdere controles zijn ongewijzigd. Er wordt een epidurale anesthesie aangelegd door de anesthesist. De vordering is 1 cm per 2 uren. Bij een ontsluiting van 8 cm, om 21:00 uur, krijgt mevrouw D 38,6 °C koorts en is de foetale basisfrequentie van het CTG opgelopen tot 170/min. Er wordt intraveneus met antibiotica behandeld om de intra-uteriene infectie af te remmen en omdat de baring binnen enkele uren wordt verwacht. De koorts zakt daarop tot 38,2 °C. De basisfrequentie daalt tot 160/min.

Om 23:00 uur is de ontsluiting 9 cm. De indaling is tot Hodge 2. Het CTG laat variabele deceleraties zien. De weeënactiviteit wordt berekend op 160 ME. De bloeddruk is 105/65 mmHg, de pols 102/min, de temperatuur 38,4 °C rectaal. Een microbloedonderzoek geeft een pH van 7,32 en een basenexces van minus 7,0. Er wordt geconcludeerd dat er geen foetale nood bestaat. De epiduraalpomp gaat nu uit. Het wachten is op volledige ontsluiting en op persdrang. Om 1:00 uur 's nachts is er volledige ontsluiting, Hodge 2, stand Aarv. Er is nog geen persdrang, maar omdat het CTG er zorgwekkend uitziet, wordt besloten toch te gaan persen. Het microbloedonderzoek wordt herhaald en de pH is nu 7,29 met een basenexces van minus 8. De koorts is opgelopen tot 39,0 °C. Na 50 minuten persen is er al 20 minuten geen progressie van de indaling meer. Het hoofd komt nu tot Hodge 3, de stand is Aarv en er is een matig caput succedaneum en beperkte moulage. Er wordt besloten om een vacuümextractie te doen met als indicatie niet-vorderende uitdrijving en mogelijk voortschrijdende intra-uteriene infectie. Een cup 5 (Malmström) wordt over de kleine fontanel gezet en aangezogen met een zuigdruk van −0,8 atmosfeer.

De eerste tractie geeft progressie tot bijna Hodge 4. De foetale harttonen dalen naar 80/min. De tweede tractie geeft geen goede progressie. Bij de derde tractie schiet de cup af. Het caput staat op H4. De haartjes zijn zichtbaar in de vulva. De foetale cortonen geven een basisfrequentie van 80/min sinds zeven minuten. Het operatieteam is niet in het ziekenhuis en een sectio caesarea regelen zal meer dan 20 minuten kosten voordat de geboorte kan plaatsvinden.

De arts besluit de baring nu verder te termineren met een forceps. De grote forceps volgens Naegele wordt gekozen en zonder problemen ingebracht. Er wordt bij de volgende wee getrokken en een episiotomie mediolateraal gezet. In 1 tractie wordt nu het caput geboren. Het caput is blauw. De voorste schouder komt niet zomaar bij sacraal bewegen van het caput tijdens het persen door mevrouw D. De benen van patiënte worden nu sterk geflecteerd in de heup en er wordt suprapubische impressie gegeven. Nog volgt de schouder niet bij sacraalwaarts bewegen van het caput. Nu gaat de arts met de achterste hand in en draait de achterste schouder naar lateraal waarbij de voorste schouder nu wel ruimte krijgt en iets lateraalwaarts onder de symfyse door geboren wordt.

Het kind, Maartje, wordt ontwikkeld en afgenaveld. Op de reanimatiekamer aangekomen is de eerste apgar 4. Blauw, geringe tonus, iets prikkelbaar, hartfrequentie 80/min en geen spontane ademhaling. De arts zuigt de mond en neus van het kind goed uit en beademt met een frequentie van 40/min met de ambuballon met pure zuurstof. De apgar na vijf minuten is 7 door de blauwe kleur en de matige tonus en de matige reactie op prikkels. Na zeven minuten gaat Maartje zelf huilen en na tien minuten is de apgar 10. Maartje weegt 3800 gram.

Terug op de verloskamer heeft de verpleegkundige 10 IE oxytocine intramusculair toegediend. Er is 600 ml bloedverlies en de placenta moet nog komen. De arts stelt vast dat de placenta los ligt en stempelt deze uit. De placenta wordt als compleet zijnde beoordeeld. Tijdens het hechten van de episiotomie komt er nog steeds in golfjes bloed naar buiten en blijkt de uterus niet goed te contraheren. Er wordt misoprostol gegeven om de atonie op te heffen.

Na het hechten van de episiotomie is het bloedverlies opgelopen tot 2 liter en is de uterus nog steeds wisselend gecontraheerd. De arts besluit tot natasten op de operatiekamer en laat het team komen. In de tussentijd stelpt de arts het bloeden door bij toucher de wijs- en middelvinger van de ene hand op 3 en 9 uur naast de portio in de laterale vaginale gewelven te duwen en met de andere hand de uterus over de symfyse heen te drukken en te comprimeren. Wanneer het team arriveert, is het bloedverlies opgelopen tot 2,5 liter. Bij natasten onder narcose wordt nog een placentalob verwijderd. Het heftige bloeden stopt dan. Het Hb is gedaald tot 3,6 mmol/l en er worden drie zakjes rodebloedcelconcentraat gegeven en 1 unit plasma met stollingsfactoren.

Mevrouw D loopt twee dagen later weer over de gang en is dan koortsvrij. Haar dochter krijgt op de couveuseafdeling een antibioticabehandeling en heeft geen verdere problemen. Mevrouw D vertelt bij de nacontrole dat alles goed gaat, maar dat ze de bevalling wel erg zwaar gevonden heeft. Ze twijfelt eraan of ze nog wel een tweede kind aandurft. De arts spreekt met haar en de jonge vader de diverse stappen van de bevalling nog eens door. Ze concluderen dat ze nu eerst gaan genieten van hun kind en later nog eens nader op eventueel toekomstige bevallingen terugkomen. Met het risico bagatelliserend over te komen, vertelt de arts dat een tweede bevalling vaak veel sneller en gunstiger verloopt. De zwaarste bevalling is vaak de eerste. Daarna is het pad min of meer gebaand.

4.1   Niet-vorderende ontsluiting

4.1.1   Fysiologie

In de snelheid van ontsluiten bestaat een grote individuele variatie. De ontsluiting kent twee fasen:
- de baring begint met de latente fase;
- de latente fase gaat vervolgens over in de actieve fase; het omslagpunt ligt bij 3-4 cm ontsluiting.

Er is sprake van een abnormaal lange latente fase als gedurende vier tot zes uur geen portioveranderingen optreden. Het is echter niet altijd eenvoudig om goed te bepalen wat het begin van de baring is, en bij een lange latente fase kan er daarom ook sprake zijn van een zogeheten valse start, het te vroeg in partu verklaren van de zwangere. Dit vraagt om slagvaardige inschattingen en een goede coaching tijdens de latente fase. In de actieve fase is voor de primigravida een vordering van 1-2 cm per uur gangbaar. Bij een volgende vaginale bevalling is een snellere bevalling te verwachten. Als er gedurende vier uur in de actieve fase geen vordering optreedt, spreekt men van niet-vorderende ontsluiting.

4.1.2   Oorzaken

Het niet vorderen van de ontsluiting kan verschillende oorzaken hebben:
- inefficiënte weeënactiviteit (dynamische stoornis);
- liggingsafwijkingen van het hoofd;
- een wanverhouding tussen het hoofd en bekken (mechanische stoornis).

Dynamische stoornissen komen voor in meer dan een kwart van de bevallingen van eerste kinderen en zijn dus verreweg het meest frequent. In het geval van een echte wanverhouding is een sectio caesarea (keizersnede) onvermijdelijk. Tekenen van een wanverhouding zijn een prominerende schedel, en persdrang bij 7 cm ontsluiting waarbij het caput niet op de ontsluitingsring drukt tijdens de wee. De ontsluitingsring is dan slap en deze situatie wordt maximale ontsluiting of volkomen verslapping genoemd.

4.1.3   Diagnostiek

De vordering van de ontsluiting wordt bijgehouden in een partogram: een grafiek waarin de mate van ontsluiting is uitgezet tegen de tijd (figuur 4.1).

4.1.4   Beleid, complicaties en verpleegkundige zorg

Weeënactiviteit kan verbeterd worden door vrouwen met een volle blaas te laten plassen of te katheteriseren en bij een vol rectum een klysma toe te dienen. Indien de vliezen nog niet gebroken zijn, kunnen deze kunstmatig gebroken worden (amniotomie). Amniotomie gebeurt door met de toucherende vingers een kras over de onderste vliespool te laten geven met behulp van een vliezenbreker. Hierdoor komen lokaal prostaglandinen vrij die cervixverweking en uterus-

Figuur 4.1   Voorbeelden van een partogram.

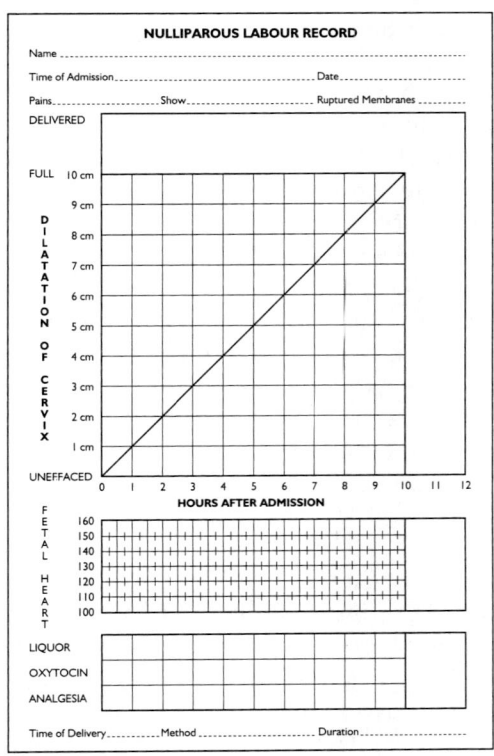

<table>
</table>

naam cliënt:		datum:
geboortedatum:		zwangerschapsduur:
G (graviditeit):	P (pariteit):	aterme datum:

grafiek latente fase

ontsluiting in cm
5
4
3
2
1
0

grafiek actieve fase

ontsluiting in cm
10
9
8
7
6
5
4
3

caput H1
H2
≥H3
stand

	1	2	3	4	5	6	7	8	9	10	11	12	13	
Eén wee per 2-3 minuten														
Eén wee per 5 minuten														
Eén wee per 10 minuten														
weeën: zwak/matig/sterk														
aantal uren														tijdstip
tijdstip														
foetale harttonen														
vliezen: arom/srom														
portio: staand/verstreken														
stand														
consistentie														
caput succ: o/+/++														
moulage: o/+/++														
continue ondersteuning (D/KZ/o)*														
initialen onderzoeker														

* D = doula, KZ = kraamzorg, o = niemand (ook geen partner)

NULLIPAROUS LABOUR RECORD

Name ....

Time of Admission................. Date.............

Pains.............. Show............. Ruptured Membranes ....

DELIVERED

FULL   10 cm
9 cm
8 cm
7 cm
6 cm
5 cm
4 cm
3 cm
2 cm
1 cm

UNEFFACED 0 1 2 3 4 5 6 7 8 9 10 11 12

DILATATION OF CERVIX

HOURS AFTER ADMISSION

FETAL HEART
160
150
140
130
120
110
100

LIQUOR

OXYTOCIN

ANALGESIA

Time of Delivery............Method...................... Duration....................

contracties stimuleren. Bij gebroken vliezen en onvoldoende krachtige weeën wordt gekozen voor intraveneuze toediening van oxytocine. Oxytocine is een lichaamseigen stof uit de hypofyseachterkwab die als Syntocinon® verkrijgbaar is. Het veroorzaakt ritmische contracties van de uterus. De werking van oxytocine treedt snel op, binnen enkele minuten; een constant effect op de weeënactiviteit wordt na 20-40 minuten continue intraveneuze infusie bereikt. De halveringstijd is 3-17 minuten, waardoor het middel goed te doseren is met een infuuspomp op geleide van de weeënactiviteit.

Een kwantificerende maat voor de weeënactiviteit vormen de Montevideo-eenheden (ME). De Montevideo-eenheden worden berekend door het aantal weeën per tien minuten te vermenigvuldigen met het drukverschil tussen de weeënpauze en de top van de wee, uitgedrukt in mmHg. De drukverschillen tijdens een wee worden gemeten met een intra-uteriene drukkatheter. Deze speciaal hiervoor ontwikkelde katheter wordt veelal samen met een schedelelektrode ingebracht als men met oxytocinestimulatie begint. De ondergrens voor 'goede' weeënactiviteit is 150 ME. Montevideo-eenheden kunnen een nauwkeurigheid suggereren die niet helemaal reëel is. Het is dan ook verstandig om andere maten van weeënkracht niet uit het oog te verliezen. Weeënfrequentie is aan de patiënte te zien en is te palperen.

CTG-monitoring laat zien wanneer de stimulatie te heftig is voor de foetus. Goede weeënkracht blijkt uit een effectieve ontsluiting (te zien op het bijgehouden partogram) en uit de vorming van een flink caput succedaneum en het optreden van moulage bij een achterhoofdsligging, met soms zelfs een verscherpt mechanisme, waarbij de kleine fontanel in de bekkenas gedrukt wordt.

Te sterke stimulatie met oxytocine, zich uitend in meer dan vier weeën per tien minuten, kan leiden tot foetale nood. Zo kan verkeerd gebruik van oxytocine tot een sectio leiden. De meest extreme complicatie van oxytocine bij weeënstimulatie is een uterusruptuur (zie paragraaf 4.12, Rupturen). Bij primigravidae zal de complicatie van een uterusruptuur niet vaak voorkomen. Stimuleert men een multigravida met een wanverhouding langdurig met oxytocine, dan kan het onderste uterussegment extreem uitrekken. Het corpus uteri verkleint en verplaatst zich craniaalwaarts. Dit is soms te zien als de opstijgende ring van Bandl, die de overgang toont tussen het dunne onderste uterussegment en het dikke, 'een spierbal makende', corpus uteri. Dit is een voorteken voor een uterusruptuur en wordt meestal voorafgegaan door CTG-afwijkingen. Pijn ter hoogte van het onderste uterussegment is een later optredend verschijnsel. De uterusruptuur leidt tot bloedverlies in de buik en shock van de moeder, altijd in combinatie met foetale nood. Bij een sectio in de voorgeschiedenis treedt nogal eens een dehiscentie van dit litteken op tijdens de baring en zeker tijdens langdurige oxytocinestimulatie. Deze dehiscenties kunnen bloedloos zijn, maar bij langdurige oxytocinestimulaties kan het litteken verder uitscheuren in de richting van de a. uterina en diens takken.

PRIMAIRE INLEIDING

De indicatie voor de toepassing van oxytocine voor voortstimulatie bij niet-vorderende ontsluiting en uitdrijving is vaak heel goed te stellen. In geval van geplande inleidingen met oxytocine loopt men het risico dynamische baringsproblemen uit te lokken door bij een onvoldoende rijpe situatie de baring te forceren. Ondanks goede dosering oxytocine blijkt de uterus dan toch niet-optimale weeënpatronen te kunnen maken. Daarmee wordt de kans op een lastige kunstverlossing of een sectio dus groter. Voor een inleiding met oxytocine moet er dus een dwingende maternale of foetale reden tot bevallen zijn.

Serotiniteit is gebleken een voldoende dwingende reden te zijn en gaat vaak gepaard met een voldoende rijpe uterus. Milde hypertensie bij 40 weken bij een overigens goed ontwikkelde zwangerschap is een voorbeeld van een onvoldoende dwingende reden tot inleiding. Om cervicale rijping te bevorderen voordat amniotomie en oxytocine worden ingezet, kunnen prostaglandines worden gebruikt. Omdat prostaglandines soms zeer felle contracties uitlokken, worden ze bij een uteruslitteken liever niet gebruikt.

Sulproston is een prostaglandineanaloog om uteruscontracties op te wekken. Deze zijn echter te krachtig en te tonisch van aard voor de weeënstimulatie bij een levend kind. Het middel wordt derhalve alleen gebruikt bij zwangerschapsafbrekingen en voor het inleiden van de geboorte bij intra-uteriene vruchtdood.

Figuur 4.2 Klaarzetten intra-uteriene bewaking.
A Intra-uteriene bewaking nat systeem. B Intra-uteriene bewaking droog systeem.

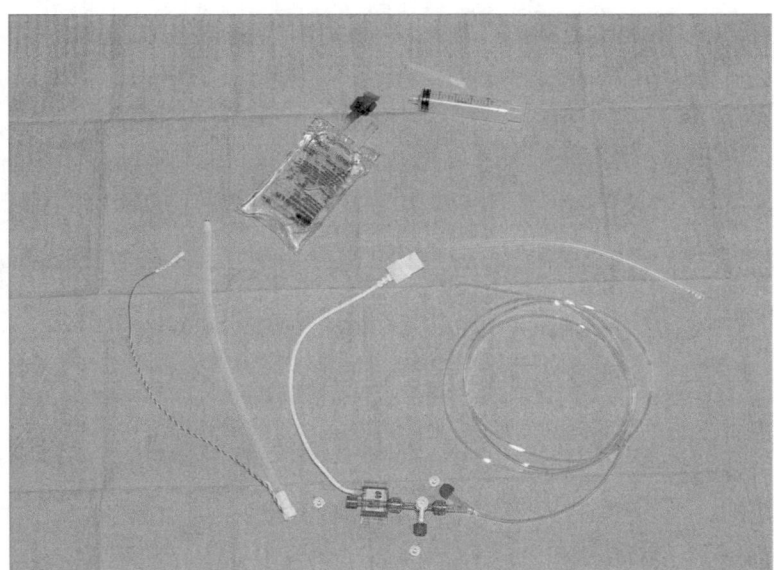

A

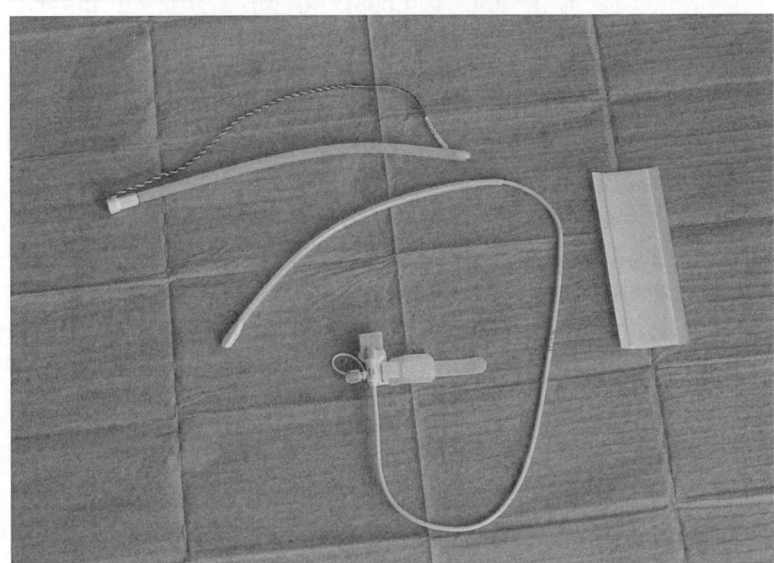

B

Verpleegkundige zorg

De verpleegkundige zorg bij primaire inleiding bestaat uit de volgende taken.

- De patiënte inlichten over de door de arts uit te voeren handelingen.
- De partner betrekken bij het geheel.
- Materialen klaarzetten voor het inbrengen van een infuus en het aanbrengen van de intra-uteriene bewaking.
- Klaarmaken van oxytocine-infuus volgens afdelingsprotocol, en volgens voorschrift toedienen.
- Observatie weeënactiviteit, duur, frequentie en regelmaat. Aan de hand van deze observaties in combinatie met afdelingsprotocol oxytocinetoevoer aanpassen. Cave overstimulatie!
- Observatie uitscheidingspatroon. Zo nodig in overleg met arts eenmalig katheteriseren en een klysma toedienen.
- Letten op conditie van het kind (middels CTG).
- Letten op conditie van de moeder (pols, temperatuur, bloeddruk).
- Observatie van pijnbeleving en algemeen welbevinden. Indien de pijn onhoudbaar wordt, interventie toepassen (zie paragraaf 4.10, Pijn).
- Relevante gegevens rapporteren.

Voor de verpleegkundige is er een belangrijke taak weggelegd in het begeleiden en voorlichten van patiëntes met niet-vorderende ontsluiting. Het duidelijk uitleggen van procedures in combinatie met het stimuleren en motiveren van de barende en het wegnemen van een deel van de angst voor de baring kan een positief effect hebben op het verloop van de baring, mits de oorzaak van de niet-vorderende ontsluiting niet gelegen is in een mechanisch probleem (zie paragraaf 4.1.2, Oorzaken). Continuïteit van zorg kan in deze situaties gewaarborgd worden door zo veel mogelijk een een-op-eensituatie te creëren in de begeleiding van de patiënte tijdens de ontsluitingsfase.

4.2 Niet-vorderende uitdrijving

De uitdrijvingsduur is afhankelijk van de pariteit: multiparae bevallen sneller dan nulliparae. Uiteraard bestaan ook hier grote individuele variaties; van enkele minuten tot een paar uur. Over het algemeen wordt een maximale uitdrijvingsduur van twee uur voor primiparae en één uur voor multiparae aangehouden, ten minste wanneer er steeds vordering is en ook dan is individualiseren essentieel.

4.2.1 Oorzaken

Een veelvoorkomende oorzaak van een niet-vorderende uitdrijving is het te vroeg beginnen met persen. Volkomen ontsluiting (VO) en persdrang vallen niet altijd samen en bij een goede foetale conditie kan bij VO dan ook gewacht worden op reflectoire persdrang alvorens mee te gaan persen. Een onvoldoende weeënkracht komt bij uitgeputte primigravidae vaak voor. Het ontbreken van goede coaching of in zeldzamer gevallen een ziekelijke beperking van de vrouw, kan onvoldoende perskracht veroorzaken, leidend tot een niet-vorderende uitdrijving. In ons land komt de echte mechanische wanverhouding minder frequent voor.

4.2.2   *Beleid, complicaties, verpleegkundige zorg*

Bij een goede foetale conditie maar matige progressie, moet in ieder individueel geval de afweging gemaakt worden tussen voortzetten van de spontane vaginale bevalling, al of niet met oxytocinebijstimulatie, of ingrijpen met een kunstverlossing. Een zeer vitaal gegeven tijdens de uitdrijvingsfase is de foetale conditie. De kans op hypoxie is groter ten gevolge van krachtige weeën gecombineerd met persen, en daarnaast kan de retractie van het corpus uteri, terwijl het kind wordt uitgedreven, nadelig zijn voor de placentadoorbloeding. Uiteraard wordt gedurende de gehele baring de foetale conditie nauwlettend in de gaten gehouden:

- bij een laagrisicobaring door het meten van de frequentie van de foetale hartslagen iedere twintig minuten tijdens de ontsluiting en na iedere perswee;
- bij een hoogrisicobaring wordt de conditie van de foetus gecontroleerd met behulp van cardiotocografie (CTG).

De uitdrijving moet soms bespoedigd worden bij foetale nood. De uitdrijvingsduur is afhankelijk van de uitdrijvende kracht en de weerstand van het voorliggend deel in het baringskanaal. Als het hoofd stagneert op een niveau boven H3 dan is de grootste omvang van de foetale schedel de bekkeningang nog niet gepasseerd. Hierbij is een mechanische stoornis (wanverhouding tussen het hoofd en het benige bekken) niet uitgesloten. Om een baring te termineren met een vaginale kunstverlossing, wordt een indaling van het caput tot minstens H3 verlangd. Bij stagnatie van het hoofd op de bekkenbodem is er bijna nooit sprake van een mechanische stoornis. Het gaat meestal om een gebrek aan uitdrijvende kracht. Die wordt geleverd via de perstechniek van de barende en door de weeën. Ook bij een stagnerende uitdrijving kan bijstimulatie met oxytocine dus effectief zijn. Bij een wanverhouding is het uiteraard een gevaarlijk middel.

VERPLEEGKUNDIGE ZORG

Indien er sprake is van een niet-vorderende uitdrijving en de oorzaak is gelegen in een secundaire weeënzwakte, dan dien je als verpleegkundige de aandachtspunten in acht te nemen zoals beschreven bij de niet-vorderende ontsluiting (paragraaf 4.1.4). In de meeste gevallen zal er dan durante partu bijstimulatie plaatsvinden, om alsnog voldoende krachtige weeën tot stand te brengen om een vaginale baring te kunnen bereiken.

MEDISCHE NAZORG

Bij een vaginale baring bij een weeënzwakte, al of niet na een vaginale kunstverlossing, moet extra alert worden gereageerd op ruim bloedverlies. Uterusatonie en of vaginale verwondingen kunnen optreden en moeten tijdig behandeld worden. Het nageboortetijdperk zal nu zeker actief worden geleid met oxytocine.

4.3   Afwijkende ligging, houding en stand van de foetus

Afwijkende ligging, houding en stand van het kind zijn onder te verdelen in:
- spildraaistoornissen, zoals de draai van het achterhoofd naar achter;
- deflexieliggingen (kruin-, voorhoofds- en aangezichtsligging);
- dwarsligging;
- stuitligging.

4.3.1   Spildraaistoornissen

Normaliter is de inwendige spildraai op de bekkenbodem voltooid en is het achterhoofd naar voren gedraaid. Bij zeer weinig weerstand in het baringskanaal of een zeer vlotte uitdrijving (bijvoorbeeld bij het tweede kind van een tweeling) kan de spildraai uitblijven, of kan het achterhoofd naar achter draaien. Het uitblijven van de inwendige spildraai kan ook het gevolg zijn van onvoldoende uitdrijvende kracht of een mechanische belemmering. Wanneer dit tot een stagnatie leidt, is bijstimuleren of een vacuümextractie een optie. Bij een vacuümextractie blijft een spildraai mogelijk.

4.3.2   Deflexieliggingen

Er zijn drie vormen van deflexieliggingen (figuur 4.3 en 4.4):
- kruinligging;
- voorhoofdsligging;
- aangezichtsligging.

De kruinligging kan gezien worden als een normale variant op de achterhoofdsligging, maar deze kan wel tot een stagnatie leiden. Voorhoofdsliggingen en aan-

Figuur 4.3   Verschillende afwijkende hoofdliggingen.

A Bij een kruinligging heeft men te maken met een stand tussen flexie- en deflexieligging in; B bij een voorhoofdsligging is er een matige deflexie; C bij een aangezichtsligging is het hoofd sterk gedeflecteerd.

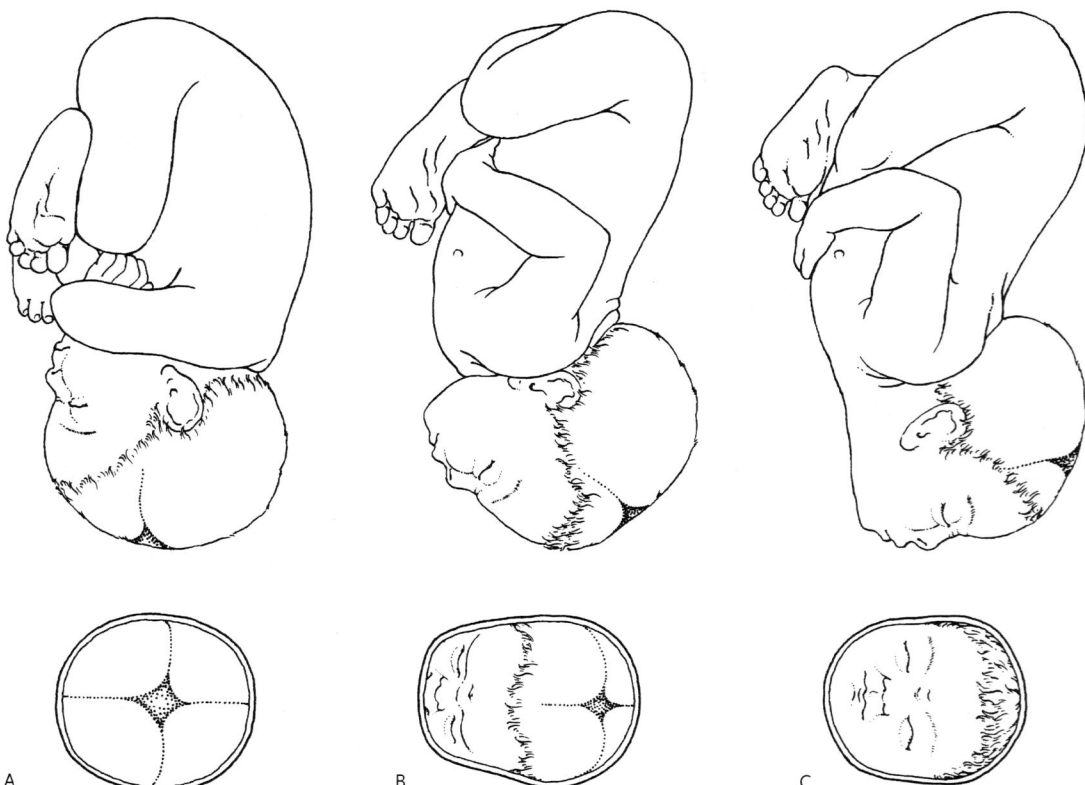

A   B   C

Figuur 4.4   Aangezichtsligging.

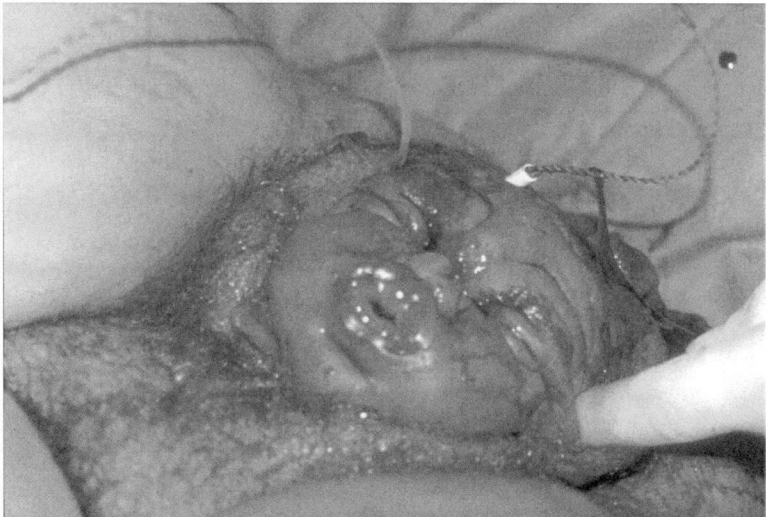

gezichtsliggingen komen bij 2 op de 1000 bevallingen voor. Bij een voorhoofds-ligging voelt men bij het inwendige onderzoek de grote fontanel en oogkasranden. Een vaginale baring is meestal niet mogelijk. Bij een aangezichtsligging (figuur 4.4) worden oogkasranden en kin gevoeld bij het toucher. Indien de spildraai naar voren optreedt, kan men een vaginale bevalling nastreven; de uitdrijving duurt meestal lang. Bij een aangezichtsligging waarbij de kin naar achter draait, is vaginaal bevallen niet mogelijk. Dit is een indicatie voor een sectio caesarea.

4.3.3   Dwarsliggingen

Dwarsliggingen komen in Nederland niet zo vaak voor. De diagnose wordt gesteld door uitwendig onderzoek of vaginaal toucher, maar ook echoscopie is hierbij vaak een zeer belangrijke hulp. De uitwendige versie is de therapie van keuze; mislukt deze echter dan zal het kind door middel van een sectio caesarea geboren moeten worden. Bij volledige ontsluiting is er nog de mogelijkheid van versie en (stuit)extractie, maar die behandeling wordt tegenwoordig zelden meer toegepast, behalve nog bij de tweede van een tweeling.

4.3.4   Meerlingen

Bij meerlingen is het van belang om voor en tijdens de baring de ligging van beide kinderen te bepalen (zie figuur 4.6).
- In de helft van de gevallen liggen beiden in hoofdligging.
- Het eerste kind in hoofd- en de tweede in stuitligging ziet men in 30-25% van de gevallen.
- Het eerste kind in stuit- en de tweede in hoofd- of stuitligging komt bij minder dan 10% voor.
- Een combinatie met dwarsligging komt bij minder dan vijf op de honderd meerlingen voor.

Figuur 4.5   Verschillende dwarsliggingen.

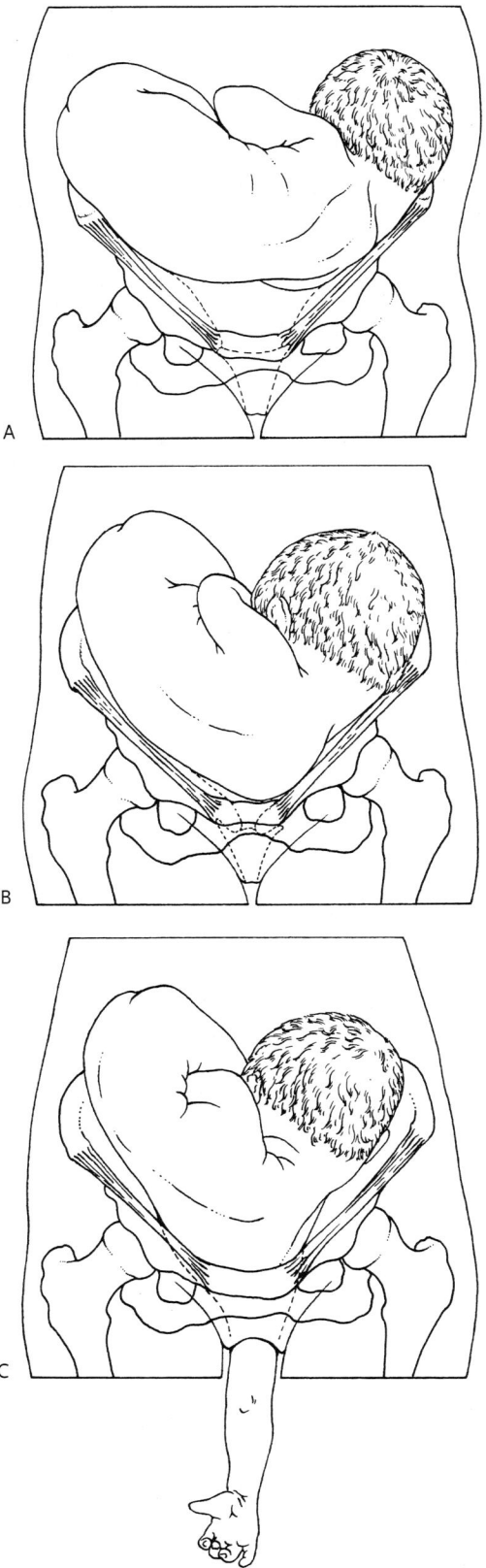

Figuur 4.6   Mogelijke liggingen van de foetussen bij gemelligraviditeit met het percentage van voorkomen.

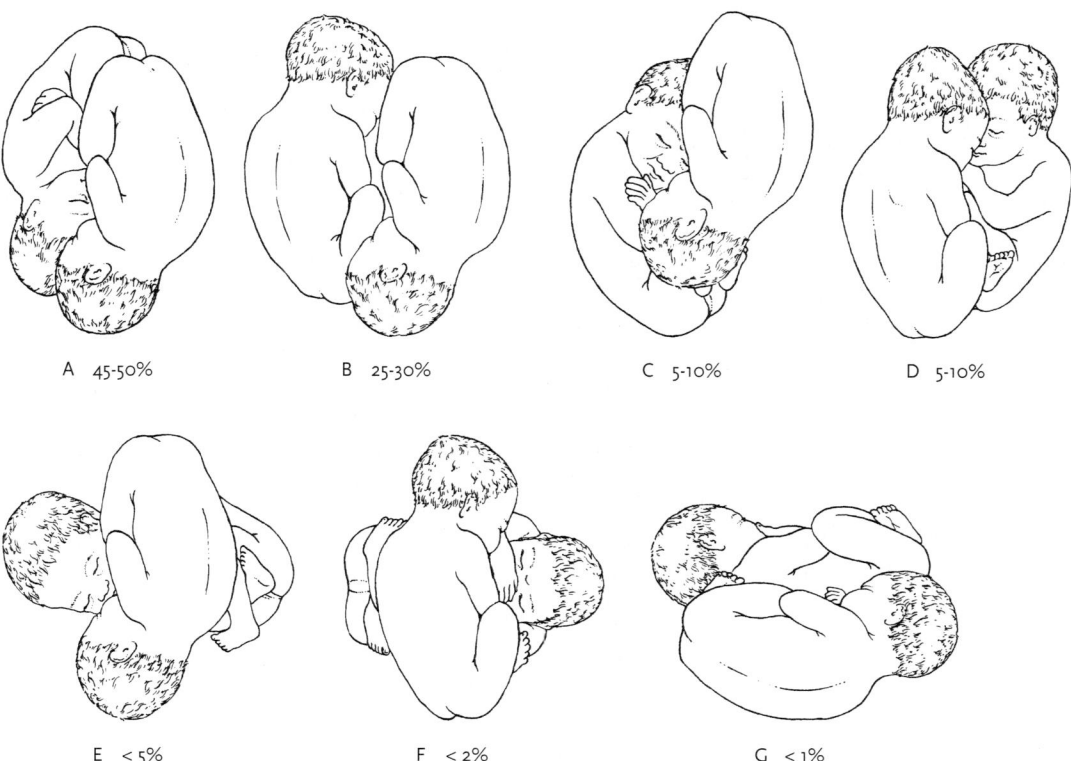

A   45-50%   B   25-30%   C   5-10%   D   5-10%

E   < 5%   F   < 2%   G   < 1%

Liggingsafwijkingen komen dus veel voor. Bij het eerste kind in stuitligging kan het hoofd verhaken. Ondanks dat de kans op verhaking slechts enkele procenten bedraagt, is dit dramatische beeld voor meerdere gynaecologen een reden tot een sectio caesarea. Zodra het eerste kind van een tweeling geboren is, wordt afgenaveld. Dit voorkomt dat het tweede kind bloed verliest naar het eerste toe, mochten er vaatverbindingen zijn. De ligging van het de tweede kind wordt vervolgens meteen bepaald. Echoscopie kan daarbij heel nuttig blijken. Wanneer het tweede kind in dwarsligging ligt, wordt dit uitwendig in een lengteligging gedwongen. Daarna kan getoucheerd worden om de, meestal nog staande, vliezen te breken. In die gevallen waar het tweede kind dwars blijft liggen, kan bij voorkeur onder narcose en met spierverslappende medicatie een versie en extractie verricht worden. Soms is een sectio caesarea op het tweede kind van gemelli niet te voorkomen

4.3.5   Stuitligging

Een stuitligging is een ligging waarbij het foetale hoofd in de fundus uteri ligt en het voorliggende deel gevormd wordt door stuit en/of voeten. Er zijn verschillende vormen van stuitligging. De meest frequente liggingen zijn (figuur 4.7):
*   de onvolkomen stuitligging: de benen langs het lichaam, geflecteerd in de heup en gestrekt in de knie;
*   de volkomen stuitligging: de voeten naast de stuit, de benen geflecteerd in de heup en de knie.

Figuur 4.7   Volkomen en onvolkomen stuitligging.
A Volkomen stuitligging: flexie in heup- en kniegewrichten; de voeten bevinden zich naast het
sacrum. B Onvolkomen stuitligging: flexie in heupgewrichten en extensie in kniegewrichten; de
benen liggen opgeslagen voor de buik van het kind.

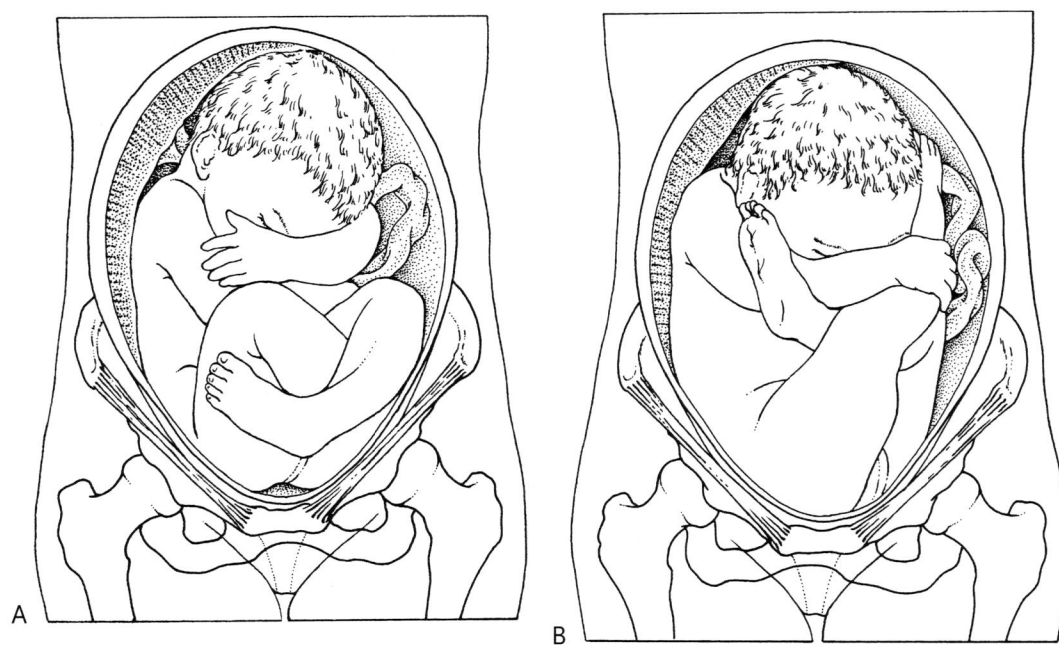

Bij een zwangerschapsduur van 20-25 weken ligt 30-40% van de foetussen in
stuitligging, rond 32 weken ligt nog 10-15% van de foetussen met het hoofd in
de fundus, terwijl dit percentage in de à terme periode is gedaald tot 3-4%. De
ligging is dus pas van belang tijdens de baring en vanaf de 36e zwangerschapsweek, wanneer een uitwendige versie kan worden overwogen. Bij de uitwendige
versie wordt door een massagetechniek het hoofd naar het bekken gebracht,
terwijl de stuit omhoog wordt geduwd. Deze behandeling kan complicaties opleveren. Bij een voorliggende placenta kan een uitwendige versie leiden tot foetomaternale transfusie (anti-D bij resusnegatieve moeders). Er kan een navelstreng-
probleem optreden bij het forceren van een andere ligging. Bewaking met
cardiotocografie is daarom belangrijk. In zeldzame gevallen kan de placenta los-
gewoeld worden (abruptio placentae kan als complicatie optreden). In geval van
bijvoorbeeld een anhydramnion of van bijvoorbeeld een foetaal waterhoofd is
een versie natuurlijk niet zinnig meer en kiest men eerder voor de sectio.
Ondanks de mogelijke problemen is de uitwendige versie meestal een nuttige
behandeling die de kans op een sectio verkleint.
De keuze voor een vaginale baring of een electieve sectio caesarea moet samen
met de zwangere worden gemaakt, waarbij de voor- en nadelen van beide mogelijkheden moeten worden besproken. In een multicentrumonderzoek is gebleken dat het risico op ernstige foetale schade enkele procenten hoger is bij een
vaginale stuitgeboorte; vaginaal geboren kinderen van multiparae deden het niet
beter in dit onderzoek. Bij de counseling moet betrokken worden dat het litteken
van de sectio bij volgende baringen op zichzelf ook weer een risico introdu-
ceert.

Figuur 4.8   Handgreep van Bracht voor de geboorte bij stuitligging.

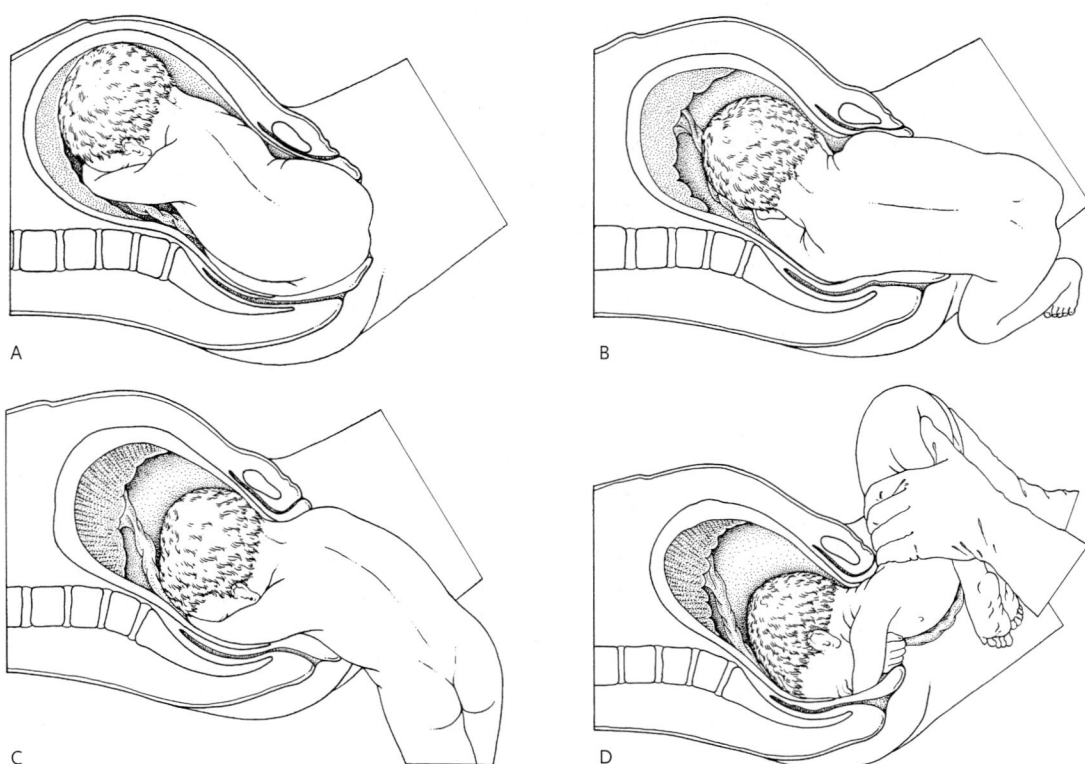

A

B

C

D

Vanwege de verhoogde risico's hoort een stuitbevalling in een ziekenhuis plaats te vinden onder leiding van een gynaecoloog. Indien besloten wordt tot een vaginale stuitbevalling, dient de vordering van de baring nauwkeurig beoordeeld te worden. Bij niet-vorderende indaling, ontsluiting of uitdrijving bij goede weeën wordt een sectio verricht. Gecorrigeerde mortaliteitspercentages van een stuitbevalling zijn 0-4,8‰ (alleen ten gevolge van bevalling; afwijkingen die stuitligging veroorzaken verhogen dit risico). Gecorrigeerde morbiditeitspercentages variëren van 1 tot 12% (dat wil zeggen asfyxie, icterus, ademhalingsproblemen, geboortetrauma, sepsis). Bij de uitdrijving van een stuitbevalling worden de benen van de barende in beensteunen gelegd, zodat speciale handgrepen mogelijk zijn.

- **Handgreep van Bracht.** Als de romp tot voorbij de scapulapunten is geboren, wordt hulp geboden met de handgreep van Bracht (figuur 4.8). De stuit wordt met twee handen omvat met de vingers over de rug en de duimen evenwijdig aan de femora van de foetus en over de symfyse van de moeder geroteerd. Een helper exprimeert krachtig boven de symfyse, op het hoofd van het kind. Zijn de armen opgeslagen, dan mislukt de handgreep van Bracht en wordt overgegaan tot de klassieke partiële stuitextractie. De ruimte die door de ligging in beensteunen is geschapen, wordt nu optimaal benut.
- **Handgreep van Van Deventer.** Bij de handgreep van Van Deventer wordt eerst de achterste en dan de voorste arm afgehaald. Het rechterarmpje wordt afgehaald met de rechterhand en vice versa. De andere hand pakt de beentjes in een zogeheten vorkgreep en beweegt de buik in de richting van de buik van de moeder indien het de achterste arm betreft, en met de rug in de richting van de rug van moeder voor de geboorte van de voorste arm. Het armpje

wordt afgehaald met de wijs- en middelvinger, die tot de elleboogsplooi het armpje spalken en het langs het gezicht afschuiven.

- **Handgreep van Müller.** Een variant op Van Deventer is Müller waar eerst de voorste arm wordt afgehaald.
- **Handgreep van Lovsett.** Een werkelijk andere techniek is die van Lovsett waarbij het kind omvat wordt met de duimen over de rug en er in een halve boog van rechts naar boven naar links van links naar boven naar rechts en zo door bewogen wordt tot de armpjes zich aandienen en geboren worden.
- **Handgreep van De Snoo.** Vervolgens kan het hoofd geboren worden met de handgreep van De Snoo. Het kind 'rijdt' over de onderarm, de vingers omvatten de schouders. Met de andere hand wordt krachtig boven de symfyse geëxprimeerd.

UITWENDIGE VERSIE

De verpleegkundige heeft de volgende taken tijdens een uitwendige versie.
- De patiënte inlichten over de wijze en het doel van de handeling (het is handig om de patiënte te laten urineren voordat de versie plaatsvindt).
- Observatie conditie kind door middel van CTG.
- Observatie conditie van de moeder (pols, bloeddruk).
- Letten op mogelijke complicaties, zoals foetale bradycardie, breken van de vliezen, uitzakken van de navelstreng, bloedverlies.

Nazorg

De nazorg bij een uitwendige versie bestaat uit de volgende onderdelen.
- Bij preterme versie dient er rekening te worden gehouden met resussensibilisatie en wordt anti-D toegediend (1000 IE).
- CTG-controle.
- Gegevens rapporteren.
- Kleihauer-betketest (is niet gangbaar, maar zou sturend kunnen zijn voor de dosis anti-D).

STUITEXTRACTIE

De verpleegkundige heeft de volgende taken bij stuitextractie.
- De patiënte inlichten over de gang van zaken.
- Materialen volgens afdelingsprotocol klaarzetten voor stuitbevalling. Hierbij moet altijd gedacht worden aan oxytocineantagonist indien men afziet van een vaginale bevalling en tot secundaire sectio moet overgaan.

Nazorg

Er is na stuitextractie geen bijzondere medische nazorg nodig voor de moeder. Het kind dient na een stuitbevalling wel extra goed gecontroleerd te worden op aangeboren afwijkingen, en op heupdysplasie indien er sprake was van een onvolkomen stuitligging.

4.4   Foetale hypoxie

Hypoxie is een tekort aan zuurstof tijdens de baring. Dit is doorgaans het gevolg van een verminderde placentacirculatie. Zoals reeds vermeld is de placentacirculatie verminderd tijdens uteruscontracties en ten gevolge van retractie van het corpus uteri. Het risico op foetale hypoxie wordt groter bij afwijkingen tijdens de baring, zoals een langdurige uitdrijving. Als er tijdens de zwangerschap sprake was van hypertensie, groeivertraging en/of diabetes, is de kans op hypoxie tijdens de baring ook vergroot door een verminderde reservecapaciteit van de placenta.

4.4.1 Klinische verschijnselen

Drie tekenen kunnen wijzen op foetale hypoxie:
- lozing van meconium in het vruchtwater;
- een afwijkend foetaal hartritme;
- acidose (verzuring), te herkennen bij een microbloedonderzoek (MBO).

4.4.2 Behandeling, complicaties en verpleegkundige zorg

Meconium is de eerste te lozen darminhoud van een foetus. Het is een dikke, groenige ontlasting. De lozing van meconium in het vruchtwater is, voor de verloskundige die een thuisbevalling begeleidt, reden tot insturen naar het ziekenhuis. Toch betekent meconiumhoudend vruchtwater lang niet altijd dat er sprake is van foetale hypoxie: slechts in 20% van de gevallen is dat werkelijk het geval. Bij een verhoogde kans op foetale hypoxie wordt het foetale hartritme gecontroleerd met behulp van cardiotocografie (CTG). De hartfrequentie van het kind en de weeënactiviteit worden uitgezet tegen de tijd. Een normale basisfrequentie ligt tussen 110 tot 160/min. Er moet voldoende korteduurvariatie zijn binnen een bandbreedte van ongeveer 10-30 slagen/min. Acceleraties zijn langdurigere en grotere variaties in hartfrequentie (minimaal 15 seconden en 15 slagen/min.), deceleraties zijn vertragingen van 15 slagen/min. gedurende 10 seconden. Acceleraties, een verhoging van frequentie, gaan vaak samen met bewegingen van de foetus en zijn een teken van goede foetale conditie. Symptomen van foetale nood zijn verminderde variatie van het hartfrequentiepatroon, tachycardie (> 160/min.) en deceleraties. Tijdens de uitdrijvingsfase volgen deceleraties vaak op een perswee. Dit herstelt weer in de weeënpauze en is een normaal verschijnsel. Bij twijfel moet men bedacht zijn op foetale hypoxie en kan het microbloedonderzoek worden gebruikt. Bij het microbloedonderzoek wordt, bij gebroken vliezen, een krasje gezet op het voorliggende deel van de foetus. Vervolgens wordt in een capillair wat bloed opgezogen en hieruit worden de bloedgaswaarden bepaald. De meest gebruikte uitslagen zijn:
- de zuurgraad van het bloed (pH);
- een maat voor de foetale compensatie van verzuring (basenexces).

De normale pH ligt tussen de 7,30 en 7,40. Als de pH onder de 7,25 komt, dreigt hypoxie te ontstaan; pH's lager dan 7,20 vereisen ingrijpen om het kind geboren te laten worden. Een laag basenexces is het gevolg van een al wat langer bestaande verzuring. De foetus buffert deze verzuring door zijn basenoverschot te verbruiken.
Tegenwoordig gebruikt een aantal centra ST-analyse (STAN) om mogelijke foetale hypoxie tijdens de bevalling gedetailleerd te volgen. De STAN-monitor analyseert continu de ST-golfvorm van het foetale ecg en maakt het incidentele gebruik van microbloedonderzoek grotendeels overbodig. Hierdoor wordt het risico verlaagd dat de foetus een letsel oploopt bij een niet bij de klassieke CTG herkende hypoxie (waarbij daarom ook geen microbloedonderzoek wordt gedaan).

Figuur 4.9   Microbloedonderzoeksset.

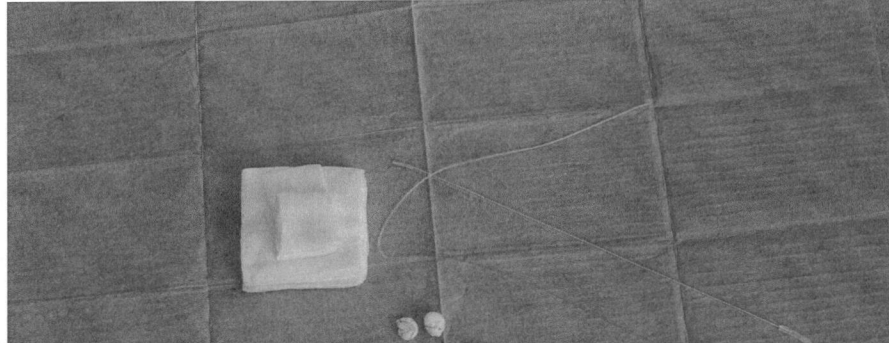

Wanneer bij klassieke CTG-monitoring, bij microbloedonderzoek (MBO) of bij STAN een reële hypoxie wordt vastgesteld, moet de baring meteen getermineerd worden. Wanneer dat wachttijd oplevert, kan een uterusrelaxans als een oxytocineantagonist de weeën minder maken. Daardoor komt de placentacirculatie minder onder druk te staan en kan de foetus vaak wat 'bijademen'. Een gezonde foetus kan hypoxie langer compenseren dan een foetus die langdurig intra-uterien ondervoed is. Een te lange fase van hypoxie leidt tot hersenschade. Na de bevalling zijn deze kinderen neurologisch geprikkeld. Er kunnen stuipen optreden en in ernstiger gevallen later spasticiteit. Wanneer de hypoxie nog iets langer duurt, zal het kind te ernstig beschadigd raken en overlijden.

MEDISCHE NAZORG
Wanneer ernstige hypoxie wordt vastgesteld tijdens de bevalling, kan een asfyctisch kind verwacht worden en zal de kinderarts bij de bevalling willen komen om de eventuele reanimatie te leiden.

VERPLEEGKUNDIGE ZORG
Indien er een kunstverlossing plaatsvindt ten gevolge van de foetale hypoxie dan zijn er twee soorten kunstverlossingen mogelijk: vacuümextractie en forcipale extractie. Indien er wordt overgegaan tot een vacuümextractie of forcipale extractie dan gelden alle aandachtspunten voor de verpleegkundige uitvoer van zorg als vermeld bij kunstverlossingen. Afhankelijk van de conditie waarin de pasgeborene ter wereld komt, zal de begeleiding van de verpleegkundige dienen te worden aangepast. Het spreekt voor zich dat in een situatie waarin de pasgeborene er ernstig aan toe is, ernaar zal moeten worden gestreefd om de kraamvrouw en haar partner in een aparte kamer te verplegen totdat de situatie van de pasgeborene gestabiliseerd is. Indien er bij foetale hypoxie een vaginale bevalling niet kan worden afgewacht, zal er besloten worden tot een secundaire sectio. Het verpleegkundig handelen zal er dan op gericht zijn om zo snel mogelijk met de barende patiënte op het operatiecomplex te belanden.

4.5   Vroegtijdig breken van de vliezen

In 10% van alle gevallen is het breken van de vliezen het eerste symptoom dat de baring is begonnen. Het breken van de vliezen betekent echter niet altijd dat de baring is begonnen. Indien de vliezen breken en weeënactiviteit uitblijft, spreekt men van PROM *(prelabour rupture of the membranes)*. Breken de vliezen à terme dan zal 70% van de zwangeren bevallen binnen 24 uur en 85% binnen 48 uur.

4.5.1   *Klinische verschijnselen*

De zwangere zal als verschijnsel aangeven dat er plotseling vochtverlies optreedt en dat het vocht niet kan worden opgehouden. Het vocht ruikt zoet en is meestal helder van kleur.

4.5.2   *Diagnostiek*

De diagnose 'gebroken vliezen' kan meestal gesteld worden op basis van anamnese van de zwangere van plotseling vaginaal vochtverlies, de aanwezigheid van voortdurend vochtverlies en eventueel de echoscopische waarneming van weinig vruchtwater. In sommige gevallen wanneer bij inspectie weinig vocht meer afloopt, kan vochtverlies ook worden verward met urineverlies, fluor of helder slijm. Om met meer zekerheid te kunnen zeggen dat het vochtverlies ook vruchtwater is, kan dit het beste worden opgevangen. Een druppel vruchtwater wordt dan op een objectglas gelegd en aan de lucht gedroogd. Daarna kan er onder de microscoop worden bekeken of dit druppeltje vocht ook vruchtwater is. Bij vruchtwater wordt een patroon van varens gezien, dit wordt veroorzaakt door de neerslag van de zoutkristallen onder invloed van oestrogenen (varentest). Deze test geeft echter geen volledige zekerheid over de aanwezigheid van vruchtwater omdat ook andere lichaamsvloeistoffen, zoals cervixslijm, semen en urine bij indrogen soms varianten van varenvormige kristallen vertonen. Een andere methode om vruchtwater aan te tonen is een test waarbij met behulp van een teststrip pH- en eiwitbepaling op eenvoudige wijze gecombineerd kunnen worden. De test kan onderscheid maken tussen vruchtwater, fluor vaginalis en urine.

4.5.3   *Verpleegkundige zorg*

Als een zwangere thuis merkt dat ze vochtverlies heeft, zal ze meestal van tevoren van haar verloskundige of gynaecoloog instructie gekregen hebben wanneer zij contact moet opnemen met hen. Indien zij de uitgerekende datum al heeft bereikt, zij van de verloskundige heeft gehoord tijdens de prenatale controle dat het hoofd van het kind is ingedaald en als het vruchtwater helder is, dan mag de zwangere mits zij zich geen zorgen maakt, 24 uur afwachten met het bellen naar de verloskundige of gynaecoloog. In alle andere gevallen dient zij direct contact met haar verloskundige of gynaecoloog op te nemen.
Als de zwangere onder controle staat van de verloskundige, dan zal de verloskundige de persoon zijn tot wie de zwangere zich richt. Staat de zwangere onder controle van de gynaecoloog dan is dit vaak het moment waarop het eerste con-

tact, al dan niet telefonisch, tussen de verpleegkundige en de zwangere plaats-vindt. Er dienen op dat moment een aantal relevante gegevens door de O&G-ver-pleegkundige te worden verzameld.

- Wanneer is vochtverlies geconstateerd (tijdstip en datum)?
- Wat is het aspect van het vruchtwater (veel/weinig/helder/geel/groen)?
- De hoeveelste zwangerschap is het?
- Wanneer is de à-termedatum?
- Heeft mevrouw weeën, of harde buiken?
- Is er sprake van bloederig of helder slijmverlies?
- Hoe zijn haar controles van zwangerschap(en) verlopen?
- Controleer de parametrie: pols, temperatuur rectaal en bloeddruk.

Mocht deze patiënte onder controle staan van een gynaecoloog dan zal zij zich veelal op de afdeling aankondigen om nader te laten bepalen of haar vliezen al dan niet gebroken zijn.

4.5.4 *Behandeling*

Als blijkt dat alle parameters van de zwangere goed zijn, dan kan een spontaan begin van de baring binnen 24 uur worden verwacht. Men spreekt van goede parametrie indien er sprake is van een ingedaald voorliggend deel, een normale temperatuur en een goede foetale conditie. De baring kan thuis worden afge-wacht. Tot die tijd is het wel van belang om de zwangere als advies mee te geven dat zij iedere zes uur haar temperatuur opneemt als deze hoger is dan 37,5 °C en direct contact opneemt:

- bij verandering van het aspect van het vruchtwater;
- indien zij zich rillerig voelt;
- indien zij minder leven voelt;
- indien zij verhoging krijgt;
- indien zij contracties krijgt of een zeurderig gevoel in de onderbuik.

Om de kans op het ontstaan van een infectie te beperken wordt er tevens geadvi-seerd geen coïtus te hebben en geen bad te nemen. Na 24 uur is het van belang de zwangere ter controle terug te zien op de afdeling. Er worden dan volgens afdelingsprotocol kweken afgenomen (introituskweek op groep-B-hemolytische streptokokken, eventueel urinekweek en bloedonderzoek op leukocyten en CRP). Tevens wordt de conditie van het kind beoordeeld door middel van het CTG.

VERPLEEGKUNDIGE OBSERVATIES
Is er na 24-72 uur nog geen weeënactiviteit dan is opname geïndiceerd. Voor de O&G-verpleegkundige is het tijdens de opname tot aan de inleiding van de baring vooral van belang het volgende te observeren:

- verschijnselen van infectie (pols, temperatuur, bloeddruk);
- kleur en geur van het vruchtwater;
- ontstaan van weeënactiviteit;
- conditie van het kind (door middel van CTG);
- conditie van de moeder.

AANVULLEND ONDERZOEK

Onderzoek met een steriel speculum wordt door sommigen verricht, met als doel de ontsluiting van de cervix te beoordelen, een eventueel uitgezakte navelstreng te zien en vocht in de fornix posterior te kunnen afnemen. Indien er geen weeën zijn, zal er geen inwendig onderzoek worden gedaan om te bepalen of er al ontsluiting is. Inwendig onderzoek bij gebroken vliezen geeft een verhoogde kans op het optreden van een opstijgende infectie en wordt daarom alleen uitgevoerd als de baring begonnen lijkt te zijn.

BACTERIOLOGISCH ONDERZOEK

Kweken worden afgenomen op groep-B-hemolytische streptokokken uit vagina en rectum. Dit gebeurt omdat de groep-B-hemolytische streptokokken bij de moeder nauwelijks tekenen van infectie hoeven te vertonen, terwijl ze voor de neonaat zeer bedreigend kunnen zijn.

BLOEDONDERZOEK

Volgens protocol worden door sommigen in deze periode leukocyten en CRP bepaald om een mogelijke intra-uteriene infectie te diagnosticeren.

BEHANDELING

Een indicatie om de baring in te leiden is er na 48-72 uur indien er nog steeds geen weeënactiviteit is en er geen contra-indicaties bestaan voor het inleiden van de baring. De contra-indicaties zijn:
- slechte foetale conditie;
- wanverhouding tussen foetus en bekken;
- liggingsafwijkingen;
- placenta praevia;
- vasa praevia;
- voorliggende navelstreng.

Complicaties zijn:
- intra-uteriene infectie;
- uitzakken van de navelstreng;
- navelstrengcompressie.

Casus

Mevrouw I is een 32-jarige vrouw die voor de eerste keer zwanger is. Zij is 37 4/7 week zwanger als zij met een rillerig gevoel de verloskundige belt en zegt zich niet helemaal lekker te voelen. Nadat de verloskundige haar heeft verwezen naar de tweede lijn vanwege koorts van de moeder en een foetale tachycardie, wordt er door middel van een varentest vastgesteld dat de vliezen van mevrouw I gebroken zijn. Op welk moment dit gebeurd is, kan mevrouw I niet vertellen. Zij vertelt dat ze wel vaker wat vochtverlies heeft gehad de laatste weken, maar dat zij dacht dat dit urine was. Er wordt tevens een introïtuskweek afgenomen en in speculo geconstateerd dat er geen ontsluiting is, maar wel een verstreken portio.

Mevrouw I heeft op dat moment geen weeënactiviteit, een temperatuur van 38,5 °C rectaal; de pols is 92, de bloeddruk 120/80 mmHg. Er is sprake van een foetale tachycardie. Ze maakt zich ernstig zorgen om de toestand van haar kind. Ze kan zich maar niet voorstellen hoe dit alles zo gekomen is en dat ze niet gemerkt heeft dat haar vliezen gebroken zijn. Ze maakt een onrustige indruk en stelt tientallen vragen over de toestand waarin ze nu verkeert. Er wordt besloten haar in te leiden met behulp van het intraveneus toedienen van oxytocine, onder een antibioticascherm.

VERPLEEGKUNDIG HANDELEN

Op het moment van opname van mevrouw I is het van belang dat zij op korte termijn geïnformeerd wordt over de wijze waarop de inleiding zal plaatsvinden. Daarnaast is het van belang om zo snel mogelijk te beginnen met inleiden om een spoedige geboorte van het kind te bevorderen en de mogelijke complicaties te verkleinen. In de casus van mevrouw I is de reden van inleiding de verdenking op een intra-uteriene infectie die niet alleen het kind bedreigt, maar ook de moeder zelf.

In het geval van de beschreven casus van mevrouw I dien je als verpleegkundige alle materialen klaar te maken voor het opstarten van een inleiding (zie ook paragraaf 4.1.4). Naast het gereedmaken van het verlosbed, alle materialen ten behoeve van de partus, het CTG-apparaat, infuusmaterialen en het oxytocine-infuus, dienen er kweken te worden afgenomen en wordt er ook gestart met antibiotica om verdere infectie te voorkomen. De oxytocine wordt in het begin in een lage dosis toegediend (1-3 mE/min.); deze wordt geleidelijk verhoogd volgens afdelingsprotocol tot een maximale dosis van 23-36 mE.

Observaties, handelen en begeleiding
Voor de O&G-verpleegkundige zijn de volgende observaties van belang.
- De vitale functies (ademhaling, circulatie, thermobalans, vocht- en elektrolytenbalans). Dit vanwege de koorts die de zwangere heeft ontwikkeld door een infectie. Controle van temperatuur, pols en bloeddruk is iedere vier uur noodzakelijk. Er dient een vochtbalans te worden aangelegd, om oligurie als teken van een septische shock op te merken. Urineproductie dient te worden genoteerd. Regelmatig urineren voorkomt stagnatie van de ontsluiting.
- Observatie van de foetale conditie. Door middel van voortdurende CTG-controle dient de foetale conditie geobserveerd te worden. Koorts bij de moeder laat op het CTG een stijging van de basisfrequentie van de foetus zien.
- Observatie weeënactiviteit, duur, sterkte en frequentie, omdat oxytocine een hypertonie van de uterus tot gevolg kan hebben en een daarmee gepaard gaande foetale nood. Het CTG zal dan variabele deceleraties vertonen of andere patronen die foetale nood laten zien.
- Indien er gelegenheid voor is: zo nodig voorlichting geven over de couveuseafdeling voor pasgeborenen.
- In de casus van mevrouw I dient uiteraard aandacht te zijn voor reductie van pijn en angst.

Verdere observaties die verricht dienen te worden, worden beschreven in het deel Algemeen, hoofdstuk 6.

Nazorg
Na de bevalling zal de nazorg in de casus van mevrouw I erop zijn gericht om zo snel mogelijk te achterhalen of en in welke mate de neonaat een infectie heeft.

Dit kan door het afnemen van kweken volgens afdelingsprotocol. Opname op de couveuseafdeling behoort tot de mogelijkheden. Na de bevalling is het van belang de conditie van moeder in de gaten te houden. Een antibioticum dient afhankelijk van het klinische beeld en de uitslag van de kweek gecontinueerd te worden.

4.6   Intra-uteriene infectie

Intra-uteriene infectie is een diagnose die vaak per exclusionem (als andere oorzaken zijn uitgesloten) wordt vastgesteld. De zwangere wordt daarvoor volledig onderzocht. De arts of verloskundige dient terughoudend te zijn met een inwendig onderzoek omdat daarmee micro-organismen geïntroduceerd kunnen worden. Tijdens de baring, waarbij de vliezen gebroken zijn, is de kans op een opstijgende infectie verhoogd. Beschermende factoren zoals intacte vliezen en de in de cervix aanwezige slijmprop zijn geheel of gedeeltelijk verdwenen.

De ernst van de gevolgen voor het kind is lastig te bepalen; de moeder is vaak beter klinisch te bewaken. Verschijnselen die kunnen wijzen op een intra-uteriene infectie zijn:

- na verloop van tijd temperatuurstijging en andere vitale parameters van de moeder;
- hartfrequentie van het kind neemt toe;
- er kan een tachycardie ontstaan;
- soms ontstaat er purulente afscheiding vanuit de uterus;
- een MBO wordt pas (te) laat afwijkend.

Vlot baren is het devies. Hoe vlot is een moeilijke vraag die bij iedere casus opnieuw beantwoord moet worden.

4.7   Schouderdystocie

4.7.1   *Oorzaak*

Bij relatief grote of zware kinderen kan het zijn dat de schouders zeer moeizaam in de bekkeningang indalen. Wanneer de voorste schouder blijft steken achter de symfyse, spreekt men van schouderdystocie. Wanneer het hoofd na de geboorte direct weer wat terugtrekt, spreekt men van het turtlefenomeen.

4.7.2   *Beleid*

De handelwijze bij schouderdystocie bestaat uit een stappenplan dat zo nodig herhaald kan worden.

RUIMTE
Zorg bij een schouderdystocie voor voldoende ruimte om het hoofd sacraalwaarts te kunnen bewegen. Leg bijvoorbeeld een omgekeerde po onder de billen van patiënte. *On all fours* (op handen en knieën zitten) kan ook een geschikte houding zijn. Een episiotomie bij een primipara of bij een barende met een zeer stugge bekkenbodem kan meer ruimte voor handelingen geven, maar is niet altijd nodig of mogelijk.

Figuur 4.10   Schouderdystocie.

Bij een schouderdystocie blijft de voorste schouder achter de symfyse hangen. Naast het grote gevaar van foetale asfyxie moet ook rekening worden gehouden met foetale morbiditeit door een plexus-brachialislaesie (ook bekend als 'Erbse parese').

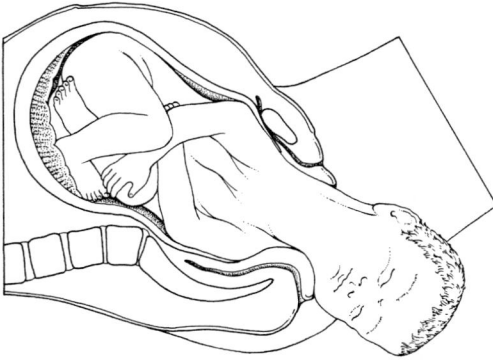

MCROBERTSMANOEUVRE

Bij de mcrobertsmanoeuvre (zie figuur 4.11) laat men de patiënte de bovenbenen maximaal buigen. Bij voorkeur trekt de patiënte zelf de knieën naar zich toe. Beweeg het foetale caput dorsaalwaarts en laat dan pas de patiënte persen.

IMPRESSIE BOVEN SYMFYSE

Als het kind niet geboren wordt, gaat men over tot impressie van de voorste schouder. De vrouw stopt met persen en een helper gaat aan de rugzijde van het kind staan. Impressie wordt gegeven door de handen met aaneengesloten vingers en plat op elkaar, via de buikwand van de vrouw op de schouder van het kind te plaatsen en deze naar lateraal te duwen. Vervolgens wordt het foetale hoofd weer dorsaalwaarts bewogen. De barende perst flink mee in de mcrobertsmanoeuvre.

ROTATIE SCHOUDERKOLOM

Indien het kind nog niet geboren is, wordt de achterste schouder dwars op de bekkeningang gedraaid. De gehele hand gaat daarvoor over het sacrum het baringskanaal in en zoekt de achterste schouder op. Door tegen de schouder of clavicula te drukken, beweegt de achterste schouder naar lateraal en naar verwachting de voorste schouder ook, waarbij deze loskomt van de verhaking achter de symfyse. Vervolgens wordt het foetale caput dorsaalwaarts bewogen en dan pas perst de patiënte mee.

AFHALEN ACHTERSTE ARM

Is ook de rotatie niet succesvol, dan haalt men de achterste arm af. Hierbij wordt, weer via de sacraalholte, de dorsale arm van het kind in de elleboog geflecteerd en vervolgens langs het gezicht naar buiten afgeveegd.

ZAVANELLI-MANOEUVRE

Bij de zavanellimethode wordt het hoofd teruggeduwd en doet men een sectio. Het haalt de krant als dit lukt.

Figuur 4.11   De mcrobertsmanoeuvre.

De bovenbenen van de patiënte worden maximaal geflecteerd. Dit resulteert in een rotatie van het bekken waardoor de symfyse naar boven draait en de hoek tussen de lumbale en sacrale wervelkolom wordt verkleind.

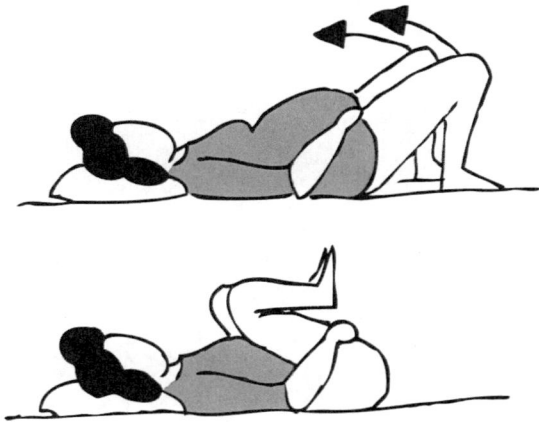

4.7.3   Complicaties

De meest voorkomende complicatie bij het kind is een overrekking of afscheuring van de zenuwbanen voor de arm die door de nek lopen (plexus-brachialislaesie, ook wel Erbse parese). In het meest ernstige geval kan een schouderdystocie tot asfyxie en zelfs tot foetale dood leiden.

4.7.4   Medische nazorg

Het is na de behandeling van een schouderdystocie zinnig om extra te letten op letsels van de weke bekkenbodem. Een totaalruptuur mag bij alle commotie niet over het hoofd worden gezien. Door de manipulaties en mogelijk grote uitzetting is er bovendien extra risico op een fluxus post partum.

4.7.5   Verpleegkundige zorg

VERPLEEGKUNDIGE TAKEN

Het optreden van een schouderdystocie is bijna altijd een onverwachte situatie. Een barende kan hier niet over worden ingelicht of op worden voorbereid. Als verpleegkundige dien je hier dan ook acuut op in te kunnen spelen. Dat betekent in eerste instantie het volgende.

- Er dient ruimte te worden gemaakt voor het hoofd om dit sacraalwaarts te kunnen bewegen. Dit kan worden bereikt door een omgekeerde po onder de billen van de patiënte te plaatsen, door het maken van een dwarsbed of eventueel door de patiënte op handen en knieën te laten plaatsnemen.
- Zo nodig dienen materialen te worden aangereikt voor het zetten van een episiotomie.
- Impressie dient te worden gegeven boven de symfyse. Fundusexpressie is gecontra-indiceerd; de schouder wordt dan vaster geduwd.
- Hulp mobiliseren.

NAZORG

De nazorg bij schouderdystocie omvat het volgende.

- Opvang van de pasgeborene.
- Observatie van mogelijke geboortetraumata en complicaties.
- Materialen klaarzetten voor hechten van episiotomie.
- Observatie van de conditie van de moeder.
- Controles post partum van moeder en kind.
- Moeder en partner uitleg geven over de situatie die zich heeft voorgedaan.
- Moeder-kindbinding stimuleren indien er sprake is van opname van de pasgeborene op de couveuseafdeling of de afdeling Zieke zuigelingen.

Indien er sprake is van een overplaatsing naar de couveuseafdeling of de afdeling Zieke zuigelingen wordt de continuïteit van zorg gewaarborgd door het maken van een volledige overdracht.

4.8   Kunstverlossingen

Er zijn drie vormen van kunstverlossing:

- forcipale extractie (vaginale kunstverlossing);
- vacuümextractie (vaginale kunstverlossing);
- sectio caesarea.

4.8.1   Vaginale kunstverlossingen

We kennen twee soorten vaginale kunstverlossingen: de vacuümextractie en forcipale extractie. Bij een hoofdligging zijn beide in principe mogelijk, maar voorwaarden zijn volledige ontsluiting, voldoende indaling van het hoofd en geen wanverhouding. Bij stuitliggingen bestaat de vaginale kunstverlossing bij foetale nood, of bij niet vorderen van een tweede van een tweeling uit een stuitextractie. Soms is daarbij een tang op het nakomende hoofd nodig. De belangrijkste foetale, maar zeldzame complicaties van een vaginale kunstverlossing zijn hersenbloedingen of een tentoriumscheur als gevolg van extreme moulage. Het tentorium is een dubbelblad van de hersenvliezen tussen de grote en kleine hersenen; een scheur hierin is meestal letaal.

Een vacuümextractor is een zuignap die op het hoofd van het kind wordt aangebracht. Een pomp zorgt voor de negatieve druk om de foetale hoofdhuid in de extractor te zuigen. Een goed voorbeeld is de malmströmcup. Deze heeft de vorm van een paddenstoel en kan mede daardoor, afhankelijk van de diameter, 20-60 kg tractie verdragen. De spildraai blijft mogelijk bij een vacuümextractie. Over het algemeen houdt men maximaal drie tracties aan om de geboorte van het kind te bewerkstelligen. Indien er geen vordering optreedt, wordt overgegaan tot een sectio.

FORCIPALE EXTRACTIE

De forceps bestaat uit twee lepels die langs het hoofd worden ingebracht en dit omvatten. De forceps vormt een kooi om het hoofd. Over het algemeen zijn de risico's op traumata van het geboortekanaal en vooral het sfinctercomplex bij een forcipale extractie groter dan bij een vacuüm. (Zie figuur 4.12.)

Figuur 4.12   Forcipale extractie.
A Obstetrische forceps van DeLee. B Positie van de handen tijdens een forcipale extractie.

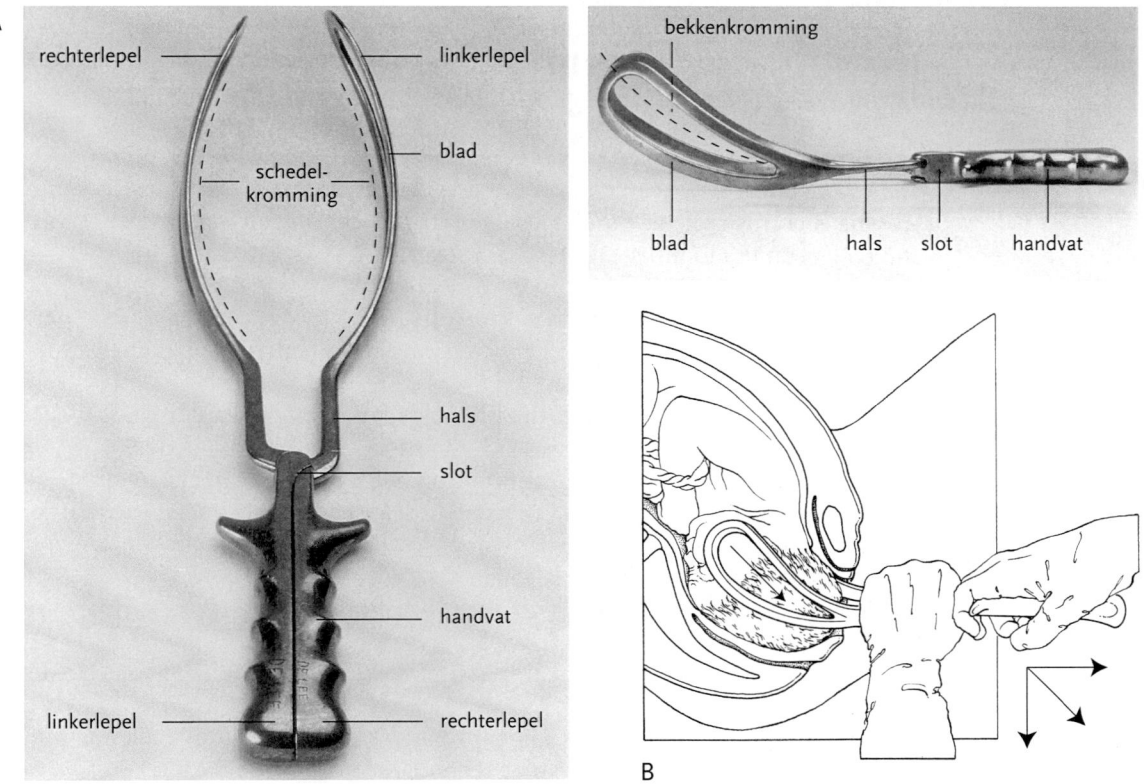

Figuur 4.13   Vacuümextractie.
Na inspectie van het instrumentarium wordt de cup met steriele olie of gel gladgemaakt. De cup wordt ingebracht door met de cup druk uit te oefenen op de commissura posterior en onder gelijktijdig spreiden van de labia de cup schuin naar binnen te kantelen. Vervolgens wordt de cup op het diepst liggende deel van de schedel geplaatst, zo dicht mogelijk bij de kleine fontanel. Gecontroleerd wordt of er geen interpositie van cervix, vagina of andere foetale delen bestaat tussen cup en schedel.

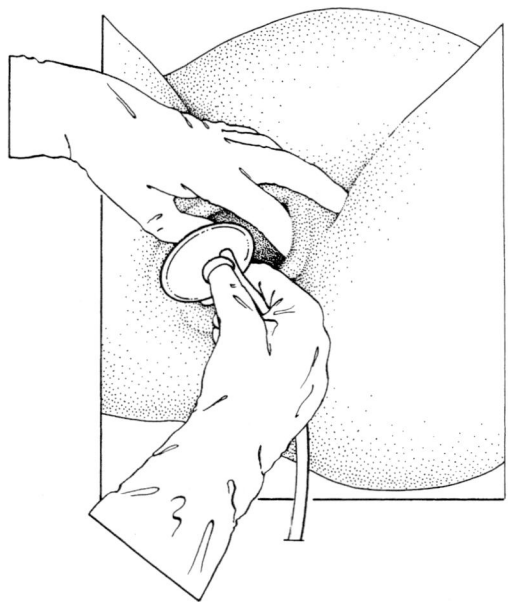

VACUÜMEXTRACTIE

Een vacuümextractie (figuur 4.13) kan, afhankelijk van de stand van het hoofd, vastgesteld bij een vaginaal toucher, vanaf Hodge 3 verricht worden De grootste diameter van het kind is dan de bekkeningang gepasseerd. Voor een forceps moet het hoofd vrijwel op Hodge 4 staan. Een kind waarvan het hoofd hoger staat dan Hodge 3, zal door middel van een sectio caesarea geboren moeten worden.

VERPLEEGKUNDIGE ZORG

Indien er sprake is van een niet-vorderende uitdrijving ten gevolge van een dynamische stoornis, zal er worden overgegaan tot een vaginale kunstverlossing indien het caput ten minste op Hodge 3 staat.

VERPLEEGKUNDIGE TAKEN DURANTE PARTUM

De verpleegkundige heeft de volgende taken tijdens een vaginale kunstverlossing.
- De patiënte inlichten over de door de arts uit te voeren handelingen.
- Partusset klaarleggen.
- Materialen klaarleggen voor infiltratie bij het zetten van een episiotomie.
- Materialen klaarzetten voor vaginale kunstverlossing, hetzij een vacuümextractor met de juiste maat zuignap of kiwivacuümcup, hetzij een forceps (kjellandtang, tang van Naegele).
- Materialen aanbieden voor eenmalige katheterisatie.
- Dwarsbed maken.
- Afhankelijk van de soort kunstverlossing: vacuümpomp ophogen op geleide van de arts.
- Alle maatregelen treffen voor het opvangen van het kind (warmtelamp, uitzuigmateriaal, controleren van de reanimatietafel).
- Letten op de conditie van de moeder.
- Observatie van pijnbeleving en algemeen welbevinden.
- De partner betrekken bij het geheel.
- Relevante gegevens rapporteren.

VERPLEEGKUNDIGE TAKEN POST PARTUM

Post partum heeft de verpleegkundige de volgende taken bij een vaginale kunstverlossing.
- Het kind opvangen en warm houden.
- Zo nodig actief het nageboortetijdperk leiden.
- Aandacht besteden aan de partner.
- De placenta opvangen.
- Materialen klaarzetten voor het hechten van de episiotomie.
- Observatie van de conditie van de moeder: bloedverlies, pols, temperatuur, bloeddruk.
- Moeder en kind verzorgen.
- Stimuleren van de moeder-kindbinding.
- Aandacht voor het aanleggen van de pasgeborene indien er borstvoeding wordt gegeven.
- Relevante gegevens rapporteren.

VOORLICHTING

In het geval van de kunstverlossing zal de voorlichting en begeleiding voornamelijk bestaan uit de moeder op de hoogte brengen van wat er staat te gebeuren,

Figuur 4.14   Pasgeborene met facialisparese, complicatie ten gevolge van een forcipale extractie.

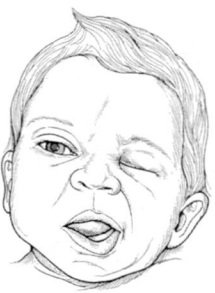

informatie verstrekken over het welbevinden van het kind en de verdere gang van zaken na de bevalling. Continuïteit van zorg kan in deze situatie gewaarborgd worden door een goede overdracht naar de kraamafdeling. Op het moment dat de kraamvrouw met ontslag gaat, is het van belang om een volledige en zorgvuldige overdracht mee te geven om op deze wijze een optimale zorgverlening in de thuissituatie te kunnen waarborgen. Indien de pasgeborene tijdelijk wordt opgenomen op de couveuseafdeling of de afdeling Zieke zuigelingen, is een volledige overdracht uiteraard ook een voorwaarde om optimale zorg voor zowel moeder als kind te waarborgen.

4.8.2   Sectio caesarea

Een derde vorm van kunstverlossing – niet vaginaal maar abdominaal – is de sectio caesarea (keizersnede). Van een primaire sectio spreekt men als reeds voor de baring tot een sectio is besloten, een secundaire sectio is een sectio waartoe pas tijdens de baring wordt besloten. Anesthesie kan door epidurale of spinale analgesie of onder algehele narcose. De laatste techniek is riskanter door kans op aspiratie van braaksel. Bij een sectio caesarea wordt, na het openen van de buik, het onderste uterussegment met een dwarse snede geopend. Het litteken van de uterus bevindt zich zodoende in een minder musculeus, meer fibreus deel van de baarmoeder. Vroeger werd een snede hoger in het corpus uteri gezet. Doordat dit deel van de baarmoeder bij een volgende partus sterk contraheert, is het risico op een uterusruptuur bij een dergelijk boven het onderste uterussegment gelegen litteken veel groter. De meest voorkomende oorzaak van moederlijke morbiditeit bij sectio caesarea is een postoperatieve infectie. Bloedverlies, sepsis en trombo-embolische complicaties zijn belangrijke oorzaken van moederlijke mortaliteit, de incidentie daarvan is ongeveer 5 per 1000 sectio's.

Naast de secundaire sectio, waarvoor de reden tijdens de baring is ontstaan, bestaat de primaire sectio, die al in eerste instantie als manier van baren gepland was. Redenen voor primaire sectio kunnen maternaal zijn (bijvoorbeeld: bekkenvernauwing, een ziekte die persen onmogelijk maakt, psychische constitutie) en foetaal (bijvoorbeeld: extreme macrosomie, waterhoofd). De primaire sectio wordt van tevoren gepland en is iets minder riskant voor de moeder.

MEDISCHE NAZORG

Tijdens de sectio wordt antibioticaprofylaxe tegen postoperatieve infecties toegepast. Na een sectio is profylaxe tegen trombose nodig. Er moet gecontroleerd worden op tekenen van nabloeding (pols, bloeddruk en mictie) en infectie (pijn-

Figuur 4.15 Sectio caesarea.

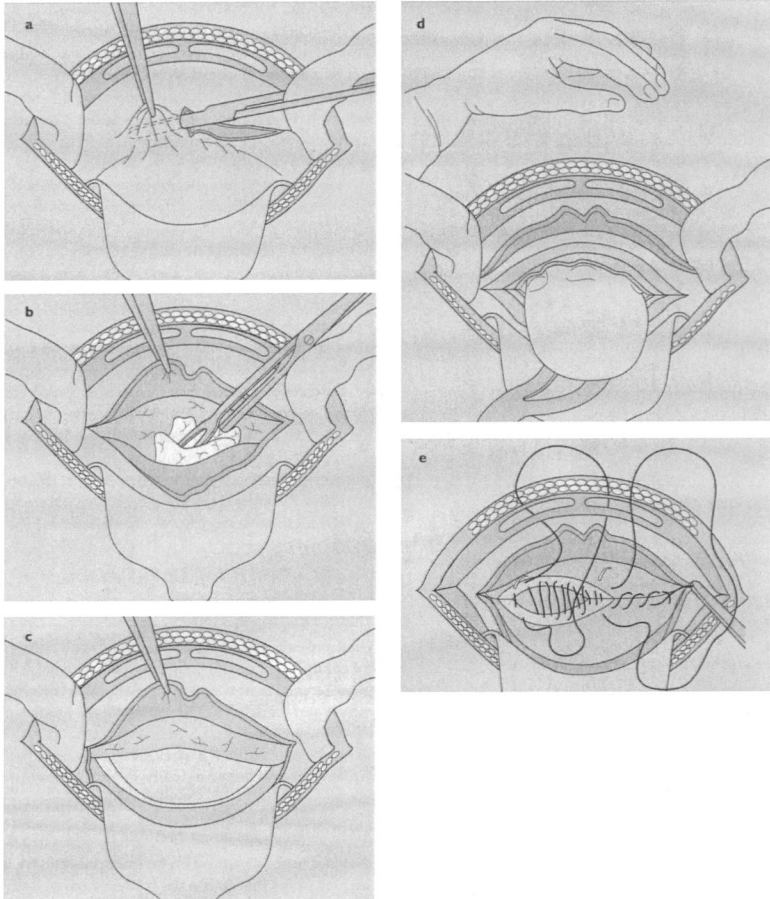

klachten en koorts). In het kraambed moet zo spoedig mogelijk weer normaal bewogen en gegeten worden. Beweging bevordert het intact houden van het spierstelsel en de bloeddoorstroming in de aderen en voorkomt trombose. Normale voeding is goed voor de weerstand tegen infecties.

VERPLEEGKUNDIGE ZORG

Verpleegkundig handelen bij een abdominale kunstverlossing bestaat uit de volgende onderdelen.

- De patiënte inlichten over de aard van de ingreep.
- Patiënt volgens afdelingsprotocol voorbereiden voor de operatiekamer.
- Hemoglobine, hematocriet en kruisbloed bepalen en packed cells bestellen.
- Zo nodig infuus inbrengen.
- Katheter inbrengen.
- Antistollingsmiddel toedienen.
- Materialen meenemen voor foetale-bloedgasanalyse.
- Materialen meenemen voor administratieve doeleinden.
- De partner zo veel mogelijk betrekken bij de gang van zaken. Indien de situatie het toelaat, de partner meenemen naar de operatiekamer.

NAZORG

De nazorg bij een abdominale kunstverlossing bestaat uit de volgende onderdelen.
- Uitvoering van postoperatieve controles volgens protocol.
- Letten op bloedverlies, pols, temperatuur, bloeddruk.
- Bloedgascontrole pasgeborene.
- Hemoglobine en hematocriet controleren.
- Moeder-kindbinding stimuleren.
- Indien er borstvoeding gegeven gaat worden, dient hieraan extra aandacht te worden besteed in nauw overleg met de verpleegkundige van de couveuse-afdeling of de afdeling Zieke zuigelingen.

Continuïteit van zorg kan in deze situatie gewaarborgd worden door een goede overdracht naar de kraamafdeling. Op het moment dat de kraamvrouw met ontslag gaat, is het van belang om een volledige en zorgvuldige overdracht mee te geven om een optimale zorgverlening in de thuissituatie te kunnen waarborgen. Indien de pasgeborene tijdelijk wordt opgenomen op de couveuseafdeling of de afdeling Zieke zuigelingen, is een volledige overdracht uiteraard ook een voorwaarde om optimale zorg voor zowel moeder als kind te waarborgen. In het ontslaggesprek dienen de volgende aspecten aan bod te komen.
- Doorspreken van hetgeen gebeurd is.
- Inspelen op vragen van de kraamvrouw.
- Evaluatie van de verpleegkundige zorg.
- Aandacht voor openstaande verpleegproblemen.
- De afspraak voor nacontrole toelichten.

4.9 Pijn

Pijn tijdens de baring is heel normaal. Baringspijn wordt in tegenstelling tot andere chronische en acute pijn niet verzoorzaakt door pathologie. Bijna alle vrouwen ervaren de ontsluitings- en uitdrijvingsweeën als pijnlijk. De duur en de ernst van de pijn zal bij iedere vrouw wisselen. Over het algemeen neemt de pijn toe naarmate de ontsluiting vordert. De laatste jaren neemt de vraag naar een pijnloze bevalling toe. Voor de verpleegkundige is daarom een taak weggelegd de zwangere voor te lichten over de fysiologie van de baringspijn en de voor- en nadelen van de verschillende vormen van pijnbestrijding voor zwangeren. Loeser, een Amerikaanse pijnspecialist, stelde een klassiek model op voor pijn en pijnbeleving. Allereerst is er de pijnlijke prikkel, de nocicepsis. Vervolgens

Figuur 4.16   De pijncirkels volgens Loeser.

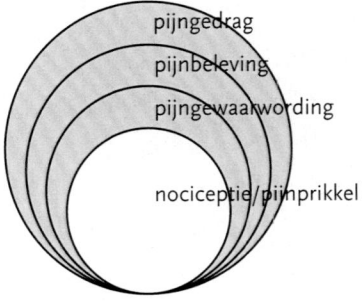

ontstaat er pijn. Dit wordt gevolgd door het 'lijden aan pijn' en de omzetting van dit lijden in gedrag. Loeser gaf dit weer in cirkels van verschillende grootte. Zo kan de pijnprikkel een heel klein cirkeltje zijn en het gedrag heel groot, of omgekeerd.

4.9.1   Fysiologie

Ons lichaam heeft geen speciale 'pijnontvangers' (pijnreceptoren). De kale zenuwuiteinden van twee typen zenuwen, de snelle A-delta- en de langzamere C-vezels, zijn verantwoordelijk voor het ontstaan van pijn in onze organen en weefsels. Deze zenuwuiteinden zijn gevoelig voor druk, temperatuur en lichaamseigen stoffen die in kleine hoeveelheden vrijkomen op de plek waar pijnprikkels ontstaan: de neurotransmitters oftewel de 'boodschapperstoffen' van het zenuwstelsel. Door onderzoek is over een aantal van deze stoffen meer bekend geworden. Het gaat dan om opiaatachtigen, noradrenaline, serotonine, prostaglandine, bradykinine en *substance P*. Stel dat iemand een speldenprik krijgt. Bij een dergelijke pijnprikkel treedt eerst een stekende pijn op door de actie van de snelle A-deltavezels en daarna een brandend gevoel door de activiteit van de C-vezels. De stekende pijn waarschuwt ons dat er een weefselbeschadiging plaatsvindt, terwijl de brandende pijn de bron van langduriger ongemak is.

De kale zenuwuiteinden die voor het pijngevoel verantwoordelijk zijn, zijn niet gelijk verdeeld in ons lichaam. In ons tandvlees, huid en handen zitten er heel veel, maar in onze buik en hersenen zijn er minder van, waardoor pijn in onze buik soms moeilijk te beschrijven is. De Zuid-Amerikaanse Inca's waren al in de precolumbiaanse tijd in staat zonder verdoving hersenoperaties uit te voeren, omdat de hersenen zelf gevoelloos zijn voor pijn door de afwezigheid van A-delta- en C-vezels. De snelle A-delta- en langzamere C-vezels transporteren de pijnprikkels naar het achterste deel van het ruggenmerg. Vanaf de pijnlijke plaats komt dan een bepaalde hoeveelheid neurotransmitterstoffen vrij. Vervolgens wordt de pijnprikkel afkomstig van de snelle A-deltavezels naar de hersenen vervoerd via zenuwbanen aan de tegenoverliggende zijde van het lichaam: prikkels van rechts gaan via de linkerzijde naar de hersenen toe en omgekeerd.

Binnen de hersenen ligt een centraal pijnregelsysteem, de thalamus, die informatie uitwisselt met het bewuste gedeelte van de hersenen, de hersenschors. Als de pijnprikkel vanuit het ruggenmerg en de thalamus sterk genoeg is, bereikt deze onze hersenschors. Pas op dat moment worden we ons bewust van de pijn. In het centrale zenuwstelsel wordt de pijnprikkel gemoduleerd, dat wil zeggen:

Figuur 4.17   De pijnprikkel bereikt de thalamus en wordt vervolgens doorgegeven aan de hersenschors, waardoor we ons van de pijn bewust worden.

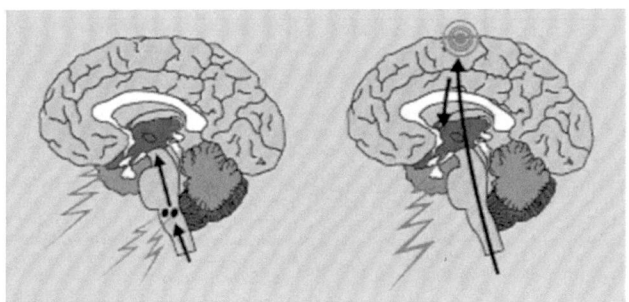

de prikkel kan versterkt of verzwakt worden, afhankelijk van de hoeveelheid en de soort transmitterstoffen die vrijkomen en de juiste receptor (de 'ontvanger') bezetten. Ook de langzamere pijnprikkels, afkomstig uit de C-vezels, worden langs de tegenovergestelde zijde van het ruggenmerg vervoerd, maar schakelen dan over op andere gedeelten van het verlengde merg om daarna de thalamus te bereiken. De overdracht van al deze pijnprikkels kan gestimuleerd of geremd worden door afdalende remmende pijnbanen vanuit de hersenen naar het ruggenmerg. Het lichaam zelf activeert deze remmende banen door neurotransmitterstoffen te produceren zoals de opiaatachtigen, de zogenoemde endorfinen. Maar er zijn ook andere lichaamseigen stoffen bij betrokken, zoals 5-hydroxytryptamine (serotonine) en noradrenaline. Samengevat is het ontstaan van pijn afhankelijk van de hoeveelheid en de soort neurotransmitterstoffen die zich over onze receptoren in ons lichaam verdelen.

Pijn is niet alleen maar een bewuste onaangename ervaring op het moment dat de prikkel de hersenschors heeft bereikt. Acute pijn kan ook leiden tot een aantal acute reacties van het zenuwstelsel met directe gevolgen voor de verschillende organen: in een reflex op bijvoorbeeld een speldenprik trekken wij onze hand terug, nog voordat we ons van de pijnprikkel bewust zijn. Bij deze reflex worden niet alleen de spieren van het betreffende lichaamsdeel geactiveerd, maar vindt er spanningstoename plaats in alle spieren. Daarnaast versnellen polsslag en ademhaling en stijgt de bloeddruk, zonder dat we ons er direct van bewust zijn. De mate waarin activering van deze systemen, de zogeheten stressrespons plaatsvindt, is afhankelijk van de duur en omvang van de prikkel en de daarbij opgewekte pijn.

4.9.2 Oorzaken

Tijdens de ontsluiting en uitdrijving zal de pijn die de barende heeft, veroorzaakt worden door lokale factoren in het kleine bekken. Tijdens de ontsluitingsweeën ervaart de barende de pijn door:
- rek van de cervix;
- compressie van de zenuwcellen in het onderste uterussegment;
- hypoxie van het myometrium.

Tijdens de uitdrijving is de pijn het gevolg van:
- druk op het bekken;
- oprekken van het weke baringskanaal.

De mate waarin de pijn ervaren wordt, hangt af van de pijntolerantie en daarmee de pijnbeleving van de barende. Over het algemeen kan men zeggen dat vrouwen die bang zijn voor pijn en met een negatieve verwachting aan de baring beginnen, eerder een gevoel zullen hebben dat de pijn ondraaglijk is dan vrouwen die met een positief gevoel de bevalling tegemoet gaan. Maar ook lichamelijke invloeden (conditie van de barende), sociale factoren (de mate waarin zij ondersteund is), eerdere negatieve ervaringen tijdens de baring, duur van de ontsluitingsfase en culturele of religieuze achtergronden kunnen het verdragen van de pijn beïnvloeden.

4.9.3 Klinische verschijnselen

Pijnsymptomen komen tot uiting in het gedrag, zoals Loeser al zei: 'Het lijden aan pijn wordt omgezet in gedrag, het pijngedrag'. Dit gedrag kan door de barende patiënte zowel verbaal als non-verbaal geuit worden. Verbaal gedrag kan zijn:

- praten over de pijn en over de mate waarin de pijn ervaren wordt;
- huilen;
- schreeuwen.

Non-verbaal gedrag kan zijn:

- huilen;
- kreunen;
- zuchten;
- stil, onbeweeglijk in bed liggen;
- in zichzelf gekeerd zijn;
- fronsen;
- kaken op elkaar klemmen;
- schoppen, kronkelen, onrust;
- paniekerige of angstige blik.

DE FUNCTIE VAN PIJN

De pijn is in de eerste plaats een waarschuwingssignaal. Het is het teken dat je een rustige plek moet zoeken om je kind ter wereld te brengen. Maar pijn gedurende de bevalling kan ook een signaalfunctie zijn voor bijvoorbeeld een abruptio placentae, een uterusruptuur of een zeer snelle bevalling. Symptomen waar dan opgelet dient te worden, zijn:

- plotseling hevige pijn tussen de weeën;
- contractiele uterus zonder weeën;
- plotseling vaginaal bloedverlies;
- bradycardieën op het CTG: in het geval van een uterusruptuur zijn er helemaal geen cortonen meer te horen en dienen alle verschijnselen van shock zich aan (zie paragraaf 1.6.5).

Pijn kan de volgende gevolgen hebben.

- Door het ervaren van de pijn worden er endorfinen aangemaakt waardoor de barende de pijn beter kan verdragen. Hoewel de pijn niet verdwijnt, zullen de endorfinen als natuurlijke pijnstiller kunnen werken, dit heeft tot gevolg dat de barende zich beter kan ontspannen met als gevolg dat het baringsproces positief beïnvloed wordt.
- Een ander gevolg kan het ontstaan van paniek tijdens de baring zijn. Als de barende in paniek raakt vanwege de pijn, heeft dit juist een negatief effect op het baringsproces. De productie van oxytocine wordt dan belemmerd en de productie van adrenaline wordt bevorderd, waardoor de ontsluiting kan stagneren.

Iedere overgang naar een volgende fase van de bevalling (zie het deel Algemeen, hoofdstuk 6) zal van de barende een andere opvang van de pijn vragen. Voor de verpleegkundige ligt hier dan ook een taak weggelegd in het begeleiden van de barende met pijn, aangezien het verpleegkundig beroepsprofiel opgesteld door de Nationale Raad voor Verpleegkunden stelt dat feitelijke en dreigende pijn verpleegproblemen zijn die behoren tot het aandachts- en competentiegebied van verpleegkundigen.

4.9.4 Verpleegkundige interventies

Als verpleegkundige gebruikt u de volgende interventies en aandachtspunten bij het hanteren van pijn tijdens de baring (zie ook het deel Algemeen, hoofdstuk 6).

- Inventariseer bij opname welke verwachtingen de barende heeft van de bevalling.
- Informeer naar de wijze van zwangerschapseducatie van de barende en haar partner.
- Herinner de partners aan de kennis en vaardigheden die ze tijdens de cursus zwangerschapseducatie hebben opgedaan, zoals ademhalings- en ontspanningsoefeningen.
- Inventariseer eerdere ervaringen die de barende heeft met pijn en vraag naar de wijze waarop er toen met de pijn werd omgegaan.
- Creëer een vertrouwensrelatie met de patiënte en benader de aankomende bevalling positief.
- Zorg voor rust op de verloskamer en vermijd indien mogelijk wisselende verpleegkundigen.
- Moedig de barende aan tijdens het opvangen van de weeën.
- Let op de uiting van het pijngedrag en intervenieer hierop door acties, bijvoorbeeld aannemen van wisselende houding, rugmassage door de partner, warme douche of bad en het toedienen van pijnreducerende interventies.
- Rapporteer alle genomen interventies, en het effect op de barende.

Indien de vicieuze cirkel van pijn door deze interventies niet doorbroken kan worden en als blijkt dat de pijn een negatief effect op het baringsproces heeft, kan er gebruik worden gemaakt van medicijnen om de pijn te onderdrukken.

4.9.5 Analgetica in combinatie met sedativa

Als middel tegen de pijn wordt in de meeste gevallen pethidine gegeven, een morfinomimeticum. Pethidine wordt intramusculair toegediend en werkt gemiddeld twee tot vier uur. Daarbij wordt vaak ook promethazine gegeven, een antihistaminicum met anti-emetische en slaapverwekkende werking, om angst en spanningen te verminderen en een rustgevend effect te bewerkstelligen. Het voordeel van pethidine is dat het een sterk pijnstillend effect heeft, waardoor de barende de pijn beter kan opvangen en de ontsluiting daardoor sneller vordert. Verder heeft promethazine een slaapverwekkend effect, waardoor de barende voor korte tijd kan uitrusten. Nadelen van de pethidine zijn de korte werkingsduur en mogelijke klachten van misselijkheid, hoofdpijn of duizeligheid. Bij het gebruik van promethazine kan het bewustzijn verminderen, waardoor sommige vrouwen het idee kunnen hebben dat ze bepaalde delen van de baring hebben gemist. Door gebruik van opiaten wordt het CTG minder variabel.

COMPLICATIES

Indien het kind binnen één tot vier uur na toedienen van pethidine geboren wordt, bestaat er een kans dat het kind een ademdepressie heeft. Maar ook na die vier uur kan het ademcentrum van het kind gedeprimeerd zijn. De halverings-tijd van pethidine voor het kind is 15-23 uur en voor de moeder 3-6 uur. Door het toedienen van naloxon, een antidotum, aan de moeder vlak voor de geboorte of aan het kind vlak na de geboorte, kan een mogelijke ademdepressie worden ondervangen.

VERPLEEGKUNDIG HANDELEN

Voor toedienen van pethidine en promethazine dient een uitgangs-CTG te worden gemaakt. De verpleegkundige voert verder de volgende taken uit.
- Materiaal klaarzetten voor het vaginaal toucher.
- De barende inlichten over de procedure.
- De barende laten urineren.
- Pethidine en eventueel promethazine toedienen volgens protocol.
- Tijdens de werking van de pethidine en promethazine letten op bijverschijn-selen.
- Observatie van het pijnreducerende effect, bijvoorbeeld met een pijnscore-lijst.
- Observatie van de conditie van de moeder (pols, temperatuur, bloeddruk) en kind (CTG).
- Rapporteren van het (pijn)gedrag van de barende.

NAZORG

De nazorg bij pijnstilling bestaat uit:
- evaluatie van zorg van de wijze van pijnbestrijding en het verpleegkundig handelen;
- hulp bieden bij mobilisatie van de patiënte: deze kan in eerste instantie dui-zelig zijn door het drogerende effect van de pijnbestrijding.

4.9.6   Epidurale of peridurale analgesie

Een epidurale naald wordt tussen de wervels tot in de epidurale ruimte geprikt. Dit gebeurt in de lende, terwijl de vrouw voorovergebogen zit. Door de epidurale naald wordt daarna een katheter geschoven tot in de epidurale ruimte (de ruimte tussen de harde vliezen en de wervels) zoals bij een klassieke epidurale verdo-

Figuur 4.18   Epidurale of peridurale analgesie.

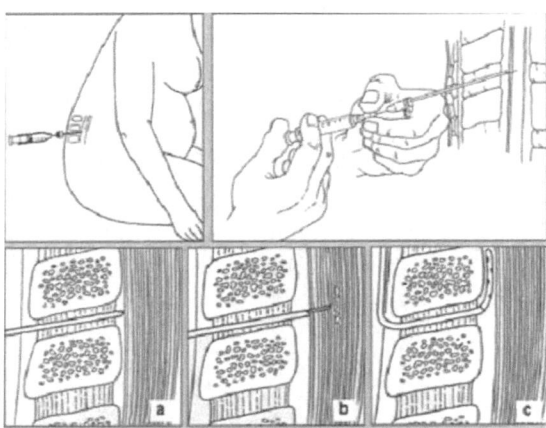

ving. De naald wordt verwijderd en de katheter wordt tegen de rug geplooid en vastgekleefd met pleisters. Gedurende de ontsluitingsfase worden de verdovingsmiddelen via dit buisje toegediend. Zodra de uitdrijvingsfase nadert, wordt er geen herhaling gegeven van het anestheticum. Op deze wijze kan de barende adequaat met haar persreflex omgaan. Epidurale analgesie heeft de volgende voordelen.

- Volledige pijnstilling tijdens de ontsluitingsfase is in veel gevallen mogelijk.
- Het lokale anestheticum werkt plaatselijk op de zenuwbanen en bereikt de placenta en het kind niet.
- Barende heeft geen hyperventilatieverschijnselen meer tijdens de weeën.
- Minder maternale zuurstofconsumptie.
- De toediening kan op elk moment worden stopgezet.
- Het bewustzijn van de vrouw blijft functioneel.
- Het heeft een psychologisch voordeel.

Epidurale analgesie heeft de volgende nadelen.
- Immobiliteit van de barende, door continue bewaking van moeder en kind.
- Reflex van Ferguson (persdrang) wordt mogelijk onderdrukt.

COMPLICATIES
Epidurale analgesie kan de volgende complicaties opleveren.
- Hypotensie door de vermindering van de perifere vaatweerstand.
- Koorts in 10% van de gevallen als reactie op veranderende warmteregulatie van het onderlichaam die ontstaat ten gevolge van toedienen van de epiduraal.
- Tachycardie van het foetale hartritme, indien de barende koorts ontwikkelt.
- Verhoogde kans op kunstverlossing, door verminderde persdrang en verminderde kracht van de buikspieren.
- Urineretentie door sensibel blok (barende voelt geen aandrang meer).
- Jeuk als reactie op de verdovingsvloeistof.
- Misselijkheid en braken.
- Verhoogde kans op derdegraadsrupturen, waarschijnlijk door het grotere aantal kunstverlossingen.
- In enkele gevallen komt er geen optimale verdoving tot stand, of eenzijdige verdoving (vanwege tussenschotten in de epidurale ruimte of verkeerde katheterpositionering).
- Verder kunnen voorkomen: tintelende vingers, spraak- en slikmoeilijkheden, gapen, bradycardie.
- Beurs gevoel op insteekplaats van de epiduraal.

In zeldzame gevallen komt er verdovingsvloeistof in de bloedbaan of in de liquor waardoor er een totaal spinaal blok ontstaat met snelle totale uitval van het centrale zenuwstelsel. Ademdepressie, bewusteloosheid, hypotensie en bradycardie kunnen dan optreden en de patiënte dient te worden beademd en onder algehele narcose gebracht. Contra-indicaties voor het toedienen van epidurale analgesie zijn:
- stollingsstoornissen;
- maternale hypotensie, shock, actieve bloeding;
- afwijkingen of letsels van de ruggengraat;
- infectie ter hoogte van de insteekplaats;
- verhoogde intracraniële druk;

- sepsis;
- allergie voor lokale anesthetica;
- indien de moeder weigert;
- indien de anesthesioloog het niet verantwoord vindt in verband met specifieke aandoeningen zoals neurologische aandoeningen, rugproblemen en cardiale problemen.

VERPLEEGKUNDIG HANDELEN

Verpleegkundig handelen voor en tijdens het toedienen van epidurale analgesie bestaat uit het volgende.

- De barende inlichten over procedure.
- Materiaal klaarzetten voor het inbrengen van een infuus, voor het opvullen van het vaatbed.
- Materialen klaarzetten voor het inbrengen van de epiduraalkatheter indien dit op de verloskamers gebeurt (tevens antidotum epinefrine vanwege kans op hypotensie).
- Bewakingsapparatuur voor de moeder regelen.
- Zo nodig tevens materiaal klaarzetten voor intra-uteriene bewaking.
- Bewakingsmateriaal voor het kind meenemen naar de plaats waar de epiduraal wordt ingebracht.
- Conditie van de moeder controleren: pols, temperatuur en bloeddruk door middel van dynamap in verband met kans op hypotensie.
- Conditie van het kind controleren door middel van CTG.
- Controle van pijnbeleving, observeren van pijngedrag,
- Observatie van de urineproductie. In overleg met de arts eventueel een urinekatheter inbrengen of regelmatig katheteriseren.
- Controle van infusie (perifeer zowel als epiduraal).
- Observatie van weeënactiviteit (zo nodig in overleg met de arts bijstimuleren volgens protocol).
- Observatie van het aspect van vruchtwaterverlies, letten op tekenen.
- Aanleggen van een vochtbalans.
- Rapporteren van handelingen die zijn verricht, medicijnen die zijn toegediend, parametrie van moeder en kind en effect van de epidurale verdoving op moeder en kind.

NAZORG

De nazorg bij epidurale verdoving bestaat uit het volgende.

- Verwijderen epiduraalkatheter volgens protocol.
- Observaties van mogelijke complicaties van epidurale analgesie.
- Observatie insteekplaats epiduraal katheter.
- Cave urineproductie post partum!
- Evaluatie van de uitvoer van verpleegkundige zorg.

4.9.7   *Niet-farmacologische vormen van pijnbestrijding*

Naast farmacologische methoden van pijnbestrijding is er een scala van niet-medicamenteuze mogelijkheden. Zo bestaan er complementaire pijn reducerende therapieën:

- aromatherapie;
- hypnosetherapie;

- bachbloesemtherapie;
- sofrologie;
- haptonomie;
- kruidentherapie;
- acupunctuur;
- acupressuur;
- TENS.

Alleen TENS zal hier verder worden toegelicht, aangezien andere methoden in de tweede lijn nog niet veel gebruikt worden.

TENS

Transcutane elektrische neurostimulatie (TENS) is een pijnverlichtingsmethode. De stimulatie van zenuwen vindt plaats via op de huid aangebrachte elektroden. Het TENS-apparaat voor bevallingen is klein (zo groot als een walkman) en gemakkelijk zelf te bedienen. Men plaatst vier elektroden op de rug, die stroomstootjes geleiden die op deze wijze de zenuwbaan bereiken. Pijnprikkels die van de zenuwen naar de hersenen lopen, worden door de stootjes geblokkeerd. Bovendien wordt de productie van endorfine bij deze methode gestimuleerd, zodat het lichaam zichzelf verdooft. Het apparaat heeft een drukknop, die naar behoefte meer of minder kan worden ingedrukt. De stroomstootjes voelen als kleine tintelingen. TENS heeft de volgende voordelen.

- Dankzij het apparaat kan de pijn tijdens de bevalling met de helft verminderen.
- Het apparaat kan een psychologisch (placebo-) effect hebben: alleen al het idee dat de barende wat aan de pijn kan doen, is een geruststelling.
- Werken met het apparaat geeft ook iets om je op te concentreren en leidt daardoor af.
- De barende kan zich gewoon bewegen.
- Er zijn geen risico's voor het kind.
- De barende kan het apparaat zelf bedienen.

TENS heeft ook nadelen. Helaas blijkt de methode niet bij iedereen te werken. Bovendien worden de elektroden op de rug geplaatst, waardoor het apparaat effectief kan zijn bij rugweeën, maar niet bij buikweeën. Plaatst men de elektroden op de buik, dan kan degene die de bevalling begeleidt niet meer goed bij de buik om te monitoren hoe het kind het maakt. De elektroden kunnen wel op verschillende manieren aangebracht worden op de rug, waardoor verschillende soorten rugpijn opgevangen kunnen worden. TENS kan invloed hebben op de CTG-registratie.

Contra-indicaties
Het gebruik van een pacemaker is een contra-indicatie voor TENS.

Complicaties
Heel zelden komen huidirritaties voor ten gevolge van het pleister- of elektrodemateriaal.

Verpleegkundig handelen
Indien er geen gebruik gemaakt hoeft te worden van farmacologische pijnbestrijding, is voorlichting over TENS een interventie die kan worden aangereikt tijdens

de partus. Tijdens de zwangerschap kan de aanstaande barende hier door de verloskundige al op worden geattendeerd. Indien TENS in de kliniek niet aanwezig is, kan de patiënte deze zelf via sommige verzekeringsmaatschappijen aanvragen. De verpleegkundige heeft de volgende taken bij het gebruik van TENS.

- Mogelijk hulp bieden bij het aanbrengen van de pleisters.
- Uitleg geven over het gebruik van het apparaat.
- Pijngedrag observeren en eventueel de intensiteit van de stroomstootjes verhogen (dat kan de barende zelf).
- Post partum de interventies evalueren.

Nazorg
Nazorg bij TENS bestaat uit hulp bieden bij het verwijderen van de pleisters.

4.10   Uitgezakte navelstreng

Na het breken van de vliezen bij een hoogstaand caput, een stuitligging of een dwarsligging kan de navelstreng uitzakken. Dat kan tot acute foetale nood leiden.

4.10.1   *Beleid*

Als er geen zeer snelle bevalling mogelijk is, wordt het volgende stappenplan uitgevoerd:
1   voorbereiding sectio caesarea;

Figuur 4.19   Normale ligging van de navelstreng (A) en navelstrengprolaps (B).

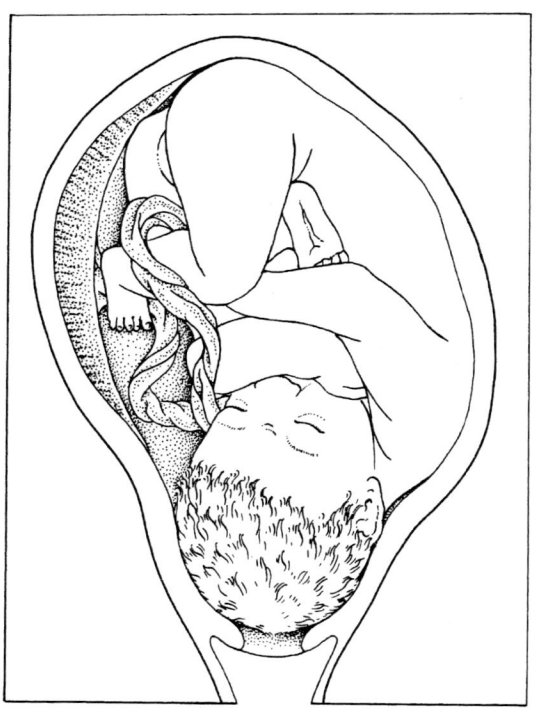
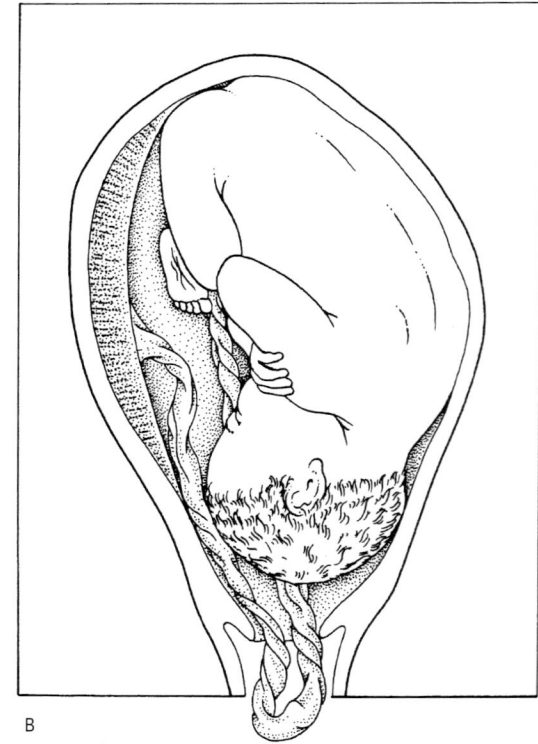

A   B

2   de blaas retrograad vullen met 500 ml NaCl 0,9%;
3   oxytocineantagonisttoediening, of ander middel dat de uteruscontracties tegengaat.

Als er nu geen foetale nood is, kan de sectio met matige spoed worden verricht. Als er nog wel foetale nood bestaat, is dat reden tot extra maatregelen:
4   Trendelenburgpositie en kortdurend vaginaal opdrukken van het foetale caput.

4.10.2   Verpleegkundige zorg

Het uitzakken van de navelstreng is altijd een situatie die zeer acuut is omdat, tenzij er gehandeld wordt, foetale nood ontstaat. De verpleegkundige heeft de volgende taken bij een uitgezakte navelstreng.
- Patiënt voorbereiden voor de operatiekamer.
- Observatie van de conditie van het kind.
- Hulp inroepen van een collega voor het opvangen van de partner en het inschakelen van de kinderarts.
- Patiënt in trendelenburgligging positioneren.
- Materiaal klaarmaken voor het retrograde opvullen van de blaas.

NAZORG
De nazorg bij een uitgezakte navelstreng bestaat uit postoperatieve controles volgens protocol in geval van sectio caesarea. Verpleegkundige zorg zal voor een deel afhangen van de mate van foetale nood die er ontstaan is en de situatie waarin de pasgeborene zich bevindt na afloop van de bevalling. Het zal duidelijk zijn dat bij een slechte conditie van het kind er een aparte ruimte vrij moet worden gemaakt voor de kraamvrouw en haar partner.

4.11   Problemen tijdens nageboorte en postplacentaire periode

4.11.1   Fluxus post partum

Onder fluxus post partum verstaat men bloedverlies van meer dan 1000 ml/24 uur, hetgeen voorkomt bij ongeveer 5% van de bevallingen in het ziekenhuis. Veelal wordt de mate van bloedverlies te laag ingeschat. Het wegen van bloed draagt bij aan een nauwkeuriger schatting. Bij patiënten met een klein circulerend volume, zoals bij pre-eclampsie, kan een hoeveelheid bloedverlies minder dan 1000 ml reeds klinische betekenis hebben.

OORZAKEN
Fluxus post partum kan verschillende oorzaken hebben. De meest voorkomende zijn uterusatonie of een placentarest. Andere mogelijkheden zijn ruptuur van cervix, vagina of vulva, uterusruptuur, inversio uteri of een stollingsstoornis. Uterusatonie komt vaker voor bij overrekking van de uterus door hydramnion, meerlingen, macrosomie of grande multipariteit. Verder bij verminderde contractiliteit door uitputting bij een zeer langdurige partus, bij chorioamnionitis,

uterus myomatosus, na fundusexpressie en bij gebruik van uterusrelaxantia. Voorts is er een verhoogd risico op achtergebleven placentaresten bij eerdere retentio placentae, manuele placentaverwijdering of fluxus.

BELEID

Het stappenplan om een fluxus te behandelen doorloopt men totdat het bloeden stopt.

1. Zorg voor een lege blaas.
2. Geef oxytocine.
3. Hemodynamische stabiliteit controleren en zo nodig corrigeren. Intraveneus worden plasmavervangende middelen toegediend om bloeddrukdalingen te couperen en zo nodig wordt een transfusie van rode bloedcellen en/of stollingsfactoren toegediend.
4. Uterus leeg? Ontstaat de fluxus voordat de placenta geboren is, probeer dan door middel van *controlled cord traction* de placenta geboren te laten worden. Lukt dat niet dan moet de placenta manueel verwijderd worden onder algehele narcose op de operatiekamer.

Ontstaat een fluxus na de geboorte van de placenta, dan gaat men eerst na of de placenta compleet is. Is dit niet het geval dan wordt nagetast onder narcose. Bij een complete geboorte van de placenta kan men de fundus uteri masseren na uitdrukken van stolsels. Bij twee liter bloedverlies en nog steeds actief bloeden is een natasting en inspectie op de operatiekamer zinnig.

5. Atonie ondanks oxytocine? Medicatie die naast oxytocine gegeven kan worden, is misoprostol rectaal of sulproston intraveneus.
6. Stopt het bloeden niet ondanks een lege baarmoeder en een goed gehecht geboortekanaal, dan kan een ballonkatheter in de baarmoeder gebracht worden die door druk het bloeden stopt.
7. Chirurgisch of radiologisch (embolisatie) blokkeren van de toevoerende vaten van de baarmoeder of in het uiterste geval verwijderen van de baarmoeder.

COMPLICATIES

Complicaties van fluxus post partum zijn verbruikscoagulopathie en shock. Bij een fluxus worden stollingsfactoren uit het lichaam van de patiënte snel opgemaakt. De lever is van groot belang bij het aanvullen van die factoren en die werkt niet goed bij shock. Ook treedt er een trombocytopenie op door het verbruik. Verbruikscoagulopathie moet worden voorkomen door:

- snelle diagnose en ingrijpen bij relatief beperkt bloedverlies. Bij twee liter bloedverlies is zeer doortastend ingrijpen gewenst;
- shock bestrijden;
- eventuele aanvulling van stollingsfactoren en trombocyten op geleide van de bestaande bloeding, van de APTT (*activated partial-thromboplastin time*: geactiveerde partiële tromboplastinetijd) in bloed die aangeeft of er transfusie van stollingsfactoren nodig kan zijn, en van de trombocytentelling. Bij waarden onder de 30×10^9 is er coagulopathie door trombocytentekort.

Bij een fluxus treedt vaak shock op. Bepaalde delen van het menselijk lichaam zijn gevoelig voor verminderde bloeddoorstroming. Post partum is door de extra belasting van deze klier de hypofyse kwetsbaar. Shock kan een deel van de hypofyse laten afsterven en zorgen voor het 'syndroom van Sheehan'. Dat uit zich in moeheid (onder andere door hypothyreoïdie), uitblijven van borstvoeding (prolactinedeficiëntie), lage bloeddruk (cortisoltekort), en amenorroe en verlies van geslachtsbeharing (tekort aan luteïniserend hormoon (LH) en follikelstimulerend hormoon (FSH)). Een ander effect van shock is een tijdelijke uitval van de normale nierfunctie. Bij ernstiger shock treden irreversibele effecten in de hersenen op. Het gebruik van bloedproducten geeft risico's voor infecties en voor immunologische afweerreacties.

MEDISCHE NAZORG
Na een fluxus moet de mictie extra worden geobserveerd. Wanneer de borstvoeding uitblijft of extreme zwakte optreedt, moet men denken aan het syndroom van Sheehan. Na een eerdere fluxus post partum zal de patiënte een volgende maal in het ziekenhuis moeten bevallen om direct in te kunnen grijpen mocht zich opnieuw een fluxus voordoen.

VERPLEEGKUNDIG HANDELEN
Het verpleegkundig handelen bij fluxus post partum zal bestaan uit het signaleren van symptomen van shock en deze adequaat bestrijden.
- Inbrengen van een infuus en intraveneus vocht toedienen in de vorm van plasmavervangende middelen.
- Afname van kruisbloed en vaststellen hemoglobinegehalte en hematocriet.
- Controle van pols en bloeddruk.
- Eventueel houding in Trendelenburg indien er sprake is van shock.
- Funduscontrole, eventueel optrekken en toedienen van oxytocine.
- In overleg met arts zo nodig eenmalig katheteriseren of een verblijfskatheter inbrengen indien de fundus slecht gecontraheerd is.
- Meten en wegen van hoeveelheid bloedverlies.
- Afhankelijk van de oorzaak de fluxuspatiënte volgens afdelingsprotocol voorbereiden voor de operatiekamer.
- Extra aandacht besteden aan partner en pasgeborene; eventueel door inroepen van extra hulp.

NAZORG
De nazorg bij fluxus post partum bestaat uit het volgende.
- Zo nodig postoperatieve controles uitvoeren indien van toepassing.
- Hemoglobinegehalte-, hematocrietcontrole, eventueel toedienen bloedtransfusie.
- Vochtbalans en shocklijst aanleggen.
- Letten op urineproductie.
- Extra aandacht voor de lactatiestimulatie omdat de borstvoeding door de hoeveelheid bloedverlies moeilijker of later op gang kan komen.

GVO
De voorlichting en begeleiding bij fluxus post partum zal bestaan uit uitleg over de oorzaak van de fluxus en de gevolgen die dit kan hebben voor de kraamvrouw bij herstel. Voor de continuïteit van zorg is het belangrijk dat er een goede overdracht naar de kraamzorg plaatsvindt waarin oorzaak en behandeling van de fluxus worden benoemd. Van belang is het uitgangshemoglobinegehalte te vermelden en de gegeven bloedtransfusies.

4.11.2 Retentio placentae en vastzittende placenta

Het derde tijdperk of nageboortetijdperk is de periode na de bevalling van het kind en voor de geboorte van de placenta. Is de placenta na een uur nog niet geboren dan is het niet aannemelijk dat dit alsnog spontaan gebeurt en zal specialistische hulp nodig zijn. In Nederland spreekt men van een retentio placentae als de placenta, ondanks actief leiden van het nageboortetijdperk, niet binnen zestig minuten na de geboorte van het kind spontaan wordt geboren. Een retentio placentae is een belangrijke oorzaak van fluxus post partum.

OORZAAK
Het niet geboren worden van de placenta is in de meeste gevallen te wijten aan onvoldoende contractiliteit van de uterus, maar soms kan de oorzaak ook liggen in het feit dat de placenta te diep is ingegroeid in de uterus (placenta accreta) of in diepere lagen van het myometrium (placenta increta). Een enkele keer ligt de placenta gedeeltelijk los of ligt de placenta opgesloten in het cavum uteri door sterke contractie van het onderste deel van de uterus.

BELEID
Als het bloedverlies in de periode voordat de placenta geboren wordt meer dan 1000 ml is dan zal er uiteraard eerst gekeken worden of de placenta loszit (handgreep van Küstner). Is dit niet het geval dan zal er 5-10 IE oxytocine gegeven worden waarna er *controlled cord traction* zal worden toegepast. Dit houdt in dat er tijdens een uteruscontractie met de rechterhand voorzichtig aan de navelstreng getrokken wordt, waarbij men op het moment dat de placenta zichtbaar wordt in de vulva, met de ulnaire zijde van de linkerhand vlak boven de symfyse de uterus naar beneden craniaalwaarts beweegt. Lukt de controlled cord traction niet en blijkt de placenta vast te zitten, dan is een manuele placentaverwijdering onder narcose geïndiceerd. De risico's van deze handeling zijn het afscheuren van de navelstreng en een inversio uteri.

VERPLEEGKUNDIGE TAKEN BEVORDEREN PLACENTAGEBOORTE
De verpleegkundige heeft de volgende taken in de periode voordat wordt besloten tot manuele placentaverwijdering.
- Aanleggen van het kind (dit om contractie van de uterus te bevorderen).
- Toedienen van 5-10 IE oxytocine intramusculair of intraveneus.
- Zo nodig eenmalig katheteriseren.

Als het met deze interventies niet lukt om de placenta geboren te laten worden, dan zal de patiënte manuele placentaverwijdering ondergaan.

VERPLEEGKUNDIGE TAKEN BIJ MANUELE PLACENTAVERWIJDERING
De verpleegkundige heeft de volgende taken wanneer wordt besloten tot manuele placentaverwijdering.
- De patiënte inlichten over de aard van de ingreep (manuele placentaverwijdering).
- Materiaal klaarzetten voor het inbrengen van een infuus.
- De patiënte volgens protocol voorbereiden voor operatiekamer.
- Al naar gelang geldend afdelingsprotocol CAD (catheter à demeure) inbrengen, of patiënte eenmalig katheteriseren.

- Observatie van de conditie van de patiënte, letten op bloedverlies, pols, bloed-druk.
- De partner betrekken en begeleiden bij de aard en het verloop van de ingreep.
- De patiënte voor de operatie nogmaals in contact brengen met haar kind.
- Relevante gegevens rapporteren.
- Observatie van de conditie van het kind.
- Kind overdragen aan collega's voor de gang naar de operatiekamer.

Nazorg
De nazorg bij manuele placentaverwijdering bestaat uit het volgende.
- Uitvoeren van postoperatieve controles volgens protocol.
- Letten op bloedverlies, pols, temperatuur, bloeddruk.
- Hemoglobine- en hematocrietcontrole.
- Moeder-kindbinding stimuleren.
- Indien moeder borstvoeding geeft, hier snel na operatie mee beginnen.
- Toedienen van antibiotica volgens voorschrift.

Complicaties
Mogelijke complicaties van manuele placentaverwijdering zijn:
- intra-uteriene infecties;
- endometritis in het kraambed;
- verminderde vruchtbaarheid door hypoxie van de hypofyse (syndroom van Sheehan) als gevolg van een fluxus post partum.

4.11.3 *Inversio uteri*

Men spreekt van een inversio uteri als het corpus uteri geheel of gedeeltelijk door de cervix binnenstebuiten tevoorschijn komt. De uterus kan zich ook in de vagina bevinden, of zelfs in de vulva zichtbaar worden. De uterus kan dan abdominaal niet meer worden gevoeld.

OORZAAK
Wanneer de controlled cord traction wordt uitgevoerd op een niet goed gecontra-heerde uterus dan kan een inversio uteri als ernstige complicatie optreden.

SYMPTOMEN
Op het moment van het ontstaan van een inversio uteri, zal er sprake zijn van ernstige pijn, bloedverlies en shockverschijnselen. De shock zal ten dele neuro-geen zijn vanwege tractie aan het peritoneum. Wat de vitale functies betreft: hiervan zal circulatie in de acute fase disfunctioneel zijn door het ontstaan van een hypovolemische shock. De bloeddruk zal dalen en de pols stijgt door het vele bloedverlies en de pijn. Indien deze shock niet snel wordt behandeld, zullen ook de overige functies disfunctioneel worden.

BELEID
De behandeling zal bestaan uit het zo spoedig mogelijk met de hand reponeren van de uterus. Als de inversio al langere tijd bestaat, moet men shock en pijn bestrijden en zo spoedig mogelijk onder narcose de uterus trachten terug te brengen in de juiste positie. Als de placenta nog vastzit, zal deze niet verwijderd

mogen worden voordat de uterus gereponeerd is. Wanneer repositie onder narcose niet lukt, dient er door middel van een laparotomie een incisie gemaakt te worden aan de achterzijde van de uterus en de contractiering, waarna door tractie met klemmen de instulping kan worden opgeheven. Soms is repositie niet mogelijk en zal een hysterectomie moeten worden verricht.

VERPLEEGKUNDIG HANDELEN BIJ SHOCK

Zolang de kraamvrouw nog niet op de operatiekamer is, is het van belang acuut in te spelen op het ontstaan van de shock. De zorg houdt dan het volgende in.

- Infuus en intraveneus vocht.
- Trendelenburgligging.
- Controle van pols, bloeddruk.
- Pijnstilling.
- Catheter à demeure (verblijfskatheter).

VERPLEEGKUNDIG HANDELEN NAAR OPERATIEKAMER

Voor het verpleegkundig handelen wanneer de patiënte naar de operatiekamer gaat: zie manuele placentaverwijdering (paragraaf 4.11.2).

COMPLICATIES

Voor mogelijke complicaties bij operatieve behandeling van inversio uteri: zie manuele placentaverwijdering (paragraaf 4.11.2). Indien er een laparotomie is uitgevoerd, dient men ook alert te zijn op alle postoperatieve complicaties die kunnen ontstaan gedurende de opnameperiode.

NAZORG

Nazorg is afhankelijk van de aard van de ingreep.

- Postoperatieve controles volgens protocol.
- Letten op bloedverlies, pols, temperatuur en bloeddruk.
- Hemoglobine- en hematocrietcontrole.
- Moeder-kindbinding stimuleren.
- Indien moeder borstvoeding geeft, hier snel na de operatie mee beginnen.
- Toedienen van antibiotica volgens voorschrift.

Casus

Mevrouw F (G1P0) bevalt poliklinisch spontaan en vlot onder begeleiding van een verloskundige van haar zoon Wouter, 4320 gram, apgarscore 9/10. Een uur na de geboorte van Wouter is de placenta nog niet geboren. Het bloedverlies op dat moment wordt geschat op 1100 ml. In het eerste uur post partum is er 2 × 5 IE oxytocine toegediend, maar nog steeds blijkt uit de handgreep van Küstner dat de placenta niet loszit. De gynaecoloog komt in consult en voert een controlled cord contraction uit. Het bloedverlies neemt toe, maar de placenta zit nog steeds vast. Op dat moment is de bloeddruk 100/60 mmHg, de pols 92 en is mevrouw goed bij bewustzijn.

Opnieuw wordt er tijdens een wee een controlled cord contraction gedaan, waarna een gedeelte van de placenta geboren wordt. Bij inspectie blijkt de placenta incompleet te zijn. Op dat moment begint mevrouw F ruim te vloeien en is de fundus matig gecontraheerd. Ze voelt zich licht in het hoofd en voelt wat klam aan. De pols is 100, de bloeddruk 90/55. Er wordt een infuus ingebracht en oxytocine via de pomp toegediend. Daarnaast wordt er opgevuld met een plasmavervangend middel. Tevens krijgt mevrouw F een catheter à demeure om er zeker van te zijn dat de uterus voldoende kan contraheren doordat een volle blaas dat niet belemmert. De gynaecoloog kijkt in speculo om te controleren of er geen sprake is van een cervixruptuur of vaginawandruptuur. Dit is niet het geval.

Het vloeien stopt niet. De bloeddruk is op dat moment 80/40 en haar pols is 132. Er is dan sprake van een zeer urgente situatie. De circulatie is disfunctioneel en er is sprake van een hypovolemische shock. Vocht- en elektrolytenbalans en bewustzijn zijn op dat moment disfunctioneel en er is weinig urineproductie en mevrouw F is slecht aanspreekbaar. Zodra mevrouw F enigszins is opgevuld en haar toestand het toelaat, wordt zij vervoerd naar de operatiekamer voor verder natasten van de uterus onder narcose. In de operatiekamer blijkt dat er sprake is van een partiële placenta increta en wordt de uterus uiteindelijk, in verband met persisterend bloed, via een laparotomie verwijderd.

VERPLEEGKUNDIGE TAKEN

De uitvoer van zorg zal bestaan uit de volgende taken.

- Postoperatieve controles zoals deze bij een laparotomie dienen te worden uitgevoerd.
- Extra controle van hemoglobinegehalte en hematocriet vanwege het vele bloedverlies.
- In de casus van mevrouw F is het vooral van belang dat er aandacht wordt besteed aan het tot stand komen van een snelle moeder-kindbinding en dat er gestart wordt met kolven, indien aanleggen na de ingreep nog te vermoeiend blijkt.
- Er zal aandacht moeten worden besteed aan het feit dat zij geen uterus meer heeft en een kamer apart is noodzakelijk.
- Ook haar partner zal begeleiding nodig hebben en er zal gelet moeten worden op de behoefte om hetgeen hen overkomen is te bespreken.

Ontslaggesprek

In het ontslaggesprek zal de evaluatie van zorg aan de orde dienen te komen en zullen openstaande verpleegproblemen worden geformuleerd. Er dient voor vertrek nog gelegenheid te zijn om ook de arts te spreken indien daar behoefte aan is. Mogelijke aandachtspunten die voortvloeien uit de openstaande verpleegproblemen zijn de volgende.

- Vermoeidheid door de vele bloedtransfusies.
- Zo nodig extra begeleiding en uitleg over borstvoeding (adres lactatiekundige geven).
- Seksualiteit zal een aandachtspunt zijn door de aard van de ingreep. Hierop dient degene die de nazorg doet in een controlegesprek zeker terug te komen, evenals op de kinderwens.
- Attenderen op het bestaan van het Informatie Centrum Gynaecologie, waar vrouwen terechtkunnen indien zij willen praten over gevoelens en twijfels die kunnen ontstaan na een baarmoederverwijdering (http://www.icgynaecologie.nl).

4.12 Rupturen

Aan het einde van de uitdrijvingsfase, bij de passage van het kind door het weke baringskanaal, kunnen letsels ontstaan van:
- labia minora;
- vaginawand;
- perineum;
- cervix;
- uterus.

Na de geboorte wordt daarom altijd het perineum geïnspecteerd op laesies en rupturen. De gynaecoloog of verloskundige zal, zodra de patiënte in rugligging ligt, met de hand de labia spreiden en met gazen het bloed rond de vagina weg-vegen om te zien of er sprake is van een perineum- en/of vaginawandruptuur en zo ja, in welke mate dat het geval is.

4.12.1 Labiumruptuur

Een ruptuur van de labia minora komt regelmatig voor ten gevolge van de uit-drijving en kan afhankelijk van de grootte van de ruptuur met een of twee hech-tingen worden gehecht met gebruik van een lokaal anestheticum (lidocaïne 1%). De verpleegkundige heeft de taak om het hechtmateriaal klaar te zetten, de patiënte te positioneren, al dan niet in de beensteunen, en de wond te belichten. Tijdens de kraamperiode kan de patiënte tijdens de mictie last hebben van een schrijnend gevoel, dat kan worden verholpen door de patiënte te adviseren te plassen tijdens het douchen of met lauw kraanwater tijdens de mictie de labia te spoelen. GVO hierover behoort tot de taak van de O&G-verpleegkundige.

4.12.2 Vaginawandruptuur

Vaginawandrupturen komen regelmatig voor, vaak als complicatie van een kunstverlossing. Als symptoom wordt voor de geboorte van de placenta bloedver-lies gesignaleerd. De diagnose kan worden gesteld door inspectie van de tractus genitalis met behulp van een speculum. Hierbij kan tevens worden bekeken of het bloedverlies niet van een ruptuur uit de cervix afkomstig is. Behandeling bestaat uit het hechten van de losse wondlippen. Voor verpleegkundig handelen, zie labiumruptuur (paragraaf 4.12.1).

4.12.3 Perineumruptuur

Bij een perineumruptuur wordt onderscheid gemaakt tussen een eerste-, twee-de- en derdegraadsruptuur. De verschillende rupturen zijn als volgt te onder-scheiden.
- Bij een eerstegraadsruptuur is alleen de huid en vaginawand ingescheurd en is de ruptuur oppervlakkig gebleven.
- Bij een tweedegraadsruptuur zijn onderliggend bindweefsel en spieren inge-scheurd maar is de m. sphincter ani intact.

Figuur 4.20   Rupturen van het perineum.

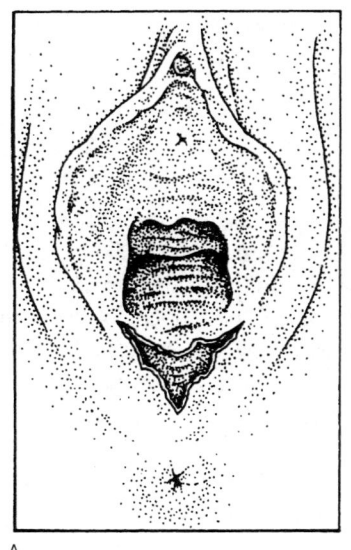 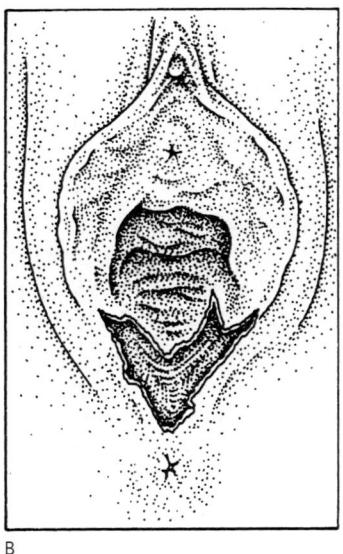 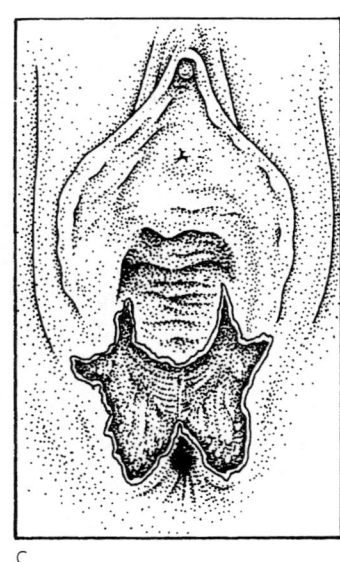

A   B   C

Figuur 4.21   Episiotomie, mediolateraal links.

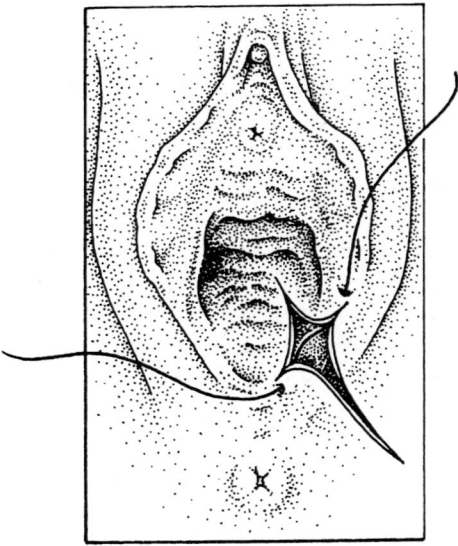

- Bij een derdegraadsruptuur is de m. sphincter ani externus in- of doorge-scheurd, al dan niet in combinatie met het rectumslijmvlies. Bij inscheuring spreekt men van een subtotaalruptuur, bij doorscheuring en van een totaal-ruptuur, beide noemt men derdegraads.

Bij 43% van de barenden ontstaat indien er geen episiotomie is gezet een eerste-of tweedegraadsruptuur. Bij slechts 0,5% van de barenden ontstaat een derde-graadsruptuur.

OORZAKEN

Een perineumruptuur kan de volgende oorzaken hebben.
- Wanverhouding tussen de grootte van het doorsnijdende kindsdeel en de wijdte van de vulva.
- Plotselinge maximale rekking van het perineum.
- Geringe rekbaarheid van de bekkenbodem.

PREVENTIE

Het ontstaan van een ruptuur kan vaak niet worden voorkomen; toch kan er wel voor gezorgd worden dat de grootte en de kans op het ontstaan worden verkleind door tijdens de laatste fase van de uitdrijving op adequate wijze de baring te leiden. Belangrijk in deze fase is dat degene die de baring leidt, goed contact houdt met de barende patiënte en haar de juiste aanwijzingen geeft voor haar perstechniek ten tijde van het doorsnijden van het hoofd. De kans op een abrupte overrekking van het perineum en daarmee het ontstaan van een (sub)(totaal)ruptuur kan hierdoor verkleind worden. Indien tijdens de uitdrijving gesignaleerd wordt dat huid midden op het perineum inscheurt, kan door het zetten van een episiotomie de kans op het ontstaan van een totaalruptuur worden verkleind.

BEHANDELING

In de meeste gevallen hoeft een eerstegraadsruptuur niet gehecht te worden. De tweedegraadsruptuur wordt onder lokale anesthesie gehecht, terwijl de derdegraadsruptuur over het algemeen onder algehele of regionale anesthesie wordt gehecht.

COMPLICATIES EN GEVOLGEN VAN EEN DERDEGRAADSRUPTUUR

Een derdegraadsruptuur kan de volgende gevolgen hebben.
- Onvoldoende controle over de bekkenbodemspier.
- Onvoldoende kunnen ophouden van de ontlasting.

Gevolgen voor een volgende partus

Indien er weinig klachten zijn na het herstel van een totaalruptuur dan kan bij een volgende baring worden volstaan met het zetten van een vroege episiotomie. Indien er restverschijnselen zijn in de vorm van onvoldoende controle over de bekkenbodemspier en het niet kunnen ophouden van de ontlasting, dan kan een sectio caesarea bij een volgende zwangerschap geïndiceerd zijn.

VERPLEEGKUNDIGE HANDELINGEN TWEEDEGRAADSRUPTUUR

Bij de tweedegraadsruptuur heeft de verpleegkundige de volgende taken.
- De patiënte inlichten.
- Een dwarsbed maken.
- Hechtmateriaal, lokaalanesthesie en materialen voor vulvair toilet klaarzetten.
- Aandacht besteden aan partner en kind.

Nazorg

De nazorg bij een tweedegraadsruptuur bestaat uit het volgende.
- De patiënte in gemakkelijke houding terugplaatsen.
- Droge en schone onderlaag geven.
- Controles moeder, fundus, vloeien, pols, temperatuur, bloeddruk.
- Letten op urineproductie post partum in verband met mogelijk gezwollen perineum.

- Eventueel toedienen van koude kompressen bij pijnlijk gezwollen perineum en indien er sprake is van hematoom rondom het wondgebied.
- Gebruikt hechtmateriaal noteren en ook de wijze waarop de ruptuur gehecht is.
- Letten op pijnklachten en deze klachten zo nodig behandelen door toedienen van orale pijnstilling, bijvoorbeeld paracetamol.

VERPLEEGKUNDIGE HANDELINGEN DERDEGRAADSRUPTUUR
Bij een derdegraadsruptuur heeft de verpleegkundige de volgende taken.
- De patiënte inlichten.
- De patiënte volgens protocol voorbereiden voor de operatiekamer.

Nazorg
Bij een derdegraadsruptuur zal de nazorg naast de postoperatieve controles bestaan uit controles van de kraamvrouw.
- Toedienen van laxantia gedurende het kraambed om de ontlasting zacht te houden.
- Vulvair toilet driemaal daags en na iedere toiletgang.
- Tijdens het ontslaggesprek voorlichting geven over leefwijze en de mogelijke gevolgen van de totaalruptuur op korte en langere termijn (gevolgen voor volgende partus).
- Postpartumafspraak regelen bij de behandelend gynaecoloog.

4.12.4 *Cervixruptuur*

Een cervixruptuur is een zeldzame, ernstige complicatie die kan optreden na een bevalling waarbij er sprake was van onvolkomen ontsluiting. Maar ook na een spontane partus kan het in enkele gevallen voorkomen. De symptomen zijn:
- overmatig bloedverlies onmiddellijk na de geboorte van het kind;
- normale, goede contractie van de uterus.

DIAGNOSE
De diagnose cervixruptuur wordt gesteld door zorgvuldige inspectie van de tractus genitalis.

BEHANDELING
De behandeling van een cervixruptuur bestaat uit zorgvuldig hechten van de geruptureerde cervix, al dan niet onder narcose.

VERPLEEGKUNDIGE HANDELINGEN
Verpleegkundige handelingen zijn gericht op het voorkomen van shock (zie paragraaf 1.6.5) en het assisteren van de arts bij het hechten van de cervix. De verpleegkundige heeft de volgende taken.
- Patiënt en partner inlichten.
- De patiënte in de beensteunen helpen en zo mogelijk begeleiden tijdens de ingreep.

NAZORG
Voor de nazorg bij een cervixruptuur, zie paragraaf 4.12.1.

4.12.5 *Uterusruptuur*

Bij een uterusruptuur wordt er onderscheid gemaakt tussen de spontane uterusruptuur en de traumatische uterusruptuur.

TRAUMATISCHE UTERUSRUPTUUR

De traumatische uterusruptuur kan ontstaan door een moeilijke kunstverlossing of door een uitwendig trauma, bijvoorbeeld door een val of door *seatbelt injury*. Rupturen door uitwendig trauma komen nog maar zelden voor. Voor symptomen, diagnose en behandeling, zie wat er in het volgende wordt vermeld over de spontane uterusruptuur.

SPONTANE UTERUSRUPTUUR

De spontane overrekkingsruptuur treedt over het algemeen op wanneer er een wanverhouding is tussen de grootte van het bekken van de moeder en de grootte van het kind:

- bekkenvernauwing van de moeder;
- hydrocefalus van het kind;
- ook liggingsafwijkingen zoals hoge rechtstand, dwarsligging en voorhoofdsligging kunnen een wanverhouding tussen het voorliggend deel en het bekken geven, waardoor het onderste uterussegment overrekt en daardoor kan ruptureren.

De kans op het ontstaan van een spontane uterusruptuur bij een nullipara is zeer klein. De kans bij een multipara is iets groter, omdat er bij meerdere zwangerschappen sprake kan zijn van een verzwakte uteruswand.

Andere oorzaken van een spontane uterusruptuur zijn:

- litteken in het onderste uterussegment, door een klassieke sectio in anamnese: het litteken kan durante partum ruptureren indien er sprake is geweest van een slecht genezende wond door postoperatieve infectie;
- maar ook is de kans op het ontstaan van een uterusruptuur verhoogd indien weeënstimulatie met oxytocine is toegepast; dit effect is met prostaglandine-stimulatie nog veel sterker.

SYMPTOMEN

Symptomen van een dreigende uterusruptuur zijn:

- CTG-afwijkingen (deze zijn vaak het eerste symptoom);
- pijn in het gebied van het onderste uterussegment, ook tijdens de weeënpauze;
- de contractiering (ring van Bandl) stijgt gedurende de baring sterker dan normaal;
- er zijn sterke contracties zonder dat er progressie optreedt;
- de barende patiënte vertoont onrustig gedrag, ook tijdens de weeënpauze;
- er zit bloed bij de urine, door uittreden van bloed uit de bloedvaten naar de blaas, die samen met het onderste uterussegment wordt uitgerekt.

Symptomen van een uterusruptuur zijn:

- hevige buikpijn (door prikkeling van het peritoneum);
- de weeën houden plotseling op;
- er is foetale nood of intra-uteriene vruchtdood;

- de algemene toestand van de barende verandert snel; zij vertoont alle tekenen van shock (zie paragraaf 1.6.5).

BEHANDELING

Onmiddellijk operatief ingrijpen is hier de juiste therapie, waarbij afhankelijk van de grootte van de ruptuur er al dan niet een uterusextirpatie moet worden verricht. In veel gevallen kan worden volstaan met het overhechten van de ruptuur.

PREVENTIE

Om het ontstaan van een ruptuur tijdens een baring te voorkomen, is het noodzakelijk de zwangere een optimale pre- en perinatale begeleiding te geven.
- Er dient in een vroeg stadium te worden bepaald of er sprake is van foetomaternale wanverhouding. Bij sterke aanwijzingen voor een wanverhouding neemt de kans op een uterusruptuur toe.
- Indien er zich een klassiek litteken in de uterus bevindt, is een primaire sectio geïndiceerd.
- Een litteken van een dwarse incisie hoeft in een volgende zwangerschap niet te leiden tot een herhaalde sectio caesarea.
- Wel moet men voorzichtig zijn met het inleiden of bijstimuleren van de baring bij een littekenuterus.

VERPLEEGKUNDIG HANDELEN

Het verpleegkundig handelen bij een (dreigende) uterusruptuur bestaat uit de volgende onderdelen.
- Extra alert zijn op CTG-afwijkingen bij risicopatiënten.
- Observatie van pijn en pijnbeleving.
- Bij afwijkend pijngedrag arts waarschuwen.
- Indien uterusruptuur is opgetreden, zo snel mogelijk patiënte klaarmaken voor de operatie en verschijnselen van hypovolemische shock bestrijden.

NAZORG

Zie voor de nazorg bij een uterusruptuur het deel Gynaecologie, hoofdstuk 2. De nazorg zal afhankelijk zijn van het soort operatie (overhechten of hysterectomie) en van de vraag of het kind al dan niet is overleden. In het laatste geval zal er ook aandacht moeten zijn voor rouw en rouwverwerking (zie paragraaf 1.10, Intra-uteriene vruchtdood) en zal de (on)mogelijkheid tot het krijgen van kinderen bespreekbaar moeten worden gemaakt in een nagesprek.

Literatuur

Heineman MJ, Evers JLH, Massuger LFAG, Steegers EAP, redactie. Obstetrie en gynaecologie: De voortplanting van de mens. 6e dr. Maarssen: Elsevier gezondheidszorg, 2007.

Lendi S. Pijn en pijnbestrijding bij de bevalling: Deel 1: de basisprincipes [internetpagina]. Amsterdam: Ouders Online; 2002. http://www.ouders.nl/mbev-pijn.htm.

Nederlandse Vereniging voor Obstetrie en Gynaecologie [homepage op internet]. Utrecht: NVOG; 2008. http://www.nvog.nl.

Oats J, Abraham S. Fundamentals of obstetrics and gynecology, 8th ed. Philadelphia: Mosby, 2005.

Pijn Kennis Centrum [homepage op internet]. Maastricht: Pijn Kennis Centrum Maastricht; 2008. http://www.pijn.com.

Prins M, Roosmalen J van, Treffers P. Praktische verloskunde. 11e dr. Houten: Bohn Stafleu van Loghum, 2004.

Reuwer P, Bruinse H. Preventive support of labour. [Tilburg:] Elisabeth Ziekenhuis Tilburg; 2002.

Tens bij bevallingen [internetpagina]. Groningen: Universitair Medisch Centrum Groningen (UMCG); 2005. http://www.rug.nl/umcg/onderzoek/Wetenschapswinkel/publikaties/tens.

5 Pathologie van het kraambed

F. Buist en B.S.H.C. Bosman

5.1 Bekkenpijnklachten

Bekkenpijnklachten kunnen het gevolg zijn van de verweking van de symfyse en de sacro-iliacale gewrichten in de zwangerschap. Behalve in de zwangerschap kan deze aandoening zich ook voordoen in aansluiting op de partus en in de kraamperiode. Al in de zwangerschap begonnen bekkenpijnklachten verbeteren vaak snel in het kraambed. Men spreekt over 'symfyseruptuur' of symfysiolyse wanneer de pijn begint in aansluiting op de partus. Een symfyseruptuur is een trauma dat kan ontstaan tijdens de baring. In tegenstelling tot vroeger bestaat de behandeling uit pijnstilling en beperkte mobilisatie.

5.2 Bloedingen

Primaire fluxus post partum is gedefinieerd als bloedverlies optredend in de eerste 24 uur na de bevalling. Abnormaal veel bloedverlies optredend later dan 24 uur post partum wordt een secundaire fluxus post partum genoemd. Het is moeilijk criteria te benoemen op basis waarvan is aan te geven wanneer bloedverlies in het kraambed abnormaal veel is. Over het algemeen dient het bloedverlies vanaf de partus dagelijks af te nemen. Secundaire fluxus post partum komt in ongeveer 0,5% van de gevallen voor. Abnormaal bloedverlies kan vanaf het begin van het kraambed aanwezig zijn, maar ook plotseling beginnen in de eerste of tweede week.

Wanneer abnormaal bloedverlies optreedt, moet een vaginaal toucher worden verricht. Het ostium uteri blijkt dan vaak nog open te staan; normaliter sluit het ostium zich in de eerste week post partum. De oorzaak van abnormaal bloedverlies is meestal een achtergebleven placentarest en soms een aangeboren stollingsstoornis. Daardoor ontstaat vaak een bloeding vanaf het begin van het kraambed. Soms treedt het bloedverlies ten gevolge van een placentarest pas op na een periode waarin er ogenschijnlijk normale lochia waren. De bloeding kan ook gepaard gaan met endomyometritis. Een placentarest kan meestal met een echoscopisch onderzoek worden aangetoond. Wanneer het ostium openstaat, maar er geen placentarest in de uterus aanwezig is, spreekt men van een subinvolutie van de uterus. De uterus is in dit geval groter en weker dan normaal. Zeldzame oorzaken van abnormaal bloedverlies zijn een submuceus myoom dat soms gedeeltelijk is uitgedreven, een chorioncarcinoom, of een aangeboren stollingsstoornis.

Als een placentarest in de uterus wordt vermoed, of niet kan worden uitgesloten, moet een curettage worden verricht. Een complicatie op langere termijn van curetteren in het kraambed is het ontstaan van het ashermansyndroom: verkleving van de wanden van de uterus. De intra-uteriene adhesies kunnen gering of zeer uitgebreid zijn en de klachten kunnen wisselen. Als gevolg van deze adhesies kunnen amenorroe en secundaire infertiliteit optreden.

5.3 Vulvahematomen

Een bijzondere en niet zo frequente afwijking in het kraambed is een vulvair hematoom. Een vulvahematoom kan het gevolg zijn van het scheuren van de vaten van de vulva of van een inadequaat gehechte episiotomie of ruptuur. Het kan zich gemakkelijk uitbreiden in het losmazige weefsel rond vulva en vagina, hetzij vanuit een episiotomie of ruptuur, hetzij na een partus met ogenschijnlijk intact perineum. Uitwendig lijkt het hematoom soms klein, maar het kan zich aanzienlijk uitbreiden. Het eerste symptoom is meestal hevige pijn in de vulvastreek. Geleidelijk zwelt het labium op en kan een fluctuerende massa palpabel zijn. Wanneer het hematoom zich meer in de richting van de vagina ontwikkelt, kunnen zich naast pijn ook problemen met de mictie voordoen. In sommige gevallen is een bloedtransfusie nodig. Bij kleine hematomen is de behandeling expectatief, bij grotere hematomen en bij ernstige pijnklachten is het beter te incideren, de stolsels te verwijderen en de wond te hechten. Tevens kan het tijdelijk inbrengen van een verblijfskatheter geïndiceerd zijn.

5.4 Infecties

In de kraamperiode zijn de omstandigheden gunstig voor het ontstaan van infecties van de geslachtsorganen. Door de lochia en het ontbreken van de natuurlijke flora is de zuurgraad van de vagina verminderd. Er kunnen laesies zijn in het weke baringskanaal, de cervix staat open en de cervixslijmprop ontbreekt. Bovendien is in de uterus een wondvlak met bloed, stolsels en necrotisch weefsel, dat een goede voedingsbodem vormt voor bacteriën. De algemene weerstand kan nog verminderd zijn door anemie of uitputting. In de meeste gevallen gaat het om een opstijgende infectie van de vulva naar het cavum uteri en later eventueel naar de tubae en buikholte.

Bij elke verdenking op een infectie is gericht laboratoriumonderzoek geïndiceerd. Dit laboratoriumonderzoek kan bestaan uit bloed- en urineonderzoek. De infectieparameters uit het bloed zijn leukocytenbepaling en C-reactieve proteïne (CRP). De waarde van het CRP kan na een bevalling al iets verhoogd zijn. Tevens kan men een vagina- of cervixkweek, een urine-, bloed- en/of pusmonster afnemen om te onderzoeken welke micro-organismen de infectie veroorzaken. Het is van belang om in een vroeg stadium een infectie bij de kraamvrouw te traceren en te behandelen. Het vroegtijdig behandelen van een infectie bij de kraamvrouw kan levensreddend zijn. Eerder dan bij een andere zorgvragerscategorie zal men bij temperatuurverhoging beginnen met behandeling met antibiotica. Echoscopisch onderzoek kan in sommige gevallen de diagnose bevestigen.

5.4.1 Endometritis

De exacte lokalisatie van de ontsteking in de uterus is moeilijk vast te stellen. Het endometrium is in het kraambed eigenlijk altijd gekoloniseerd met bacteriën. Die bacteriën veroorzaken soms foetide (stinkende) lochia, zonder dat er sprake is van een infectie. De frequentie van endometritis is ongeveer 2%. Na een sectio caesarea komt endometritis vaker voor. Karakteristiek is het optreden van koorts (39 °C of hoger) op de derde of vierde dag van het kraambed, terwijl de temperatuur daarvoor normaal was en er geen andere oorzaken voor de temperatuurverhoging kunnen worden gevonden (bijvoorbeeld een cystitis of stuwing van de mammae). De uterus is matig gecontraheerd, involueert langzamer dan normaal en is drukpijnlijk. Vaak treedt spontaan herstel op, daalt de temperatuur in een tot twee dagen tot referentiewaarden en is behandeling niet noodzakelijk. Treedt er geen spontaan herstel op, dan is behandeling met antibiotica noodzakelijk, na het afnemen van een bacteriekweek uit de cervix. Eerste keus kan dan een breedspectrumantibioticum zijn. Met de juiste soort antibiotica is de kraamvrouw na 24 tot 48 uur koortsvrij en zullen de klachten afnemen.

5.4.2   Salpingitis en pelveoperitonitis

Endometritis kan opstijgen naar de overige genitalia interna en leiden tot salpingitis of PID (Pelvic Inflammatory Disease). Een dergelijke infectie treedt meestal op na de vijfde dag. Men moet alert zijn indien de koorts die op de derde of vierde dag van het kraambed is begonnen langer duurt dan één of twee dagen. De symptomen van salpingitis zijn onderbuikpijn en hoge koorts. Bij vaginaal toucher is er opstoot- en slingerpijn en drukpijn beiderzijds naast de uterus. Salpingitis is altijd dubbelzijdig. Bij deze ernstige infecties is klinische behandeling nodig met bedrust en intraveneuze antibiotica. Door een snelle en goede behandeling kan de tubafunctie, en daarmee de vruchtbaarheid worden behouden.

5.4.3   Kraamvrouwenkoorts

In Europa was in de negentiende eeuw de maternale sterfte aan kraambedinfecties zeer hoog. Vooral de kraamvrouwenkoorts (infectie met *Streptococcus pyogenes*, een groep-A-streptokok) kwam toen frequent voor. Tegenwoordig is de frequentie van infecties in westerse landen relatief laag. De virulentie van deze streptokok lijkt in de loop der tijd te veranderen. Sinds 1980 is de virulentie toegenomen en is er de laatste jaren een aantal zeer ernstige infecties gemeld, soms met dodelijke afloop. Het ziektebeeld begint soms kort post partum, op de eerste of tweede dag, met snel toenemende algehele malaise. De patiënte voelt zich in toenemende mate ellendig en slap en kan niet meer op de benen staan. Daarbij kan de temperatuur normaal zijn. Het kenmerkendst is de hevige pijn in de sterk gecontraheerde uterus. Soms wordt dan gedacht aan naweeën, maar de pijn is ernstiger en reageert niet op paracetamol. Bij enig vermoeden van kraamvrouwenkoorts (sepsis) dient de patiënte zo spoedig mogelijk in het ziekenhuis te worden opgenomen.

Af en toe treedt infectie met deze bacterie al ante partum op. Gastro-intestinale klachten staan dan op de voorgrond. Het beloop is net als bij kraamvrouwenkoorts fulminant.

5.4.4   Mastitis

Borstontsteking of mastitis komt bij ongeveer 0,5% van de kraamvrouwen voor en vrijwel uitsluitend bij vrouwen die borstvoeding geven. De ontsteking begint meestal in de tweede week na de partus of nog later. De oorzaak is meestal een bacterie die door het kind tijdens het zuigen bij de moeder op de tepel wordt

Figuur 5.1   Mastitis.
Mastitis is een ernstige complicatie van een infectie in het kraambed.

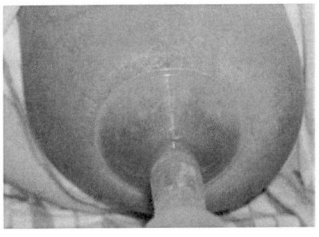
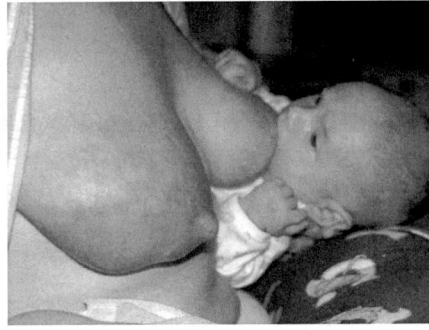
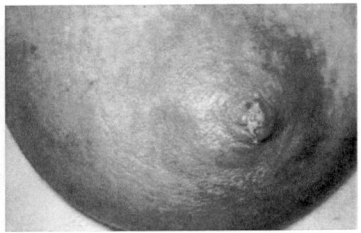
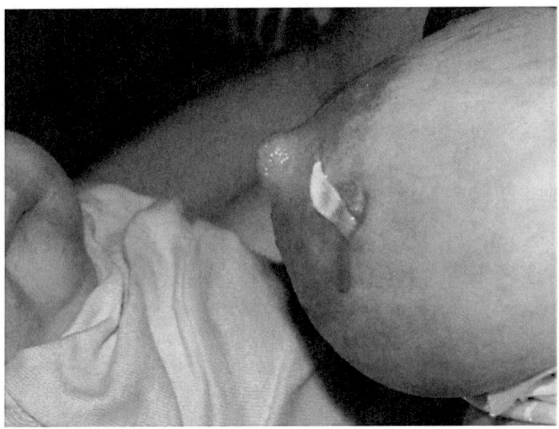
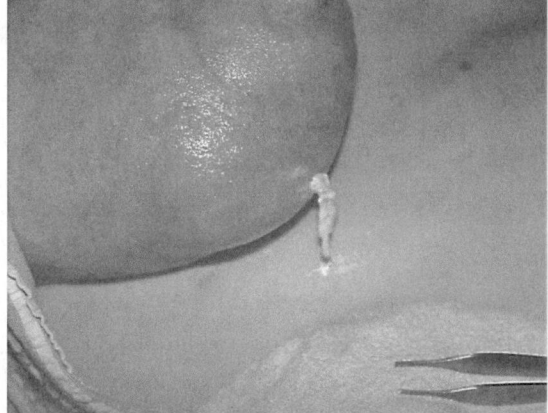

gebracht. Vaak heeft de vrouw ook tepelkloven. De verwekker is meestal de *Staphylococcus aureus*. Preventie van mastitis berust vooral op hygiënisch werken, goed laten leegdrinken van de borsten en het voorkómen van tepelkloven. Mastitis moet niet worden verward met de vaak optredende stuwing van de mammae op de tweede tot de vierde dag post partum. Vaak zijn bij stuwing beide borsten pijnlijk en gestuwd. Dit in tegenstelling tot mastitis: dan is er vaak één borst pijnlijk, met een harde rode plek. Bij een mastitis is de kraamvrouw vaak ziek, rillerig en heeft koorts tot 39 °C of hoger. Bij stuwing is de kraamvrouw weinig ziek en heeft zij een lichte temperatuurverhoging tot ongeveer 38 °C.

De mastitis geneest vaak spontaan binnen 24 tot 36 uur. De borst moet goed worden leeggedronken. Eventueel kan een borstkolf worden gebruikt om de borst helemaal leeg te krijgen. Ter verlichting van de pijn kan men het beste warme compressen op de borsten leggen en zo nodig een pijnstiller geven. Een enkele keer geneest een mastitis niet na een antibioticakuur; in het infiltraat kan dan een abces ontstaan. Men laat het abces rijpen: toedienen van antibiotica is dan niet zinvol meer. Een rijp abces wordt onder narcose ruim geïncideerd. De genezing kan zeer moeizaam zijn.

5.4.5   Sepsis

De ernstigste complicatie van infecties in het kraambed is sepsis. Ook in Nederland sterven per jaar enkele vrouwen aan de gevolgen van infecties in het kraambed. Men spreekt van een sepsis als er micro-organismen in de bloedbaan terecht-gekomen zijn, die zich daar ook vermeerderen. Soms ontstaat een toxische shock: hypotensie die veroorzaakt is door de toxinen van de bacteriën. Toxinen zijn gif-tige eiwitten die uitgescheiden worden door bepaalde bacteriën of een celwand-bestanddeel van een gramnegatieve bacterie. Sepsis begint nogal eens op de eer-ste of tweede dag, maar kan zich ook later voordoen. Temperatuurverhoging de eerste dagen post partum, ook in lichte mate tot even boven 38,0 °C, is alarme-rend, veel meer dan koorts op de derde of vierde dag.

SYMPTOMEN
Bij manifeste sepsis is een scala van symptomen mogelijk:
- hoge piekende koorts;
- hoofdpijn en verwardheid;
- huiduitslag;
- koude rilling;
- pijn op de borst;
- hypotensie;
- dyspneu;
- misselijkheid;
- tachycardie.

Een sepsis kan gevolgen hebben voor verschillende orgaansystemen, zoals vaso-constrictie, later vasodilatatie, en slechte perfusie van de weefsels, intravasale stolling, longoedeem en multi-orgaanfalen, dat tot de dood kan leiden. Onder multiorgaanfalen vallen onder andere shock, *adult respiratory-distress syndrome* (ARDS), longoedeem, nier- en leverfalen.

BEHANDELING
Wanneer de verwekker nog niet bekend is, wordt behandeld met breedspectrum-antibiotica. Wanneer de bacterie is gekweekt en de gevoeligheid van die bacterie voor bepaalde antibiotica is bepaald, kan een meer gerichte, vaak effectievere, antibiotische behandeling worden gegeven met smalspectrumantibiotica. Het is bewezen dat adequate en zo snel mogelijk antibiotische behandeling de kans op overleving vergroot. Als gisten of schimmels de verwekker zijn, komen andere middelen in aanmerking.
Een sepsis veroorzaakt een disfunctie van de verschillende orgaansystemen en daarom zal de behandeling ook gericht zijn op het verbeteren en ondersteunen van deze functies. De circulatie wordt ondersteund met grote hoeveelheden intraveneuze vloeistoffen. Indien de bloeddruk te laag blijft, kunnen er bloed-drukverhogende medicijnen worden gegeven. Het kan dan noodzakelijk zijn om de septische patiënte kunstmatig te beademen en/of te dialyseren. Het effect van behandeling is beperkt: de kans op sterfte is in de loop van tientallen jaren nau-welijks afgenomen.

5.5 Perineumrupturen

Zie voor perineumrupturen ook paragraaf 4.12.3. Na de baring kan het perineum de eerste week pijnlijk zijn, ook indien er geen beschadigingen zijn opgetreden. Episiotomiewonden, en in mindere mate rupturen, kunnen veel pijnklachten geven. Een perineumruptuur of een episiotomiewond geneest meestal per primam intentionem (dat betekent: met wondranden glad en aan elkaar sluitend, direct aangroeiend van de wondranden); soms echter infecteert deze. De wond is dan rood en gezwollen en er loopt pus af. Dit gaat gepaard met pijnklachten en soms met temperatuurverhoging. In dat geval is het beter de hechtingen, indien mogelijk, (eerder) te verwijderen en de wond per secundam intentionem te laten genezen. Met verschillende middelen, farmacologisch en niet-farmacologisch, kan geprobeerd worden de pijnklachten te verminderen. Lidocaïnezalf en analgetica (paracetamol, ibuprofen) zijn effectief gebleken. Ook warme zitbaden met soda of badschuim, drie keer daags kortdurend, kunnen verlichting geven. Het is wel belangrijk, wanneer de ergste pijn en roodheid zijn verdwenen, hiermee te stoppen.

5.6   Schildklierafwijkingen

Post partum kunnen stoornissen optreden in de schildklierfunctie. Bij ongeveer 4-5% van de vrouwen ontstaat in de eerste maanden post partum een lichte vorm van hyperthyreoïdie, die vaak subklinisch blijft. Daarna, tussen vier en acht maanden post partum, heeft 2-5% van de vrouwen in enige mate hypothyreoïdie, die vaker gepaard gaat met klachten als vermoeidheid, lusteloosheid en depressieve gevoelens. De aandoening is bekend onder de naam thyreoïditis post partum; het gaat om een auto-immuunaandoening.

De fase van hyperthyreoïdie wordt veroorzaakt door destructie van schildklierweefsel door auto-antistoffen, waarbij schildklierhormoon vrijkomt. Deze fase wordt gevolgd door een fase van hypothyreoïdie wanneer de schildklier is uitgeput. In de meeste gevallen herstelt de schildklierfunctie zich weer ongeveer acht tot negen maanden post partum, maar in enkele gevallen zal permanent hypothyreoïdie ontstaan. De oorzaak is niet precies bekend; er bestaat wel een verband met postpartumdepressie. Predisponerende factoren zijn een tevoren bestaande schildklieraandoening, schildklierziekten in de familie en andere auto-immuunziekten. In de fase van hyperthyreoïdie (als die wordt opgemerkt) is behandeling meestal niet nodig. In ieder geval moet geen schildklierremmende medicatie worden gegeven. In de fase van hypothyreoïdie is soms behandeling met thyreoxine nodig; in enkele gevallen moet die langdurig worden voortgezet.

5.7   Mictiestoornissen

Als gevolg van de baring zijn urethra en de blaashals vaak oedemateus, de blaaswand is hypotoon, de bekkenbodem is gevoelig en het perineum is soms pijnlijk, vooral na een episiotomie. Daardoor kan de kraamvrouw de eerste dagen soms moeilijk haar blaas legen en voelt zij geen aandrang tot plassen. Plassen kan ook branderig en pijnlijk zijn door laesies van de labia minora. Het gevolg is dat kraamvrouwen regelmatig last hebben van onvolledig leegplassen, urineretentie en overrekking van de blaas. Daardoor ontstaat weer gemakkelijk een urineweginfectie. Vooral de eerste dagen let men op de mictie; die moet in ieder geval binnen acht tot twaalf uur zijn opgetreden. De eerste keren moet erop worden gelet of de hoeveelheid urine normaal is. Een volle blaas kan een pijnlijke zwelling in de onderbuik veroorzaken. Lukt het plassen niet spontaan, dan is soms katheterisatie nodig. In een enkel geval lukt het plassen daarna ook niet en is een verblijfskatheter noodzakelijk om de blaas te laten herstellen. De urinekatheter dient om de blaas goed te laten herstellen en wordt minimaal vijf dagen in situ gelaten.

5.8   Trombo-embolische processen

5.8.1   *Diepe veneuze trombose*

De incidentie van klinisch gediagnosticeerde diepe veneuze trombose in de kraamperiode, het 'kraambeen', is ongeveer 1,5-2‰. Dit is aanzienlijk hoger dan buiten en tijdens de zwangerschap. De incidentie is het laagst na een spontane ongecompliceerde vaginale partus. Diepe veneuze trombose wordt behandeld met anticoagulantia en analgetica. Een patiënte met trombose wordt meestal in het ziekenhuis opgenomen alwaar zij wordt behandeld met heparine gedurende vijf tot zeven dagen, en vervolgens met orale coumarinederivaten gedurende minimaal drie maanden. Coumarinederivaten gaan over in de moedermelk en bereiken dus ook het kind. De borstvoeding hoeft niet te worden gestaakt, mits de baby vitamine K krijgt toegediend.
Zeldzaam is trombose van de sinus sagittalis, ook wel het kraamhoofd genoemd. Het eerste symptoom is hoofdpijn; later kunnen convulsies en bewustzijnsverlaging optreden. Natuurlijk moet dan ook aan eclampsie, epilepsie, hersenbloeding of een arteriële vaataandoening worden gedacht. Behandeling bestaat uit anticoagulantia en bedrust (zie hoofdstuk 2, Ziekten en afwijkingen tijdens de zwangerschap).

5.8.2   *Longembolie*

Zie paragraaf 2.4.2.

5.8.3   *Preventie en behandeling van trombose en longembolie*

Vroegtijdige mobilisatie en het dragen van steunkousen zijn algemene preventieve maatregelen ter voorkoming van trombose en longembolie. Verder is profylactische antistolling aangewezen bij vrouwen met een verhoogd risico op trombose. Dat risico is bijvoorbeeld aanwezig bij vrouwen die een sectio caesarea hebben ondergaan. Een tweede groep met een verhoogd risico bestaat uit vrouwen bij wie eerder trombose is ontstaan in de zwangerschap, in het kraambed of buiten de zwangerschap. Vrouwen die in een eerdere zwangerschap trombose hebben doorgemaakt, beginnen in de volgende graviditeit profylactisch met anticoagulantia; de andere vrouwen krijgen heparine in het kraambed. Tevens wordt

Figuur 5.2   Trombosebeen.

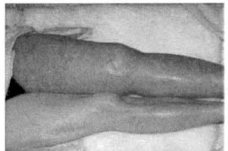

het dragen van steunkousen geadviseerd (zie hoofdstuk 2, Ziekten en afwijkingen tijdens de zwangerschap).

5.9 Verpleegkundige zorg bij complicaties

Onder 'kraambed' of 'puerperium' verstaat men in de praktijk de eerste tien dagen post partum. In die periode herstelt het lichaam van de bevalling. De hele ontzwangering duurt veel langer: de uterus is na zes tot acht weken volledig geïnvolueerd. Veel vrouwen voelen zich pas een jaar na de bevalling weer volledig hersteld. In dit hoofdstuk wordt een aantal van de complicaties in het kraambed behandeld; de O&G-verpleegkundige heeft een heel belangrijke rol in het vroegtijdig signaleren van (potentiële) complicaties. Fysiologie en verpleegkundige zorg in de kraamperiode worden tevens behandeld in het deel Algemeen, hoofdstuk 8.

5.9.1 *Lichamelijke complicaties*

DE UTERUS
Na de bevalling staat de fundus uteri even onder de navel. Mede door de snelle daling van de concentraties van oestrogenen en progesteron in het bloed involueert de uterus zeer snel. In de kraamperiode wordt de involutie van de uterus gecontroleerd en benoemd in aantal vingers onder de navel (fundus N–1). Bij afwijkende bevindingen wordt nagegaan wat de oorzaak van de bevindingen kan zijn. Van invloed op de tonus en positie van de uterus zijn:
* blaasvulling;
* rectumvulling;
* aard van de partus;
* geboorte en compleetheid van de placenta en vliezen.

Blaasvulling
Een volle blaas verhindert het adequaat contraheren van de uterus. In extremere gevallen kan een volle blaas de oorzaak zijn van een vastzittende placenta en ruim vaginaal bloedverlies. In elk ziekenhuis zou een protocol moeten zijn over (controle op) mictie post partum. Belangrijk is dat de kraamvrouw geïnstrueerd wordt over het belang van tijdige mictie: binnen zes uur na de partus moet ze urine geproduceerd hebben. Bij de onmogelijkheid tot spontane mictie wordt zo nodig (eenmalig) gekatheteriseerd. Om blaasschade te voorkomen wordt in veel ziekenhuizen een verblijfskatheter ingebracht bij meer dan 800 ml blaasinhoud. Verschillende omstandigheden kunnen adequate mictie verhinderen: uitputting, kunstverlossing, angst, pijn. Adviseer met (lauw) kraanwater te spoelen tijdens de mictie, zodat eventuele kleine ruptuurtjes geen branderig gevoel zullen veroorzaken. Ook voldoende drinken, zodat de urine wat verdund wordt, kan enorm schelen voor een branderig gevoel bij de mictie.

Rectumvulling
Volle darmen kunnen de uterus opdrukken. In tegenstelling tot een volle blaas hebben volle darmen meestal geen verminderde contractie van de uterus tot gevolg. Als een vrouw op de derde dag na de partus nog geen ontlasting heeft geproduceerd, kan overwogen worden een licht laxans toe te dienen. Angst voor

het kapotmaken van hechtingen en/of aambeien (hemorroïden) is een oorzaak van het niet durven defeceren; door uit te leggen dat dit kapot drukken niet mogelijk is, wordt soms de angst verminderd. Elke kraamvrouw wordt geadviseerd vezelrijk voedsel te eten, zodat een soepele stoelgang bevorderd wordt. Bij hemorroïden kan een crème worden gebruikt die de aambeien laat slinken, waarbij moet worden bekeken of dit mag bij borstvoeding. De meeste hemorroïden slinken in de loop van de kraamweek al aanzienlijk.

Aard van de partus
Bij een kunstverlossing is vaak meer schade aan de bekkenbodem aangebracht, waardoor mictie moeizamer kan zijn. Bij een langdurige partus kan de uterus zodanig 'vermoeid' zijn dat hij maar matig contraheert, met als gevolg ruim bloedverlies. Bij een uitgerekte uterus is deze kans natuurlijk ook groter (gemelli, macrosomie, polyhydramnion) en is extra controle op het vloeien aangewezen.

Placenta
Bij een (gedeeltelijk) vastzittende placenta (retentio placentae) kán de uterus matig contraheren, met als gevolg ruim bloedverlies. Ook bij een mogelijke placentarest is dit mogelijk. De placenta zal altijd door de arts of verloskundige op compleetheid worden bekeken en bij twijfel zal het vloeien nauwkeurig moeten worden geobserveerd. Bij een persisterende retentio placentae zal de arts een manuele placentaverwijdering uitvoeren.

RUIM VLOEIEN
Het kan lastig zijn het begrip 'ruim vloeien' te definiëren. Een onvoorbereide kraamvrouw kan al snel vinden dat ze ruim vloeit; bedenk dat ze negen maanden niet gemenstrueerd heeft, dus het zal al snel veel lijken. Een uitgangspunt kan zijn: meer dan een kraamverband per uur vloeien, of meer dan 100 ml per uur. Bij het constateren van ruim bloedverlies wordt nagegaan wat de oorzaak zou kunnen zijn.
- Bij een volle blaas laat de verpleegkundige de kraamvrouw urineren, zo mogelijk op het toilet of op de po-stoel, zodat de kraamvrouw goed kan uitplassen. De verpleegkundige begeleidt de vrouw op de stoel of naar het toilet in verband met het ruime bloedverlies. In overleg met de arts of verloskundige wordt er zo nodig gekatheteriseerd.
- Bij een slappe, weke uterus wordt deze gemasseerd. Contraheert de uterus ondanks de massage nog matig, dan is medicamenteuze interventie vaak aangewezen. Via een perifeer infuus wordt in opdracht een uterustonicum toegediend, zoals oxytocine of sulproston, of wordt rectaal misoprostol gegeven. Intensieve controle op vitale functies en bloedverlies wordt uiteraard gecontinueerd totdat de uterus goed contraheert en het bloedverlies normaal is.

Door kraamverbanden en celstofmatjes te wegen kan men de hoeveelheid bloed nauwkeurig schatten. Uit onderzoek is gebleken dat bij weinig bloedverlies de hoeveelheid wordt overschat, maar bij ruim bloedverlies juist onderschat: meten is weten! Natuurlijk wordt alles nauwkeurig gerapporteerd in het dossier.

FLUXUS POST PARTUM
De term 'fluxus' betekent letterlijk 'vloeien'. Internationaal is dan ook de term 'hemorragie post partum (HPP) gebruikelijker wat in principe de lading beter

dekt. In Nederland is de term in gebruik voor bloedverlies van meer dan 1000 ml, internationaal echter wordt een hoeveelheid van meer dan 500 ml als HPP aangeduid. Hemodynamisch zijn er problemen te verwachten vanaf 1000 ml bloedverlies; het verschil berust dan ook vooral op de kwalitatief en kwantitatief mindere zorg in veel landen, waardoor al bij 500 ml actie moet worden ondernomen.

Bij gezonde volwassen vrouwen zal 1000 ml bloedverlies niet direct het beeld van een shock geven, vaak is dit pas bij aanzienlijk groter bloedverlies het geval. Bedenk dat een tensiedaling pas een laat teken van shock is, de vrouw kan heel lang het bloedverlies compenseren. Bij verdenking op ruim bloedverlies wordt door middel van weging van matjes en dergelijke het bloedverlies geobjectiveerd. De arts of verloskundige kan opdracht geven voor het toedienen van medicatie intraveneus, rectaal of intramusculair. Zo nodig wordt hiervoor een infuus ingebracht. Er wordt stapsgewijs nagegaan waar het bloedverlies vandaan kan komen. Een verblijfskatheter wordt ingebracht. De uterus wordt zo nodig gemasseerd en de controles op pols en tensie worden frequent uitgevoerd. Bloed wordt afgenomen om Hb en Ht te bepalen en zo nodig een bloedtransfusie gereed te laten maken. In opdracht van de arts wordt bloed getransfundeerd. Bij bloedverlies van meer dan 1000 ml, maar een stabiele patiënte en inmiddels genormaliseerd bloedverlies, wordt soms door middel van ijzerpreparaten getracht de Hb-daling op te vangen. Ook het gebruiken van een ijzerrijk dieet en het gebruik van natuurlijke ijzerpreparaten kan worden geadviseerd.

Bij tekenen van shock wordt zeker een infuus, waar mogelijk twee, ingebracht. Zuurstof wordt aangesloten. Het hoofdeind van het bed wordt omlaag gezet; een kraamvrouw wordt nooit in trendelenburgligging gelegd, omdat dan de uterus zal vollopen met bloed en de longinhoud omhoog wordt gestuwd, met minder oxygenatie en circulatie tot gevolg! Opvang van en uitleg aan de partner is van groot belang, zo nodig wordt hulp hiervoor ingeroepen. Ook het warm houden van het pasgeboren kind verdient aandacht. In alle hectiek wordt dit nogal eens vergeten.

AFWIJKENDE WONDGENEZING

Bij zowel de vrouw met een sectiowond als met een perineumwond kan de wondgenezing verstoord verlopen. Hematomen komen frequent voor, zeker bij een episiotomie. Door koeling van de zwelling kan een deel van het leed verzacht worden (een maandverband wordt vochtig gemaakt en vervolgens ingevroren, of men gebruikt een kant-en-klaar *ice pack*, maar nooit rechtstreeks op de huid wegens bevriezingsrisico). Ook medicamenteuze pijnstilling werkt vaak goed, bijvoorbeeld paracetamol. Een infectie van het wondgebied komt minder vaak voor en kan conservatief behandeld worden als de vrouw geen koorts heeft: tweemaal daags spoelen met lauw stromend water en nadien droogdeppen en een schoon verband gebruiken. Algemene hygiënische maatregelen zijn belangrijk om kruisbesmetting te voorkomen: handen wassen! Bij koorts wordt overlegd met de arts.

BEKKENKLACHTEN

Vrouwen kunnen in de zwangerschap last krijgen van hun bekken. Vaak wordt dan fysiotherapie ingezet, waarbij ook tips voor het kraambed worden meegegeven. De verpleegkundige doet er goed aan de vrouw tegemoet te komen in het uitvoeren van deze tips. Belangrijk is dat de vrouw een evenwicht zoekt tussen rust en activiteit, om de risico's van bedlegerigheid te vermijden. Zelfzorg voor moeder en kind wordt gestimuleerd. Door uitleg te geven blijkt veel mogelijk te zijn met wat aanpassingen. Zo nodig wordt de vrouw met hulp van de fysiotherapie gemobiliseerd.

KOORTS

Enkele uren post partum kan een lichte temperatuurverhoging optreden, zeker als een vrouw prostaglandines toegediend heeft gekregen. Persisterende koorts is echter niet normaal en verdient altijd aandacht. In het verleden zijn veel vrouwen overleden aan de 'kraamvrouwenkoorts' (veroorzaakt door de groep-A-streptokok) en ook vandaag de dag sterven er vrouwen aan deze gevreesde ziekte. Elke kraamvrouw wordt getemperatuurd, rectaal of via het oor. Bij een temperatuur boven 37,8 °C wordt de arts ingelicht en wordt nagegaan waar de koorts vandaan kan komen.

- Borsten: rond de stuwingsperiode kan koorts optreden. De koorts is dan vaak niet zo hoog, zelden boven 39 °C, de vrouw is niet ziek en de borsten zijn gestuwd. Door adequaat aanleggen van de baby en de borsten te masseren onder de douche zal de stuwing vlot minder worden en de koorts dalen. Mastitis komt zelden voor in het kraambed, vaak pas na twee weken, en geeft hogere koorts en een harde, pijnlijke plek in een borst. Antibiotica zijn aangewezen en vooral het doorgaan met de borstvoeding, zodat de pijnlijke aangedane borst goed geleegd wordt.
- Uterus: bij riekende lochia in combinatie met een niet goed involuerende uterus en koorts is er sprake van een endometritis. De lochia wordt gekweekt en de arts zal antibiotica voorschrijven, meestal een breedspectrumantibioticum, totdat de kweekuitslag bekend is.
- Blaas: een blaasontsteking kan koorts geven. De urine wordt gescreend (bij voorkeur gewassen urine of katheterurine wegens bloedbijmenging) en op kweek gezet, waarna bij een positieve uitslag wordt gestart met antibiotica.
- Benen: een trombosebeen kan lichte koorts geven, daarom worden de benen van de vrouw altijd geïnspecteerd bij koorts.
- Griep: een kraamvrouw is vatbaar voor allerlei virussen en bacteriën door verminderde weerstand en vermoeidheid.

Bij koorts tijdens de kraamperiode wordt veelal uitwendig lichamelijk onderzoek verricht: buik en uterus, lochia, benen, borsten. Zo nodig maakt de arts een echo van de uterus om placentaresten uit te sluiten. Er worden diverse kweken afgenomen: urine, lochia, vagina, eventueel een bloedkweek. Na het afnemen van de kweken wordt gestart met antibiotica, veelal een breedspectrummiddel intraveneus (bijvoorbeeld amoxicilline/clavulaanzuur). Vrouwen kunnen enorm ziek zijn van de koorts. Bij extreme koorts (ruim boven 39 °C) wordt in opdracht van de arts eventueel koortsverlagende medicatie (paracetamol) toegediend. Bij adequate intraveneuze antibioticatherapie zal de koorts binnen 24 uur gaan zakken. Vaak wordt overgestapt op orale antibiotica als de vrouw 24 uur koortsvrij is geweest.
Bij een vrouw met koorts wordt extra attent omgegaan met de (hand)hygiëne om kruisbesmetting te voorkomen.

TROMBOSE

Oppervlakkige tromboflebitis wordt gekenmerkt door een pijnlijke rode zwelling onder de huid, die bovendien warm aanvoelt. Bij een oppervlakkige tromboflebitis wordt een nat verband of analgetica gegeven. De rode zwelling geneest spontaan. Diepe veneuze trombose komt in het kraambed vaker voor dan tijdens of buiten de zwangerschap en vooral na een sectio caesarea, een kunstverlossing en manuele placentaverwijdering. In eerste instantie is er zwelling en roodheid van het been; soms is het been wat pijnlijk. De kraamvrouw heeft een lichte temperatuurverhoging. Later is er een duidelijke, pijnlijke zwelling en het been is bleek. De kraamvrouw moet worden voorbereid op dopplerecho-onderzoek. Volgens voorschrift van de gynaecoloog worden heparine intraveneus en acenocoumarol toegediend. Dit laatste middel moet twee tot drie maanden worden gebruikt. De kraamvrouw blijft na ontslag onder controle van de trombosedienst. Zij krijgt in het begin bedrust en analgetica voorgeschreven. Als het kind vitamine K krijgt toegediend, kan borstvoeding gegeven worden.

Trombose kan worden voorkomen door vroegtijdige mobilisatie van de kraamvrouw. Bedrust in de zwangerschap geeft nauwelijks een verhoogde kans op trombose, maar bedrust in de kraambedperiode zeer waarschijnlijk wel. Ook kan profylactisch antistolling gegeven worden aan vrouwen met een verhoogd risico: vrouwen die een sectio caesarea ondergaan en vrouwen met ernstige varices.

LONGEMBOLIE

Per jaar overlijden enkele kraamvrouwen aan longembolie. Een grote trombus uit een been- of bekkenvat laat los en bereikt via het rechter hart de a. pulmonalis, die geheel of gedeeltelijk wordt verstopt. Bij complete afsluiting treedt acuut de dood in.

De kraamvrouw geeft pijn aan in de borstholte en tussen de schouderbladen. Zij heeft pijn bij het zuchten, last van benauwdheid, een snelle pols en eventueel cyanose. Na enkele uren kan bloederig, schuimachtig sputum worden opgegeven. De kraamvrouw is angstig. De kraamvrouw moet worden voorbereid op onderzoek, bijvoorbeeld een thoraxfoto en een perfusie-ventilatiescan. Zij krijgt bedrust voorgeschreven. Volgens voorschrift van de gynaecoloog/longarts wordt intraveneus heparine toegediend.

5.9.2   *Psychosociale complicaties*

Na de geboorte van de baby verandert er erg veel in het leven van de ouders. Bij deze veranderingen kunnen problemen ontstaan, die voor een buitenstaander niet goed te begrijpen zijn, maar door het ouderpaar als hinderlijk worden ervaren.

VERANTWOORDELIJKHEID

Met de geboorte van hun kind hebben de ouders er een verantwoordelijkheid bij gekregen, die soms zwaar op de schouders drukt. Zij zijn zich meer dan voorheen bewust van wat er in de wereld gebeurt (oorlog, kinderleed) en moeten plannen maken voor de toekomst, ook die van hun kind. De ouders moeten beslissen wat er met het kind gebeurt en hoe dit gebeurt. Zo kunnen zij besluiten het kind borstvoeding te geven wanneer het erom vraagt. Maar als mensen in hun omgeving vinden dat dit fout is, kan hen dat het gevoel bezorgen dat zij zich moeten verantwoorden.

EMOTIES

De kraambedperiode gaat vaak gepaard met allerlei emoties. De blijdschap voor het kind wordt afgewisseld met de angst voor de toekomst. Het zien van mensen, televisiebeelden en krantenartikelen kunnen wisselende emoties teweegbrengen. De roze wolk, die vaak aan de kraambedperiode wordt toegeschreven, wordt in de praktijk af en toe verstoord, in hoofdstuk 6 wordt hier uitgebreid aandacht aan besteed.

Literatuur

Bochove J van, Vlijmen R van. Rondom zwangerschap. Amsterdam: GW boeken; 1992.

Dries I. Basisboek obstetrie- en gynaecologieverpleegkunde. Maarssen: Elsevier gezondheidszorg; 2003.

Heineman MJ, Evers JLH, Massuger LFAG, Steegers EAP, redactie. Obstetrie en gynaecologie: De voortplanting van de mens. 6e dr. Maarssen: Elsevier gezondheidszorg, 2007.

Prins M, Roosmalen J van, Treffers P. Praktische verloskunde. 11e dr. Houten: Bohn Stafleu van Loghum, 2004.

Schenkenberg van Mierop S, Mocking P. Traject V&V: verplegen van zwangeren, barenden, kraamvrouwen en pasgeborenen (410). Tekstboek. 2e dr. Baarn: Nijgh Versluys; 2008.

Spanjer J, et al. Bevallen en opstaan, Amsterdam: Uitgeverij Contact; 2006.

Willson-Clay B, Hoover K. The breastfeeding atlas. Austin (TX): LactNews Press; 2002.

6 Psychiatrische problemen tijdens zwangerschap en kraambed

M.H.B. Heres, A. Honig, R.J. Smit en A. Wewerinke

6.1 Inleiding

Tijdens zwangerschap en bevalling vinden aanzienlijke fysieke, psychologische en sociale veranderingen plaats. Deze veranderingen kunnen gepaard gaan met stress en direct en indirect aanleiding geven tot het (opnieuw) ontwikkelen van psychiatrische ziekten tijdens deze periode. Het is dan ook niet verwonderlijk dat zwangeren en kraamvrouwen in die periode van hun leven een verhoogd risico hebben op het ontwikkelen van een psychiatrische stoornis. Bepaalde omstandigheden kunnen de kwetsbaarheid voor het optreden van een psychiatrische stoornis in deze periode vergroten. Dergelijke risicofactoren voor het optreden van psychiatrische ziekten tijdens zwangerschap of na bevalling kunnen zowel van psychiatrische alsook van obstetrische aard zijn. Psychiatrische risicofactoren zijn:

- een eerder doorgemaakte psychiatrische ziekteperiode (bijvoorbeeld bij een vorige zwangerschap of bevalling);
- psychiatrische stoornissen bij bloedverwanten;
- het op dit moment vertonen van psychische klachten.

Verloskundige risicofactoren zijn:

- ongeplande of ongewenste zwangerschap;
- moeizaam of gecompliceerd verlopen eerdere zwangerschap of bevalling.

Daarnaast worden als algemene risico's alleenstaand moederschap en gebrekkig sociaal netwerk genoemd. Psychiatrische problemen in het kraambed kunnen de interactie tussen moeder en kind bemoeilijken. Vooral de eerste dagen en weken post partum zijn van groot belang gebleken in het tot stand komen van een adequate moeder-kindrelatie. Het niet tot stand komen van een goede relatie tussen moeder en kind heeft een negatief effect op het functioneren als moeder. Een drietal psychiatrische toestandsbeelden die het meest frequent voorkomen in deze periode zijn psychose, depressie en manie. Soms kunnen psychose en depressie of psychose en manie tegelijk optreden.

In de volgende paragrafen worden deze ziektebeelden besproken.

6.2 Psychose

De klinische verschijnselen van een kraambedpsychose komen overeen met die van een psychotische stoornis buiten het kraambed. Veel psychosen zijn een herhaling van een eerdere periode van psychiatrische ontregeling. Een psychose is een stoornis in het logisch denken en een stoornis in het waarnemen (ruiken, horen, voelen, zien). Het vermogen om onderscheid te maken tussen werkelijkheid en fantasie is aangetast. Het lijkt op dromen terwijl je klaarwakker bent. Soms kunnen psychotische mensen zich op een ongebruikelijke of vreemde wijze gedragen. Toch komt het vaker voor dat zij zich over het algemeen vrij normaal gedragen. Vaak wordt gedacht dat psychisch zieke mensen gewelddadig en gevaarlijk zijn. Dat is meestal niet zo. Psychotische mensen hebben wel eens agressieve uitbarstingen, maar vaker zijn zij rustig, bedeesd en angstig. Een psychose is een ernstig psychiatrisch verschijnsel; het is een toestandsbeeld dat bij verschillende psychiatrische ziekten voorkomt, zoals bij schizofrenie, bij een ernstige depressie of bij een bepaalde ernstige stoornis in de ontwikkeling van een persoonlijkheid. Er zijn ook lichamelijke oorzaken van psychoses, zoals vergiftiging (drugs of medicijnen) of bijvoorbeeld hoge koorts. Een psychose kan zich op veel verschillende manieren uiten.

Een vrouw die psychotisch is, kan problemen met haar baan krijgen omdat haar concentratievermogen en haar vermogen om snel en helder te denken afnemen. Dergelijke problemen kunnen ook de vrijetijdsbesteding nadelig beïnvloeden. Menselijke relaties kunnen worden bemoeilijkt door problemen met het voeren van een gesprek, of door het ontbreken van normale gevoelens. Soms kan iemand zo in haar gedachte- of gevoelswereld opgaan dat zij er zelfs niet in slaagt zorg te dragen voor haar meest basale behoeften zoals slapen of zorgen voor haar kind. Een psychose is te herkennen aan bepaalde symptomen. Daaronder vallen veranderingen in iemands denk- en gevoelswereld, en in mindere mate iemands gedrag. Er bestaan geen speciale bloed- of röntgenonderzoeken die helpen bij het vaststellen van de diagnose: de arts is bijna geheel afhankelijk van wat de patiënte en haar omgeving vertellen over wat er in haar omgaat. Symptomen van psychose zijn wanen en hallucinaties. Een vrouw heeft tijdens de zwangerschap of in het kraambed een kans op het doormaken van een psychotische stoornis van 1 à 2 op de 1000.

6.2.1 Wanen

Wanen zijn onjuiste gedachten waar de psychotische patiënte echter rotsvast van overtuigd is. Niemand anders heeft dezelfde overtuiging. Voorbeeld van een waan in een depressieve fase: 'Ik ben schuldig aan al het kwade in de wereld en daar moet ik voor boeten.' Voorbeeld van een waan in een manische fase: 'Ik ben de redster van de wereld, ik heb het kind Jezus gebaard.' Wanen zijn bizarre overtuigingen. Vrienden en familieleden vinden ze onwaarschijnlijk. Na afloop van een psychotische periode zijn patiënten vaak verrast of beschaamd over wat zij tijdens die periode geloofden. Het lijkt op het ontwaken uit een droom.

6.2.2 Hallucinaties

Een hallucinatie is een onjuiste waarneming. Iemand die hallucineert hoort geluiden, ziet of voelt dingen of ruikt geuren die er in werkelijkheid niet zijn. Ook dit symptoom doet denken aan dromen terwijl je klaarwakker bent. Een veelvoorkomende hallucinatie is het horen van stemmen terwijl er niemand in de buurt is. De stemmen klinken alsof ze er echt zijn, alsof er iemand in de aangrenzende kamer of buiten aan het praten is. Soms denkt iemand die hallucineert dat de stemmen uit haar eigen hoofd komen of een enkele keer uit een bepaald lichaamsdeel. Soms hallucineren mensen dat ze door iets of iemand aangeraakt worden terwijl er niets of niemand in de buurt is waardoor dat ver-oorzaakt kan worden. Ook komt het voor dat een dergelijke stem opdrachten geeft aan de patiënte (imperatieve hallucinatie). Het gebeurt wel eens dat een dergelijke opdracht zo dwingend is voor de patiënte dat die opdracht, bijvoor-beeld iets met de baby doen, ook daadwerkelijk wordt uitgevoerd. Ruziemaken met de patiënte over de juistheid van haar belevingen levert niet veel op – inte-gendeel. Accepteren van de belevingen en met de patiënte meedenken over mogelijke manieren om met stemmen om te gaan, is wel zinvol.

> **Voorbeeld**
> Een patiënte is ervan overtuigd dat zij bespied, gevolgd en met camera's in de gaten gehouden wordt. Voor u mogelijk allemaal evident niet waar. Voor de patiënte is dit de realiteit die angstaanjagend is en zelfs tot paniek kan leiden: een paranoïde waan.

6.2.3 Andere symptomen

Andere symptomen van psychose zijn problemen met spreken: soms is het spre-ken van psychotische mensen moeilijk te volgen. Voorbeeld: zeer langzaam gedachten kunnen uiten in een depressieve fase, of heel snel van onderwerp veranderen in een manische fase (van de hak op de tak springen).

6.3 Depressie

Veel vrouwen ervaren somberheid in de postpartumperiode, variërend van milde postpartum-'blues' tot evidente stemmingsstoornissen zoals depressie. De 'baby-blues' of 'kraamtranen' komen bij 30-75% van de moeders voor. Normale stem-mingswisselingen worden in het kraambed vaak gezien: de babyblues, passend bij de situatie van de kraamvrouw direct na de bevalling. Kraamvrouwen beschrij-ven dan plotse, kortdurende (minuten tot enkele uren), onverwachte stemmings-veranderingen, gepaard gaande met gespannenheid, geïrriteerdheid en huilbui-en. Dergelijke klachten treden het frequentst drie tot vijf dagen na de bevalling op, en komen meer voor bij primi- dan multiparae. Deze klachten zijn over het algemeen tijdelijk van aard en verdwijnen snel zonder specifieke maatregelen. Geruststellende en steunende maatregelen zijn over het algemeen voldoende bij 'kraamtranen'. Daarentegen maakt 13% van de kraamvrouwen in het kraambed een ernstige depressieve episode door waarbij de stemmingsstoornis langer dan twee weken aanhoudt. Naast typische depressieve klachten zoals somberheid, gebrek aan initiatief, slaapstoornissen en veranderde eetlust, toont de kraam-vrouw vaak het gevoel geen adequate moeder te zijn.

Wat is nu een stemmingsstoornis? Iedereen heeft wel stemmingswisselingen in meerdere of mindere mate. Wie kent niet de zwangere of kraamvrouw met een ochtendhumeur? Bij depressie is de stemmingsontregeling echter min of meer continu aanwezig, de gehele dag, gedurende ongeveer twee weken. Voor ande-ren, en soms ook voor de kraamvrouw, wordt de stemmingsontregeling ervaren als niet of slechts zeer ten dele passend bij de situatie waarin de kraamvrouw zich bevindt. Het gedrag dat zo iemand vertoont is vaak buiten proportie, zoals voortdurende twijfel aan haar capaciteiten als moeder, en het gevoel hebben het kind onvoldoende liefde te kunnen geven. Daarnaast treden er andere specifieke kenmerken van depressie op, zoals nergens zin in hebben, concentratiezwakte, gebrek aan eetlust en 's ochtends tegen de dag opzien. Patiënten kunnen daarbij ook vaak angstig en gespannen zijn. Symptomen van depressie zijn:

- stoornissen in het gevoelsleven;
- stoornissen in het denken;
- vitale kenmerken;
- stoornissen in het waarnemen.

6.3.1   Stoornissen in het gevoelsleven

Symptomen van depressie zijn somberheid, er geen gat meer in zien, van de wereld af willen zijn ('Iedereen is beter af als ik er niet meer ben'), alle dingen van de sombere zijde zien. Dit gaat vaak gepaard met schuldgevoelens ('De baby huilt veel en dat komt omdat ik een slechte moeder ben'). Deze schuldgevoelens kunnen zo ernstig worden dat de realiteitstoetsing geheel verloren gaat; dan ontstaat een psychose (zie paragraaf 6.2). Angstige gespannenheid, ongedurig zijn, voortdurend moeten rondlopen, niet stil kunnen zitten, zich opgejaagd voelen tot paniek aan toe, zijn vaak begeleidende verschijnselen bij een depressie. Deze klachten kunnen soms de gevoelens van somberheid overheersen.

6.3.2   Stoornissen in het denken

Stoornissen in het denken kunnen bij depressie bestaan uit de volgende verschijnselen.

- Patiënten hebben vaak veel moeite met de snelheid van het denken. 'Het gaat zo traag'; ze vermelden vaak dat ze de gedachten uit hun hoofd moeten trekken.
- Ook kunnen patiënten bij ernstige depressies dusdanig sombere gedachten hebben dat ze echt in de war raken.

6.3.3   Vitale kenmerken

De zogeheten vitale kenmerken bestaan uit:

- direct bij het wakker worden zonder aanleiding opkijken tegen de morgen;
- 's avonds opgelucht zijn (dagschommeling);
- te vroeg ontwaken (doorslaapstoornissen);
- geen zin hebben in dingen en onvermogen om te genieten (anhedonie);
- geen energie ('fut') meer hebben;
- geen concentratie meer hebben, waardoor je bijvoorbeeld een favoriet televisieprogramma niet meer kunt volgen omdat je na vijf minuten niet meer weet waar het programma precies over ging;
- geen zin meer hebben in seks;
- geen eetlust meer hebben, gepaard gaande met gewichtsvermindering.

6.3.4 *Stoornissen in het waarnemen*

Vooral in een depressieve fase hebben veel patiënten last van vage lichamelijke klachten. Omdat ze al zo met hun eigen problemen bezig zijn en zich nauwelijks nog voor iets anders kunnen interesseren, kunnen lichamelijke klachten overbe-licht worden: alsof ze onder een vergrootglas worden gehouden. De arts kan dan vaak geen lichamelijke oorzaak voor de klacht vinden, hetgeen door de patiënte vaak als een afwijzing wordt gevoeld. Ook deze gevoelens kunnen op een gege-ven moment elke relatie met de realiteit verliezen (zie verder paragraaf 6.2, Psy-chose). Patiënten in een dergelijke depressieve fase hebben daardoor niet alleen moeite om met zichzelf om te gaan, maar ook om met de baby om te gaan of hun normale andere taken als moeder uit te voeren.

> **Voorbeeld**
> Bij een ernstig depressieve patiënte die zegt dat zij een slechte moeder is en niets bezit, terwijl dat niet juist is, is er sprake van een bij de stemming passende nihilistische waan (stemmingscongruente waan: de inhoud van de stemming past bij het typisch depressieve thema nihilisme): een negatieve, sombere beleving, bij een depressie, van een valse realiteit, een waan.

6.4 Manie

Soms is een kraamvrouw niet zozeer somber en bedroefd, maar het tegenover-gestelde: overactief, gedreven. Deze gemoedstoestand wordt hypomanie of manie genoemd. In een manische fase kan de wereld niet stuk. De persoon barst van de energie, heeft weinig slaapbehoefte en vindt de omgeving maar 'slome duikelaars'. Dit geeft vaak aanleiding tot heftige woordenwisselingen.

6.4.1 *Stoornissen in het gevoelsleven*

Stoornissen in het gevoelsleven bij die manie bestaan uit een juichstemming: vol zelfvertrouwen en zelfovertuiging, ook geïrriteerd. Voorbeeld: 'Ik kan de wereld aan, mij kan niets gebeuren.' Vaak is de patiënte ook zeer snel geïrriteerd, immers: 'de anderen zijn maar zielige tobbers, die vinden dat ik te snel ga.'

6.4.2 *Stoornissen in het denken*

Stoornissen in het denken bestaan bij manie uit de volgende verschijnselen.
- Is in de depressieve fase het denken vaak erg traag, in de manie wordt dit vaak als te snel beleefd. Voorbeeld: 'Ik kan mijn gedachten nauwelijks bij-houden'. Dit kan zo snel gaan dat de patiënte van de hak op de tak gaat pra-ten en er nauwelijks meer lijn in haar gedachten te vinden is.
- Ook in wat er precies wordt gedacht, is er groot verschil met een depressieve fase: de patiënte is er vaak van overtuigd dat alles mogelijk is; niets is te gek; zij heeft vaak het idee speciaal te zijn in vergelijking met andere mensen.

Ook deze symptomen kunnen op een gegeven moment zo overheersend zijn dat de toetsing met de realiteit verloren gaat. Dan ontstaat een psychose (zie paragraaf 6.2, Psychose). Ook bij manie zijn er vitale kenmerken die vergelijkbaar zijn met vitale kenmerken van depressie:

- direct bij het wakker worden zeer actief zijn;
- te vroeg ontwaken of soms volledige slapeloosheid (bijvoorbeeld 's ochtends om vier uur al het huis stofzuigen);
- voor alles te porren zijn, gepaard gaande met snel afleidbaar zijn;
- barsten van de energie waardoor er veel dadendrang is;
- dit kan uiteindelijk leiden tot volledige lichamelijke uitputting;
- veel meer zin in seks hebben dan normaal gebruikelijk is voor de betreffende patiënte;
- de eetlust is meestal goed, maar vaak ontbreekt het aan de rust om hier tijd voor te nemen. Vaak valt men fors af in zo'n periode;
- overmatige behoeftebevrediging nastreven, vaak met pijnlijke gevolgen, bijvoorbeeld:
  - extreme koopzucht, waardoor veel schulden ontstaan;
  - seksuele ontremdheid, waarover later veel schuld- en schaamtegevoelens zijn;
  - zakelijke transacties afsluiten die later volledig ondoordacht blijken te zijn.

Kenmerken van de hypomanie zijn dezelfde als van die van de manie, maar dan minder heftig. Daarnaast is er bij hypomanie geen sprake van verwardheid (psychose) en bij manie wel. In vergelijking met de depressie hoeven kenmerken van manie maar kort aanwezig te zijn (vier dagen) om van een stoornis te kunnen spreken. Voorwaarde is wel dat de gestoorde stemming gepaard gaat met gedragsverandering en schade (slechte zelfzorg, verwaarlozing van het kind, enzovoort).

Voorbeeld
Een manische patiënte zegt dat zij Jomanda is. Zij vertelt dat zij kan genezen via een door haar ontwikkeld computerprogramma. Vervolgens nodigt zij alle patiënten uit om in haar kamer deze behandeling te ondergaan. Hier is sprake van een stemmingscongruente waan, een grootheidswaan. Een euforische (uitgelaten) beleving, bij een manie, van een valse realiteit.

6.5 Verpleegkundige zorg

Casus
Mevrouw A bracht een grappig klein ventje van 7 pond ter wereld. Zij gelukkig, man gelukkig. Iedereen gelukkig. Toen mevrouw A een week thuis was kon ze steeds slechter de slaap vatten. Een beetje zorgelijk over de nieuwe situatie en verantwoordelijkheid. Niets bijzonders. Na twee weken kon ze helemaal niet meer slapen. Ze ging zelfs niet meer naar bed. Overdag kocht ze de Flair, de Margriet, J/M, Ouders van nu en Negen maanden en begon stelselmatig

de woorden 'moeder' en 'pasgeboren' uit te knippen. Later kwam daar het woord 'cd-rom' bij. Die knipsels plakte ze naast de foto's van haar zoon. En als ze niet kon slapen ging ze aan het bedje van haar zoon zitten en sprak tegen hem. Over de 'mogelijkheden' die hij zou krijgen dat hem een 'grote toekomst' te wachten stond en dat zij 'altijd voor hem zou klaarstaan'. En dat als 'iemand jou wil resetten, ik daar een stokje voor zal steken'.

De dagelijkse verzorging liet ze niet meer over aan haar man. Dit was ook het moment dat haar man zich zorgen begon te maken. Opa's en oma's waren niet meer welkom. Want die hadden 'een slechte invloed op het karma van haar zoon'. Als haar man met haar probeerde te bespreken dat hij het ook leuk zou vinden om voor zijn zoon te zorgen, reageerde ze vijandig. Op zeker moment mocht hij zelfs de babykamer niet meer in. Toen zijn vrouw besloot om haar kind, 'want het was háár kind', op te geven voor computerles, besloot hij de huisarts te bellen. Mevrouw A had furieus gereageerd toen ze hoorde dat hij aan het bellen was. Er was geen zinnig woord meer met haar te wisselen. Ternauwernood had hij kunnen voorkomen dat zij haar zoon in de maxicosi het huis uit droeg. Om 'hem levenslessen te geven en een nieuw moederbord'. De crisisdienst moest eraan te pas komen om mevrouw het huis uit te krijgen.

Mevrouw A werd opgenomen op een zogenoemde psychiatrische moeder/kind unit. Mevrouw A leed aan een postpartumpsychose. Zij werd behandeld, waarna ze snel opknapte. Met die ervaring in het achterhoofd is de patiënte al in een vroeg stadium van haar tweede zwangerschap naar haar psychiater en gynaecoloog gegaan. Er is een plan gemaakt over wat te doen op welk moment. Voor zover dat mogelijk was is haar omgeving betrokken bij de gemaakte afspraken en iedereen weet wat te doen. De patiënte is uit voorzorg ingesteld op medicatie en komt nu naar het ziekenhuis om te bevallen. Waarschijnlijk zal zij kort klinisch worden opgenomen om in de eerste dagen na de bevalling te kunnen beoordelen hoe het met haar gaat.

In principe kan iedere vrouw last krijgen van een postpartumpsychose en/of postpartumdepressie. Als O&G-verpleegkundige bent u vaak de eerste die veranderingen in het gedrag ziet en daarom is het goed om op de hoogte te zijn van wat een postpartumpsychose of -depressie is, hoe die eruit kan zien en wat u kunt doen als verpleegkundige. Tijdens het afnemen van de verpleegkundige anamnese is het verstandig om aan de patiënte te vragen of er bij haarzelf of bij haar familie ooit sprake is geweest van psychiatrische problemen. Indien de patiënte daar bevestigend op antwoordt, is het goed om door te vragen: Wie? Wanneer? Onder welke omstandigheden? Als blijkt dat de patiënte lijdt of geleden heeft aan een psychiatrische stoornis, vraag dan naar de huidige stand van zaken.

- Wat is of was de diagnose?
- Bent u behandeld? Door wie?
- Gebruikt u (nog) medicijnen?
- (Eventueel:) was een dergelijke ziekte-episode ook tijdens uw vorige zwangerschap of bevalling aanwezig?

Het is niet nodig om een uitgebreide psychiatrische anamnese af te nemen. Stel de behandelend specialist wel van uw bevindingen op de hoogte. Op basis van alle verzamelde medische en verpleegkundige informatie zal deze een beslissing nemen. Als er sprake is geweest van postpartumproblemen in het verleden, of als er een verhoogd risico op postpartumproblemen bestaat, dan zijn de volgende vragen van belang.

- Moet deze patiënte na de bevalling kort klinisch opgenomen blijven of kan de patiënte naar huis?
- Is het verstandig om een psychiater in consult te roepen?

In de meeste gevallen zal besloten worden om de patiënte kort klinisch, voor ongeveer een week, op te nemen.

6.5.1   Verpleegkundige psychiatrische observatie

Het is essentieel dat u contact maakt met de patiënte. U moet kijken, luisteren en in zekere zin ook uw intuïtie gebruiken. Noem dit laatste voor het gemak uw 'derde oor'. Zorg dat u op de hoogte bent van de omstandigheden van de patiënte en zorg dat u geïnformeerd bent over deze ziektebeelden. De symptomen zoals die eerder zijn beschreven zijn de zaken waar uw aandacht naar moet uitgaan.

- Maakt de patiënte de indruk blij te zijn met haar kind?
- Heeft de patiënte plezier in de verzorging van haar kind en geniet ze van haar kind?
- Kan patiënte zich concentreren op de zorg voor haar kind?
- Hoe is de kwaliteit van de zorg die zij geeft?
- Hoe is de nachtrust van de patiënte?
- Is de patiënte snel afgeleid?
- Is patiënte rustig, onrustig, geremd of eufoor?
- Wat is de inhoud van haar mededelingen?
- Is er mogelijk sprake van wanen?
- Kan de patiënte stilzitten?
- Kan de patiënte luisteren?
- Accepteert patiënte aanwijzingen?

Het is belangrijk om de interpretatie van uw observaties over te laten aan de psychiater. Vraag hulp van bijvoorbeeld een consultatief psychiatrisch verpleegkundige indien aanwezig. Observeer en noteer. Als een patiënte evident psychotisch, depressief of manisch is, moet overwogen worden of een opname op een afdeling psychiatrie geïndiceerd is.

6.5.2   Verpleegkundige zorg

De wetenschap bij een (aanstaande) moeder dat zij behoort tot een 'risicogroep' kan het zelfvertrouwen schaden. Dit zal mogelijk ook de houding en vaardigheden van de patiënte in de zorg voor haar kind kunnen beïnvloeden. U als verpleegkundige in samenwerking met de behandelend specialist moet proberen die schade te beperken. Neem de tijd voor de patiënte. Ze wil vast en zeker met u spreken over de situatie. Zorg dat u op de hoogte bent van de omstandigheden van de patiënte. Zorg dat u geïnformeerd bent over deze ziektebeelden zodat u vragen kunt beantwoorden. Zorg dat u op de hoogte bent van de werking, bijwerkingen en het gebruik van psychiatrische medicatie. Neem een positief-kritische houding aan. Besteed extra aandacht aan moeder en kind.

STRUCTUUR IN DE DAG

In alle gevallen is het belangrijk dat er structuur in de dag wordt gebracht zodat het voor patiënte duidelijk is wat er van haar op welk moment verwacht wordt.

- Bij een patiënte die manisch is, gebruikt u deze structuur om haar wat te remmen en zal de nadruk liggen op rust en regelmaat.
- Bij een patiënte die depressief is, gebruikt u deze structuur om haar te activeren en zal de nadruk liggen op duidelijkheid en het creëren van een veilige, overzichtelijke situatie.
- Bij een psychotische patiënte is het wat van beide. Rust, regelmaat en het bieden van een veilige omgeving.

ZORG VOOR MOEDER EN KIND

Zorg dat u de patiënte regelmatig ziet en spreekt. U kunt gewoon vragen hoe het met haar gaat. Begeleid de moeder in de zorg voor haar kind zoals u dat altijd doet, maar zorg wel dat u bij álle momenten aanwezig bent. Probeer een klinische blik te behouden. Kijk naar de gedraging van de patiënte en probeer niet te oordelen. Als een patiënte werkelijk psychotisch, manisch of depressief is, zegt of doet zij mogelijk dingen die u niet begrijpt, of misschien zelfs volstrekt onaanvaardbaar vindt. Bedenk dat de patiënte in de meeste gevallen niet of onvoldoende in staat is haar eigen gedrag te beïnvloeden. Het heeft geen enkele zin om met de patiënte te redetwisten over de aard en inhoud van haar belevingen. Voor haar zijn ze echt. Wees helder en duidelijk en concreet in het contact. Vermijd het gebruik van gezegdes en spreekwoorden, want die kunnen verwarrend zijn voor mensen met wanen. Buig een beetje mee met de patiënte zonder de realiteit uit het oog te verliezen. Het gebruik van psychiatrische medicatie is heel belangrijk voor het bestrijden van de genoemde symptomen en deze medicatie zal, indien de diagnose correct is, ook helpen.

ZORG (TIJDELIJK) OVERNEMEN

Soms is het duidelijk dat er sprake is van psychiatrische problemen, soms ook niet. Wat een patiënte niet zegt, weet u ook niet. Veiligheid voor moeder en kind is érg belangrijk. Blijf in contact. Kijk goed, luister goed. Neem bij twijfel liever de zorg over. Een dergelijke beslissing kan altijd weer teruggedraaid worden. Als de patiënte niet in staat is voor zichzelf en/of voor haar kind te zorgen, zult u deze zorg moeten overnemen. Een belangrijke reden om de zorg over te nemen kan zijn dat er sprake is van een onveilige situatie. Hier volgen voorbeelden.

- De patiënte zegt dat zij de baby niet meer wil.
- De patiënte wijst het kind af door dat te zeggen, of dat te laten zien in haar gedragingen.
- De patiënte let onvoldoende op haar kind en op de omstandigheden tijdens de verzorging.
- De patiënte controleert de temperatuur van het badwater niet.
- De patiënte laat de baby alleen op de commode.
- De patiënte controleert de temperatuur van flesvoeding niet.
- De patiënte wil van alles met de baby doen, behalve de baby verzorgen.
- De patiënte laat de baby zien aan willekeurige voorbijgangers en is daar dan zeer vasthoudend in.

Probeer, voor zover het psychiatrisch toestandsbeeld van de patiënte dit toelaat, de patiënte zo veel mogelijk bij de zorg te betrekken. Niet opdringerig, maar uitnodigend. Indien besloten is dat patiënte niet voor haar kind mág zorgen omdat de psychiater dit als te risicovol voor het kind beoordeelt, kunt u nog altijd even met de patiënte naar haar kind gaan kijken als zij daartoe in staat is.

6.5.3   Ouderlijke macht

De ouderlijke macht is geen verpleegkundige aangelegenheid. Beoordeling om te komen tot stappen is aan de psychiater, de gynaecoloog en de kinderarts, maar het is wel belangrijk om als O&G-verpleegkundige te weten hoe de procedure in zijn werk gaat. Het ongeboren kind is geen rechtspersoon en concrete maatregelen kunnen pas genomen worden zodra het kind is geboren. Indien dat noodzakelijk wordt geacht, kan er wel een vóórmelding gedaan worden bij de Raad voor de Kinderbescherming. Welke maatregelen genomen worden, is afhankelijk van de feitelijke situatie en het oordeel van de Raad voor de Kinderbescherming. De volgende omstandigheden kunnen van belang zijn.
- Hoe is het met de patiënte? Heeft de patiënte een relatie? Kan deze partner wel zorgen?
- Kan er op verantwoorde wijze mantelzorg worden georganiseerd?
- Zijn beide personen niet in staat voor het kind te zorgen?
- Is er thuis al rekening gehouden met de komst van een baby? Is de kinderkamer klaar? Zijn er al babyspullen aangeschaft?

Er is geen concreet scenario te geven. Er moet gehandeld worden naar bevinden en in overleg met ouder(s), omgeving en de Raad voor de Kinderbescherming. In de praktijk zijn er constructies waarbij het kind bijvoorbeeld eerst naar een gastgezin gaat, waarna er vanuit die situatie wordt gewerkt aan het herstel van het contact tussen moeder en kind. Het komt ook voor dat ouders per direct uit de ouderlijke macht worden gezet, een zware beslissing die niet lichtzinnig moet worden genomen en alleen na uitgebreide evaluatie van de ontstane situatie met álle partijen (moeder, ouders, eventuele mantelzorgers, artsen, zorgverleners, Raad voor de Kinderbescherming).

6.6   Conclusie

Psychiatrische problemen gerelateerd aan het kraambed bestrijken de periode van conceptie tot zes maanden na de bevalling. Aangezien dergelijke problemen vaak voorkomen en ernstige gevolgen kunnen hebben voor moeder en kind, is het van belang dat verpleegkundigen die met zwangeren en kraamvrouwen werken, psychiatrische symptomen herkennen en ermee kunnen omgaan. Als een patiënte tijdens de opname wordt ingesteld op medicatie, zal dit de kans op het ontstaan van een depressie of psychose beperken maar niet geheel wegnemen. Soms werkt medicatie niet. De patiënte neemt bijvoorbeeld de medicatie niet in omdat zij last heeft van bijwerkingen. Het komt ook voor dat de patiënte of haar omgeving de zin van medicatie niet ziet. Daarom is het bijvoorbeeld goed om de patiënte en haar partner informatie op papier te geven over wat een psychose en/of een depressie is en dit samen met de patiënte door te lezen voordat zij het ziekenhuis verlaat.

Het tot stand komen van het contact tussen moeder en pasgeborene is essentieel. In verpleegkundige, gynaecologische en psychiatrische zin zal aandacht uit moeten gaan naar de moeder. Daarmee is het belang van het kind ook gediend. Als de moeder vanwege psychiatrische problemen (nog) niet in staat is om voor het kind te zorgen, zal deze zorg (bij voorkeur tijdelijk) moeten worden overgenomen door de verpleegkundige of, indien die beschikbaar is en daartoe in staat, door partner, grootouders of mantelzorger. Zo snel als mogelijk moet moeder bij de zorg van haar kind worden betrokken. Begeleiding moet gericht zijn op herstel van het contact tussen moeder en kind en observatie van de kwaliteit van het contact.

Literatuur

Croughs W. Het belang van ouder-kindcontact in de eerste uren en dagen. Ned Tijdschr Geneesk 1983;127(1):7-11.

Klompenhouwer JL, van Hulst AM. Psychiatrische stoornissen bij kraamvrouwen. Ned Tijdschr Geneeskd 1994;138(20):1009-14.

Wewerinke A, Honig A, Heres MHB, Wennink JMB. Psychiatrische stoornissen bij zwangeren en kraamvrouwen. Ned Tijdschr Geneesk 2006;150:294-8.

7 Neonatologie

I.J. Hankes Drielsma

7.1 Inleiding

Om de gezondheidssituatie van de pasgeborene ongeacht zijn ontwikkeling, leeftijd en conditie op waarde te kunnen schatten, is het cruciaal om voldoende kennis te bezitten over alle orgaansystemen met hun veranderingen in de adaptatie van het intra- naar het extra-uteriene leven. Zorg op maat voor pasgeborenen en hun familie vereist specifieke kennis waarbij het observatievermogen en de attitude van de verpleegkundige essentiële invloed hebben op het gehele verpleegproces, vanaf de directe opvang na de geboorte tot het ontslag naar huis. Om de zorgbehoefte van de pasgeborene te kunnen coördineren, moet voldaan worden aan de eisen die gesteld worden aan methodisch werken. Dit betekent dat het kind en zijn ouders centraal staan en dat de zorg methodisch, overdraagbaar, toetsbaar en inzichtelijk is voor anderen.

De benadering van kind en ouders wordt toegelicht vanuit de zorgfilosofie van ontwikkelingsgerichte zorg voor de pasgeborene waarin familiegecentreerde zorg geïntegreerd is omdat de pasgeborene onlosmakelijk is verbonden met zijn familie. Daarbij richt de verpleegkundige zorg en begeleiding van de pasgeborene en zijn ouders zich niet alleen op de direct zichtbare behoeften en aanwezige problemen, maar is deze ook preventief gericht, om potentiële problemen bij het kind en het gezin in een latere fase te voorkomen en/of te minimaliseren. Hierbij is het van belang om alle handelingen die voortvloeien uit de verpleegkundige zorg en de medische behandeling en zorg zodanig op elkaar af te stemmen dat de belasting voor het kind en zijn ouders tot een minimum beperkt blijft.

Daarnaast is het uw doel om risicofactoren op te sporen en daar waar nodig gespecialiseerde zorg te geven. Binnen het raamwerk van deze verpleegkundige zorg is kennis noodzakelijk, omdat pasgeborenen zelf geen zorgvraag stellen, maar een zorgbehoefte hebben. Dit vereist dat u diagnostisch kunt redeneren bij het inventariseren en herkennen van problemen en dat u de juiste interventies kunt toepassen. Ook moet u therapeutisch beredeneren of uw zorg het gewenste effect heeft.

In dit hoofdstuk wordt ervan uitgegaan dat de gehele anatomie, fysiologie en pathologie van de diverse orgaansystemen van volwassen personen bij u bekend zijn. Er wordt kort beschreven hoe de intra-uteriene groei en neonatale ontwikkeling verlopen, hoe de orgaansystemen intra-uterien functioneren en welke veranderingen plaatsvinden rondom de geboorte. Hierbij zal verdieping plaatsvinden op aspecten die van belang zijn om te weten als u werkzaam bent op de verloskunde- en kraamafdeling in de zorg voor de gezonde pasgeborene en voor pasgeborenen met een verhoogd risico om ziek te worden.

Problemen die in de perinatale periode kunnen ontstaan, worden toegelicht omdat deze uw specifieke kennis en aandacht vragen. Ook zal aandacht besteed worden aan de benodigde informatie die u in staat stelt om consultatie te verlenen en advies te geven, zowel inter- als intradisciplinair alsook aan de ouders, over de zorgbehoefte van de pasgeborene en het omgaan met de pasgeborene in een verpleegsituatie.

Hierbij krijgt u handvatten aangeboden om ouders te ondersteunen in situaties als hun kind ziek of te vroeg geboren is en moet worden opgenomen op een neonatologieafdeling. Deze ondersteuning is essentieel omdat het normale hechtingsproces stagneert en ouders moeilijk hun ouderlijke rol kunnen ontwikkelen en/of kunnen behouden. De problemen die bij een pasgeborene kunnen voorkomen ten gevolge van aangeboren afwijkingen, vroeggeboorte en/of het ziekteverloop tijdens het verblijf op de neonatale intensivecare-unit (NICU) zijn zeer divers en complex. Dit hoofdstuk heeft dus niet als doel u de verdieping te geven die nodig is om de zorg te kunnen geven voor de zieke en te vroeg geboren baby die op een NICU ligt. Voor verdieping op dat gebied verwijzen wij u naar de literatuurlijst (Van den Brink et al. 2001; Wielenga & Hankes Drielsma 2006).

7.2 Anatomie en fysiologie van de neonaat

Wanneer we spreken over het menselijk lichaam dan gaat het over een complex geheel van vele systemen met hun subsystemen. Hierbij gaat men ervan uit dat elke baby uniek is en zich een klein beetje anders dan een andere baby ontwikkelt. De ontwikkeling wordt niet alleen beïnvloed door de leeftijd en de grootte van de baby maar ook door het intra-uteriene milieu, de fysieke conditie en het individuele karakter dat genetisch bepaald is.

7.2.1 Groei en ontwikkeling

De intra-uteriene groei van een kind wordt door diverse factoren beïnvloed. Dit kunnen inwendige factoren zijn zoals genetische en endocrinologische factoren van het kind zelf of van buitenaf via de moeder. De groei, ontwikkeling en de conditie van het kind in de perinatale fase kunnen ook door een aantal invloeden van buitenaf negatief beïnvloed worden. Dit kan bijvoorbeeld het geval zijn wanneer de moeder wordt blootgesteld aan stoffen die schadelijk zijn, zoals polychloorbifenylen (pcb's), dioxinen, straling en zware metalen of schadelijke stoffen die vrijwillig ingenomen worden, zoals alcohol, drugs en het roken van sigaretten. Ten tweede kunnen ziekten van de moeder of medicatie die de moeder moet innemen leiden tot problemen, zoals ernstige ondervoeding van de moeder en stress, die intra-uterien kunnen leiden tot een ongezonde situatie voor het kind. Weer andere, aan de moeder toegediende medicatie, kan effect hebben op het gedrag van de baby voor en na de geboorte. In Nederland wordt de intra-uteriene groei bepaald aan de hand van de daarvoor ontwikkelde groeicurves van bijvoorbeeld Kloosterman en Usher & McLean. In de groeicurves worden kinderen beoordeeld aan de hand van de gehanteerde percentiellijn.

Uitgaande van het geboortegewicht worden pasgeborenen als volgt ingedeeld:

- bij een normaal gewicht voor de duur van de zwangerschap spreekt men van *appropriate for gestational age* (AGA);
- bij een te laag gewicht voor de duur van de zwangerschap spreekt men van *small for gestational age* (SGA) of dysmatuur;
- bij een te hoog gewicht voor de duur van de zwangerschap spreekt men van *large for gestational age* (LGA) of macrosoom.

Figuur 7.1   *Geboortegewichtcurves naar pariteit, sekse en etnische achtergrond.*
A Meisje primiparae. B Meisje multiparae. C Jongen primiparae. D Jongen multiparae. E Hindi (Hindostaanse Nederlanders).

De referentiecurves zijn afkomstig van de Perinatale Registratie Nederland (PRN). De P50 is het gemiddelde van een normale groei. Aan de hand van de percentiel wordt tevens bepaald hoe de groei van lengte, gewicht en schedelomtrek ten opzichte van elkaar verlopen. Het opsporen van een afwijkende intra-uteriene groei is van belang om morbiditeit en mortaliteit, die hiermee kunnen samenhangen, te voorkomen of hier tijdig op te kunnen anticiperen.

A

PRN referentiecurve Dochters Primiparae

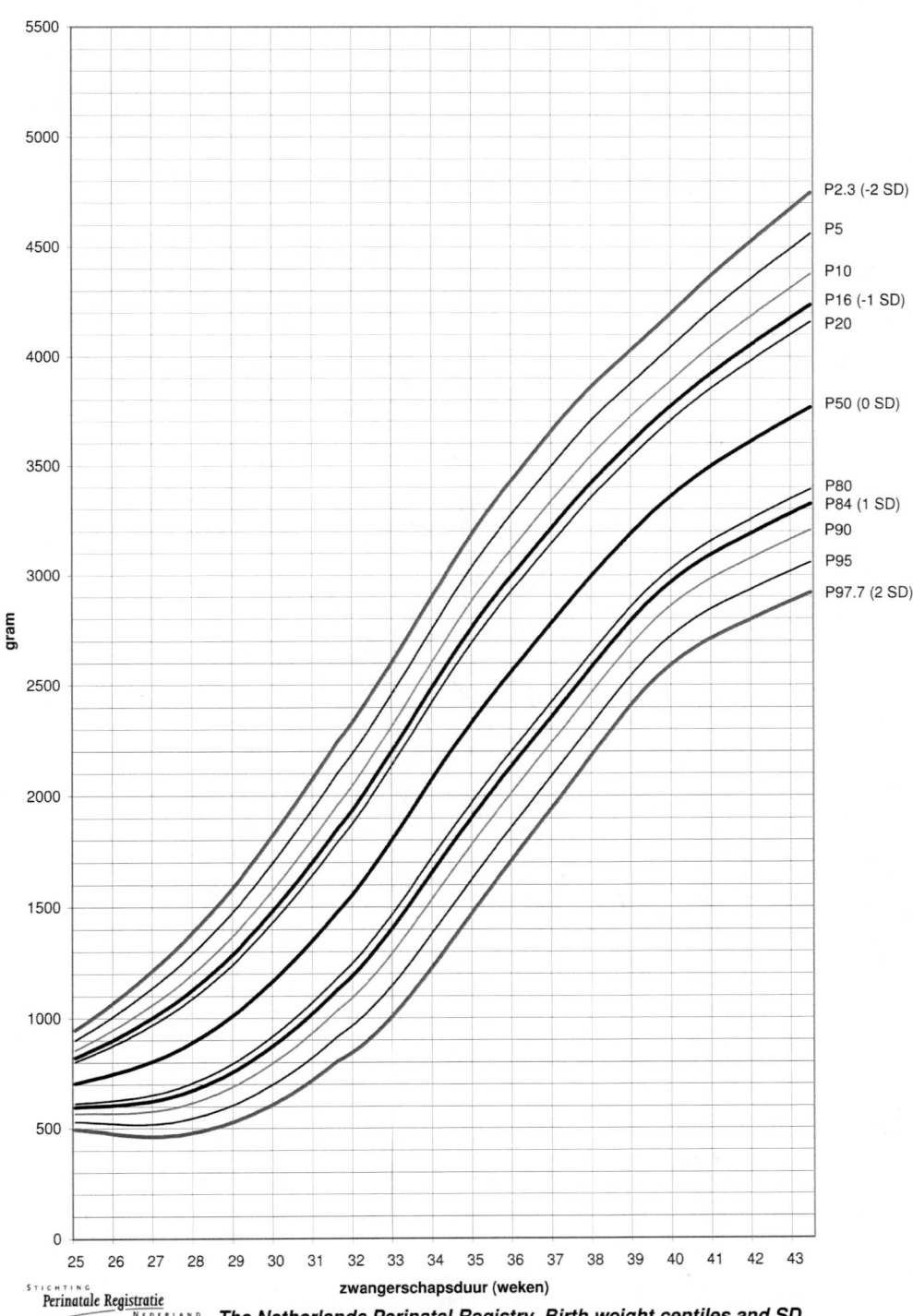

The Netherlands Perinatal Registry Birth weight centiles and SD

Figuur 7.1   Vervolg.

B

PRN Referentiecurve Dochters Multiparae

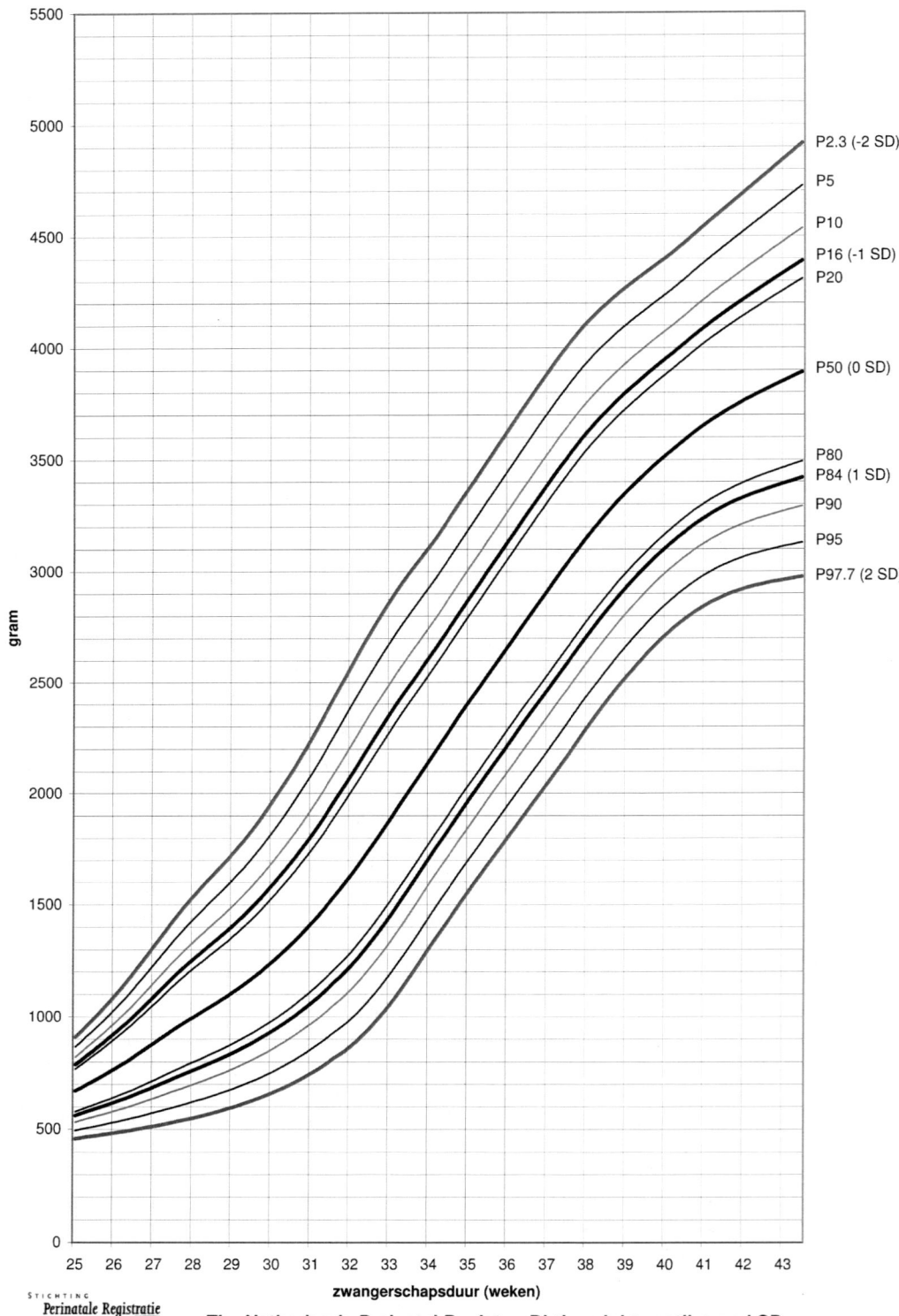

The Netherlands Perinatal Registry Birth weight centiles and SD

Figuur 7.1   Vervolg.

C

PRN Referentiecurve Zoons Primiparae

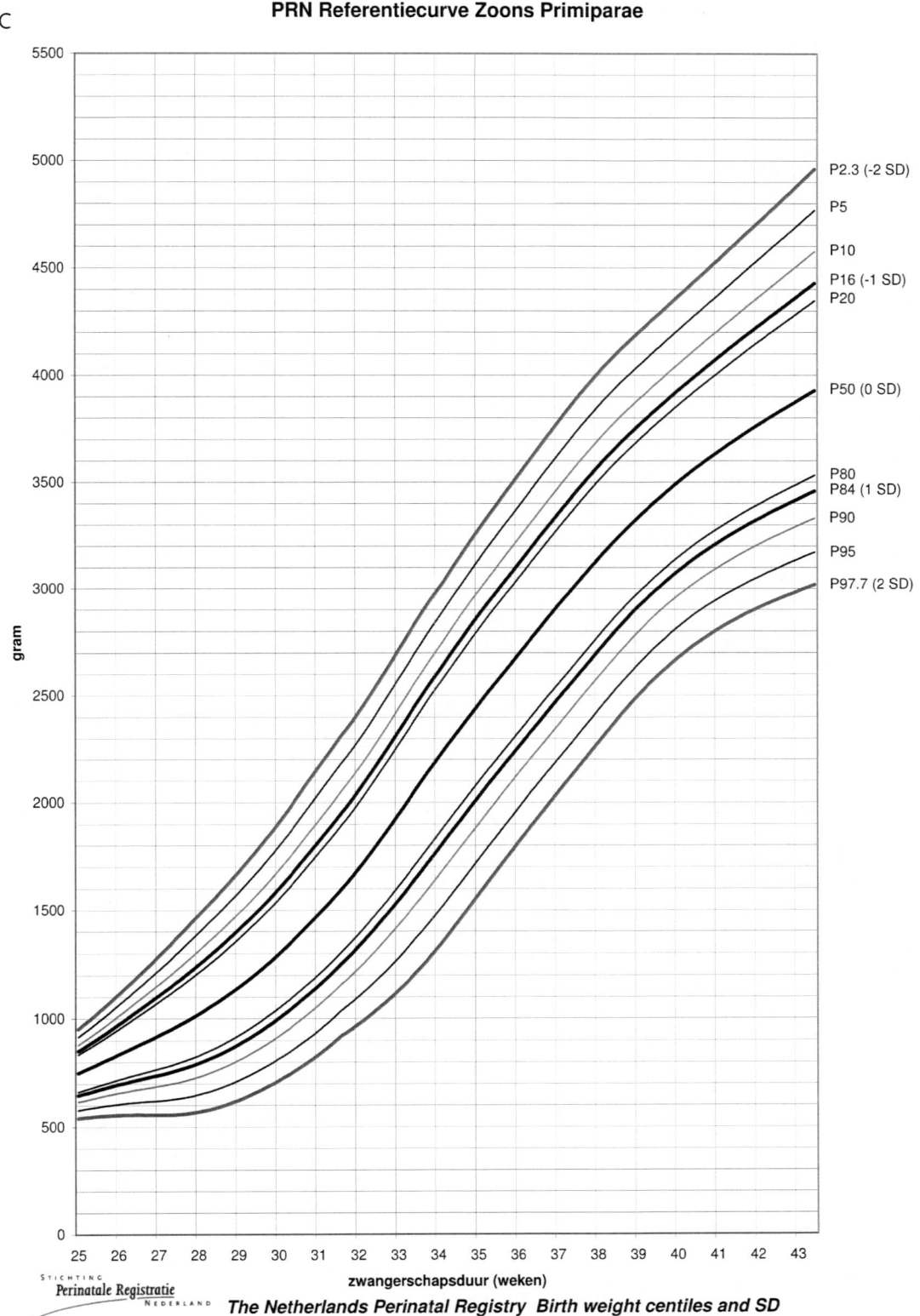

The Netherlands Perinatal Registry Birth weight centiles and SD

Figuur 7.1   Vervolg.

D

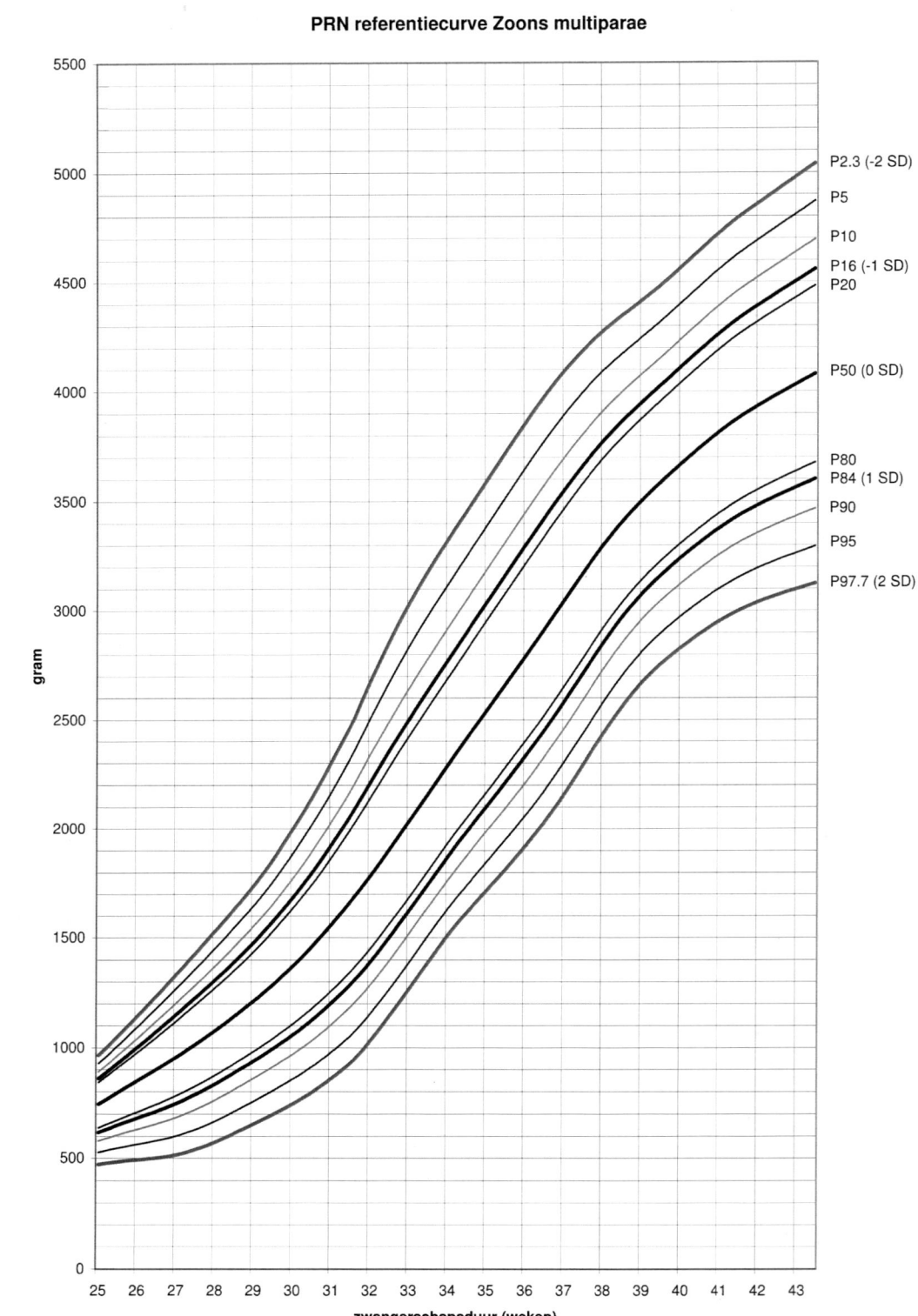

PRN referentiecurve Zoons multiparae

P2.3 (-2 SD)
P5
P10
P16 (-1 SD)
P20
P50 (0 SD)
P80
P84 (1 SD)
P90
P95
P97.7 (2 SD)

gram

zwangerschapsduur (weken)

The Netherlands Perinatal Registry Birth weight centiles and SD

STICHTING
Perinatale Registratie
NEDERLAND

Figuur 7.1   Vervolg.

E

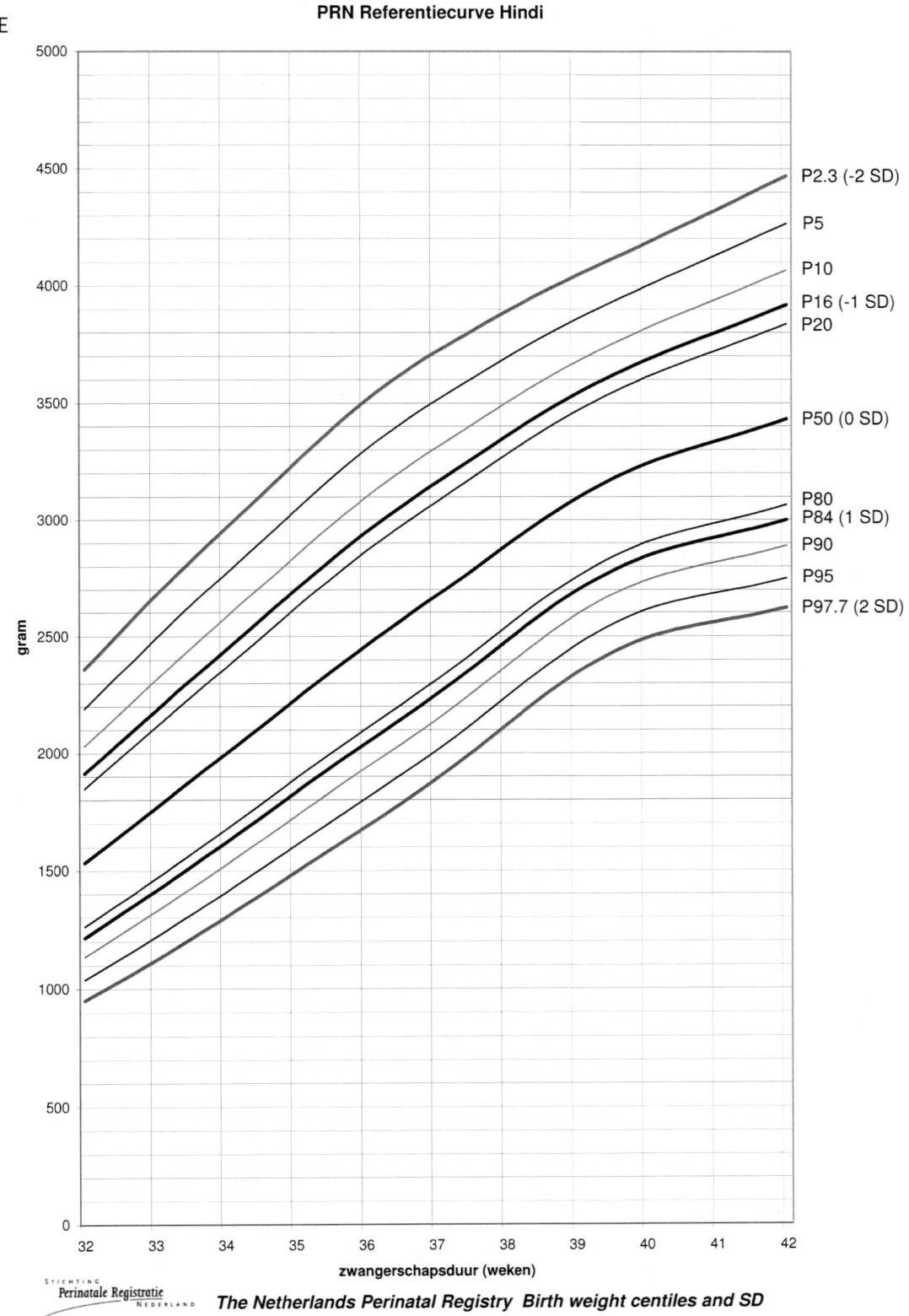

PRN Referentiecurve Hindi

The Netherlands Perinatal Registry *Birth weight centiles and SD*

Wanneer een zwangerschap tot stand is gekomen door ovulatie-inductie, na in-vitrofertilisatie (ivf) of na kunstmatige inseminatie, is de zwangerschapsduur bekend. In andere situaties wordt de zwangerschapsduur bepaald door obstetrische gegevens zoals de eerste dag van de laatste menstruatie (ELM) en/of het vaststellen van de zwangerschap door middel van een vroege echografie. Het bepalen van de zwangerschapsduur kan soms moeilijk zijn. Is een zwangerschapsduur niet precies bekend, doordat er bijvoorbeeld geen obstetrische controle geweest is dan kan men de zwangerschapsduur bepalen aan de hand van een observatie van de pasgeborene en met behulp van een scorelijst die daarvoor ontwikkeld is door Dubowitz. Vaak wordt een daarvan afgeleide, eenvoudigere scorelijst gebruikt: de rijpingsscore volgens Ballard.

Figuur 7.2 Rijpingsscore volgens Ballard.
A Uitwendige kenmerken. B Neurologische kenmerken.

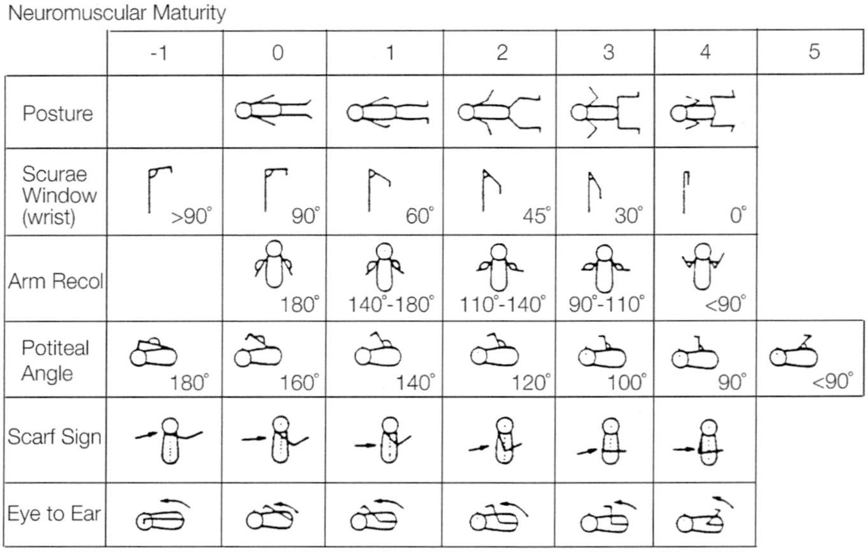

Neuromuscular Maturity

Physical Maturity

Skin	sticky friable transparent	Galatnous red. translucent	smooth pink, visible veins	superficial peeling &/or rash. few veins	cracking pale areas rare veins	parchment deep cracking no vessels	leathery cracked wrinkled
Lanugo	none	sparse	abundant	thinning	bald areas	mostly bald	
Plantar Surface	heel- toe 40-50 mm:-1 <40 mm:-2	>50 mm no crease	faint red marks	anterior transverse crease only	creases ant. 2/3	creases over entere sole	
Breast	imperceptible	barely perceptible	flat areola no bud	stippied areola 1-2 mm bud	raised areola 3-4 mm bud	full areola 5-10 mm bud	
Eye/Ear	lids fused loosely: -1 tightly: -2	lids open pinna flat stays folded	sl. curved pinna: soft: slow recoil	well- curved pinna: soft but raedy recoil	formed & firm instant recoil	thick cartilage ear stiff	
Genitals male	scrotum flat. smooth	scrotum empty faint rugae	testes in upper canal rare rugae	testes descending few rugae	tetes down good rugae	testes pendulous deep rugae	
Genitals female	sclitoris prominent labia	prominent clitoris small labia minora	prominent clitoris enlarging labia minora	majora & minora equally prominent	majora large minora small	majora cover clitons & minora	

7.2.2 Neurologisch systeem

Het neurologische systeem bestaat uit een complex geheel van verschillende systemen:
- het zenuwstelsel;
- het zintuigensysteem;
- het motorische systeem.

Het neurologische systeem heeft een belangrijke sturende taak in de homeostase en het onderhouden van bewustzijn. De ontwikkeling is een dynamisch proces dat reeds vlak na de conceptie begint en vanaf dat moment continu aanwezig is en zich intra-uterien al goed ontwikkelt. Het neurologische systeem bestaat uit diverse delen:
- de afferente zenuwbanen die sensibele en sensorische impulsen verzenden;
- de efferente zenuwbanen die verantwoordelijk zijn voor de motorische en autonome effecten.

De neurale integratie in het brein is functioneel in het verwerken van inkomende impulsen. Het zintuiglijke systeem omvat zicht, gehoor, evenwicht, reuk, smaak en gevoel. De zintuiglijke ontwikkeling begint al in een zeer vroeg stadium van de zwangerschap en ontwikkelt zich steeds verder naarmate de zwangerschap vordert. Het motorische systeem omvat de spierfunctie, de bot- en skeletfunctie en de gewrichtsfunctie. Het gaat hier om houding, spiertonus en beweging in relatie tot het vestibulaire systeem.
Er zijn diverse theorieën volgens welke de ontwikkeling van het kind beschreven kan worden. In de huidige zorgverlening voor pasgeborenen gaat men uit van het ontwikkelingsgerichte zorgmodel dat berust op het synactieve ontwikkelingsmodel, dat ontwikkeld werd door Heidelise Als. Dit model deelt het organisme op in vijf subsystemen:
- het autonoom-fysiologische systeem;
- het motorische systeem;
- het gedragsorganiserende systeem;
- het zelfregulerende systeem;
- het attentie-interactiesysteem.

In elke fase van de ontwikkeling ontwikkelen de subsystemen zich onafhankelijk van elkaar, maar zijn ook alle subsystemen gelijktijdig met elkaar en de omgeving in interactie. Dit ontwikkelingsproces wordt in het model beschreven als een serie concentrische cirkels waarbij elk subsysteem continu feedback geeft aan de andere subsystemen. Het integreren en reguleren van deze systemen is een proces dat intra-uterien al ontstaat en een leven lang doorgaat. Met andere woorden: een baby is constant bezig zijn gedrag aan te passen als antwoord op allerlei stimuli, vanuit de omgeving maar ook vanuit de baby zelf, in een poging een goed gereguleerde balans te bereiken en te behouden. Om de subsystemen in evenwicht te houden, maakt de baby gebruik van zijn zelfregulerende vermogen.
Het intra-uteriene milieu is over het algemeen een milieu waarin het ongeboren kind zich prima kan ontwikkelen. Als voorbeeld het volgende: de foetus drinkt het vruchtwater en leert daarbij de smaak en geur van het vruchtwater kennen. Zijn gehoor wordt ontwikkeld door het horen van de darmgeluiden en de stem van de moeder. Geluid van buitenaf wordt gedempt, maar men merkt dat de

baby hierop wel reageert. Gedurende de laatste paar maanden van de zwangerschap wordt in utero door de baby spraak herkend en kan hij tevens bepaalde melodieën herkennen. Tactiele ontwikkeling en veiligheid worden gegarandeerd door het vruchtwater en de baarmoederwand, waarbij de foetus zichzelf masseert en beweegt langs de navelstreng. Ook wordt de foetus in utero geconfronteerd met diverse (niet alleen prettige) ervaringen die van belang zijn voor zijn ontwikkeling. Voor de geboorte kan medicatie die aan de moeder wordt toegediend de ontwikkeling van de baby, vooral de longen, stimuleren. Verder ziet men bij het ongeboren kind dat zijn perioden van rust en activiteit zijn afgestemd op het dag-nachtritme van zijn moeder. De ontwikkeling en de sterke band die tussen moeder en kind tijdens de zwangerschap ontstaan is, worden normaliter direct na de geboorte voortgezet.

EMBRYONAAL EN FOETAAL MOTORISCH GEDRAG

Voor iedereen die betrokken is bij de begeleiding en bewaking van de ontwikkeling van het jonge kind, is inzicht in het prenatale gedrag noodzakelijk. Geen enkel neonataal bewegingspatroon kan worden opgevat als beginnend bij de geboorte. Daarom wordt in deze paragraaf nader ingegaan op het prenatale gedrag. Het embryonale en foetale motorisch gedrag kan worden gezien als het begin van de ontwikkeling van het kind, waarbij dit gedrag de basis vormt van een zich differentiërend en integrerend gedrag na de geboorte. Dit motorische gedrag kan worden opgevat als een mogelijkheid voor de foetus om zich in utero te ontwikkelen en zich op deze manier voor te bereiden op de geboorte. Ontwik-

Tabel 7.1   Vergelijking van gedragstoestanden tussen de à terme foetus en de pasgeborene.

Fase	Gedragstoestand foetus (36-40 weken)	Pasgeborene (à terme)
I	Geen lichaamsbewegingen, soms een geïsoleerde *startle* (onwillekeurige beweging)	Af en toe een *startle*
	Geen oogbewegingen	Geen oogbewegingen, ogen gesloten
	Strakke hartfrequentie, soms acceleratie gelijktijdig met lichaamsbeweging	Regelmatige ademhaling
II	Frequente lichaamsbewegingen	Kind beweegt vaak
	Oogbewegingen aanwezig	Ogen gesloten, wel oogbewegingen
	Hartfrequentie vertoont meer variatie dan in I, acceleraties tijdens bewegingen	Onregelmatige ademhaling
III	Geen lichaamsbewegingen	Geen lichaamsbewegingen
	Wel oogbewegingen	Ogen open
	Hartfrequentie vertoont evenals in II meer variatie dan in I; geen acceleraties	Regelmatige ademhaling (passief wakker)
IV	Voortdurend grote lichaamsbewegingen	Voortdurend lichaamsbewegingen (actief wakker)
	Oogbewegingen aanwezig	Ogen open
	Hartfrequentie vertoont hoge en langdurige acceleraties, lijkend op een tachycardie	– Huilen
V	–	

Bron: Van den Brink et al. 2001; naar Nijhuis 1986

keling is een dynamisch proces dat bij de conceptie begint en vanaf dat moment continu aanwezig is (zie de tabellen 7.1, 7.2 en 7.3).

Elke pasgeborene beschikt in aanleg al over het volledige repertoire van bewegingen en mogelijkheden dat we aantreffen bij de à terme geborene. Een voorbeeld hiervan is de zich postnataal ontwikkelende coördinatie van de zuig- en de slikreflex bij prematuren van minder dan 32 weken. Een ander voorbeeld kan men vinden in de rijping van het spontane gedrag. Bij een vergelijking van de gedragstoestanden bij de à terme foetus, zoals deze uit echoscopisch onderzoek zijn af te leiden, en bij de pasgeborene, zoals beschreven door Prechtl, vallen veel overeen-

Tabel 7.2   Embryonale periode.

Amenorroeduur	Lengte	Kenmerken (anatomisch en motorisch)
2 weken	–	Conceptie
3 weken	–	Innesteling
4,5 week	–	Ontstaan van neurale groeve
5-5,5 week	2-4,5 mm	Sluiting van neurale buis
		Sluiting van neuroporus anterior
6-7 weken	7-9 mm	Sluiting van neuroporus posterior, hersenblaasjes
		Arm- en beenknopjes zichtbaar, handplaat
		Lensplacode, reukplacode
		Begin van cardiovasculaire pulsaties
		Soepel verlopende wormachtige bewegingen van het embryonale lichaam
8 weken	13-17 mm	Retinapigment, oogleden, oorheuvel, neus
		Rug rechter
		Vingers, tenen, elleboog
		Tepels
		Snelle irregulaire en wormachtige bewegingen van het gehele embryonale lichaam
		Snelle flexie- en extensiepatronen, soms in combinatie met lichte bewegingen van de extremiteiten, zonder positiewisselingen in de embryonale zak
9 weken	22-24 mm	Romp langer en rechter
		Buiging in elleboog, vingers langer, handen bereiken elkaar
		Asymmetrische amorfe bewegingen van het gehele lichaam
		Snelle en plotselinge extensiebewegingen van de romp
		Gelijktijdig optredende krulbewegingen naar flexie vanaf caudale en craniale zijde
10 weken	27-31 mm	Oogleden en oren meer ontwikkeld, evenals de extremiteiten
		Extensiebewegingen, nu ook van extremiteiten en hoofd
		Wormachtige bewegingen stoppen
		Begin van zuig- en grijpreflex
		Achillespeesreflex positief

Bron: Van den Brink et al. 2001

Tabel 7.3 Foetale periode.

Amenorroeduur	Lengte/ gewicht	Kenmerken (anatomisch en motorisch)
11 weken	10 g	Harmonischer verlopende bewegingen van de extremiteiten
		Ongecoördineerde bewegingen veroorzaken 'sprongetjes' van de foetus
12-13 weken	5 cm/20 g	Rotatie van het hoofd, gelijktijdige extensiebewegingen van hoofd, romp en onderste extremiteiten
		Extensie van de bovenste extremiteiten in neerwaartse richting en flexie in opwaartse richting
		Geïsoleerde bewegingen van een extremiteit
		'Startle'-bewegingen
		Handjes worden frequent naar hoofd, gezicht en mond gebracht
		Positieveranderingen door rotatie van romp en hoofd; deze bewegingen worden continu uitgevoerd totdat de positieverandering heeft plaatsgevonden; hierna volgt een korte pauze; zowel buik-, rug- als zijligging worden gezien
13-14 weken	9 cm/40 g	Flexie en extensie in ellebogen en knieën
		Openen en sluiten van de handjes
		Kruip- en klimbewegingen
		Slikbewegingen, mond open en tong in protrusie
		Begin van adembewegingen
		'Startle' na mechanische prikkeling, waarbij na herhaling van de prikkel gewenning optreedt, waardoor de reactie uitblijft
		Extensie en kruisen van de benen
		Smaakreceptoren kunnen worden aangetoond
15 weken		Zuigen op vingers
		Frequent roteren van het hoofd
		Gelijktijdig strekken van hoofd en romp met openen van de mond en slikken
		Sneller openen van de mond dan sluiten
		Frequente 'startle'-bewegingen
16-17 weken	10 cm	Goede coördinatie van bewegingen in de extremiteiten
		Handen samen in het mediane vlak en soms gelijktijdig naar lateraal bewogen
		Exploratie van uterus- en placentaoppervlak met de handjes
		Kindbewegingen voelbaar voor moeder
18-19 weken	16-18 cm	Kniepeesreflex
		Gelijktijdige ademhalings- en slikbewegingen
		Ongecoördineerde bewegingen nemen af
		Geïsoleerde reacties van de extremiteiten bij externe druk
		Handjes onderzoeken het eigen lichaam (hoofd, romp en voeten)
20-21 weken	20 cm	Diafragmacontracties tijdens adembewegingen
		Geïsoleerde reacties, zelfs van vingers, voeten, oogleden en mond
		Ongecoördineerde bewegingen geheel verdwenen

Amenorroeduur	Lengte/ gewicht	Kenmerken (anatomisch en motorisch)
22 weken	25 cm/350 g	Cochleafunctie zover ontwikkeld dat de foetus reageert op geluid
		Hikken (ritmische plotselinge en krachtige contracties van het diafragma)
		Pupilreactie op licht is positief
		Asymmetrische tonische nekreflex en galantreflex als bij à terme pasgeborene
		Zuigreflex optimaal
		Goed ontwikkelde grijpreflex
		Knipperen met de ogen als reactie op licht
		Rotatie van het hoofd als reactie op mechanische prikkels
		'Startle'-reacties vrijwel geheel verdwenen
		Gelijktijdig kruisen van de benen en buigen van de armen verdwijnt
26-28 weken	30 cm/ 625-1000 g	Begin van levensvatbaarheid
		Poppenogenfenomeen opwekbaar
		Afweerreactie op fel licht
		Startle'-reactie of romp- en hoofdrotatie als reactie op geluidsprikkeling
32-33 weken	40 cm/750 g	Zoekreflex optimaal
		Goede coördinatie van zoek-, zuig- en slikreflex
		Reactie op diffuse lichtbron door draaien van het hoofd (oriënterende reactie)
		Min of meer oriënterende reactie op geluid
36 weken	46 cm/2400 g	Mororeflex als bij de à terme pasgeborene
38-40 weken	50 cm/3350 g	À terme geboorte

Bron: Van den Brink et al. 2001

komsten op. Onder een gedragstoestand wordt verstaan: het gelijktijdig voorkomen van verschillende gedragskenmerken gedurende een bepaalde tijd, waarbij deze gedragskenmerken gelijktijdig veranderen, zodat er een duidelijke overgang tussen twee gedragstoestanden herkenbaar is. Bij de foetus kunnen vanaf de 36e week vier gedragstoestanden worden onderscheiden. Deze komen overeen met de gedragstoestanden I tot en met IV zoals door Prechtl beschreven bij de à terme pasgeborene (tabel 7.1). Gedragstoestand I bij de pasgeborene komt overeen met de non-remslaap, terwijl gedragstoestand II overeenkomt met de remslaap. Combinaties van kenmerken zoals deze in het voorgaande zijn genoemd, komen bij iedere zwangerschapsduur voor, maar zijn tot de 36e week niet precies te definiëren. Over de tabellen 7.1, 7.2 en 7.3 volgen nu enige opmerkingen.

- Afwezigheid van lichaamsbewegingen kan wijzen op intra-uteriene foetale nood. In het eerste trimester moet bij een observatieperiode van vijf à tien minuten altijd foetale activiteit zichtbaar zijn bij echoscopisch onderzoek. Waarnemen van minder kindbewegingen (minder dan drie per uur) in het derde trimester wijst op foetale nood.
- In de foetale activiteit blijkt een 24-uursritme te bestaan met een maximale activiteit tussen 9.00 uur 's avonds en 1.00 uur 's nachts. In de loop van de zwangerschap ontwikkelen zich patronen van rust afgewisseld met activiteit, die vergelijkbaar zijn met de slaap- en waakpatronen bij de pasgeborene (tabel 7.1).

- Adembewegingen zijn voortdurend aanwezig. Het voorkomen ervan is afhankelijk van vele factoren. Tijdens de foetale gedragstoestand I zijn ze veel regelmatiger dan tijdens II. Tijdens II zijn ze frequenter dan tijdens I.
- Roken van een of twee sigaretten door de moeder veroorzaakt een afnemende activiteit van de adembewegingen, naast een afname van het foetale motorische gedrag. Opvallend is bovendien dat vooral de adembewegingen van het kind toenemen als de moeder gegeten heeft.
- De foetus maakt regelmatig zuigbewegingen. Deze veroorzaken een kortstondige toename van de hartfrequentie. Na staken van de zuigbeweging 'herstelt' het hartritme zich.
- De mictie van de foetus blijkt afhankelijk te zijn van de gedragstoestand. De blaas wordt over het algemeen geledigd binnen enkele minuten na een overgang van I naar II.
- Zeer veel gebeurtenissen en pathologische toestanden bij de moeder veroorzaken een verandering in het foetale motorische gedrag. Zo neemt bij emotionele stress van de moeder de motoriek toe en wordt deze wilder en chaotischer. Bij ernstige stress verdwijnt de motoriek vaak.
- Alcoholgebruik veroorzaakt een afname van motorische activiteit.
- Bij zwangeren met een insulineafhankelijke diabetes is gebleken dat foetale bewegingen tot de dertiende week gemiddeld 1 à 1,5 week later ontstaan.
- Rond de twintigste week lijkt de ontwikkeling van het foetale motorische gedrag volledig vast te liggen.

Het foetale motorische gedrag is beschreven als gegeneraliseerde bewegingen (*general movements*, GM's) van hoofd, romp, armen en benen die zich kenmerken door elegantie en variabiliteit, en variëren van enkele seconden tot minuten. De GM's zijn de eerste bewegingen die de foetus ontwikkelt; de gegeneraliseerde bewegingen ontstaan in de achtste postmenstruele week (tabel 7.2). Beoordeling bij prematuur geborenen van de kwaliteit van de gegeneraliseerde bewegingen geeft een indruk van de toekomstige hersenfunctie.

PRENATALE REFLEXONTWIKKELING
Wat de terminologie van de primitieve reflexen betreft, bestaat er nogal wat onduidelijkheid. De term reflex wordt wel eens vervangen door reactie of automatisme, de term primitief door primair. De term reflex zou gereserveerd moeten worden voor een reactie met een imperatief karakter. Dit houdt in dat de term reactie in dit kader een niet-imperatief karakter heeft. De term automatisme laat het karakter van de reactie in het midden, maar wordt zelden gebruikt. Voor de duidelijkheid zal in de tekst gekozen worden voor een eenvormig gebruik van de term reflex, ook al zal dit gezien het karakter van de reactie niet altijd correct zijn.

VOORWAARDEN OM TE KUNNEN OVERLEVEN BIJ DE GEBOORTE

Mororeflex
- De mororeflex is aanwezig vanaf ongeveer de 28e week, waarbij tot de 36e week alleen de snelle extensiefase aanwezig is. Vanaf de 36e week is de langzame adductiefase op te wekken.
- Deze reactie kan worden beschouwd als aanzet voor de eerste ademhaling.

Zuigreflex
- Vanaf de tiende à twaalfde week tuit het kind de lippen of grijnst het bij periorale prikkeling. Dit is het begin van zowel de zuig- als de zoekreflex.
- Vanaf de vijftiende week zuigt het kind op duim of vingers.
- Vanaf de 24e week is de zuigreflex optimaal aanwezig.

Zoekreflex
- Vanaf de 24e à 28e week is deze aanwezig.
- Vanaf 33 weken is deze reflex optimaal.

Slikreflex
- Slikbewegingen zijn aanwezig vanaf de veertiende week.
- Een goede coördinatie van de zuig-, zoek- en slikreflex is aanwezig vanaf 32 à 33 weken zwangerschap.

VOORWAARDEN OM ZICH TE KUNNEN ONTWIKKELEN NA DE GEBOORTE
Grijpreflex aan de handen
- De exteroceptieve reflex is al vanaf de tiende week aantoonbaar.
- De reflex is goed ontwikkeld vanaf 24 à 28 weken.
- Vanaf 32 weken is deze sterk genoeg om het kind aan de handjes van de onderlaag op te kunnen trekken.

Asymmetrische tonische nekreflex
- Deze is aanwezig vanaf de achttiende week, maar het gaat hier alleen om de flexiecomponent aan de arm en het been waarvan het gelaat is afgewend.
- De extensiecomponent aan de zijde van het gelaat is vanaf 22 weken aanwezig.

RESTGROEP PRIMITIEVE REFLEXEN
Loopreflex
- De loopbeweging van de benen is aanwezig vanaf de 32e week.
- Lopen op de tenen: vanaf de 34e week.
- Lopen op de voetzolen (volwassen loopbeweging): vanaf de 38e week.

Galantreflex
- Vanaf de achttiende week is de rugcomponent aanwezig.
- Vanaf de 22e week is er extensie van het homolaterale been.

Enkele niet-primitieve reflexen
Rekkingsreflexen komen tot stand:
- kniepeesreflex vanaf de achttiende week;
- achillespeesreflex vanaf de tiende week.

PRENATALE ZINTUIGONTWIKKELING
Het sensorische systeem
Het sensorische systeem beslaat de aanraking-, druk-, pijn- en temperatuursensatie. In utero ontwikkelt het gevoel voor aanraking zich eerst rond de mond en breidt zich dan langzaam uit in de richting van het hoofd en de tenen. De tactiele sensitiviteit ontwikkelt zich het laatst op de achterkant van het hoofd en op de kruin. Door verschillende sensaties van aanraking zoals lichte en stevige druk worden de diverse receptoren en autonome reacties geactiveerd, waarbij de foe-

tus in utero continu omgeven wordt door tactiele stimulatie. De bewegingen van de moeder stimuleren een masserende actie met een stevige druk.

Vestibulair systeem
Het vestibulaire apparaat zit in het binnenoor en reageert op beweging door de ruimte en het effect van zwaartekracht. Dit systeem is van belang om in balans te kunnen blijven en bewegingen te kunnen organiseren. Het vestibulaire systeem is verbonden met het centrale zenuwstelsel en beïnvloedt het gevoel van welzijn. Het lijkt de ontwikkeling van de andere systemen te beïnvloeden. In utero zweeft de foetus in de met vruchtwater gevulde ruimte en ontvangt hierin continu zachte prikkels door zijn eigen bewegingen en door de bewegingen van zijn moeder. Naarmate de zwangerschap vordert, wordt de ruimte waarin hij kan bewegen kleiner, en bij elke beweging die zijn moeder maakt ervaart de foetus tegendruk tot hij zich aan het einde van de zwangerschap haast niet meer kan bewegen.

Gehoor
Het gehoorzintuig is, vanuit de evolutieleer gezien, een van de oudste zintuigen en het dient voor de waarneming van geluid. Het is bekend dat in het dierenrijk een van de belangrijkste functies van het gehoor het waarnemen van onraad of gevaar is en dat een goed gehoor de overlevingskans voor het individu en uiteindelijk ook voor de soort verhoogt. Het gehoor ontstaat na het evenwichtsorgaan en het wordt al in een vroeg stadium ontwikkeld. Aan geluid kunnen vier karakteristieken worden toegekend:
- intensiteit;
- frequentie;
- periodiciteit;
- duur.

Geluid is een trilling van de omgevende lucht, zoals in utero in het omgevende vruchtwater. Bij de ongeboren baby zijn het binnenoor en de aansluiting naar de hersenen het vroegst aangelegd en aangesloten. Men gaat ervan uit dat de foetus in utero sommige geluidstrillingen van het omgevende vruchtwater kan voelen via de gevoelszintuigen. De geluiden die het kind in de baarmoeder hoort, komen hetzij van de moeder zelf (hart, circulatie, stem), hetzij van de 'buitenwereld' (andere stemmen, muziek). De cochleafunctie is in de twintigste week al zover ontwikkeld dat de foetus reageert op geluid. Vanaf week 26 à 28 wordt bij het kind een 'startle'-reactie of romp- en hoofdrotatie waargenomen als reactie op geluidsprikkeling (tevens toename van de hartfrequentie). Deze reactie wordt onderdrukt als het geluid erg hard is, of met korte intervallen wordt herhaald. Na de 32e week kan een min of meer oriënterende reactie op geluid worden waargenomen.

Visus
Het oog ontwikkelt zich in utero in het directe verlengde van de hersenen en is een zeer gevoelig orgaan. De structuur van het oog bestaat uit verschillende lagen en er is al veel kennis over deze ontwikkeling. Het is bekend dat het gezichtsvermogen bij de geboorte meer onderontwikkeld is dan welke andere zintuiglijke waarneming dan ook, maar het rijpt snel gedurende het eerste levensjaar.
- De lensplacode is zichtbaar vanaf 6,5 week.

- Retinapigment is aanwezig vanaf acht weken.
- Een pupilreactie op licht treedt op vanaf de 22e week.
- Een knipperreactie van de oogleden op licht is aanwezig vanaf de 25e week.
- De horizontale compensatoire oogbewegingen (poppenogenfenomeen) zijn aanwezig vanaf de 26e week.
- Een afweerreactie tegen fel licht is aanwezig vanaf de 26e à 30e week.
- Een reactie op een diffuse lichtbron in de vorm van draaien van het hoofd (een oriënterende reactie) is er vanaf de 32e à 36e week.
- Een à terme geborene is gevoelig voor licht. In de eerste week kunnen zijn oogbewegingen nog ongecoördineerd zijn en wordt gezien dat zijn hoofd en ogen niet gelijk bewegen. Verder kan de pasgeborene zijn zicht nog niet scherpstellen en is het zicht ongeveer dertig keer zo gering als dat van een volwassene. De pasgeborene kan het beste objecten zien die dicht bij hem zijn en een helder contrast hebben. Binnen enkele dagen kan hij mogelijk het gezicht van zijn moeder herkennen en fixeren.

Smaak en reuk
Smaak en reuk worden in utero al snel ontwikkeld en smaakreceptoren kunnen bij de mens vanaf de veertiende week worden aangetoond.
- 16 weken: de smaakpapillen en receptoren zijn aanwezig.
- 22 weken: de smaak van het vruchtwater wordt opgevangen door de receptoren in de neus.
- 26-28 weken: de baby reageert op een bittere smaak, ook als dit in het vruchtwater doordringt als een moeder bijvoorbeeld kookt en/of uien snijdt.
- De à terme pasgeborene kan al goed onderscheid maken tussen zoet, zuur, bitter en heeft een voorkeur voor zoet. De pasgeborene draait zijn hoofd op zoek naar de geur van moedermelk.

VERANDERING VAN DE SPIERTONUS
Verandering van de spiertonus is afhankelijk van de prenatale leeftijd. De rijping van het zenuwstelsel in de laatste maanden van de zwangerschap leidt tot een voortdurende verandering van de primitieve reflexen en van zowel de actieve als de passieve spiertonus. De rijping van de spiertonus ligt zo precies vast dat er nauwelijks interindividuele variaties voorkomen.

Ontwikkeling van de passieve spiertonus
Een prematuur geborene die na een zwangerschapsduur van 28 weken geboren wordt, is slap en ligt in een extensiehouding. De spiertonus in armen en benen ontbreekt vrijwel geheel. Tussen de 28e en 40e zwangerschapsweek ontwikkelt zich de spiertonus in caudocefale richting. Aanvankelijk is er alleen een toename van de spiertonus in de beenflexoren waarneembaar (rond de 34e week) en later in de armflexoren (rond de 36e tot 38e week). Het à terme geboren kind ligt in rugligging in volledige flexie met een duidelijk waarneembare musculaire weerstand tegen extensie (figuur 7.3).
Een van de wetmatigheden in de ontwikkeling is dat er bij kinderen sprake is van een flexie-extensieontwikkeling na de geboorte. In rust vertonen pasgeborenen in hoofdzaak een adductie-flexiehouding van de extremiteiten. Na verloop van tijd gaat deze over in een abductie-flexiehouding, die uiteindelijk verandert in een abductie-extensiehouding. Het gaat hier om de tweede flexie-extensie-ontwikkeling tijdens de ontwikkeling van het kind. De eerste periode waarin sprake is van een overheersende flexiehouding ligt tussen de tiende en achttiende zwan-

Figuur 7.3   Toename van de passieve spiertonus bij rijping.

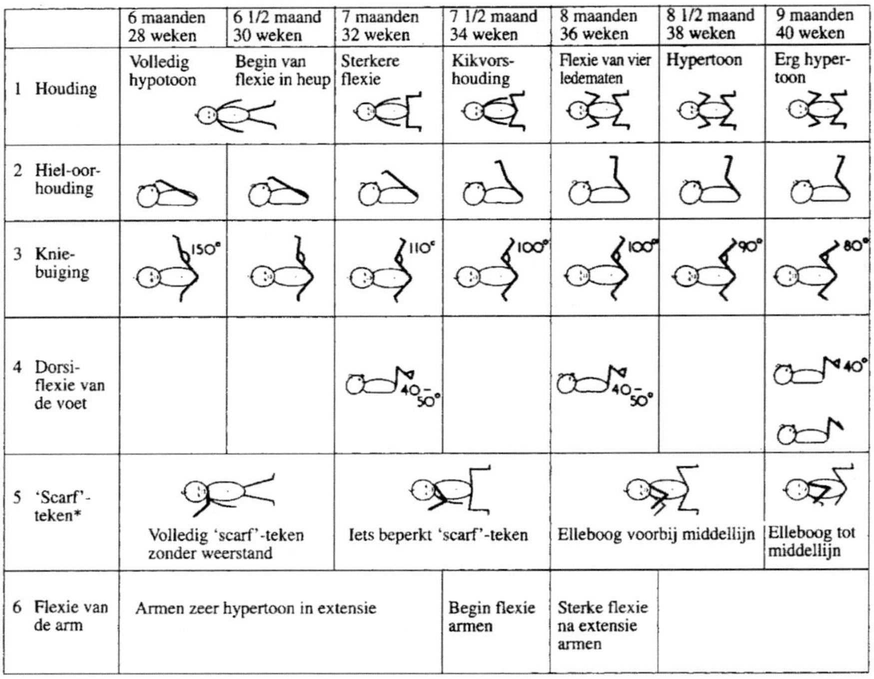

	6 maanden 28 weken	6 1/2 maand 30 weken	7 maanden 32 weken	7 1/2 maand 34 weken	8 maanden 36 weken	8 1/2 maand 38 weken	9 maanden 40 weken
1 Houding	Volledig hypotoon	Begin van flexie in heup	Sterkere flexie	Kikvors-houding	Flexie van vier ledematen	Hypertoon	Erg hyper-toon
2 Hiel-oor-houding							
3 Knie-buiging	150°		110°	100°	100°	90°	80°
4 Dorsi-flexie van de voet			40–50°		40–50°		40°
5 'Scarf'-teken*	Volledig 'scarf'-teken zonder weerstand		Iets beperkt 'scarf'-teken		Elleboog voorbij middellijn		Elleboog tot middellijn
6 Flexie van de arm	Armen zeer hypertoon in extensie				Begin flexie armen	Sterke flexie na extensie armen	

'scarf' is het 'hand over contralaterale schouder'-teken

Tabel 7.4   Ontwikkeling van de houding in rugligging.

Zwangerschapsduur	Houding
24 weken	Het kind draait vanuit rugligging op zijn zij
28 weken	Blijft op zijn rug liggen, niet-volledige extensie van de benen, lage tonus
32 weken	Enige flexie in heupen en knieën ten gevolge van een toenemende tonus van de flexoren van de onderste extremiteiten
34 weken	Kikkerachtige houding, goede flexie in de benen en extensie in de armen, hypotonie van de armen
36 weken	Flexie van de armen in de ellebogen, toenemende tonus van de flexoren
40 weken	Complete flexiehouding in rugligging

Bron: Van den Brink et al. 2001, p 145, naar Evans & Glass 1976.

gerschapsweek. Na deze periode volgt een fase met overwegend extensie van de extremiteiten. Deze gaat vanaf de 28e week geleidelijk over in de tweede flexieperiode, die vanaf de 36e week duidelijk aanwezig is, zoals uit figuur 7.2 en 7.3 en blijkt.

Ontwikkeling van de actieve spiertonus
In de periode van 28 tot 40 weken zwangerschap is een toename van de actieve spiertonus zichtbaar. Deze toename verloopt in caudocefale richting. Wanneer men het prematuur geboren kind met een zwangerschapsduur van 32 weken

Tabel 7.5   Toename van de actieve spiertonus bij optrekken tot zithouding.

Zwangerschapsduur	Reactie
Tot 32 weken	Het hoofd hangt slap achterover
32 weken	Een contractie van de nekspieren is zichtbaar, zonder dat er een beweging van het hoofd wordt waargenomen
34 weken	Het kind tracht zijn hoofd in het verlengde van de lichaamsas te brengen, maar aan het einde van het optrekken tot zithouding hangt het hoofd weer achterover
36 weken	Het hoofd hangt in het begin achterover, maar wordt dan met een plotselinge beweging naar voren op de borst gebracht
38 weken	Het hoofd begint de romp te volgen en blijft gedurende enige seconden in mediaan-rechte positie

Bron: Amiel-Tison 1968

recht overeind houdt en met de voeten op de onderlaag zet, zal een strekreactie van de benen optreden. Bij 36 weken zwangerschap wordt deze strekreactie van de benen gevolgd door strekken van de romp, en ten slotte rond de veertigste week door strekken van de nek. Hierdoor is het kind in staat om het hoofd gedurende enige seconden in het verlengde van de lichaamsas te houden (tabel 7.5).

Zoals u in het voorgaande heeft kunnen lezen, is de baarmoeder een veilige omgeving waarin het ongeboren kind motorisch en zintuiglijk al een sterke band opbouwt met zijn omgeving, en die normaliter geheel is aangepast aan wat hij nodig heeft. De foetus drinkt het vruchtwater, waarbij hij de smaak en geur van het vruchtwater leert kennen en zijn gehoor ontwikkelt door het horen van de darmgeluiden en de stem van de moeder, waarbij te sterke geluidstrillingen gedempt worden door het vruchtwater. Tactiele ontwikkeling en veiligheid worden gegarandeerd door het vruchtwater en de baarmoederwand, waarbij de foetus zichzelf masseert en beweegt langs de navelstreng.

Bij de geboorte zijn bij een baby de neonatale reflexen die een kind nodig heeft om te overleven aanwezig en is het autonome zenuwstelsel compleet. Daarentegen is het perifere zenuwstelsel nog niet compleet, vooral de myelinisatie. Dit betekent dat een pasgeborene evenals een ouder iemand pijn voelt en dezelfde fysiologische en gedragsmatige respons op de pijnprikkel geeft, maar het duurt langer voordat hij de reactie laat zien.

Snelle uitbreiding van myelinisatie en dendrieten vindt plaats in de eerste twee levensjaren. De omgeving en de mate waarin de baby zich intra-uterien heeft kunnen ontwikkelen beïnvloeden in grote mate het gedrag van het kind; ook het soort geboorte en medicatie die moeder heeft ingenomen beïnvloeden het gedrag van de baby na de geboorte. Het duurt bijvoorbeeld vier dagen voordat drugs die een moeder heeft ingenomen het lichaam van de baby hebben verlaten.

Vooral bij te vroeg geborenen is de neurale integratie nog onvoldoende en dit kan leiden tot incomplete geleiding van efferente en afferente prikkels. Dit wordt nog versterkt omdat zij nog niet voorbereid zijn op de onnatuurlijke omgeving waarin zij na de geboorte terechtkomen. De te vroeg geborene heeft tevens een slechte autoregulatie, dus een slechte reactie als er sprake is van hypoxie, hypotensie of hypercapnie en bij overmatig aanraken. Ook kan de te vroeg geboren baby bijvoorbeeld een overdreven vagale reactie hebben die snel leidt tot een bradycardie en hebben deze baby's een neiging tot een gastrocolische reflex en gastro-oesofageale reflux. Bij de geboorte hebben de hersenen een grote glucosebehoefte en de hersenen zijn erg kwetsbaar in perioden van hypoxie en hypoglykemie. Er is ook een meer doorgankelijke bloed-hersenbarrière. De verhoogde vetinhoud van de hersenen verhoogt de reactie op anesthesie en andere in vet oplosbare vloeistoffen.

7.2.3 Cardiovasculair systeem

De foetale circulatie laat vier unieke anatomische functies zien. De placenta dient als overdrachtsorgaan waardoor de foetus stoffen als zuurstof en voedingsstoffen kan opnemen, en ook stoffen als koolzuur kan kwijtraken. Het zuurstofrijke bloed stroomt vanuit de placenta, via de v. umbilicalis (navelvene), de ductus venosus en de v. cava inferior naar het rechteratrium. Het merendeel van het bloed stroomt vanuit het rechteratrium via het foramen ovale naar het linker atrium. Daar mengt het bloed zich met de kleine hoeveelheid zuurstofarm bloed dat uit de v. pulmonalis (longvene) het linkeratrium instroomt en wordt het verder getransporteerd naar het linkerventrikel en de aorta ascendens.
Slechts een klein gedeelte van het zuurstofrijke bloed in het rechteratrium wordt via het rechterventrikel naar de longcirculatie gepompt (circa 10%). Het merendeel gaat uit het rechterventrikel, via de ductus arteriosus (ductus arteriosus Botalli) naar de lichaamscirculatie. De ductus arteriosus is een verbinding tussen de a. pulmonalis en de aorta descendens. Zowel over het foramen ovale als de ductus arteriosus is er dus sprake van een rechts-linksshunt. De geringe bloeddoorstroming van de longen wordt tijdens de foetale periode veroorzaakt door de hoge vaatweerstand in het longvaatbed. Het stroompatroon van het zuurstofrijke bloed via de v. cava inferior en het foramen ovale naar het linkerventrikel veroorzaakt een hoge oxygenatie van het bloed in de aorta ascendens. In de aorta descendens wordt het bloed vermengd met zuurstofarm bloed uit de ductus arteriosus en hierdoor is de oxygenatie van het bloed lager dan in de aorta ascendens. De foetale circulatie is dus een gevolg van twee belangrijke factoren: de lage weerstand van de systeem- of lichaamscirculatie, als gevolg van de placentacirculatie en de hoge longvaatweerstand.
Op het moment van de geboorte maken de foetale shunts een verandering door van foetale naar neonatale circulatie. Wanneer de navelstreng wordt afgeklemd, houdt de placentaire bloeddoorstroming op. Doordat de navelvene en navelarterie worden afgesloten, sluit de ductus venosus zich, wordt de systemische vaatweerstand verhoogd en neemt de bloeddoorstroming via de ductus arteriosus af.
Op het moment dat de pasgeborene lucht inademt en de zuurstof de longen bereikt, ontplooien de alveoli zich en begint de ventilatie. Door de oxygenatie in de longen daalt de longvaatweerstand en neemt de longcirculatie toe. Dit is het begin van de perfusie. Nu de longen worden geventileerd en geperfundeerd, is de gaswisseling een feit. Door de verhoging van de bloedstroom naar de longen, daalt de druk in het rechteratrium. Wanneer het merendeel van de rechter ventriculaire output door de longen heen stroomt, versterkt dit de veneuze return naar het linkeratrium en neemt de druk in het linkeratrium toe. De druk in de linker harthelft wordt hoger dan in de rechter harthelft. Dit leidt ertoe dat de klep van het foramen ovale tegen het atriumseptum wordt gedrukt en sluit.
Onder normale omstandigheden sluit het foramen ovale ongeveer 15 tot 24 uur na de geboorte. Door de stijging van de zuurstofspanning in het bloed gaat de

Figuur 7.4   De circulatie voor de geboorte.
Pijlen geven de richting aan waarin het bloed stroomt. Merk op dat het zuurstofrijke bloed uit de placenta zich op de volgende, genummerde plaatsen vermengt met het zuurstofarme bloed uit het kind. 1 In de lever. 2 In de v. cava inferior. 3 In het linker atrium. 4 Op de plaats waar de ductus arteriosus de aorta descendens ingaat.

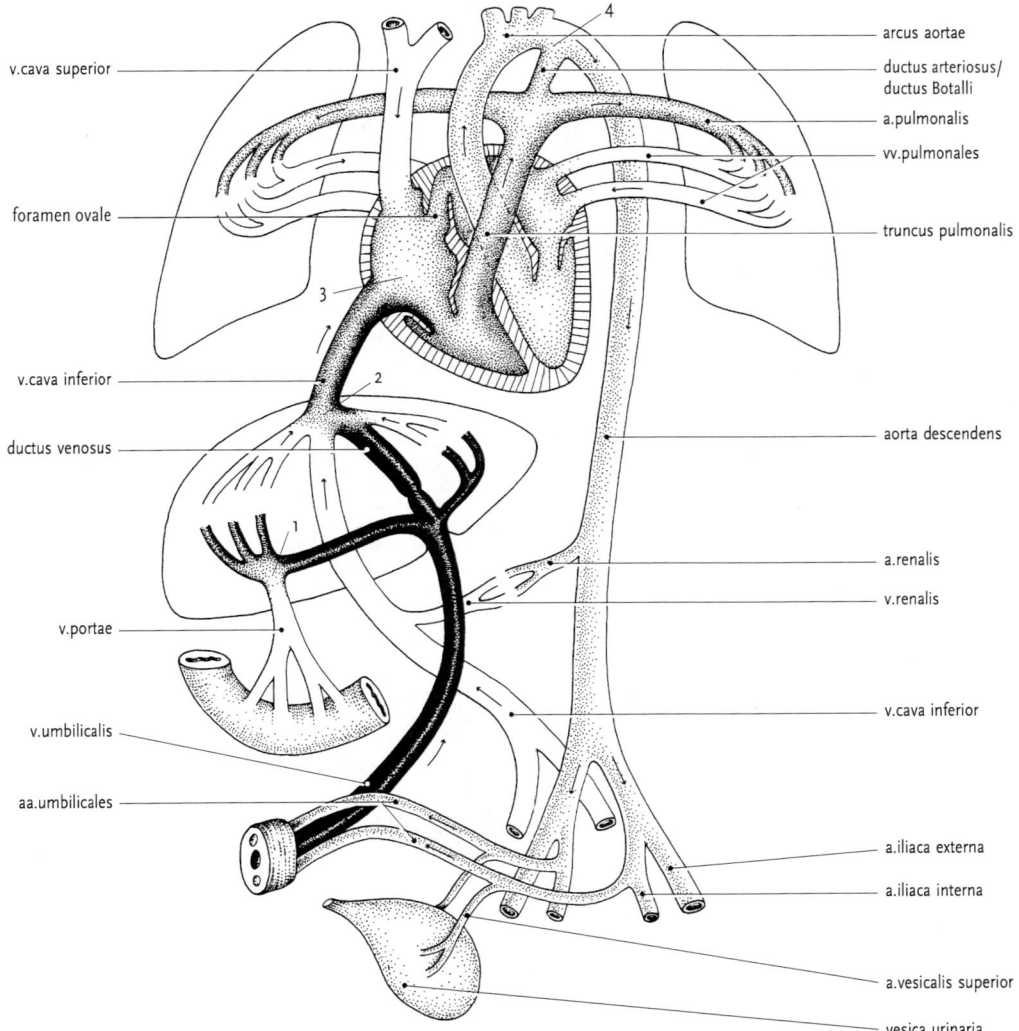

ductus arteriosus contraheren. Men noemt dit een functionele sluiting. Pas enkele weken na de geboorte is er echt sprake van constrictie van het weefsel rondom het foramen ovale en is de anatomische sluiting definitief. Wanneer het respiratoire systeem goed functioneert, heeft dit een goed effect op het cardiovasculaire systeem van de pasgeborene.

Doordat de sluiting van de ductus in de eerste periode functioneel is, kan deze onder bepaalde omstandigheden weer opengaan en kan er weer shunting ontstaan. Dit kan leiden tot belasting van het cardiovasculaire systeem. Bij onverwachte cyanose zal de verpleegkundige ook direct moeten waarschuwen en zal een kinderarts de pasgeborene nader moeten onderzoeken om eventueel aangeboren en/of verworven aandoeningen die zijn lichamelijke conditie verergeren, uit te sluiten.

Figuur 7.5   De circulatie na de geboorte.
Pijlen geven de richting aan waarin het bloed stroomt. Door het begin van de ademhaling en het wegvallen van de placentacirculatie treedt er een aantal veranderingen op.

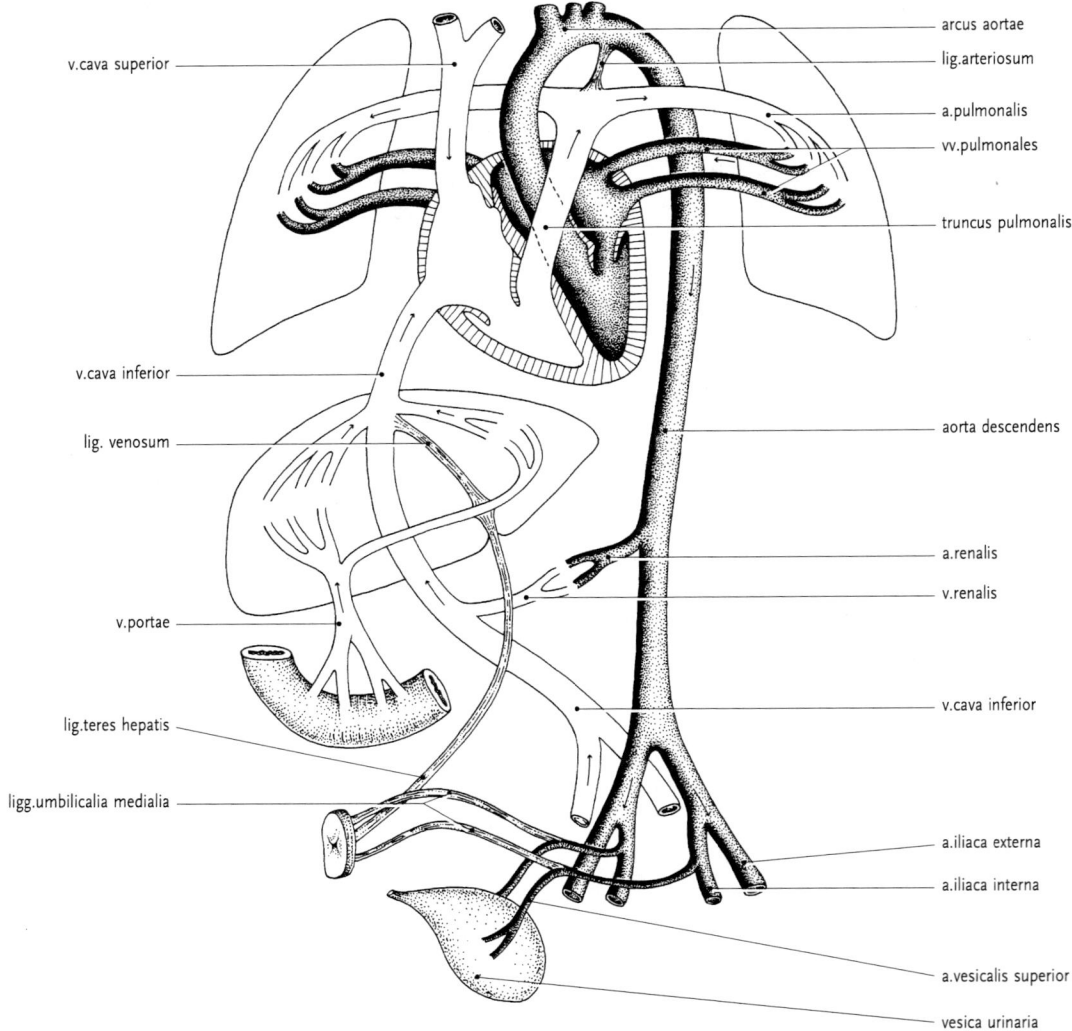

Het is van belang om te weten dat het cardiovasculaire systeem van de pasgeborene erg gevoelig is voor veranderingen in vergelijking met een volwassen persoon. Deze gevoeligheid wordt sterker naarmate de baby jonger is, dus bij vroeggeboorte. Er zijn verschillen tussen pasgeborenen en volwassenen. Het normale circulerende bloedvolume bij een pasgeborene is 80 tot 90 ml per kg lichaamsgewicht. Er is een instabiele perifere weerstand, wat algauw leidt tot een gemarmerde huidskleur. Een à terme pasgeborene van 3000 g heeft op de eerste dag na de geboorte gemiddeld:

- een bloeddruk met een systolische druk (SBD) van circa 59,4; circa 9 mmHg;
- een diastolische druk (DBD) van 30,4-45,4; circa 9 mmHg;
- een gemiddelde arteriële bloeddruk (mean arterial pressure, MAP) van circa 44-59 mmHg.

De meeste pasgeborenen hebben een normaal sinusritme waarbij de hartslag bij de à terme pasgeborene varieert tussen de 100 en de 120 slagen per minuut. Bij opwinding en tijdens huilen kan die oplopen tot 180 slagen per minuut en in diepe slaap dalen tot 70 slagen per minuut.

7.2.4 Respiratoir systeem

Gedurende de zwangerschap ontwikkelt en groeit het respiratoire systeem net als alle andere systemen. Vanaf de trachea vertakt de luchtweg zich naar de periferie in steeds fijnere vertakkingen. Uiteindelijk zullen deze vertakkingen eindigen in circa drie miljoen longblaasjes (alveoli) bij de geboorte. Naarmate een kind ouder wordt zal het aantal alveoli toenemen (ongeveer 300 miljoen rond het achtste levensjaar).

In een longblaasje vindt de gaswisseling plaats en diffundeert zuurstof van de alveolus naar het bloed en koolzuur uit het bloed de alveolus in. Voor de geboorte zijn alle belangrijke structuren in het respiratoire systeem aangelegd en deze zijn klaar om na de geboorte direct de gaswisselingsfunctie van de placenta volledig over te nemen. De longen zijn in het begin van de zwangerschap tot 24 weken luchtzakken, met nauwelijks alveoli. Tussen de 25 en 32 weken zwangerschap begint de aanmaak van surfactant. Binnen de alveoli worden twee soorten cellen onderscheiden. Celtype 1 geeft structuur aan de alveoli en celtype 2 zorgt voor de aanmaak van surfactant. Surfactant heeft een unieke samenstelling van eiwitten en vetten. De belangrijkste functie van het surfactant is het verlagen van de oppervlaktespanning. Daarnaast beschermt de surfactantlaag het onderliggende alveolaire epitheel tegen beschadiging door uitdroging, vrije zuurstofradicalen en micro-organismen. Tevens speelt surfactant een bijzondere rol bij de overgang van vochthoudendheid naar gashoudendheid van de long vanaf de eerste ademteug die de pasgeborene neemt.

Tijdens de partus wordt het in de type-2-cel opgeslagen surfactant massaal in de alveoli uitgestoten. Bij de eerste ademteug wordt het gas en het longvocht met hoge concentratie surfactant vermengd. Dit veroorzaakt in de laagste luchtwegen schuimbellen die het samenvallen van de longblaasjes tegengaan tijdens een uitademing. Ook houden zij zuurstof vast die naar het interstitium diffundeert om daar de longvaten te laten relaxeren. Na de verdere resorptie van het longvocht door het interstitium en de toenemende gashoudendheid van de longen knappen deze schuimbellen en bedekt het resterende surfactant de binnenkant van de longblaasjes. Gedurende de uitdrijving wordt door de druk op de thorax ongeveer een derde van de longvloeistof uit de long geperst en verlaat de longvloeistof via de neus en mond het lichaam. Het resterende longvocht wordt opgenomen in de pulmonale circulatie en het lymfatisch systeem. Bij het verlaten van het geboortekanaal veert de thorax door elasticiteit terug en vult de long zich met circa 7 tot 42 ml lucht. Hierdoor zal de pasgeborene even hoesten voordat hij zijn eerste ademteug neemt.

Meestal neemt hij binnen 20 tot 90 seconden zijn eerste ademteug. Als de spontane ademhaling begint, vult de long zich verder met 5 tot 10 ml lucht. Na de geboorte duurt het bij de gezonde à terme pasgeborene ongeveer 24 uur voordat zijn longen geheel schoon zijn. Wanneer er ten gevolge van een geboorte, bijvoorbeeld bij een sectio caesarea, longvocht achterblijft in de long, kan dit leiden tot een voorbijgaande tachypneu *(wet lung)* door de vertraagde resorptie van longvocht. Dit verdwijnt meestal binnen 24 uur.

De fysiologie van het respiratoire systeem van de pasgeborene verschilt in vele opzichten van dat van een volwassen persoon. De longen van de pasgeborene beslaan 1,5% van het totale lichaamsgewicht. De beschermende reflexen zoals kokhalzen en hoesten zijn onderontwikkeld, wat het gevaar voor aspiratie verhoogt. Het diafragma is de belangrijkste ademhalingsspier. Vooral bij zieke of te vroeg geboren baby's raken de ademhalingsspieren snel uitgeput. In rust ademt de à terme pasgeborene ongeveer veertigmaal per minuut, waarbij het teugvolume ongeveer 6 ml per kg lichaamsgewicht is. Dit betekent dat het gemiddelde ademminuutvolume $40 \times 6 = 240$ ml/min/kg is. Normaliter zal de à terme pasgeborene goed ademhalen en lijkt het hem weinig moeite te kosten. Zijn zuurstofconsumptie is driemaal hoger vanwege een verhoogd basaal metabolisme.

7.2.5 Nierfunctie

De twee nieren liggen retroperitoneaal in de bovenbuik. Door middel van twee ureters zijn ze verbonden met de urineblaas. De urine wordt via de urethra uit de blaas afgevoerd. Iedere nier bevat ongeveer een miljoen nefronen. Dit zijn de kleinste functionele eenheden van de nier. Een nefron bestaat uit een glomerulus, een tubulus en een verzamelbuis. De glomerulus bestaat uit een kluwen van capillairen en hier wordt de primitieve urine geproduceerd. In de tubulus wordt verreweg het grootste gedeelte geresorbeerd. De verzamelbuis mondt uit in het nierbekken. De functies van de nieren zijn:
- regulatie van de hydratie, bloeddruk, zouthuishouding, het zuur-baseneven-wicht;
- uitscheiding van afvalstoffen;
- bijdrage aan de botstofwisseling;
- vorming van erytropoëtine.

In utero begint de nier zich al in een vroeg stadium langzaam te ontwikkelen, maar is de nierfunctie onrijp. In utero is in de nier de perfusie in de glomerulus relatief laag. Hierdoor is er een lage foetale glomerulaire filtratie en heeft de nier een beperkte capaciteit om de mineraal- en waterhuishouding in het lichaam te regelen. In het laatste trimester van de zwangerschap maakt de foetale nier een enorme groei en rijping door en bij 34 weken zwangerschap verbetert de glomerulaire filtratie aanzienlijk en dus ook de nierfunctie. Het is dus afhankelijk van de zwangerschapsduur hoe goed de glomerulaire filtratiecapaciteit is.
Bij een à terme pasgeborene kan verwacht worden dat hij twee dagen na de geboorte ongeveer 30% van de volwassen waarde haalt, maar het duurt ongeveer twee jaar voordat de glomerulaire filtratie de volledige filtratie van een waarde van een volwassene bereikt. Door de lage filtratiesnelheid is bijvoorbeeld de uitscheiding van medicamenten beperkt. In principe zal de pasgeborene binnen 24 uur gaan plassen. De eerste urine kan uraatkristallen en slijm bevatten, wat de urine rood zal kleuren en troebel maakt. Daarna zal er een regelmatige urineproductie op gang komen. De urine wordt dan helder en ruikt niet. Normaliter plast een gezonde à terme pasgeborene die borstvoeding krijgt tien tot twaalf keer per dag. Bij een flesgevoede pasgeborene kan dit minder zijn, maar toch minimaal zes keer per dag. De normale hoeveelheid urine voor een pasgeborene is 1,5-3 ml per kg lichaamsgewicht per uur.

Tabel 7.6 Vloeistofcompartimenten.

	Volwassenen	À terme geborene	Veel te vroeg geborene
Totaal lichaamswater	60%	75%	90%
Extracellulair vocht	20%	40%	60%
Intracellulair vocht	40%	35%	30%
Bloedvolume	7,5% van het lichaamsgewicht	80-90 ml/kg	85-105 mg/kg

VOCHT- EN ELEKTROLYTENBALANS

Het lichaamsvocht is verdeeld over verschillende compartimenten:
- het totale lichaamswater (TLW);
- het intracellulaire vocht (ICV);
- het extracellulaire vocht (ECV).

Het extracellulaire vocht is weer verdeeld in intravasculair vocht zoals plasma en lymfe die zich in de vaten bevinden en het interstitiële vocht dat tussen de cellen ligt. Er is veel verschil tussen volwassenen en pasgeborenen in de verdeling van deze compartimenten (zie tabel 7.6).

Gedurende de transitie van de geboorte vinden er veranderingen plaats in het ECV, het ICV en het TLW. Bij de geboorte heeft het kind een overschot aan TLW, hoofdzakelijk ECV dat geklaard moet worden. Ook zijn er diverse redenen waarom pasgeborenen post partum vocht verliezen. Er is in principe een verminderde vochtinname direct na de geboorte en de pasgeborene heeft een verhoogd metabolisme. Daarbij verliest hij vocht door urine, feces en via de huid en slijmvliezen *(insensible loss)*. Daarbij moet het maag-darmkanaal zich nog aanpassen en heeft het de eerste dagen een geringe capaciteit. À terme geborenen verliezen in de eerste week 5 tot 10% van hun geboortegewicht. De te vroeg geborenen hebben zelfs meer water en kunnen 5 tot 15% van hun geboortegewicht verliezen in de eerste week. Omdat de pasgeborene een verminderd concentrerend vermogen van de nier heeft, maakt dit hem gevoelig voor over- en ondervulling, acidose en andere elektrolytenstoornissen. Bij zieke en zeker bij te vroeg geboren pasgeborenen is continue controle en eventuele correctie nodig om een goede balans te behouden.

7.2.6 Bloed

Net als alle andere organen is het bloed bij de geboorte nog niet volledig functioneel. De hematologische aspecten die inta-uterien zorgen voor adequate weefselperfusie, moeten een verandering doormaken om postnataal volledig te functioneren. Zoals bekend wordt de aanmaak van erytrocyten gestimuleerd door het renale hormoon erytropoëtine. Intra-uterien leidt de lage zuurstofsaturatie tot een verhoogde afscheiding van dit hormoon om een adequate zuurstofsaturatie te garanderen.

Wanneer de pasgeborene zelf gaat ademen, wordt zijn zuurstofsaturatie verhoogd en leidt dit tot een afname van de productie van erytropoëtine en dus een verminderde aanmaak van erytrocyten. Foetale erytrocyten leven 90 dagen, tegenover een normale duur van 120 dagen. Daar de foetale erytrocyten afsterven en het enige tijd duurt voordat de pasgeborene zelf voldoende cellen produceert, kan dit in de neonatale periode leiden tot een korte periode van fysiologische anemie met een dieptepunt rondom circa twee tot drie maanden na de geboorte. Het hemoglobine dat in de erytrocyt verantwoordelijk is voor het zuurstoftransport, zal bij de geboorte dus ook dalen. De foetale erytrocyten bevatten foetaal hemoglobine (HbF). De gezonde à terme geborene heeft na de geboorte een Hb van 8,4-12,1 mmol/l waarvan 75-84% HbF is. HbF heeft een betere zuurstofbindingscapaciteit in vergelijking met het volwassen hemoglobine (HbA). Dit is ook een reden om op te passen niet te veel zuurstof toe te dienen. Langzaam zal het HbF worden omgezet in HbA.

ANEMIE BIJ DE PASGEBORENE

Er zijn diverse redenen waarom de pasgeborene anemie kan ontwikkelen.

- Als eerste kan acuut bloedverlies bij de baby zelf optreden, bijvoorbeeld ten gevolge van een hersenbloeding, een afscheuring van de navelstreng, of onvoldoende afbinding van de navelstreng. Daarnaast kunnen oorzaken buiten het kind leiden tot bloedverlies, bijvoorbeeld ten gevolge van een loslatende placenta (abruptio placentae) of een foetomaternale transfusie.
- Een tweede oorzaak kan een verhoogde afbraak van erytrocyten zijn. Dit kan voorkomen door een afwijking in het hemoglobine, bijvoorbeeld de sikkelcelanemie, of ten gevolge van een bloedgroepimmunisatie, zoals A-O-, B-O- en resusantagonisme.
- Een derde reden is een verminderde aanmaak in het beenmerg, vooral bij te vroeg geborenen.

Te vroeg geborenen hebben bij de geboorte vaak een iets lager Hb dan de à terme geborene. Verder wordt bij deze kinderen, in de eerste instabiele periode, vaker bloed afgenomen. Bij deze baby's kan snel een Hb-daling optreden. Een pasgeborene met een laag Hb wordt bleek, heeft een verhoogde zuurstofbehoefte en kan apneus gaan vertonen. Daarbij moet gelet worden op andere symptomen die in verband staan met het Hb-gehalte en zullen eventuele andere oorzaken door de arts onderzocht worden. De behandeling van een anemie bij pasgeborenen bestaat meestal uit een bloedtransfusie.

LEUKOCYTEN

Witte bloedcellen oftewel leukocyten hebben als voornaamste doel om het lichaam te beschermen tegen infecties. Er zijn verschillende soorten leukocyten en een manier om deze onder te verdelen is aan de hand van de aan- of afwezigheid van granulen in de cel:

- granulocyten: bij deze soort zijn er granulen aanwezig en de soort kan onderverdeeld worden in drie soorten: de basofiele, de neutrofiele en de eosinofiele granulocyten;
- agranulocyten: bij deze soort zijn er geen granulen aanwezig en de soort kan onderverdeeld worden in drie soorten: de lymfocyten, de monocyten en de macrofagen.

De verschillende soorten witte bloedcellen hebben elk hun eigen specifieke functies. Bij de geboorte bestaat 40-80% van de leukocyten uit neutrofielen en 30% uit lymfocyten. Een maand na de geboorte overheersen de lymfocyten echter de neutrofiele granulocyten. De eerste dagen post partum kan het aantal leukocyten sterk variëren en dit zijn dan ook meestal de neutrofiele granulocyten. Er zijn vele redenen die kunnen leiden tot een beenmergprikkeling en toename van leukocyten in het bloed in de neonatale periode. De meest voorkomende is een infectie. Hierbij wordt ook gekeken naar de differentiatie van de leukocyten. Verder zijn anamnese en lichamelijk onderzoek belangrijk bij een verdenking op een infectie.

BLOEDSTOLLING
Bloedstolling is een van de processen die bloedverlies bij verwondingen (hemostase) beperken. Bloedstolling is een buitengewoon complex proces waarbij vooral de bloedplaatjes (trombocyten) en een groot aantal eiwitten in het bloed, de zogeheten stollingsfactoren, betrokken zijn. Falen van de bloedstolling leidt tot een verhoogde bloedingsneiging, terwijl het een verhoogde activiteit van trombose kan veroorzaken. De pasgeborene heeft over het algemeen geen problemen met zijn stolling, tenzij er pathologie aanwezig is. Vitamine K is onmisbaar voor de synthese van bepaalde bloedstollingscomponenten in de lever; een tekort kan dan ook leiden tot bloedingen. Vitamine K is direct na de geboorte in beperkte mate aanwezig. Dit is ook de reden waarom men na de geboorte vitamine K toedient. Na ongeveer een week zijn er in het maag-darmstelsel voldoende bacteriën aanwezig voor een goede synthese van vitamine K.

BLOEDAFBRAAK
De lever, een groot en sterk doorbloed orgaan, heeft een belangrijke functie in aanmaak, ontgiftiging en stofwisseling. De v. portae stelt de lever in staat om substanties geabsorbeerd uit de darmen te reguleren en te metaboliseren. In de eerste dagen na de geboorte wanneer de ductus venosus nog niet geheel gesloten is, wordt de lever gepasseerd en leidt dit tot een beperkte metabole capaciteit. De leverstofwisseling is de eerste dagen ook beperkt doordat enzymen de eerste dagen nog niet volledig werkzaam zijn. Het enzym glucuronyltransferase, dat indirecte (ongeconjugeerde) bilirubine omzet in een in water oplosbare directe (geconjugeerde) bilirubine, dat via de urine en ontlasting kan worden uitgescheiden, werkt de eerste week in beperkte mate. Tevens moet het overschot aan foetale hemoglobine na de geboorte worden afgebroken. De beperkte conjugatie van bilirubine door de lever leidt al snel tot een verhoogde concentratie ongeconjugeerde bilirubine in het bloed en de huid. Hierbij wordt onderscheid gemaakt tussen een fysiologische en een pathologische icterus.

FYSIOLOGISCHE ICTERUS
De meeste baby's ontwikkelen in de eerste week na de geboorte geelzucht. Dit is over het algemeen een fysiologische gebeurtenis en het treedt bij ongeveer 50% van de à terme geborenen en bij 90% van de te vroeg geborenen tussen de tweede en de vijfde dag op. Bij een gezonde à terme geboren baby die enkele dagen na de geboorte icterisch wordt en waarbij verder geen onderliggende pathologie aanwezig lijkt te zijn, gaat het over het algemeen over een fysiologische icterus. Bij elke icterische pasgeborene zal het bilirubinegehalte in het bloed gecontroleerd worden. Hierbij wordt het ongeconjugeerde bilirubine in mmol/l gemeten. De gele huidskleur wordt pas zichtbaar als het bilirubinegehalte tussen de 80 en de 120 µmol/l komt. Daarna kan het bilirubine gedurende circa vier dagen nog stijgen en daalt daarna ook weer langzaam en verdwijnt vanzelf binnen een week.

Bij pasgeborenen die ten gevolge van een geboortetrauma hematomen hebben, kan het langer duren voordat de icterus verdwijnt. Ook bij borstvoeding kan het iets langer duren, maar de oorzaak hiervan is niet echt bekend. Het is echter nooit een reden om de borstvoeding te stoppen. Bij pasgeborenen die binnen 24 uur of na zeven dagen icterisch zijn, moet rekening gehouden worden met pathologie en is aanvullend onderzoek vereist. De behandeling van een hyperbilirubinemie is fototherapie, waarbij extra vocht toegediend wordt. Indien deze behandeling onvoldoende is en het bilirubine blijft stijgen dan zal overwogen worden om een wisseltransfusie te doen.

PATHOLOGISCHE ICTERUS

Men spreekt van een pathologische icterus als de pasgeborene voor de tweede en na de zevende levensdag geel is. Als het indirecte bilirubine in het bloed te hoog wordt en het hersenweefsel binnendringt, bestaat er gevaar van een kernicterus. Kernicterus is een ernstig ziektebeeld waarbij het kind kan overlijden of er ernstige neurologische schade aan overhoudt. Restverschijnselen zijn onder andere doofheid, leerstoornissen en spasticiteit.

Er zijn verschillende oorzaken waardoor een pathologische icterus kan optreden. Ten gevolge van een bloedgroepimmunisatie tussen moeder en kind kan er een verhoogde afbraak van erytrocyten optreden. De moeder maakt gedurende de zwangerschap antistoffen tegen de bloedcellen van het kind aan, die transplacentair worden doorgegeven en een verhoogde afbraak van erytrocyten bij de baby veroorzaken zoals het bekende resus- en ABO-antagonisme. Tevens kunnen ook de minder bekende genetische aandoeningen zoals G6PD-deficiëntie en sferocytose leiden tot versterkte hemolyse. Een tweede oorzaak van een verhoogde afbraak van erytrocyten kan een bloeding zijn, bijvoorbeeld inwendig, een hersenbloeding, of uitwendig, een cefaal hematoom. Een andere oorzaak van pathologische icterus kan met de lever te maken hebben. Dit kunnen aandoeningen zijn zoals stofwisselingsziekten, hypothyreoïdie, afwijkingen aan de galwegen en hepatitis, of zijn het gevolg van perinatale infecties. Een voorbeeld is een urosepsis.

7.2.7 Spijsverteringsstelsel

Intra-uterien ontwikkelt en groeit het maag-darmkanaal, maar de functies van het digestieve systeem, zoals het opnemen van water, eiwitten, koolhydraten, vetten en mineralen, gebeurt voor de geboorte door de placenta. Direct na de geboorte moet de pasgeborene de functies zelfstandig gaan overnemen. Het digestieve systeem is nog niet geheel rijp en verschilt in enkele opzichten van dat van een volwassene. Als eerste zal de pasgeborene voedsel moeten kunnen innemen om de rijping van de darmmotiliteit op gang te brengen door de zuig- en slikbewegingen.

De à terme geborene heeft in principe een matuur zuig-slikpatroon. Als hij de techniek eenmaal beheerst dan zuigt hij circa 30 keer kort (2 seconden) waarbij hij met dezelfde frequentie ademt. Na circa vier zuigbewegingen zal hij slikken. Bij te vroeg geborenen is er sprake van een onrijp zuig- en slikpatroon waarbij de baby na vijf tot zeven korte zuigbewegingen slikt. De premature baby kan mondbewegingen maken zonder effectief te zuigen (*non-nutitive sucking*). Het transport in de slokdarm is bij de voldragen pasgeborene voldoende ontwikkeld en verschilt niet van dat van een volwassene.

De maag van de pasgeborene kan de eerste dag ongeveer 30 tot 40 ml inhoud verdragen en zal met de uitbreiding van voeding toenemen. De maaglediging komt langzaam op gang en het duurt twee tot vier uur, maar dit is afhankelijk

Tabel 7.7 Overzicht van de meest voorkomende oorzaken van neonatale hyperbilirubinemie.

Verhoogd direct bilirubine	Verhoogd indirect bilirubine positieve Coombs-test	Verhoogd indirect bilirubine negatieve Coombs-test hematocriet normaal of laag rode cellen abnormaal specifieke morfologische afwijkingen	hematocriet hoog reticulocyten normaal niet-specifiek
intra-uteriene infecties: • toxoplasmose • cytomegalie • rubella • herpes • syfilis overig • galgangatresie • gebrek van de intra-hepatische galwegen • giant cell-hepatitis • a_1-antitrypsinedeficiëntie • sepsis • galplug • choledochuscyste • cystische fibrose • galactosemie • tyrosinose	iso-immunisatie: • Rh • ABO • andere vorm van bloedgroep-antagonisme	• sferocytose • elliptocytose • stomatolyse • pycnose	• ABO-incompatibiliteit • G6PD-deficiëntie • PK-deficiëntie • andere enzymdeficiënties • alpha-thalassemie • DIC
			• maternale transfusie • vertraagde navelklemming • dysmatuur
			extravasculair bloed: cefaal hematoom, andere bloeding, hematomen • ingeslikt bloed
			verhoogde enterohepatische circulatie: • borstvoeding pylorusstenose • tractus-digestivus-obstructie
			metabool-endocrien • congenitale glucuronyltransferasedeficiëntie • galactosemie • hypothyreoïdie • hypopituitarisme, anencefalie • tyrosinose • hypermethioninemie • borstvoeding overig: • moeder met diabetes mellitus • inadequate calorieën-intake

Bron: Avery e.a. 1994.

Tabel 7.8   Geadviseerde grenzen voor wisseltransfusie en fototherapie.

leeftijd (uren)*	Serumbilirubine (µmol/l)		
	FT	WT bij falen FT**	WT
24-48	≥ 260	≥ 340	≥ 430
49-72	≥ 310	≥ 430	≥ 510
> 72	≥ 340	≥ 430	≥ 510

FT fototherapie
WT wisseltransfusie
*   zichtbare icterus binnen 24 uur post partum is pathologisch en vraagt om nader onderzoek
** fototherapie faalt indien geen daling van het serumbilirubine wordt bereikt van 17-34 µmol/l binnen 4-6 uur

van de hoeveelheid voeding en de leeftijd van de pasgeborene. Bij te vroeg geborenen is de maaglediging verstoord vanwege onrijpheid van organen. Direct na de geboorte is de pH van de maag 6 en binnen 48 uur is die verlaagd naar 3.
Er is de eerste drie maanden weinig aanmaak van speeksel, wat de vertering kan beïnvloeden. Het is normaal dat een pasgeborene na de voeding 1 tot 2 ml voeding teruggeeft en snel geneigd is ontlasting te produceren bij het verwisselen van de luier. De neiging tot gastro-oesofageale reflux is bij de pasgeborene meestal fysiologisch en verdwijnt. Bij te vroeg geborenen zal dit langer aanhouden ten gevolge van de nog immature sfincter. Wanneer een pasgeborene grote hoeveelheden voeding teruggeeft, of met kracht gaat spugen, of als er gal meekomt met het braaksel dan moet er gedacht worden aan een pathologische oorzaak. Bij de pasgeborene is de opname van voedingsstoffen beperkt; hij heeft een hoog basaal metabolisme dat veel glucose eist en een hoge energiebehoefte vanwege een snelle groei. Dit maakt dat hij gevoelig en kwetsbaar is voor hypoglykemie. Goed afgestemde voeding en calorische inname, die verteerd en geabsorbeerd kan worden, is dan ook essentieel voor een pasgeborene.
Bij de geboorte is de dunne darm ongeveer 120 cm lang en de dikke darm ongeveer 40 cm. De lengte van de darm is ongeveer vijfmaal zo lang als de eigen lengte van het kind. Het oppervlak van de dunne darm kent gespecialiseerde cellen met vele verschillende enzymen voor de hydrolyse en opname van nutriënten. Bij volwassenen hebben deze gespecialiseerde cellen een hele snelle turnover en worden deze cellen normaliter elke vier tot zeven dagen vernieuwd. Bij baby's is het regeneratievermogen beperkt. Dit heeft als gevolg dat herstel na beschadiging langer duurt. In het laatste deel van de dunne darm worden galzouten en vitamine B_{12} geabsorbeerd. Het colon speelt een belangrijke rol bij de absorptie van water en elektrolyten en bacteriën spelen een rol in het afbreken van nog onverteerd voedsel. Naarmate de darmen van een kind in lengte toenemen en rijper zijn, zal ook het epitheleale oppervlak van het maag-darmkanaal toenemen om de absorptie en secretie te kunnen uitvoeren.

EIWITTEN
De eiwitbehoefte ligt bij de à terme geborene op ca 2,2 g per kg lichaamsgewicht. Iets minder dan de helft hiervan wordt gebruikt voor de groei. Het overige vult het verlies aan dat wordt uitgescheiden door urine en feces. Moedermelk, de standaardvoeding voor de pasgeborene, bevat hoofdzakelijk wei-eiwit dat gemakkelijk geabsorbeerd wordt en is aangepast aan de behoefte. Daarnaast bevat moedermelk veel taurine, het aminozuur dat de pasgeborene nodig heeft voor zijn

hersenontwikkeling. Dit alles geldt niet voor de te vroeg geborenen en pasgeborenen met een te laag geboortegewicht. Zij hebben een afwijkende behoefte die nodig is voor de groei. Daarbij hebben te vroeg geborenen een verminderde enzymaanmaak. De aminozuren die de te vroeg geborene tekortkomt, kunnen worden toegevoegd door middel van intraveneuze voeding.

VETTEN
Normaliter heeft de à terme pasgeborene voldoende aan voeding waarvan circa 35% bestaat uit vetten. Zowel in moedermelk als in kunstvoedingen bestaan de calorieën voor circa 50% uit vetten. Wanneer de vetinname 60% van het totaal aantal calorieën is dan kan de pasgeborene deze hoeveelheid niet absorberen. Een gezonde pasgeborene heeft maar een kleine hoeveelheid essentiële vetzuren (linolzuur) nodig voor een gezonde ontwikkeling. Het zijn vooral de te vroeg geborenen die een grotere behoefte hebben aan linolzuur, omdat zij geen eigen vetweefsel bezitten, een verminderde vetabsorptie hebben en toch een hoge vetbehoefte hebben voor de hersenontwikkeling, vooral voor de myelinisatie.

KOOLHYDRATEN
De pasgeborene heeft koolhydraten nodig voor zijn groei en heeft een behoefte aan circa 5-6 mg per kg lichaamsgewicht per minuut. Bij te vroeg geborenen en bij baby's die een grotere glucosebehoefte hebben zoals kinderen van moeders die zwangerschapsdiabetes hebben, is de behoefte iets groter. In moedermelk bestaat ongeveer 40% van de calorieën uit koolhydraten die de pasgeborene hard nodig heeft. Bij het onvoldoende op gang komen van de moedermelk en bij pasgeborenen die een grotere behoefte hebben, kan de voeding worden aangevuld met glucose of lactose.

MINERALEN
In principe heeft de à terme pasgeborene de eerste vier tot zes maanden na de geboorte voldoende ijzervoorraad en is er bij de voldragen gezonde pasgeborene zelden ijzergebrek. Te vroeg geborenen daarentegen hebben intra-uterien minder ijzervoorraden opgebouwd, zodat er bij de relatief snelle groei tekorten dreigen. Zoals reeds eerder vermeld verliezen pasgeborenen evenals natrium, veel kalium en calcium via de nieren. Dit betekent dat de voeding die gegeven wordt voldoende van deze mineralen moet bevatten.

VITAMINEN
Over het algemeen hebben gezonde à terme geborenen bij borstvoeding slechts behoefte aan extra vitamine K. Bij te vroeg geborenen dreigen er echter tekorten aan vitamine A, C, D, E, K en foliumzuur. Deze tekorten worden bij te vroeg geborenen in de eerste fase intraveneus toegediend. Daarna krijgen zij specifiek op hun behoefte afgestemde kunstvoeding (prematurenvoeding). Als de te vroeg geborenen 50% of meer gevoed worden met moedermelk, zal er niet in alle behoeftes van de prematuur voorzien worden. Daarom wordt premature moedermelk verrijkt met *fortifiers*.

FUNCTIONEREN VAN DE SPIJSVERTERING
Tijdens de zwangerschap heeft het kind vruchtwater gedronken en dit vocht is grotendeels via de darm opgenomen in het lichaam. De niet-opgenomen delen van het vruchtwater en delen van het darmslijmvlies, gemengd met gal, vormen de massa meconium die zich in de darmen bevindt. De meconiumlozing behoort

bij de à terme pasgeborene binnen 24 uur na de geboorte op gang te komen. Bij te vroeg geborenen verloopt dit proces trager, is de meconium vaak taai en kan het enige dagen duren voordat de eerste meconium geloosd wordt en kan het ten gevolge van onrijpheid lange tijd duren voordat er een optimale maag-darm-passage is. Ook bij de dysmature pasgeborenen kunnen door de ernstige intra-uteriene ondervoeding die het kind heeft doorgemaakt darmproblemen optreden. Zowel bij te vroeg geborenen als bij ernstig dysmature pasgeborenen kunnen ernstige darmproblemen optreden waarbij continue aanpassing van voeding en observatie nodig is. Dit is ook een reden waarom deze pasgeborenen op een neonatologieafdeling worden opgenomen.

7.2.8 Afweersysteem

De huid, het grootste orgaan van ons lichaam, heeft vele functies. De huid beschermt inwendige organen en is een barrière om micro-organismen tegen te houden. Daarnaast biedt de huid tactiele perceptie, regelt deze de temperatuur, is een opslag voor vet, en scheidt de huid water en elektrolyten uit. De huid van de pasgeborene verschilt nogal van die van volwassenen. Intra-uterien ontwikkelt de huid zich langzaam.

De huid bestaat uit drie lagen, de epidermis, dermis en het onderhuids vet. Het bovenste deel van de huid, de epidermis, bestaat uit drie lagen. In de opperhuid vindt celmigratie plaats waarbij er continu nieuwe cellen worden geproduceerd en dode huidcellen worden afgestoten en loslaten (huidschilfers). Intra-uterien zijn deze huidschilfers een onderdeel van de vernix caseosa, de kaasachtige substantie die de huid van de foetus beschermt. Direct na de geboorte, mits aanwezig, lijkt vernix enige bescherming te bieden tegen warmte- en vochtverlies en er wordt verondersteld dat het enigszins antibacteriële eigenschappen heeft. De beschermende functie van vernix is bij de pasgeborene van korte duur, want het wordt over het algemeen binnen 24 uur na de geboorte geabsorbeerd.

In de onderliggende lagen van de epidermis liggen keratinecellen die nodig zijn voor de buitenlaag en melanocyten die melanine (pigment) produceren. Deze melanine wordt reeds voor de geboorte geproduceerd en getransporteerd naar cellen in de epidermis. In de epidermis van kinderen met een donkere huidskleur wordt in utero actieve pigmentatie gezien, maar er is weinig bewijs dat dit ook zo is bij foetussen met een lichte huidskleur.

De onderliggende laag, de dermis, bevat veel bloedvaten die de huidcellen voeden en veel zenuwen die sensaties zoals hitte, aanraking, druk en pijn naar de hersenen transporteren. De dermis is bij de à terme geborene maar 2 tot 4 mm dik. Onder de dermis ligt het grootste onderdeel van de huid, het onderhuidse vet. Dit vet functioneert als schokabsorbeerder, beschermt ons tegen verlies van warmte en bevat calorische reserves. Deze vetlaag wordt pas in het derde trimester van de zwangerschap aangemaakt en opgeslagen. Dit vet wordt hoofdzakelijk bij de foetus opgeslagen tussen de schouderbladen, onder in de nek, rondom de nieren, bijnieren en in het mediastinum. Bij de gezonde à terme pasgeborene beslaat het bruine vet 3-6% van zijn lichaamsgewicht.

Het onderhuidse vet bevat evenals de dermis klieren. Deze klieren zijn bij de à terme pasgeborenen goed ontwikkeld en hebben de potentie om te kunnen functioneren. Het duurt bijvoorbeeld bij een à terme pasgeborene vijf dagen voordat zijn zweetklieren werken en bij een te vroeg geborene 22 tot 33 dagen, ten gevolge van onrijpheid van de klieren. Optimaal functioneren van de klieren wordt pas gezien als een kind in de puberteit raakt.

Over het algemeen kan gesteld worden dat na de eerste omschakeling van het intra- naar het extra-uteriene leven de huid van een à terme pasgeborene kwetsbaar is. De normale zuurgraad (pH) van de huid die ons beschermt tegen bacteriën is onder de 5. Gemiddeld wordt bij de à terme pasgeborene direct na de geboorte een pH van circa 6,92 gemeten. In de loop van de eerste week zal dit langzaam dalen tot onder de 5. Daarna kan gezegd worden dat de huid van de à terme pasgeborene goed functioneert en hem net als bij een volwassene voldoende bescherming biedt.

Dit geldt niet voor de te vroeg geborenen. Zij hebben een dunne, doorlaatbare opperhuid waarbij er een zwakke verbinding is tussen de epidermis en de dermis. De dunne huid kan de barrièrefunctie die nodig is niet uitoefenen. Daarnaast is de pH van de dunne huid van een prematuur veel hoger dan die van de à terme pasgeborene. Deze dunne huid is niet alleen zeer gevoelig voor aanraking, maar ook erg kwetsbaar voor beschadiging. De dunne huid met geen tot weinig onderhuids vet biedt onvoldoende bescherming. Volgens nieuwe inzichten dient het gebruik van alle soorten zeep, lotions, crèmes en pleisterverwijderaars die chemische stoffen bevatten, vermeden te worden bij deze categorie kinderen. De stoffen lijken niet alleen een schadelijke invloed te hebben op het intact houden van de huid, maar worden tevens door de hoge doorlaatbaarheid van de dunne huid snel opgenomen in de bloedbaan. Ook zijn deze baby's gevoeliger voor contactdermatitis.

Het afweersysteem van een pasgeborene functioneert wel direct na de geboorte, maar is nog deficiënt. Zoals reeds eerder beschreven is de huid dun en doorlaatbaar. Een à terme pasgeborene heeft passieve immuniteit van de moeder, maar op het moment van de geboorte komt het kind in aanraking met stoffen (bijvoorbeeld bacteriën), die meestal intra-uterien niet aanwezig zijn en er is nog onvoldoende antigeenherkenning door leukocyten, wat leidt tot een beperkte fagocytose door leukocyten. Alle genoemde aspecten leiden tot een beperkt vermogen tot robuuste afweerreacties direct na de geboorte. Bij de pasgeborenen leiden lokale bacteriële infecties vaak al snel tot sepsis. Alle te vroeg geborenen hebben, ten gevolge van ziekte en/of onrijpheid, een verhoogd risico om besmet te raken en een infectie te ontwikkelen. De oorzaken van de grote vatbaarheid voor infecties bij de te vroeg geborene zijn:
- onrijpheid van alle organen;
- onvoldoende passieve immuniteit;
- onvermogen tot het vormen van antilichamen;
- verminderde werking van de leukocyten;
- grotere kwetsbaarheid van huid en slijmvliezen.

7.2.9   *Thermobalans*

TEMPERATUURREGULATIE

Ieder mens is een homeotherm wezen, wat betekent dat ieder individu zijn lichaamstemperatuur zal trachten te behouden ongeacht de omgevingstemperatuur. Het is bekend dat de temperatuur gereguleerd wordt door een meet- en regelsysteem met een belangrijke rol voor de hypothalamus samen met de thermosensoren in het ruggenmerg en de huid. Dat is bij de pasgeborene niet anders dan bij een volwassene. De hypothalamus wordt al vroeg in de embryonale fase ontwikkeld, maar het is niet bekend op welk moment hij functioneel wordt. Intra-uterien kent de foetus namelijk geen thermoregulatie en wordt zijn temperatuur geregeld door de placentaire circulatie. De temperatuur van de foetus zal circa 0,5 °C hoger liggen dan die van de moeder. Direct na de geboorte koelt de pasgeborene af. Deze lichte afkoeling is een goede prikkel om hem aan te zetten tot ademen, maar een te grote afkoeling moet voorkomen worden omdat dit bedreigend is voor de pasgeborene.

In elk individu wordt warmte geproduceerd tijdens de basale stofwisselingsprocessen en ook warmte afgegeven door omgevingsfactoren. De warmteregulatie in het lichaam bestaat uit een lichaamskern en een lichaamsschil. In de lichaamskern, waarin de organen en de spieren liggen, wordt warmte geproduceerd. De warmteproductie verschilt bij de pasgeborene in enkele opzichten ten opzichte van volwassenen. Bij pasgeborenen zijn de hersenen en de lever belangrijke organen die deze warmteproductie leveren. De spieren zullen hier weinig aan bijdragen, omdat de spieractiviteit van de pasgeborene beperkt is.

Dit geldt natuurlijk helemaal voor te vroeg geborenen. Normaliter neemt de circulatie de warmte die in lichaamsdelen met een hoge stofwisselingsactiviteit geproduceerd wordt op, en staat deze ook weer af aan andere lichaamsdelen met een verminderde stofwisseling. De warmte wordt zo gelijkmatig over het lichaam verdeeld. Bij pasgeborenen is dit regelingsmechanisme nog niet optimaal ontwikkeld. Bij een hoge lichaamstemperatuur zal het lichaam trachten de temperatuur te laten dalen door perifere vaatverwijding en transpireren. Bij een te lage temperatuur zal juist perifere vaatconstrictie optreden om te trachten warmte te behouden. Dit wordt de fysische warmteregulatie genoemd. Wanneer er toch een daling van de lichaamstemperatuur is dan zal het lichaam de temperatuur gaan verhogen door het opvoeren van stofwisselingsprocessen. Dit wordt de chemische warmteregulatie genoemd.

WARMTEPRODUCTIE

Bij dreigende afkoeling kan de pasgeborene zijn warmte moeilijk vasthouden vanwege zijn beperkte spieractiviteit. Daarbij kan een pasgeborene niet rillen en mist hij dus wat bij volwassenen *shivering thermogenesis* genoemd wordt. Het lichaam van de pasgeborene zal bij dreigende afkoeling altijd warmte produceren door de basale stofwisseling te verhogen, die bij de pasgeborene al hoger is dan bij oudere kinderen en volwassenen. De verhoging van de stofwisseling verhoogt het verbruik van glucose en zuurstof. Juist dit bedreigt de pasgeborene en in het bijzonder de dysmatuur en prematuur geborene. Zij hebben geen onderhuids vet, en prematuur geborenen hebben een zeer dunne, doorlaatbare huid. Een andere mogelijkheid die de à terme pasgeborene heeft om zijn verlaagde temperatuur op te vangen, is door middel van het verbranden van het bruine vet. Tevens heeft het bruine vet een unieke samenstelling vol sympathische zenuwvezels met mitochondriën, hetgeen voor verbranding in de cel nodig is. Het bruine vet wordt onder invloed van noradrenaline uit deze neuronen omgezet in warmte-energie. Voor deze verbranding is wel zuurstof nodig. Deze vorm van warmteproductie wordt *non-shivering thermogenesis* genoemd. Bij dysmatuur en prematuur geborenen is dit bruine vet onvoldoende of niet aanwezig omdat dit pas in het laatste trimester van de zwangerschap wordt aangemaakt. Daarbij kan bij prematuur geborenen de afgifte van noradrenaline verlaagd zijn. Ook bij een verminderde opname van calorieën en bij pasgeborenen die hypoxisch zijn zal deze warmteproductie niet goed plaatsvinden.

Tabel 7.9 Gemiddelde omgevingstemperatuur naar gewicht en leeftijd in relatie tot een neutrale temperatuur.

Geboortegewicht	Eerste levensdag	Eerste 7 dagen	Eerste 2 weken
Onder 1500 gram	34 °C + 5	33,6 °C + 5	33,4 °C + 5
1500 tot 2000 gram	33,5 °C + 5	33,5 °C + 5	32,5 °C + 5
2000 tot 2500 gram	33,2 °C + 5	32,1 °C + 5	31,5 °C + 2
2500 g en meer	32,4 °C + 1	30,5 °C + 1,5	30,5 °C + 1,5

NEUTRALE TEMPERATUUR

Een optimale neutrale temperatuur is een temperatuur waarbij de warmteproductie door de basale stofwisseling voldoende is om de warmteverliezen te compenseren. Een neutrale temperatuur is voor een pasgeborene een temperatuur waar hij een minimum aan zuurstof verbruikt en voldoende energie overhoudt voor zijn groei. Normaliter kan een gezonde à terme pasgeborene zijn temperatuur voldoende regelen bij een normale omgevingstemperatuur. Bij dysmatuur en prematuur geborenen is dit niet zo.

Bij deze baby's zal men continu de omgevingstemperatuur moeten aanpassen aan de temperatuur van de baby, waarbij rekening gehouden moet worden met de zwangerschapsduur en zijn lichamelijke conditie. In tabel 7.9 staat een globaal overzicht van de omgevingstemperatuur van pasgeborenen bij een bepaald gewicht. Hierbij moet wel rekening gehouden worden met andere omgevingsfactoren die van invloed zijn op de temperatuur van de pasgeborene, zoals zwangerschapsduur en *insensible loss*.

WARMTEVERLIES

Pasgeborenen hebben niet alleen moeite met de productie van warmte, maar worden ook bedreigd door een teveel aan verlies van warmte. De pasgeborene gaat bij de geboorte over van een constante omgevingstemperatuur van 37 °C naar een veel koelere omgeving. Daarbij is bij de à terme pasgeborene de verhouding tussen het lichaamsoppervlak en de lichaamsinhoud ruim 2,5 maal zo groot als bij een volwassene. Dit betekent dat zijn huidoppervlak naar verhouding veel groter is dan de lichaamsinhoud waarin warmte geproduceerd wordt. De à terme pasgeborene zal zelf afkoelen proberen te voorkomen door vasoconstrictie, houdingsverandering (door het lichaamsoppervlak dat blootgesteld is aan afkoeling, te verkleinen) en het verhogen van het metabolisme. Desondanks worden pasgeborenen snel bedreigd door afkoeling. Dit warmteverlies kan op vier manieren gebeuren;
- convectie;
- conductie;
- radiatie;
- evaporatie.

Wanneer de lichaamstemperatuur daalt onder 35,5 °C dan spreken we van een hypothermie.

Koudestressreactie

Zoals reeds eerder beschreven hebben te vroeg geborenen een kleine hoeveelheid onderhuids vetweefsel en een dunne huid, waardoor de isolerende functie

Figuur 7.6   Warmteverlies resulterend in koudestress.

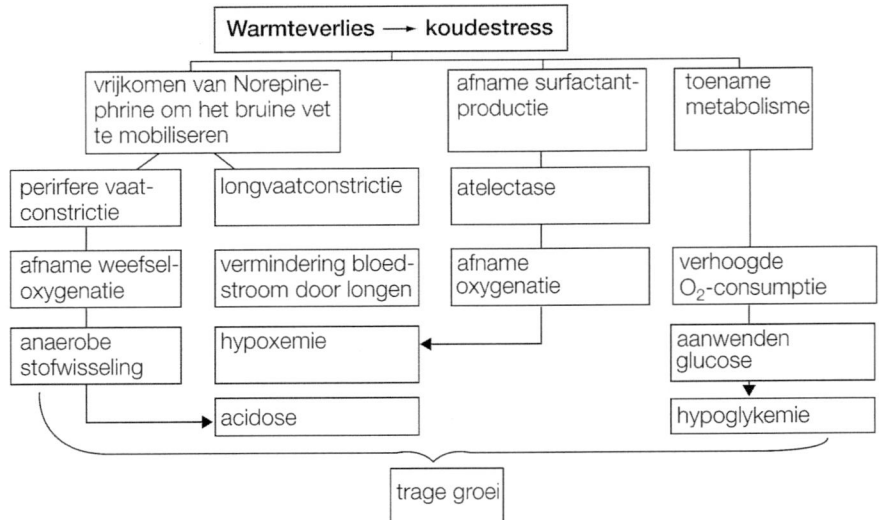

van de huid klein is. Zij verliezen daarom in verhouding tot de normale pasgeborene relatief meer warmte door alle processen die aan het lichaamsoppervlak plaatsvinden (convectie, conductie, radiatie en evaporatie). Over het algemeen worden problemen van een verstoorde thermoregulatie groter naarmate de zwangerschapsduur korter is geweest.

Het lichaamsgewicht, de lichamelijke conditie en de omgeving waarin de pasgeborene zich bevindt hebben mede invloed op de thermoregulatie. Bij te vroeg geborenen kunnen geringe temperatuurveranderingen in de thermoneutrale omgeving al leiden tot een koudestressreactie (zie figuur 7.6). Dysmature pasgeborenen hebben evenals te vroeg geborenen een verhoogd risico op hypothermie omdat het isolerende onderhuidse vet ontbreekt en het lichaamsoppervlak relatief groot is ten opzichte van de relatief kleine metabole actieve massa. Pasgeborenen die ook een verhoogd risico lopen op een verstoorde thermoregulatie ten gevolge van ziekte en/of behandeling, zijn bijvoorbeeld pasgeborenen met *idiopathic respiratory-distress syndrome* (IRDS), asfyxie, een infectie, een cerebrale stoornis of een te lage energievoorraad.

Radiatie

Bij radiatie verliest de pasgeborene warmte door straling. De baby heeft namelijk een relatief groot hoofd ten opzichte van zijn lichaam en verliest hierdoor veel warmte via zijn hoofd. Het warmteverlies kan voorkomen worden door kleding, het gebruik van een muts of het inwikkelen in een doek. Daarbij kan men de omgevingstemperatuur aanpassen en eventueel gebruikmaken van een open couveuse. Hierbij moet continu de huidtemperatuur gecontroleerd blijven worden door middel van een temperatuurprobe. Ook kan men een hitteschild gebruiken, maar een nadeel is dat dit de zorgverlening bemoeilijkt.

Convectie

Bij convectie verliest het kind warmte door de stroming van de omringende lucht. Dit is te voorkomen door aanpassing van de omgevingstemperatuur en het verminderen of verwarmen van de luchtstroom. Als het kind zuurstof krijgt toegediend, moet dit verwarmd en bevochtigd worden. Tevens kan een gesloten couveuse gebruikt worden en kan de baby in een doek gewikkeld worden als hij uit de couveuse gehaald wordt.

Conductie

Bij conductie verliest het kind warmte door geleiding wanneer er overdracht bestaat tussen twee stoffen, bijvoorbeeld als de pasgeborene in contact komt met een koud oppervlak zoals een weegschaal. Dit kan voorkomen worden door warme doeken, door inwikkelen en door het gebruik van een thermobed met een instelbaar warmtematras.

Evaporatie

Bij evaporatie verliest de pasgeborene warmte via verdamping via de huid en door een nat huidoppervlak. Vooral de prematuur geborenen verliezen veel warmte via hun huid en slijmvliezen. Dit warmteverlies heet *insensible loss*. Hoe kleiner en jonger de pasgeborene is, hoe groter zijn insensible loss zal zijn. Het warmteverlies kan worden tegengegaan door het kind te kleden, en door het gebruik van een muts. Bij de te vroeg geboren baby is het raadzaam om met beleid te baden, hem in een bevochtigde couveuse te verzorgen en om hem in een nestje te leggen waarbij hij niet uitgestrekt ligt.

Figuur 7.7   Gesloten couveuse (Dräger).

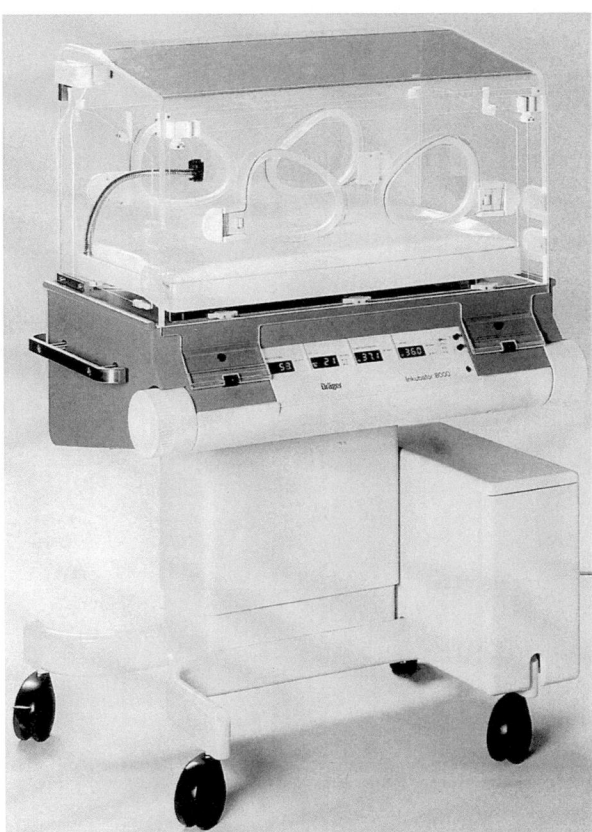

WARMTEVERLIES VOORKOMEN

In het voorgaande heeft u gelezen op welke wijzen een pasgeborene warmte kan verliezen en over de diverse mechanismen en hulpmiddelen ter voorkoming van dit warmteverlies. Het voorkomen van warmteverlies in de zorgverlening voor te vroeg geborenen en pasgeborenen met een laag geboortegewicht is essentieel. Voor de verdieping over de thermoregulatie en de regeling van luchtvochtigheid in relatie tot warmteverlies door middel van insensible loss verwijzen wij naar de literatuur (Van den Brink et al. 2001). Hulpmiddelen die bij de geboorte van belang zijn om warmteverlies te voorkomen zijn hoofdzakelijk open couveuses die standaard bij de opvang van de geboorte aanwezig zullen zijn. Daarnaast kan gebruikgemaakt worden van een gesloten couveuse, verrijdbare warmtelampen en eventueel in de kraamperiode het gebruik van een kruik.

De gesloten couveuse

De gesloten couveuse is een apparaat met een plexiglas kap (figuur 7.7) waarbinnen de directe omgevingstemperatuur van het kind kan worden aangepast aan de warmtebehoefte van het kind. De gesloten couveuse vormt een beschermde omgeving voor de te vroeg geborenen en de zieke pasgeborenen. Het klimaat in de couveuse wordt bepaald door de luchttemperatuur, de wandtemperatuur, de vochtigheid en de luchtsnelheid. Het voordeel van een gesloten couveuse bij de zorgverlening voor te vroeg geborenen is de mogelijkheid om de lucht goed te bevochtigen waardoor een te groot warmteverlies door insensible loss vermeden kan worden

Figuur 7.8   Open couveuse (Dräger).

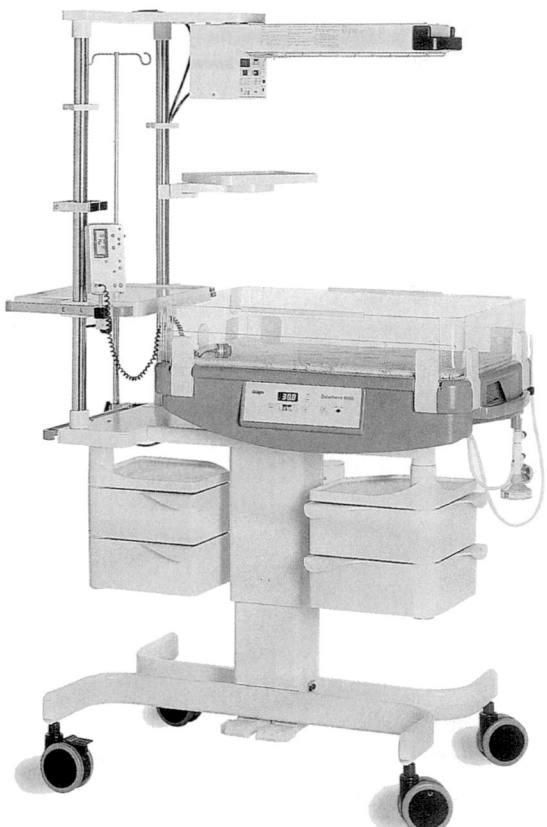

De open couveuse

De open couveuse bestaat uit een bed waarboven een verwarmingselement hangt, eventueel in combinatie met een warmtematras (figuur 7.8). Het verwarmingselement wordt geregeld met een servomechanisme, of is met de hand instelbaar. Bij het servogeregelde systeem wordt de huidtemperatuur van het kind continu gemeten en wordt de gewenste huidtemperatuur op het verwarmingselement ingesteld, waarna de warmteafgifte automatisch wordt bepaald. Het voordeel van deze couveuse op de verloskamers is het feit dat deze couveuse tegelijkertijd dient als reanimatietafel en warmteverlies post partum voorkomt.

7.3 Verpleegkundige zorg bij transitie van intra- naar extra-uterien

Door de geboorte komt, ongeacht de duur van de zwangerschap, een bepaalde ontwikkeling tot stand bij het kind. Direct na de geboorte moet de pasgeborene de fysiologische functies die hij nodig heeft om te overleven buiten de baarmoeder, zonder behulp van de placenta zelfstandig uitvoeren. Het goed verlopen van deze overgang vereist rijpheid van organen en reservevoorraden in de organen om een korte periode te overbruggen waarin mogelijk problemen kunnen optreden. In deze paragraaf worden als eerste de interventies beschreven die van belang zijn in de directe zorg voor gezonde pasgeborenen, en voor de opvang van meerlingen post partum. Daaraan gekoppeld zal per orgaansysteem beschreven worden welke observaties van belang zijn en wat te doen als er zich problemen voordoen. Men moet rekening houden met het feit dat een specifieke behandeling wel of niet gestart wordt volgens de op dat moment beschikbare gegevens over en inzichten in de situatie, vooral over de conditie van het kind.

7.3.1 Voorbereiding op de opvang van de pasgeborene

Alle relevante anamnestische gegevens van moeder en kind moeten bekend zijn bij de verpleegkundige die verantwoordelijk is, om een goede opvang te garanderen. Als men problemen verwacht, geeft dit de mogelijkheid tot klaarzetten van apparatuur en materiaal en het waarschuwen van de kinderarts waardoor post partum snel en adequaat medische behandeling en verpleegkundige zorg kunnen worden afgestemd. Tevens zijn zo veel mogelijk relevante gegevens van belang bij een overdracht naar de kraamafdeling en/of de neonatologieafdeling als de pasgeborene daar naartoe wordt overgebracht. De volgende anamnestische gegevens kunnen van belang zijn om te komen tot zorgafstemming:
- moeder:
  - het aantal voorafgaande zwangerschappen (aanduiding van de moeder: nulli-, primi-, secundigravida, enzovoort) en het aantal voorafgaande levend gebaarde kinderen (aanduiding van de moeder: nulli-, primi-, bipara, enzovoort);
  - progenituur;
  - meerling en zo ja, het aantal;
  - zwangerschapsduur;
  - verloop en eventuele complicaties gedurende de zwangerschap;
  - eventuele ziekten van de moeder;

- – medicijngebruik van de moeder;
- – gegeven corticosteroïden;
- – eventueel: LS-ratio;
- partus:
  - – soort partus, kunstverlossing of spontaan;
  - – ligging van het kind;
  - – tijdstip van breken van de vliezen;
  - – duur van de partus of uitdrijving;
  - – complicaties tijdens de partus;
  - – bijzonderheden over het vruchtwater (hoeveelheid, kleur, meconium, enzovoort);
  - – medicatie en/of narcose van de moeder tijdens de partus;
  - – conditie van de moeder post partum;
  - – eventueel: controle van de bloedgroep van de moeder;
  - – eventueel: controle van de placenta;
- kind:
  - – bijzondere gegevens uit de diagnostische onderzoeken van het kind in de intra-uteriene situatie;
  - – bewaking van het kind in de intra-uteriene situatie en tijdens de partus;
  - – conditie van het kind in de intra-uteriene situatie en tijdens de partus;
  - – microbloedonderzoek, plaatsing schedelelektroden, en hoe vaak dat gebeurd is;
  - – bij een meerling: hoeveelste kind;
  - – navelstreng-pH;
  - – tijdstip van de geboorte;
  - – apgarscore 1, 5 en 10 minuten na de geboorte;
  - – zichtbare afwijkingen.

Bij de opvang van een pasgeborene is het een verpleegkundige verantwoordelijkheid om op problemen te anticiperen en de coördinatie van de opvang op zich te nemen. Op de verlos- en/of operatiekamer heerst over het algemeen een veel lagere temperatuur dan wenselijk is voor de pasgeborene, waarbij de werkomstandigheden voor het aanwezige personeel hierin een beperkende factor zijn. De verpleegkundige draagt zorg voor de thermoregulatie gedurende de opvang van de pasgeborene op de verlos- of de operatiekamer. Om het verschil tussen de ideale lichaamstemperatuur (van gemiddeld 37 °C) en de verloskamertemperatuur (van gemiddeld 26 °C) te compenseren, is het nodig om te zorgen warmte selectief aan de pasgeborene toe te dienen. Bij elke partus die op een verloskamer en/of operatiekamer plaatsvindt, zal dan ook te allen tijde gezorgd moeten worden dat de omgevingstemperatuur voldoende verwarmd is om afkoeling van de pasgeborene te voorkomen.

De klinische conditie en problemen die kunnen ontstaan zullen bepalend zijn voor de volgorde waarin interventies moeten plaatsvinden om verdere complicaties te voorkomen of te minimaliseren. Dit kan zijn:

- een vrije ademweg garanderen;
- het ondersteunen van de ademhaling tot een kinderarts arriveert;
- samen met de kinderarts reanimeren en interventies uitvoeren die nodig zijn om de pasgeborene te stabiliseren voor overplaatsing naar de kinderafdeling of neonatologieafdeling.

Per situatie kunnen de interventies verschillen. In de voorbereiding is het daarom essentieel om te zorgen dat alle apparatuur en benodigdheden voor de eerste opvang aanwezig zijn en gecontroleerd zijn op werking en gebruiksklaar staan. De volgende apparatuur en materialen dienen altijd aanwezig, gecontroleerd en gebruiksklaar te zijn bij een partus:

- een open couveuse met warmtestraling;
- warme doeken;
- vacuümzuigapparatuur met diverse maten zuigslangen;
- een centrale mengkraan waarbij de flow van zuurstof en lucht nauwkeurig kan worden ingesteld;
- diverse maten gezichtsmaskers voor pasgeborenen;
- beademingsballon (zelfontplooiende ballon, zoals de ambuballon of laerdalballon of een slappe ballon die gevuld wordt met een gasmengsel, zoals de jackson-reeseset en de waterset;
- stethoscoop;
- laryngoscoopblad met lampje;
- magilltang;
- endotracheale tubes van diverse maten;

Figuur 7.9   Omgeving opvang pasgeborene.

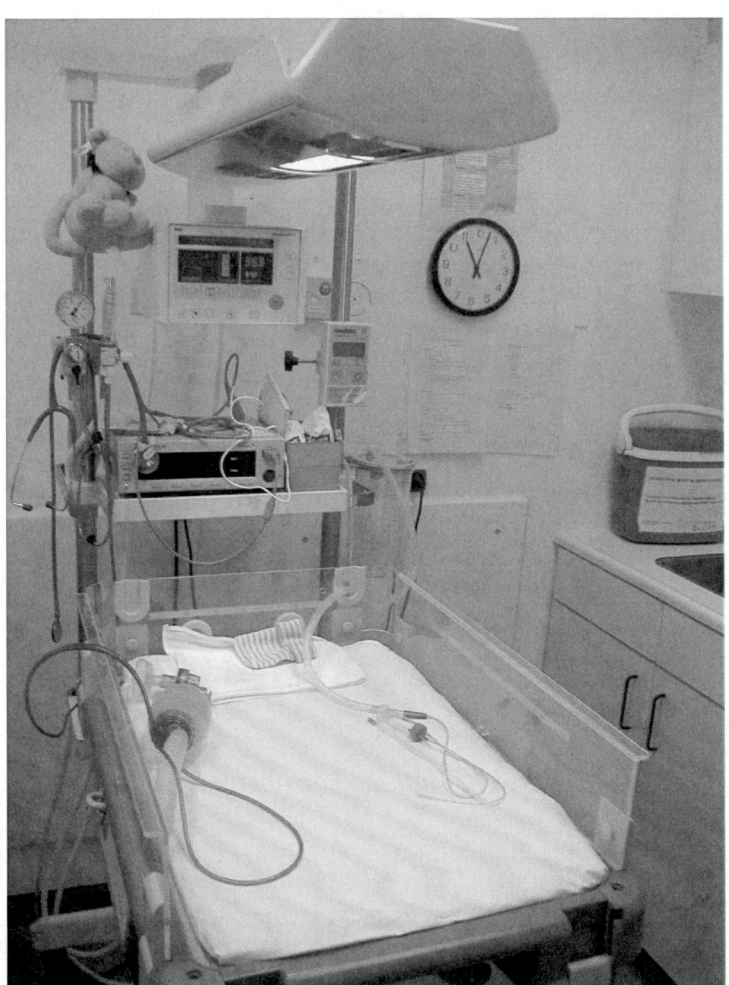

- centimeter;
- fixatiemateriaal;
- maagsonde en spuit;
- mayotubes in diverse maten;
- infuusmateriaal, naaldjes in diverse maten, fixatiemateriaal en spuiten;
- medicatie en infuusvloeistoffen;
- saturatiemeter met passend bandje;
- transportcouveuse met beademingsapparaat;
- (Neopuff kliniekafhankelijk aanwezig).

HYGIËNISCHE MAATREGELEN

Op de verloskamers en kraamafdelingen gelden algemene regels voor hygiëne die essentieel zijn om infectiegevaar te voorkomen of te minimaliseren bij de zorg voor pasgeborenen. Ook kunnen pasgeborenen mogelijk al intra-uterien geïnfecteerd zijn en dient voorkomen te worden dat micro-organismen worden overgebracht op medepatiënten en/of anderen (personeel). Elke medewerker en bezoeker heeft een eigen verantwoordelijkheid om besmettingsrisico's te voorkomen. De verpleegkundige heeft hierin een instruerende, controlerende en uitvoerende taak. Verpleegkundigen moeten te allen tijde een voorbeeldfunctie uitoefenen in het minimaliseren van mogelijke kruisinfecties door het nemen van correcte hygiënische maatregelen bij de pasgeborene en zijn omgeving.

Richtlijnen infectiepreventie
Algemene richtlijnen van de Stichting Werkgroep Infectiepreventie (WIP) zullen in alle ziekenhuizen gehanteerd worden om infecties (waaronder ook kruisinfecties) te voorkomen.

- Alle te verrichten handelingen bij de pasgeborene dienen na de geboorte met handschoenen aan te gebeuren totdat (mogelijk infectieus) vruchtwater en/of bloed is ingedroogd.
- Voor elke pasgeborene dienen eigen materialen aanwezig te zijn om bij lichaamsverzorging en/of handelingen te gebruiken. Deze materialen moeten regelmatig verschoond worden, omdat in een warme omgeving een snelle bacteriegroei optreedt.
- Voorafgaand aan alle ingrepen die bij de pasgeborene uitgevoerd worden, zoals bij de afname van bloed, dient men de handen te reinigen of te desinfecteren en handschoenen te dragen.
- Bij afname en hantering van bloed en/of andere lichaamssubstanties dient men handschoenen te dragen om besmetting van zichzelf te voorkomen.
- Kabels, snoeren en andere algemeen te gebruiken materialen en apparatuur dienen huishoudelijk schoongemaakt te worden alvorens ze te verplaatsen naar een andere patiënte. Indien de patiënte in strikte isolatie ligt, dienen deze zaken na reiniging gedesinfecteerd te worden.

7.3.2   Algemene en bijzondere zorg post partum

Eerst zal beschreven worden hoe de opvang van een gezonde à terme geborene plaatsvindt. Daarna worden bijzondere situaties beschreven waarin de opvang anders kan zijn omdat de situatie anders is en/of er problemen zijn die vragen om specifieke interventies. Direct na de geboorte zal de pasgeborene individueel geobserveerd en beoordeeld worden. Naar aanleiding van het gewicht, de zwangerschapsduur en de kenmerken die het kind vertoont, herkent men meestal direct tot welke categorie een pasgeborene behoort en of er zichtbare afwijkingen en/of beschadigingen zijn. Daarnaast zal de ademhaling, de kleur, de tonus en het gedrag dat de pasgeborene vertoont veel informatie geven over de snelheid waarmee en de volgorde waarin handelingen post partum moeten worden uitgevoerd.

Over het algemeen kan gesteld worden dat de ouders en het kind de geboorte samen meemaken en absoluut niet gescheiden moeten worden indien de conditie van de à terme pasgeborene goed is. Alle noodzakelijke handelingen kunnen op de buik van de moeder plaatsvinden, waarbij de ouders deel uitmaken van het geheel. Normaliter wordt de pasgeborene vanuit het geboortekanaal direct op de buik van zijn moeder gelegd waarop hij direct wordt afgedroogd en bedekt met een warme doek. Ouders hebben dan direct gelegenheid om hun eigen kind te voelen, te knuffelen en te bekijken en op natuurlijke wijze de hechtingsband die intra-uterien ontstaan is voort te zetten. Ook voor de baby is de warmte en geur van zijn moeder hem bekend en vertrouwd en de moeder is daarom de beste plaats voor een optimale transitie van het intra- naar het extra-uteriene leven. Bij voorkeur krijgt de pasgeborene direct de gelegenheid om comfort te vinden door het zuigen aan de borst van zijn moeder. Warmte kan gegarandeerd worden door ervoor te zorgen dat er huid-op-huidcontact is en de omgevingstemperatuur in de verloskamer aangenaam is voor zowel kind als moeder.

OPVANG NA EEN SECTIO

De opvang van een pasgeborene die per sectio wordt geboren, verschilt in principe niet van die bij een normale partus. Bij de opvang moet rekening gehouden worden met de temperatuur op de operatiekamer die vaak te laag is. Het is kliniekafhankelijk hoe de procedure verloopt na afnaveling. In de ene situatie zal gekozen worden om de pasgeborene op de buik van de moeder af te navelen en indien nodig uit te zuigen. Dit is aan te bevelen als de moeder lokale anesthesie krijgt. Zij maakte de geboorte dan bewust mee en ziet haar kind direct. Tevens

Figuur 7.10   Geboren per sectio.

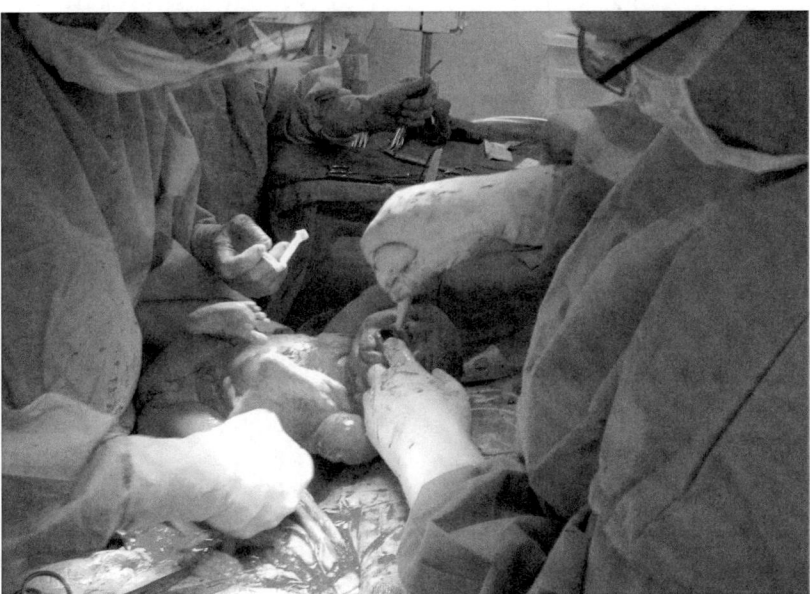

Figuur 7.11   *Opvang van een tweeling.*

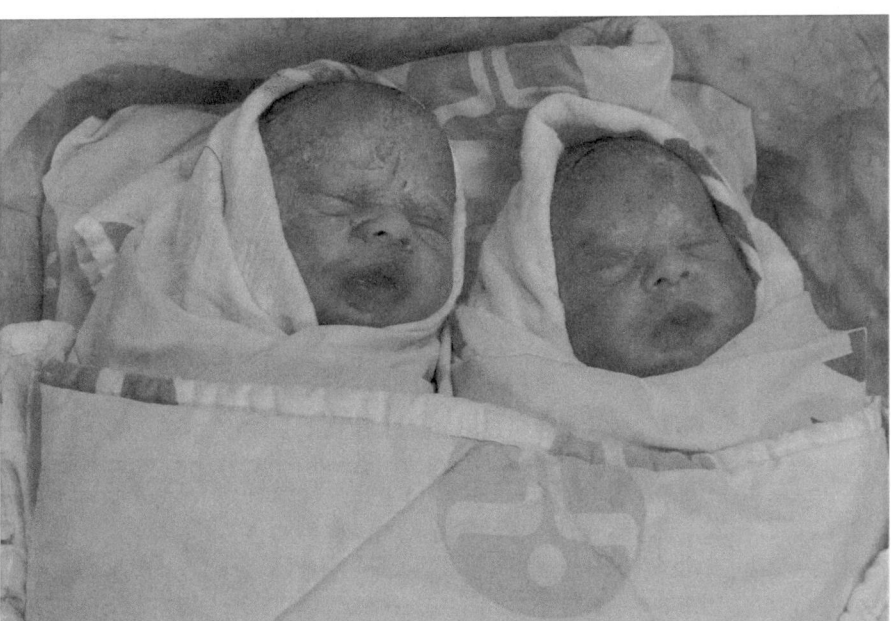

zal de procedure afhangen van de reden waarom een sectio uitgevoerd is en de conditie van het kind op het moment van geboorte. Bijzondere aandacht gaat uit naar de vader bij de opvang na een sectio. Uit verhalen van ouders blijkt dat veel vaders het een angstige gebeurtenis vinden. Vooral in situaties zoals bij het HELLP-syndroom, waarbij de moeder in slechte conditie is, moet erop gelet worden dat er extra opvang is voor de partner en dat de partner begeleid wordt naar de afdeling waar het pasgeboren kind heengebracht wordt.

OPVANG VAN EEN MEERLING
De opvang van een meerling vraagt om goede coördinatie en samenwerking, vooral als het gaat om een vroeggeboorte of een sectio caesarea. Meerlingen worden vaker te vroeg geboren en in principe zal er per kind een verpleegkundige en een arts aanwezig moeten zijn en moet er gezorgd worden dat er voldoende ruimte en apparatuur aanwezig is om ieder kind adequaat op te vangen.

OPVANG VAN EEN TE VROEG GEBORENE
In situaties waarbij er geen sprake is van extreme prematuriteit met directe problemen, kan de pasgeborene eerst kennismaken met zijn moeder voordat hij wordt meegenomen naar de opvangtafel. In situaties waarbij de geboorte via een sectio plaatsvindt of de reanimatietafel niet op de verloskamer staat, is het grootse gevaar dat de pasgeborene te snel afkoelt door de koude luchtstroom. Tegenwoordig wordt bij een sectio steeds vaker ervoor gekozen om de te vroeg geborene niet af te drogen maar hem direct in een plastic zak op te vangen en dan in de zak met een doek om hem heen naar de opvang te transporteren. Het voordeel van deze opvang is dat de pasgeboren baby geen vocht en geen warmte verliest door middel van convectie tot hij onder de warmtelamp ligt. Er moet bij de opvang wel voor gezorgd worden dat er een plastic zak op maat aanwezig is *(ziplog bag)* en dat de persoon die de zak vasthoudt droge handen heeft. Indien dit niet het geval is, wordt gebruikgemaakt van warme doeken en een muts.

Figuur 7.12   Opvang van een te vroeg geborene.

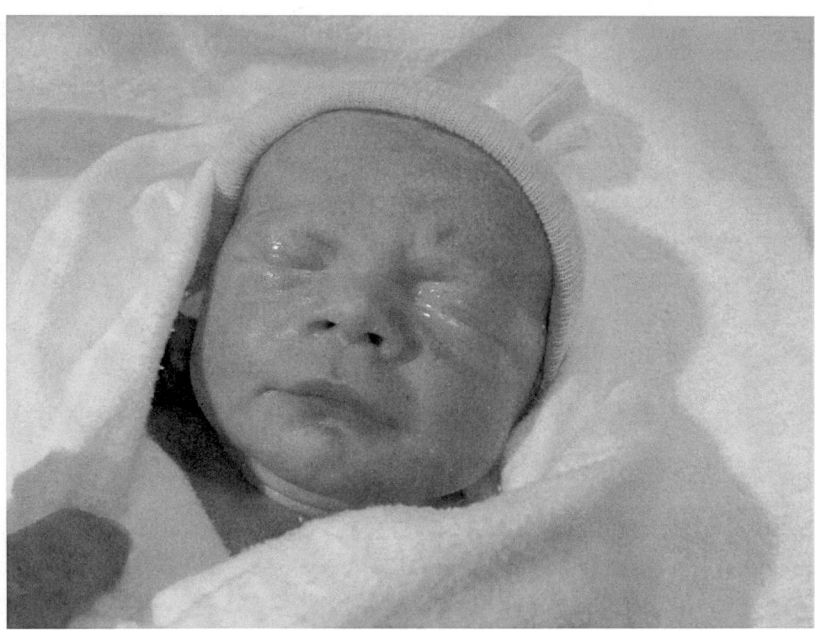

DIRECTE HANDELINGEN POST PARTUM

Over het algemeen zal het even duren voordat een pasgeborene zelf gaat ademen/of huilen. Het heeft weinig zin om direct het kind met zijn hoofd naar beneden te houden of rigoureus met een gaas vloeistof uit zijn mond en neus te halen of uit te zuigen om het kind te laten ademen. Bij bijvoorbeeld een pasgeborene van ongeveer 3 kg moet circa 100 ml longvloeistof uit zijn longen geperst worden en verlaat de vloeistof vanzelf via zijn neus en mond zijn lichaam. In de meeste situaties zal de pasgeborene binnen zestig seconden spontaan gaan ademen of huilen. Wanneer de ademhaling na circa negentig seconden niet op gang komt, kan eventueel gekeken worden of dit met zachte stimulatie wel gebeurt. Als dat niet helpt, kan gekozen worden mond-, neus- en keelholte uit te zuigen om de luchtweg vrij te maken en het op gang komen van de ademhaling te vergemakkelijken. Voorkomen moet worden dat het uitzuigen te rigoureus gebeurt of het kind te diep in zijn keel wordt uitgezogen omdat dit gemakkelijk leidt tot een fagale stimulatie, die kan leiden tot een bradycardie met een laryngeaal spasme dat op zijn beurt weer het op gang komen van het ademen belemmert.

AFKLEMMEN VAN DE NAVEL

Over het algemeen wordt de navel drie minuten na de geboorte afgeklemd. Het voordeel hiervan is dat er in deze tijd nog 15 tot 20 ml bloed via de v. umbilicalis naar het kind toestroomt terwijl de a. umbilicalis na ongeveer 1 minuut contraheert waardoor er geen bloed van het kind naar de placenta stroomt. Over het algemeen bepaalt de conditie van het kind hoe snel afnaveling gebeurt.

Bij een pasgeborene die post partum in slechte conditie verkeert en wanneer er verwacht wordt dat een navelkatheter wordt ingebracht, is het aan te raden de navelstreng af te klemmen met een kocher en deze nat te houden door middel van een gaas met natriumchloride. Bij een pasgeborene in goede conditie wordt de navel afgeklemd wanneer hij op de buik van zijn moeder ligt. In andere situaties, bijvoorbeeld bij een sectio, is het van belang erop toe te zien dat de baby

Figuur 7.13   Afnavelen.

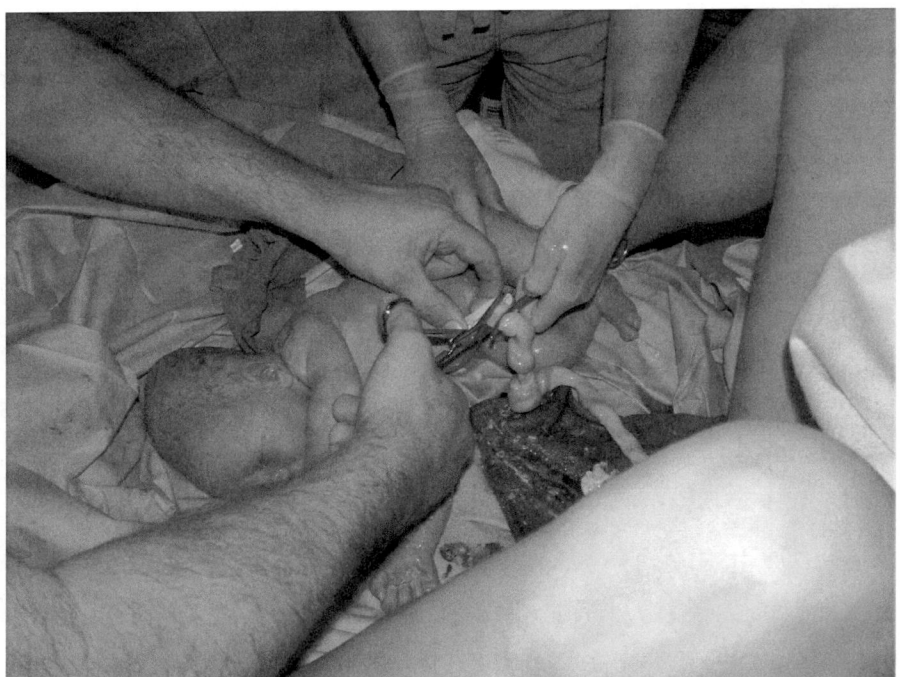

tijdens deze procedure ongeveer op uterushoogte van de moeder wordt gehouden om hypovolemie te voorkomen. Bij plaatsing van de klem wordt de huid rondom de navel en de streng gecontroleerd op eventuele beschadiging. De navelklem dient op een afstand van 1 à 1,5 cm van de huid aangebracht te worden, omdat er voldoende ruimte moet zijn om eventueel een extra navelveter of -klem te kunnen plaatsen.

DE GEZONDE À TERME PASGEBORENE
Een gezonde pasgeborene zal enkele minuten post partum in rust ademen met ongeveer dertig tot zestig ademteugen per minuut; in het begin kan hij hierbij nog wat kreunen. Dit is normaal als de kleur van de pasgeborene goed roze is. Dit wordt geobserveerd aan romp, lippen en tong. De meeste pasgeborenen vertonen direct post partum lichte acrocyanose aan handen en voeten, maar dit verdwijnt vanzelf als een goede omgevingstemperatuur gewaarborgd wordt en het kind niet afkoelt. De normale houding die een à terme geborene vertoont is een goede spiertonus waarbij hij goede flexie van armen en benen vertoont en goed reageert op prikkels. Zijn algehele conditie wordt twee, vijf en tien minuten post partum beoordeeld aan de hand van:
- een scorelijst;
- de apgarscore.

DE APGARSCORE
De apgarscore, ontwikkeld door Virginia Apgar, bevat vijf items waarop het kind 0 tot 2 kan scoren (tabel 7.10). Deze score bepaalt de op dat moment noodzakelijk te verrichten handelingen. Naast andere onderzoeken en gegevens die tegenwoordig voorhanden zijn, blijkt de apgarscore nog steeds een belangrijke informatiebron te zijn voor de prognose van mortaliteit en deze score geeft ook

Figuur 7.14 Beoordelen conditie pasgeborene.

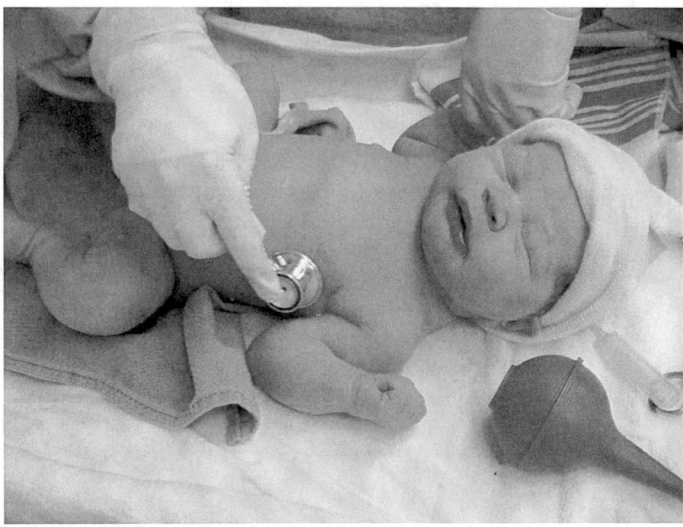

richting voor de prognose van bijvoorbeeld te verwachten neurologische restver-schijnselen na een asfyxie. Tevens zal in veel situaties bij de geboorte een navel-streng-pH-waarde afgenomen worden die aanvullende informatie geeft over hoe de pasgeborene zijn reis door het baringskanaal heeft doorstaan en waarmee een eventuele behandeling bepaald kan worden.

PERINATALE ASFYXIE

Perinatale asfyxie is een gevreesde situatie bij de geboorte. De perinatale asfyxie veroorzaakt hypoxie (zuurstoftekort) en hypercapnie (stapeling van kooldioxide). Deze twee factoren kunnen leiden tot acidose en hypotensie wat uiteindelijk schade kan veroorzaken aan organen. Het fenomeen asfyxie werd als eerste onderzocht bij apen. Apen werden asfyctisch gemaakt door het dichtdrukken van de larynx. Men merkte dat de aap eerst even twee minuten sneller ging ademen alvorens er een apneu (primaire apneu) optrad. Bij deze primaire apneu daalde ook na ongeveer 1,5 minuut de hartfrequentie. Na drie minuten ontstonden ademsnikken (gasps) afkomstig van prikkels uit het primitieve ademcentrum. De aap vertoonde circa acht minuten gasps voordat er een secundaire apneu optrad. Gedurende deze secundaire apneu zag men een bloeddrukdaling optre-den. Het onderzoek liet tevens zien dat hoe langer de secundaire apneu duurde, hoe meer beschadiging er in de hersenen optrad en dat de aap ook niet meer

Tabel 7.10 Apgarscore.

Apgarscore	0	1	2
Kleur	Wit of wit-blauw	Roze met blauwe handen en voeten	Roze
Hartfrequentie	Afwezig	< 100 of > 160/minuut	100-160/minuut
Ademhaling	Afwezig	Irregulair eventueel met gasps of hypoventilatie	Regulaire adem-haling
Spiertonus	Slap	Matig met enige flexie van extremiteiten	Goede spiertonus
Reflexprikkelbaarheid	Afwezig	Matige activiteit	Aanwezig

zelfstandig ging ademen als de obstructie van de ademweg werd opgeheven. Het onderzoek liet tevens zien dat het spontaan op gang komen van de ademhaling nog wel mogelijk was gedurende de periode van gaspen.

Er zal altijd gekeken worden in welke mate het kind tekenen van asfyxie vertoont. Hierbij wordt ook gekeken naar parameters zoals kleur, hartfrequentie, reflexen en spiertonus. Bij 0 spreekt men van een ernstige asfyxie tot een score van 10 die een optimale conditie laat zien. De score van de pasgeborene wordt na twee, vijf en tien minuten beoordeeld. Over het algemeen stelt men van een pas-

Tabel 7.11   Enige perinatale oorzaken van hypoxie bij kinderen.

Categorie	Oorzaken	
Foetale hypoxie	Inadequate oxygenatie van moederlijk bloed	Hypoventilatie tijdens anesthesie
		Cyanotische hartafwijking
		Respiratoire insufficiëntie
	Lage maternale bloeddruk	Spinale anesthesie
		Compressie van v. cava of aorta
	Abruptio placentae	
	Navelstrengcompressie	
	Placenta-insufficiëntie	HELLP
		Eclampsie
		Serotiniteit
Neonatale hypoxie	Inadequate ademhaling	Ademhalingsdepressie door maternale narcose
	Primaire longafwijkingen	Luchtwegobstructie:
	Inadequaat zuurstoftransport	– bloed of slijm in orofarynx
		– choana-atresie
		– trachea-atresie of tracheaweb
		– hypoplasie van de onderkaak
		Trauma:
		– nervusphrenicusparese
		– cervicale dwarslaesie
		Cerebrale afwijkingen of onrijpheid
		Longhypoplasie
		Congenitale hernia diaphragmatica
		Aspiratie:
		– bloed
		– vruchtwater
		– meconium
		Anemie:
		– bloeding
		– hemolyse
		Shock:
		– sepsis
		– massaal bloedverlies
		– bijnierbloeding

geborene die na vijf minuten nog een apgarscore heeft van minder dan 7 dat hij als 'at risk' beschouwd moet worden. Deze pasgeborene zal vaak ter observatie op een neonatologieafdeling opgenomen worden. Hierbij moet vermeld worden dat er nooit alleen van deze cijfers mag worden uitgegaan en definitieve uitspraken kunnen hierover niet gedaan worden. De uitkomsten van de apgarscore worden altijd geregistreerd in de medische status van het kind en zijn tevens van belang om over te dragen.

Uitblijven van de ademprikkel

Er zijn vele factoren die ertoe kunnen leiden dat na de geboorte een ademprikkel uitblijft bij de pasgeborene, zie tabel 7.11. Soms verwacht men problemen en is eenieder voorbereid, maar er zijn veel onvoorspelbare situaties waarbij snel gehandeld moet worden. In veel situaties is het uitblijven van de ademprikkel primair een gevolg van hypoxie zoals bij het fenomeen asfyxie is beschreven. Bij het uitblijven van de ademprikkel en het niet spontaan op gang komen van een adequate ademhaling zal een eerste prioriteit zijn om te zorgen dat de pasgeborene niet afkoelt, de ademweg vrij te maken en de pasgeborene licht te prikkelen. Veelal zal dit voldoende zijn voor de pasgeborene om zelf te gaan ademen. Indien dit niet gebeurt, zal men overgaan op resuscitatie.

Obstructie van de ademweg

Het kan voorkomen dat de pasgeborene wel een ademprikkel heeft, maar moeilijk kan ademen omdat zijn ademweg geheel of gedeeltelijk wordt afgesloten. Dit kan bijvoorbeeld voorkomen ten gevolge van een anatomische afwijking. De afwijking robinsyndroom bijvoorbeeld, kenmerkt zich door drie symptomen die de ademhalingsproblemen kunnen veroorzaken:
- een onderontwikkeling van de onderkaak;
- een gehemeltespleet;
- een naar achter vallende tong.

Een tweede anatomische afwijking die de ademhalingsproblemen kan veroorzaken is choanale atresie waarbij er een nasale obstructie is. Bij een enkelzijdige obstructie kan het zijn dat dit niet direct post partum wordt gesignaleerd, maar een dubbelzijdige obstructie leidt tot een levensbedreigend probleem waarbij directe interventie nodig is. Bij beide beschreven afwijkingen zal de verpleegkundige moeten zorgen dat er direct een orofaryngeale tube (mayotube) wordt ingebracht om de ademweg vrij te houden. Het inbrengen van de mayotube vraagt om specifieke deskundigheid omdat de anatomie van de luchtwegen van een pasgeborene anders is dan die van een volwassene. Ten tweede moet het inbrengen voorzichtig gebeuren omdat het gehemelte en de kaak van de pasgeborene teer zijn en gemakkelijk beschadigd kunnen worden.

Idiopathic respiratory-distress syndrome

Alle pasgeborenen kunnen door diverse oorzaken IRDS ontwikkelen, maar hoe korter de zwangerschapsduur, hoe groter de kans op IRDS. Bij een zwangerschapsduur korter dan 32 weken komt het bij circa 50% van de kinderen voor en bij een zwangerschapsduur van minder dan 28 weken in de meeste gevallen. Een belangrijke factor die meespeelt in het ontstaan van IRDS is een surfactanttekort. De belangrijkste functie van het surfactant is het verlagen van de oppervlaktespanning in de longblaasjes (alveoli). Hoe kleiner de longblaasjes zijn des te groter de oppervlaktespanning. Ook beschermt de surfactantlaag het onderliggende alveolaire epitheel tegen beschadiging door uitdroging, vrije zuurstofradi-calen en micro-organismen. Daarnaast speelt surfactant een belangrijke rol bij de overgang van vochthoudendheid naar gashoudendheid van de long bij de eer-ste ademteug. Symptomen van IRDS kunnen zijn:

- tachypneu;
- dyspneu;
- kreunen;
- neusvleugelen;
- inter- en/of subcostale intrekkingen;
- cyanose.

Bij een te vroeg geborene treden de eerste symptomen direct post partum op, of in de eerste zes uur na de geboorte. Bij de opvang van de te vroeg geborene is het hoofddoel om afkoeling te voorkomen omdat dit IRDS verergert. Het huidige beleid in veel klinieken is er nu op gericht om direct post partum, als de te vroeg geborene ademt, collaps van de alveoli tegen te gaan door de longen open te houden door middel van nasale continuous positive airpressure (CPAP) als directe ademhalingsondersteuning op de verloskamers voordat de pasgeborene vervoerd wordt naar de neonatologieafdeling. Over het algemeen zal vaak een navelstreng-pH worden afgenomen om een uitgangswaarde te hebben van de conditie van de pasgeborene gedurende de partus.

Congenitale hernia diaphragmatica
Het is niet altijd bekend bij de geboorte dat een baby geboren wordt met een hernia diaphragmatica. Bij de pasgeborene kunnen post partum ademhalings-problemen optreden waarbij de pasgeborene cyanotisch en respiratoir insuffi-ciënt is. De symptomen kunnen lijken op IRDS. Deze pasgeborenen kunnen een opvallend platte buik hebben omdat de buikorganen voor een deel in de thorax liggen. Bij het ausculteren zal men aan de aangedane kant (meestal links) minder ademgeruis horen dan aan de goede kant. In situaties waarbij de pasge-borene geresusciteerd moet worden, moet indien mogelijk niet met een masker en ballon beademd worden omdat er dan door luchtophoping in de darmen nog minder ruimte over is voor de ventilatie. Er zal dus bij voorkeur direct geïntu-beerd worden voordat er tot beademing wordt overgegaan.

Chemisch geboortetrauma, meconiumaspiratie
Wanneer het kind geboren wordt en meconium heeft geaspireerd, kan dit leiden tot een bemoeilijkte ademhaling direct post partum. Het gevaar van een meconi-umaspiratie lijkt toe te nemen bij een niet goed werkende placenta of naarmate een zwangerschapsduur postterm is omdat de placenta minder goed gaat functi-oneren terwijl de metabole behoefte van de foetus juist toeneemt. Daarnaast zijn er andere oorzaken die kunnen leiden tot intra-uteriene of perinatale asfyxie. Wanneer een kind intra-uterien asfyctisch wordt, zullen foetale adembewegin-gen verminderen of geheel stoppen. Foetale nood (perioden van hypoxie) leidt tot een verhoogde peristaltiek met gevaar dat het kind meconium loost en het meconiumhoudende vruchtwater aspireert. Dit gebeurt meestal al intra-uterien bij een *gasp*, of direct post partum als de baby gaat ademhalen. Als eerste blok-keert het meconium de bovenste luchtwegen, maar bij elke ademteug die hij neemt, komt het meconium dieper in de luchtwegen en dit leidt uiteindelijk tot gedeeltelijke of volledige afsluiting op diverse niveaus en uiteindelijk tot een chemische pneumonie. Bij deze pasgeborenen is het van essentieel belang dat de verpleegkundige direct post partum snel en adequaat assisteert en handelt.

Bij de geboorte zal altijd getracht worden om de neus, de keel en de larynx onder geleide van een laryngoscoop uit te zuigen voordat het kind zijn eerste ademteug neemt. Bij een spontane geboorte, in hoofdligging, wordt door sommigen uitgezogen op het moment dat het hoofd geboren wordt, voordat de schouders geboren worden. Na de geboorte wordt via de mond een endotracheale tube ingebracht en wordt het meconium uit de trachea gezogen. Bij taai meconium zal de kinderarts eventueel nog met fysiologisch zout willen spoelen om zo veel mogelijk meconium te verwijderen. In situaties waarin resuscitatie nodig is, zal altijd eerst worden uitgezogen voordat er wordt overgegaan op beademen.

Mechanisch geboortetrauma, diafragmaparalyse
In situaties waarbij er een zeer moeizame partus is, kan het gebeuren dat een pasgeborene direct post partum een bemoeilijkte ademhaling heeft ten gevolge van een diafragmaparese of -paralyse. Deze kan ontstaan als er een laterale flexie van het hoofd heeft plaatsgevonden waarbij de zenuwwortels beschadigd zijn. De mate waarin het kind ademhalingsproblemen vertoont, kan wisselend zijn. Het ene kind kan tachypnoïsch zijn, een ander dyspnoïsch, terwijl er ook sprake kan zijn van een respiratoire insufficiëntie. Bij een pasgeborene met een diafragmaparalyse wordt veelal ook gezien dat hij een erb-duchenneverlamming of een klumpkeplexusverlamming heeft omdat een plexusbrachialislaesie op dezelfde wijze ontstaat. Bij een eenzijdige erb-duchenneverlamming of een klumpkeplexusverlamming wordt een links-rechtsverschil gezien in de bewegingen van vingers, hand en/of arm. In beide situaties zal de kinderarts direct gewaarschuwd moeten worden en zal de conditie van de pasgeborene bepalen welke interventies moeten plaatsvinden.

Cheilo-, gnato-, palatoschisis
Cheilo-, gnato-, palatoschisis is een sluitingsdefect dat kan voorkomen bij de lip, de kaak en/of het gehemelte. Wanneer er een sluitingsdefect aanwezig is van zowel lip en kaak als gehemelte, spreekt men van cheilo-, gnato- en palatoschisis. Het kan zowel links als rechts en beiderzijds voorkomen. Over het algemeen is de schisis een aandoening die niet direct post partum problemen geeft, maar die wel speciale aandacht vraagt in de dagelijkse zorg. Wanneer een pasgeborene met een schisis post partum uitgezogen moet worden, vraagt dit om voorzichtigheid en specifieke deskundigheid omdat het kind snel kan aspireren en men de schisis kan beschadigen. Bij een noodzakelijke intubatie wordt het kind afhankelijk van de ernst van de schisis nasaal of oraal geïntubeerd en wordt de tube in eerste instantie op de wang of onder de mond afgeplakt voordat de pasgeborene wordt overgebracht naar een neonatologieafdeling.

Oesofagusatresie
De oesofagusatresie is een afwijking of afsluiting van de oesofagus. Vaak kunnen kinderen met deze aandoening ook andere aandoeningen hebben, zoals vertebrale afwijkingen, anusatresie, cardiale afwijkingen, een tracheo-oesofageale fistel, renale afwijkingen en afwijkingen aan extremiteiten. De combinatie wordt beschreven als VACTERL-associatie, een combinatie van aangeboren afwijkingen in de met het letterwoord VACTERL aangeduide lichaamszones of -delen:
- vertebraal;
- anaal;
- cardiaal;
- tracheo-oesofageaal;

- renaal;
- extremiteiten (limbs).

In veel situaties is al bekend dat een kind geboren wordt met een oesofagusatresie als er gedurende de zwangerschap sprake is van hydramnion. Na de geboorte is het eerste verschijnsel dat de pasgeborene bellenblaast. Daarbij kan de pasgeborene cyanotisch zijn en dyspneu vertonen. Ook zal de pasgeborene zich verslikken doordat het speeksel niet weg kan. In situaties waarbij de atresie niet direct post partum problemen veroorzaakt, zal de verpleegkundige dit merken als de pasgeborene zijn eerste voeding tot zich neemt. Het kind verslikt zich, wordt benauwd en kan ademhalingsproblemen krijgen.

OMFALOKÈLE
Een omfalokèle is een centraal defect aan de buikwand ter hoogte van de navel. Bij deze afwijking wordt de buikinhoud bedekt door een half doorzichtig membraan, die over de darmen heen ligt en in de navelstreng is opgenomen. Dit kan gepaard gaan met andere aangeboren afwijkingen zoals aan hart, nieren, longen en een congenitale malrotatie van het colon. Wanneer de afwijking in utero al geconstateerd is, zal men deze kinderen per sectio geboren laten worden. In principe kan de zak waarin de buikinhoud zit heel blijven bij een spontane geboorte, maar zeker bij à terme geborenen en als de diameter van de omfalokèle groot is, is een gevreesde complicatie dat de zak gedurende de uitdrijving barst.
Direct na de geboorte is het van belang de navelstreng niet te dicht bij de buikinhoud af te klemmen, om druk op de zak te voorkomen. Daarna moet de gehele buik voorzichtig ingepakt worden, bij voorkeur met een steriele plastic zak; indien niet aanwezig dan eventueel verwarmd steriel gaas met fysiologisch zout met daaromheen een warme doek. Eventueel kunnen de randen nog extra door doeken ondersteund worden. Het belangrijkste is om te zorgen dat de kèle heel blijft om gevaar voor uitdroging en hypothermie te voorkomen. Daarna zal het kind worden overgeplaatst naar een couveuseafdeling, of naar een neonataal centrum waar neonatale chirurgie wordt uitgevoerd.

GASTROSCHISIS
Gastroschisis is een aangeboren afwijking die wordt gekenmerkt door een defect aan de buikwand aan de laterale kant van de navel. Direct bij de geboorte is de afwijking zichtbaar, waarbij de darmen aan de buitenkant van de buikwand uitstulpen, en de darmen er vaak rood, oedemateus en ontstoken uitzien ten gevolge van blootstelling aan het amnionvocht intra-uterien. De belangrijkste interventie post partum is om te zorgen dat de darmen direct bedekt en ingepakt worden in een steriele doek, maar bij voorkeur in een steriele plastic zak om complicaties zoals dehydratie, eiwitverlies, beschadiging van de darmen en hypothermie te voorkomen. Voor het vervoer geldt hetzelfde als bij de omfalokèle.

7.3.3   *Observatie en zorg voor de pasgeborene in de transitieperiode*

Naast de directe zorg post partum zijn er algemene aspecten die van belang zijn om te weten. Als eerste worden de kenmerken van een gezonde à terme geborene beschreven. Daarna wordt ingegaan op de observaties die van belang zijn en eventuele controleonderzoeken die in deze periode kunnen plaatsvinden.

Tabel 7.12 Gemiddeld gewicht pasgeboren jongens en meisjes.

	Jongens	Meisjes
37 weken	2350-3470 gram	2260-3320 gram
38 weken	2550-3720 gram	2450-3560 gram
39 weken	2740-3980 gram	2640-3800 gram
40 weken	3920-4210 gram	2530-4020 gram

Daarbij wordt genoemd welke aspecten extra aandacht en/of interventies behoeven.

De periode die de pasgeborene nodig heeft om zich aan te passen aan het leven buiten de baarmoeder, wordt de transitieperiode genoemd. Vooral in de eerste 24 uur na de geboorte vinden veel veranderingen plaats in alle orgaansystemen en wordt de pasgeborene blootgesteld aan veel voor hem onbekende omgevingsprikkels. Daarbij moet de pasgeborene, binnen bepaalde grenzen, de omgevingsinvloeden op de lichaamsfuncties leren compenseren. De eerste taak van elke pasgeborene is dan ook om energie te sparen en om homeostase te bereiken. Dit betekent dat er een evenwicht is tussen alle functies in het lichaam.

KENMERKEN VAN EEN GEZONDE À TERME GEBORENE

Ongeveer 80% van alle à terme pasgeborenen zullen een gewicht hebben tussen de 2260 en 4210 gram.

Uiterlijk

De à terme geborene heeft een rond, gevuld plomp uiterlijk, is roze van kleur en heeft bijna geen lichaamsbeharing meer.

Fysiologie

Alle organen van de baby zijn voldoende gerijpt voor onafhankelijke overleving, al neemt het meestal enkele uren in beslag voordat de longen optimaal functioneren, vooral wanneer hier nog wat vruchtwater in zit.

OBSERVATIE NEUROLOGISCH SYSTEEM

De beste manier om een pasgeboren baby te leren kennen is om hem aandachtig te observeren. Het observeren van het bewustzijn gaat samen met het observeren van de houding, gedrag en interactie en is een goede graadmeter om in de transitiefase de conditie van de pasgeborene te beoordelen en om te zien hoe comfortabel hij zich voelt. Hierbij gaat het er niet alleen om hoe de pasgeborene zich gedraagt in rust, maar ook hoe hij huilt, hoe hij reageert op prikkels uit de omgeving en of hij in staat is om zichzelf te reguleren. Tegelijkertijd moet er in deze situatie een omgeving worden gecreëerd waarin de pasgeborene in de eerste fase van zijn leven kan wennen aan de nieuwe prikkels die hij krijgt buiten de vertrouwde omgeving van de baarmoeder. Bij het beoordelen van houding, beweging en reflexen van de pasgeborene wordt gekeken of deze passen bij de vastgestelde zwangerschapsduur. In de baarmoeder ontstaat door ruimtegebrek de karakteristieke foetale houding. In rust zullen de ledematen ontspannen en gebogen liggen en op buiklig zal de pasgeborene zijn knieën onder zijn lijfje buigen en liggen zijn billen omhoog.

Figuur 7.15   Houding en beweging van een pasgeborene.

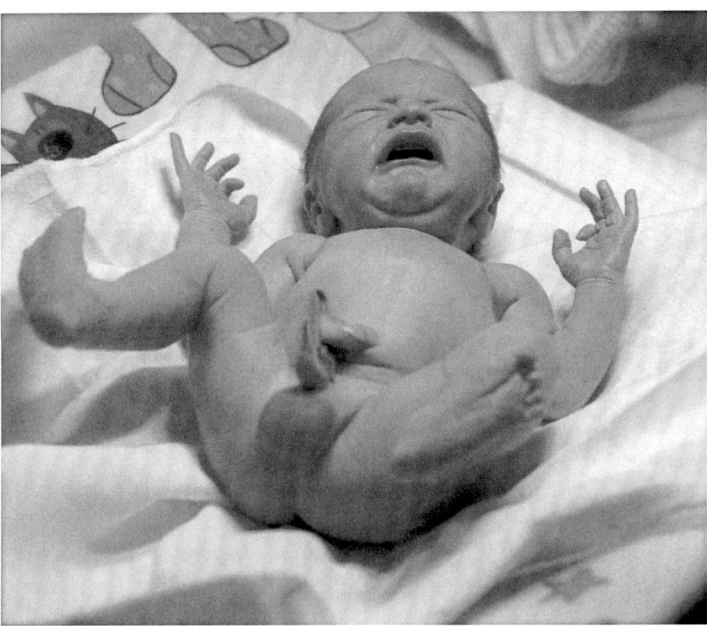

Na de geboorte heeft de pasgeborene een sterke spiertonus en zijn bewegingspatroon is direct na de geboorte hoekig en beperkter dan voor de geboorte. In de eerstvolgende periode wordt zijn bewegingspatroon soepel en gevarieerd. In tegenstelling tot een te vroeg geborene zal een à terme geborene bij het opwekken van het loopreflex zijn hielen in plaats van zijn tenen als eerste op de grond zetten. Wanneer hij van rug- in zithouding omhooggetrokken wordt dan is hij in staat zijn hoofd omhoog te brengen en kan hij zijn hoofd korte tijd rechtop houden. Hij laat een hoeveelheid reflexen zien waarbij de bewegingen die hij daarbij vertoont, laten zien dat zijn zenuwstelsel goed functioneert.

Als de pasgeborene in de transitieperiode erg trillerig en prikkelbaar is, dient dit te worden doorgegeven aan een arts. Onderzocht zal worden of dit komt door drugs en/of medicijnen die de moeder kreeg toegediend, of dat er een andere oorzaak aan ten grondslag ligt. Een pasgeborene die erg hypotoon is, zonder andere symptomen van pathologie (floppy-infant syndrome), kan een aangeboren afwijking hebben waarbij de kinderarts verder onderzoek zal uitvoeren. Men controleert de aanwezigheid van hand- en voetzoollijnen (afhankelijk van de zwangerschapsduur) en gaat na of er tien vingers en tien tenen aanwezig zijn, of er vingers of tenen aan elkaar gegroeid zijn en of er extra tenen en/of vingers aanwezig zijn.

Hierbij wordt gekeken naar afwijkingen in de stand en/of de beweging, ook van armen en benen. Als een pasgeborene pijnsignalen vertoont bij het aanraken en/of bewegen van zijn armen en benen, of een afwijkende stand laat zien, dan is het van belang direct een kinderarts te waarschuwen om de oorzaak en/of afwijking verder te onderzoeken. Vooral bij pasgeborenen waarbij de uitdrijving moeilijk is verlopen of er met behulp van instrumentarium is getrokken is de kans groot dat er schade is opgetreden. Tegenwoordig zullen de volgende afwijkingen steeds minder voorkomen omdat er sneller besloten wordt om een sectio uit te voeren. Toch komt het nog voor en is vroege herkenning van het probleem prettig voor de pasgeborene. De meest voorkomende mechanische geboortetraumata waarbij een pasgeborene een abnormale houding en/of beweging vertoont, zijn:

- claviculafractuur waarbij crepitaties voelbaar zijn en aanraken pijnlijk is;
- humerusfractuur na een moeilijke stuitextractie, pijnlijk bij aanraken;
- parese van de plexus brachialis waarbij meestal de vezels van de C5 en C6 beschadigd zijn, de zogeheten Erbse parese. Dit is de meest voorkomende, waarbij de pasgeborene zijn arm en schouder niet kan bewegen (zie paragraaf 7.3.2, onder 'Mechanisch geboortetrauma, diafragmaparalyse').

Een lage plexusparese, beschadiging van C8 en Th1, heet klumpkeplexusverlamming. Hierbij kan de pasgeborene zijn vingers niet strekken en heeft hij direct post partum en gedurende de kraamperiode specifieke zorg nodig. Daar de spieren in het schoudergewricht verlamd zijn, kunnen deze het gewricht niet goed beschermen. Bewegingen die opnieuw rek op de zenuwen kunnen uitoefenen, moeten vermeden worden. De arm moet rust krijgen en te allen tijde moet voorkomen worden dat de arm slap naar beneden hangt. Het beste is om de arm in een truitje naast het lichaam te fixeren waarbij de arm niet naar achteren afhangt en de pasgeborene zijn hand bij zijn mond kan houden. Voor verdere verpleegkundige interventies verwijzen wij naar de literatuur (Van den Brink et al. 2001).

Wanneer de vliezen al zeer vroeg, voor de 26ste week, gebroken zijn, kunnen bij de pasgeborene afwijkende standen en/of vergroeiingen van de ledematen gezien worden. Deze pasgeborenen hebben vaak last van deze contracturen en moeten direct de juiste ondersteuning krijgen en er moet voorkomen worden dat ledematen onnodig gestrekt worden: dit is pijnlijk. Meestal zullen deze pasgeborenen ook ademhalingsproblemen vertonen door longhypoplasie en zij worden dan direct opgenomen op een neonatologieafdeling.

OBSERVATIE RESPIRATIE EN CIRCULATIE

Het observeren van de respiratie en circulatie en het bewustzijn zijn observaties die niet van elkaar te scheiden zijn. De observatie van respiratie en circulatie staan nu beschreven onder de transitiefase omdat dit de eerste fase is waarin observaties worden uitgevoerd. Sommige aspecten kunnen juist ook in een later stadium voorkomen. Indien een à terme geborene in de transitiefase of gedurende de fase daarna een of meerdere symptomen laat zien die afwijkend zijn dan zal te allen tijde een kinderarts gewaarschuwd moeten worden en wordt de pasgeborene verder onderzocht of ter observatie overgebracht naar een kinder- of neonatologieafdeling.

De ademhaling kan door goed kijken het beste beoordeeld worden. Normaliter zien we in rust dertig tot zestig ademteugen per minuut waarbij het kind een hartslag zal hebben variërend tussen de 90 en 120 slagen per minuut (met stethoscoop hoorbaar) waarbij hij een roze kleur vertoont. Hierbij zien we eventuele acrocyanose die binnen 24 uur geheel verdwenen is. Bij observatie van de ademhaling wordt ook gekeken naar de ademarbeid die een kind moet leveren. Ademarbeid is de krachtsinspanning die geleverd moet worden om opponerende krachten te overwinnen. Dit betekent dat naast de longelasticiteit, de veerkracht van de thorax en de oppervlaktespanning ook de longweerstand overwonnen moet worden.

Bij een observatie van een ademhalingsfrequentie die boven de 60 ademteugen per minuut komt, spreekt men van een tachypneu. Hierbij zien we tegelijkertijd de hartfrequentie stijgen. Een tachypneu gaat vaak gepaard met oppervlakkige ademhaling waardoor hypoventilatie ontstaat. Dit kost energie en kan leiden tot een grotere zuurstofbehoefte en een grotere koolzuurproductie. Redenen waardoor een à terme pasgeborene zonder pathologie tachypnoïsch kan worden, zijn een te hoge of te lage temperatuur, angst, pijn of onrust. Een te vroeg geboren kan tot ongeveer een uur post partum een tachypneu vertonen zonder dat er sprake hoeft te zijn van respiratoire en/of andere problemen. Wel zal men zich er van bewust moeten zijn dat een tachypneu een compensatiemechanisme is waarbij een baby probeert zijn alveolaire ventilatie en gasuitwisseling te handhaven.

Men spreekt van een bradypneu bij minder dan 25 ademteugen per minuut. Een bradypneu kan optreden na inspanning en is een uiting van vermoeidheid. Het kan optreden als overgangsfase naar een ademstilstand (apneu). Dit wordt bij à terme pasgeborenen in de directe fase post partum alleen gezien bij ernstige pathologie of kan optreden bij prikkeling van de n. vagus tijdens het uitzuigen van de keel.

Naast de frequentie observeren we het ademritme, de ademdiepte, thoraxbewegingen en het gebruik van hulpademhalingsspieren. Bij een normale ademhaling bewegen de thoraxhelften symmetrisch overeenkomstig de behoefte (normoventilatie). Pasgeborenen hebben over het algemeen een buikademhaling. Dit komt voornamelijk doordat hun thoraxwand slap en rond van vorm is en als het ware in de inspiratiestand staat. Dit is ook de reden dat een pasgeborene moeite heeft om bij ademnood (dyspneu) zijn longinhoud te vergroten. Een van de eerste kenmerken van echte dyspneu bij de pasgeborene is het neusvleugelen. Door tijdens de inspiratie de neusvleugels te verwijden wordt geprobeerd om de weerstand in de hogere luchtwegen tijdens die inspiratie te verlagen. Soms wordt bij pasgeborenen een paradoxale ademhaling geobserveerd. Hierbij gaat tijdens de inspiratie de buik omhoog maar ziet men de thorax niet meegaan. Dit wordt veroorzaakt als de longen stug zijn en deze stugge longen de beweging van de ademhaling niet kunnen volgen. Ook de thoraxbewegingen laten zien of de pasgeborene te veel ademarbeid moet leveren. Bij dyspneu ziet men tijdens de inspiratie een intrekking van de thoraxwand, waarbij de onderste ribben zijwaarts uitzetten en de buik bol wordt. Dit zijn intrekkingen. Hoe krachtiger de ademhalingsbewegingen en hoe minder stevig de thoraxwand is, hoe zichtbaarder de intrekkingen zullen zijn. De intrekkingen kunnen sub- en suprasternaal en bij de ribben sub- en intercostaal geobserveerd worden (figuur 7.16). Een asymmetrische beweging van de thorax kan wijzen op een probleem zoals een pneumothorax of een diafragmaparalyse. De pasgeborene kan ook hoorbaar gaan ademen (kreunen). Het hoorbaar kreunen is een geforceerde expiratie door een deels gesloten glottis. Met dit compensatiemechanisme tracht de pasgeborene de uitademingsduur te verlengen om het samenvallen van de alveoli tegen te gaan en een betere diffusie van de ingeademde zuurstof via de wand van de longblaasjes te verkrijgen. Dit wordt met name gezien bij te vroeg geborenen maar komt in de transitiefase ook voor bij de à terme pasgeborene als er nog longvocht is achtergebleven. Ook kan het bij de à terme geborene een uiting van pijn zijn.

Een andere vorm van hoorbaar bemoeilijkte ademhaling is de stridoreuze ademhaling. Deze wijst op een vernauwing van de luchtwegen en kan worden onderscheiden in inspiratoire en expiratoire stridor. Een inspiratoire stridor wijst op een hoog gelegen obstructie, boven de stembanden. Dit kan voorkomen bij glottisoedeem en gaat vaak gepaard met intrekkingen van de thoraxwand. Een expiratoire stridor wijst op een lage luchtwegobstructie, waarbij de pasgeborene een verlengde, piepende uitademing heeft (*wheezing*), zijn hulpademhalingsspieren gebruikt en vaak ook cyanotisch is.

Figuur 7.16   Intrekkingen bij buikademhaling.

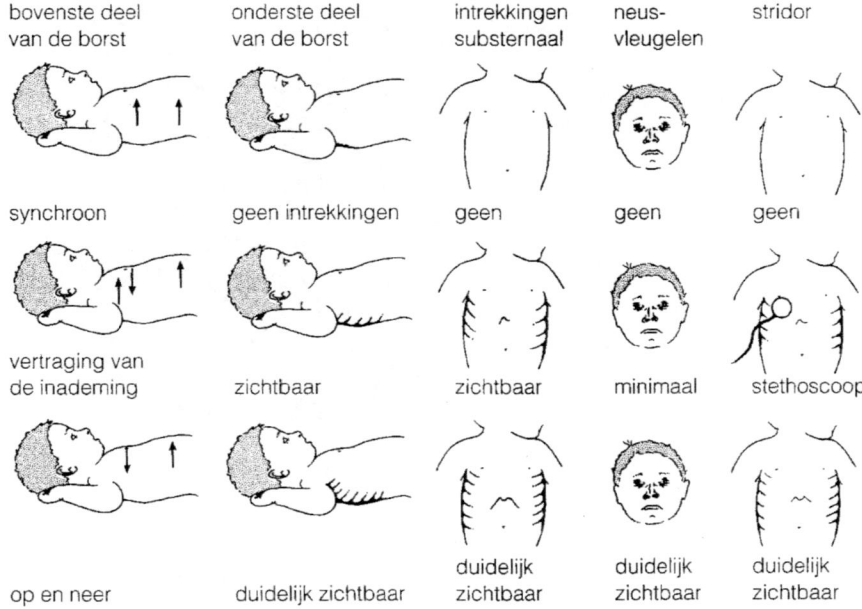

Bij de pasgeborene wordt de circulatie gecontroleerd aan de hand van de ademhaling, kleur en hartfrequentie. Het controleren van de bloeddruk wordt direct post partum weinig gedaan en ook het voelen van perifere pulsaties is bij de pasgeborene en zeker post partum erg moeilijk, vooral als zijn bloeddruk laag is. In de directe fase post partum is de meest gangbare controle van de hartfrequentie en het hartritme, het luisteren met behulp van een stethoscoop. Het is kliniekafhankelijk of andere apparatuur gebruikt wordt bij de opvang van een pasgeborene op een verloskamer. Opties zijn:

- continue registratie van de hartslag en ademhaling met een cardiorespiratoire monitor;
- een pulse-oxymeter waarbij men zowel de saturatie in het bloed meet als de hartfrequentie ziet op het scherm (zie paragraaf 7.4.7).

De controle per stethoscoop is snel en betrouwbaar. Bij het controleren met een stethoscoop moet dit zeker een halve minuut gebeuren, omdat het te kort tellen een verkeerde uitslag kan geven. Normaliter heeft een pasgeborene een sinusritme waarbij de hartfrequentie snel is: circa 120 slagen per minuut. Als de hartfrequentie bij een à terme pasgeborene in rust langere tijd hoger is dan 150 slagen per minuut dan spreekt men van een tachycardie. Hoe jonger de pasgeborene is, hoe hoger de hartfrequentie mag zijn. De grenzen zullen aangepast worden. Het is een belangrijk gegeven dat een tachycardie een compensatiemechanisme is om de *cardiac output* in stand te houden. Indien een pasgeborene een langdurige tachycardie heeft dan is er kans dat dit omslaat in een bradycardie. Oorzaken die kunnen leiden tot een tachycardie zijn:

- compensatiemechanisme, bijvoorbeeld bij shock;
- bijwerking van medicatie (pre- en postnataal);
- aangeboren hartafwijking;
- congenitale hyperthyreoïdie;
- elektrolytenstoornissen;

Figuur 7.17   Observatie met behulp van bewaking.

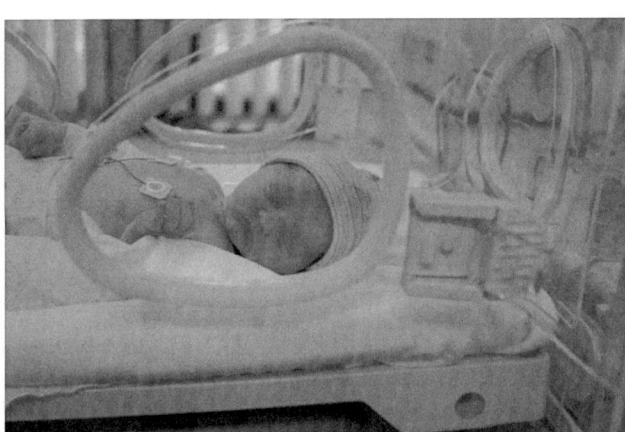

- hyperthermie, koorts;
- onrust, huilen en pijn.

Als de hartfrequentie bij een à terme pasgeborene daalt naar minder dan 80 – bij pasgeborenen van 34 tot 37 weken 90 – slagen per minuut en bij te vroeg geborenen (jonger dan 34 weken) bij 100 slagen per minuut, dan spreekt men van een bradycardie. Ook bij het optreden van een bradycardie komt de pasgeborene in gevaar omdat er ischemie van het myocard ontstaat en dit een negatieve invloed heeft op de contractiliteit van het hart en dus de cardiac output. Factoren die kunnen leiden tot een bradycardie zijn:

- aangeboren hartafwijking;
- bijwerking van medicatie (pre- en postnataal);
- vagale prikkelingen zoals uitzuigen;
- elektrolytenstoornissen;
- hyporthermie en infecties;
- hypoxie;
- cerebrale stoornissen (convulsies);
- diepe slaap of net na de voeding;
- onrijpheid van het ademhalingscentrum volgend op een apneu.

Zoals reeds vermeld is de kleur van de pasgeborene een belangrijk observatie-punt. Afwijkingen of veranderingen van de kleur zullen vaak gepaard gaan met andere afwijkende parameters. Hier volgen enkele kleuraspecten en de problemen die de mogelijke oorzaak van een afwijkende kleur kunnen zijn.

- Bleek tot bleekwit kan onder andere voorkomen bij hypothermie, anemie of bloedingen, asfyxie of shock. Bleek tot bleekgrauw kan duiden op sepsis.
- Rood kan voorkomen bij de te vroeg geborene en als temperatuur, pO2 of Hb en Ht te hoog zijn. Een te hoog Hb en Ht gaat vaak gepaard met een cyanotische waas.
- Cyanose kan duiden op onvoldoende zuurstofopname door bijvoorbeeld ademhalingsproblemen, te hoge Hb en Ht (hyperviscositeit), op of een belemmerde circulatie en ventilatie door bijvoorbeeld:
  - cardiale oorzaken;
  - hypoperfusiesyndroom;
  - afwijkingen van het zenuwstelsel;

- sepsis;
- mogelijk medicatie-intoxicatie.

• Icterus kan voorkomen bij hyperbilirubinemie door:
  - ABO-antagonisme;
  - resusantagonisme;
  - resorptie van extravasaal vocht (grote hematomen);
  - leverfunctiestoornissen na cytomegalie;
  - toxoplasmose;
  - hepatitis;
  - sepsis;
  - galganghypoplasie of -obstructie;
  - ontbreken van galwegen;
  - darmobstructie;
  - soms ook hypothyreoïdie.

• Het harlekijnsyndroom is een syndroom waarbij de ene helft van het lichaam rood en de andere helft bleek is, met een duidelijke scheidingslijn. Dit verschil kan bestaan tussen de rechter- en linkerhelft, maar ook tussen de onder- en bovenhelft van het lichaam. De oorzaak is niet bekend, en ook verdwijnt het verschijnsel vrij snel.

ALGEHELE LICHAMELIJKE CONTROLE EN OBSERVATIE

Controle op prematuriteit

Bij een zwangerschap minder dan 37 weken spreekt men van prematuriteit. Bij de te vroeg geboren pasgeborene ziet men lengte en gewicht die normaal zijn voor de zwangerschapsduur. Het hoofd is in verhouding groter en bedraagt 1/9 deel van de totale lichaamsoppervlakte. De kleur van de pasgeborene is rozerood tot rood. De huid is zeer dun, glanzend en soms oedemateus. Het lichaam is bedekt met lanugobeharing en vernix. Hand- en voetzoollijnen zijn nog niet duidelijk, of haast niet aanwezig. Er is weinig of geen kraakbeenvorming van de oren. Het kind ligt erbij met vrijwel uitgestrekte armpjes en beentjes en vertoont meestal een rustig gedrag waarbij ongecoördineerde, plotselinge bewegingen voorkomen. De mate van prematuriteit bepaalt niet alleen het ontwikkelingsniveau van de te vroeg geboren pasgeborene, maar ook de rijpheid van de organen. Deze categorie pasgeborenen kan ten gevolge van onrijpheid van organen veel problemen krijgen zoals:

• verstoorde thermoregulatie;
• respiratoire en circulatoire problemen;
• nierfunctie- en leverfunctiestoornissen;
• maag-darmproblemen door onrijpheid;
• versterkte icterus neonatorum;
• anemie;
• stollingsstoornissen;
• metabole stoornissen, vooral hypo- of hyperglykemie en hypocalciëmie;
• verhoogde kans op infecties.

Meestal worden deze baby's direct naar een neonatologieafdeling gebracht.

Controle op large for gestational age

De *large for gestational age* (LGA) pasgeborenen zijn over het algemeen te zwaar voor de zwangerschapsduur en deze kinderen hebben een ruime laag bruin vet opgebouwd. Houding en gedrag komen overeen met de uitgerekende zwangerschapsduur. LGA pasgeborenen worden vaak geboren uit een moeder met een slecht gereguleerde maternale diabetes. In de transitiefase is regelmatige bloedsuikercontrole van belang (glucoseproblemen).

Controle op small for gestational age
Hoe pasgeborenen eruitzien die *small for gestational age* (SGA) oftewel dysmatuur zijn, hangt af van de mate van dysmaturiteit. Wanneer de intra-uteriene ondervoeding niet te lang heeft geduurd, maakt het kind een magere indruk, maar is de groei niet vertraagd. Door het magere uiterlijk lijkt het kind langer. De huid is bleekroze van kleur en rimpelig omdat onderhuids vetweefsel ontbreekt. Daarnaast kan de huid droog en schilferig zijn, waarbij er een slechte turgor aanwezig is. Wanneer de intra-uteriene ondervoeding al geruime tijd bestaan heeft, zal de groei, vooral de lengtegroei, verstoord zijn. De dysmature pasgeborene lijkt dan een groot hoofd te hebben, doordat de rest van het lichaam te klein is en de lengte te kort. Een dergelijk kind ziet er ouder uit dan de prematuur geborene.
Een dysmature pasgeborene heeft sterk aanwezige hand- en voetzoollijnen, al verdwijnen deze vaak ook weer na enige dagen. Ten opzichte van de prematuur geborene geldt verder het volgende. Er is meer kraakbeen in de oorschelp, er is minder of geen lanugobeharing, de nagels zijn langer, de huid is dikker, de genitaliën zijn verder ontwikkeld. Bij de observatie van het gedrag ziet men dat deze pasgeborene zich meer als een voldragen kind – rijper – gedraagt. Het kind is actief, meer wakker, sabbelt, heeft een betere spiertonus en houdt de armen en benen gebogen. In de directe fase post partum moeten bloedsuikercontroles worden uitgevoerd omdat de dysmatuur geborene weinig reserves heeft, wat al snel kan leiden tot een hypoglykemie. Verder moet men bij dysmature baby's alert zijn op problemen zoals hypothermie, polycytemie, stollingsproblemen en infecties die in de neonatale fase kunnen voorkomen.
Wanneer een à terme geborene licht dysmatuur is, > 2100 g weegt en verder in goede conditie is dan hoeft hij niet te worden opgenomen op een neonatologie-

Figuur 7.18   Pre-/dysmatuur.

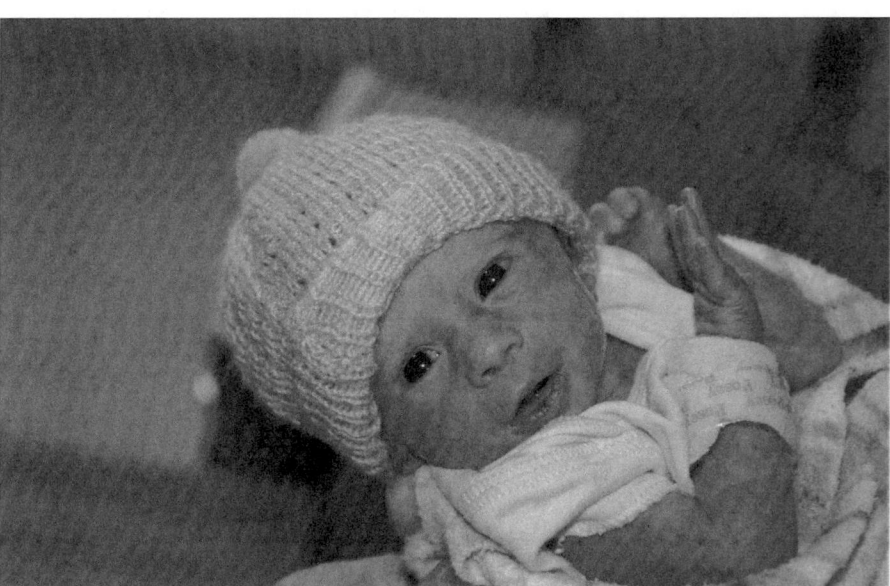

afdeling en kan hij op de kraamafdeling blijven. Bij pasgeborenen zullen ook in de directe fase post partum regelmatig bloedsuikercontroles plaatsvinden en moet er zo snel mogelijk met voeding gestart worden. Ook het handhaven van een goede temperatuur is bij deze categorie pasgeborenen essentieel.

Controle op serotiniteit

Een serotiene pasgeborene vertoont ongeveer dezelfde kenmerken als de dysmature pasgeborene. Het kind is eveneens mager en vrij lang, omdat de groei op een gegeven ogenblik stopt en de placenta minder goed gaat functioneren. De huid is bleek tot bleekroze van kleur. De huid ziet er perkamentachtig uit en kan een 'gebarsten' indruk geven. Het kind maakt vaak een onrustige en hongerige indruk. Vaak zijn de problemen die het kind ondervindt niet ernstig en kortdurend. Bij deze pasgeborenen wordt vooral gelet op symptomen van een hypoglykemie en zal snel met voeding gestart moeten worden. Verder is een goede huidverzorging van belang, vanwege de mogelijkheid dat de huid gaat barsten.

Controle lengteverhouding tussen lichaam en ledematen

De lengtemeting zou bij alle kinderen direct na de geboorte uitgevoerd moeten worden, maar wordt op dit moment in Nederland niet direct na de geboorte gedaan. Dit is voortgekomen uit het idee dat het kortdurend strekken van knieën en heupen nadelig zou zijn voor de heupontwikkeling van de pasgeborene, maar deze vrees lijkt ongegrond. Alleen bij baby's die in onvolkomen stuitligging zijn geboren, moet de lengtemeting circa een week worden uitgesteld. De lengtemeting van een pasgeborene geeft informatie over de gezondheidstoestand in het algemeen en heeft een voorspelbare waarde voor de volwassen lengte als individu. Vooral een disproportie van lengte ten opzichte van het gewicht, dan wel een kleine lengte voor de duur van de zwangerschap zonder inhaalgroei, kan een indicatie zijn van onderliggende pathologische afwijkingen. Indien een arts of de ouders de lengte van het kind willen weten, kan dit zonder gevaar in de directe periode na de geboorte onderzocht worden.

Controle van het hoofd

Het hoofd wordt nagekeken op vorm, grootte, symmetrie en afwijkingen van de schedelnaden. De schedelomvang wordt gemeten. Deze is bij een à terme pasgeborene normaliter 33 tot 36 cm. Hierbij wordt direct gezien of er een afwijking is zoals hydrocefalus of microcefalus. Daarnaast worden de kleine en de grote fontanel gecontroleerd op vorm en wordt gecontroleerd of deze open of gesloten zijn en of de fontanel bol of ingezonken is. Er wordt gekeken naar (afwijkende) haarinplant en aanwezigheid van moulage. Het verwijderen van bloed en/of andere resten direct na de geboorte zal, evenals het reinigen van de huid, afhangen van de conditie van de pasgeborene. Verdere controles zijn gericht op beschadigingen van de huid ten gevolge van een tijdens de partus geplaatste elektrode of snee door een sectio en andere geboortetraumata van het hoofd.

Caput succedaneum

De caput succedaneum is een geboortegezwel dat direct na de geboorte ontstaat door stuwing van het voorliggende deel van het hoofd tijdens de uitdrijving, waarbij de plaats van het gezwel ook de ligging weergeeft. Het geboortegezwel kan erg groot worden indien de uitdrijving moeilijk is of door een vacuümextractie. Het gezwel reikt over de schedelbotten heen en verdwijnt vanzelf binnen enkele dagen. Deze pasgeborenen zullen in de directe fase post partum pijnsignalen laten zien, vooral bij verandering van houding of tijdens het optillen. Daarnaast kan de baby geïrriteerd reageren op omgevingsprikkels zoals licht en geluid. Directe interventies zijn:

- reduceren van licht en geluidsprikkels;
- niet abrupt van houding veranderen en niet op de aangedane zijde verplegen;
- op geleide van pijnsignalen pijnbestrijding afspreken en geven op gezette tijden, gerelateerd aan de voedingstijden;
- ouders instructie en ondersteuning geven bij de zorg voor en ondersteuning van hun kind.

Cefaal hematoom

Het cefaal hematoom ontstaat bij de geboorte door het afscheuren van vaatjes onder het periost van een of meerdere schedelbotten. Vooral bij een verhoogde bloedingsneiging kan een cefaal hematoom ontstaan. Het cefaal hematoom kan de eerste dagen na de geboorte nog niet zichtbaar zijn door het caput succedaneum. Dagenlang kan de pasgeborene zich oncomfortabel voelen. Dit laat hij zien door geprikkeld gedrag, door klaaglijk huilen en slecht drinken. Er kan bij het cefaal hematoom kalkafzetting plaatsvinden bij de randen van het hematoom. Het cefaal hematoom kan een oorzaak zijn van een pathologische icterus, die maandenlang kan voortduren totdat het gezwel geresorbeerd is. Het gezwel zal uiteindelijk restloos verdwijnen. Een schedelbotfractuur kan voorkomen na een tangextractie of door een moeilijke stuitgeboorte. Hierbij voelt men bij aanraking van het schedelbot een deuk in het bot.

De pasgeborene zal signalen van pijn vertonen en de verpleegkundige moet bedacht zijn op bewustzijnsveranderingen. Dit kan wijzen op een verhoogde hersendruk waarbij de kinderarts direct in consult geroepen moet worden. De verpleegkundige zorg richt zich op het vermijden van onnodige hantering, voorzichtige en langzame houdingsveranderingen en het niet op de aangedane zijde

Figuur 7.19   Pasgeborene met cefaal hematoom.

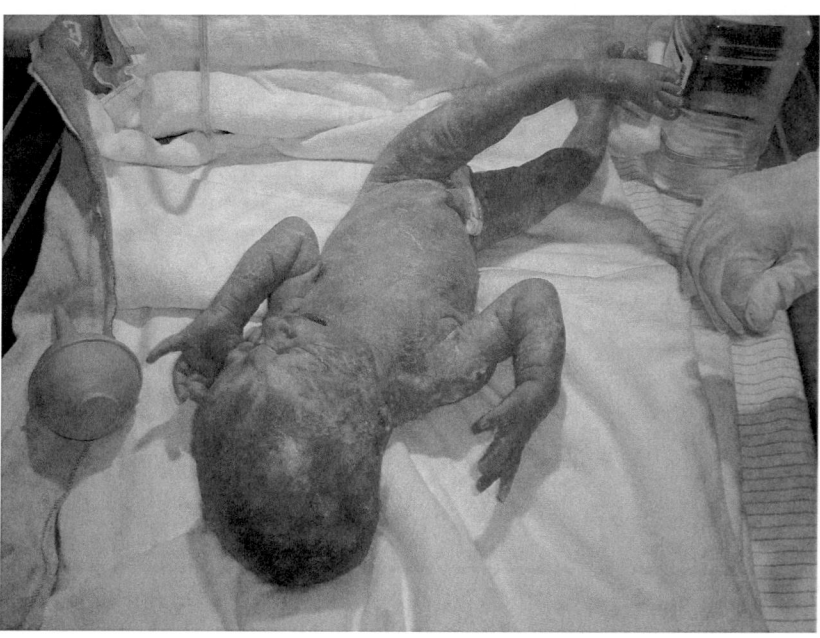

verplegen. Pijnmedicatie zal evenals bij de voorgaande traumata op geleide van pijnsignalen en de diagnose pijn gegeven worden.

Controle van ogen, oren en gelaat

De ogen worden gecontroleerd op eventuele oedeemvorming, aanwezigheid van pus, en er wordt nagegaan of de pasgeborene zijn ogen openen kan. Hierbij ziet men of de oogbol en pupil aanwezig zijn en of de pupil reageert op licht. De oren worden gecontroleerd door het bekijken van de vorm en stand van de oorschelp. Misvormde oren kunnen wijzen op eventueel aanwezige nierafwijkingen. Bij verdere controle van het gelaat wordt gekeken naar hematomen, oedeemvorming, de bolheid van de wangen en de bouw van kin, onderkaak en hals. Beschadiging van de n. facialis, facialisparalyse na bijvoorbeeld een tangextractie, is een geboortetrauma dat direct gesignaleerd kan worden. De pasgeborene huilt scheef naar de gezonde kant, waarbij hij zijn oog aan de zieke kant niet goed kan sluiten met het gevaar dat het oogslijmvlies uitdroogt. De verpleegkundige zorg richt zich op goede ooghygiëne en op voorkomen van uitdroging door regelmatig druppelen van het oog met kunsttranen en zalven van het oog.

Controle van de thorax

De thorax wordt gecontroleerd op grootte (normaliter is deze ongeveer 2,5 cm kleiner in omvang dan de gemeten schedelomtrek), bolheid, symmetrie en beweging. In de meeste situaties wordt bij de controle van de ademhaling al bemerkt of er een afwijkende vorm en/of beweging is, omdat de ademhaling hierdoor bemoeilijkt kan zijn. Er wordt gezien of er sprake is van een borstkliervergroting ('heksenmelk').

Controle van rug en buik

De rug (wervelkolom) wordt tijdens het lichamelijk onderzoek gecontroleerd op rechtheid en dichtheid. Een aanwezige meningokèle kan hierdoor ontdekt worden. In de meeste situaties is dit al tijdens de zwangerschap gezien bij een echoscopie. Voor verder beleid, zie de literatuur (Van den Brink et al. 2001). De buik wordt gecontroleerd op opgezetheid, soepelheid en palpabele lever en nieren. Hierbij worden tevens een eventuele afwijking zoals een omfalokèle en/of de aanwezigheid van een ernstige congenitale heupdysplasie gesignaleerd.

Controle van de navel

Bij het afbinden van de navelstreng wordt deze gecontroleerd op dikte en op de aanwezigheid van arteriën en venen. Verder wordt gecontroleerd of er een navelbreuk aanwezig is. In de eerste fase is regelmatige controle op (eventueel) nabloeden en lekkage gewenst. Er zal aan ouders gevraagd moeten worden, direct als de navel afvalt of verwijderd wordt, of zij deze willen hebben. De navelstreng heeft binnen veel culturen een belangrijke betekenis en ouders kunnen hier veel waarde aan hechten.

Controle van de genitaliën

De genitaliën worden gecontroleerd op vorm en eventuele afwijkingen. Bij meisjes gaat de controle uit van de aanwezigheid van de labia minora en majora (afhankelijk van de zwangerschapsduur) en eventuele vaginale afscheiding. Bij jongens let men op de indaling van de testikels, een eventueel gezwollen scrotum en de aanwezigheid van een hypo- of hyperspadie. Bij beide geslachten wordt gelet op de urineproductie. Deze komt meestal binnen twaalf uur na de

Figuur 7.20   Baby bedekt met vernix.

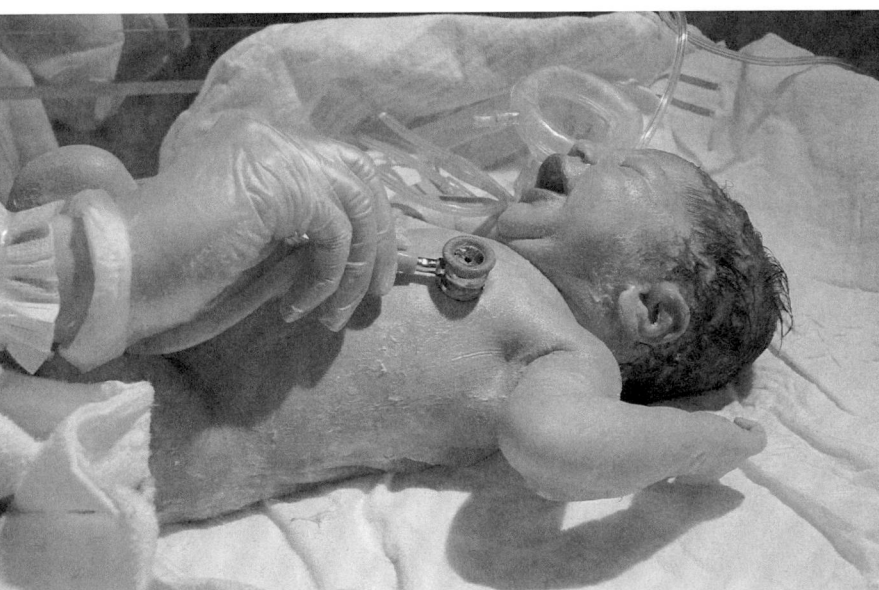

geboorte op gang. Indien er onduidelijkheid is over het geslacht dan zal via de officier van justitie uitstel van aangifte van het geslacht gevraagd worden, tot nader onderzoek is verricht.

Observatie en controle van de huid
De huid van de pasgeboren baby is in de transitiefase nog erg gevoelig, maar laat in reactie op verschillende soorten aanraking zien in de periode daarna steeds meer aan te kunnen. De pasgeborene houdt ervan om stevig vastgehouden te worden en laat zien behoefte te hebben aan de nabijheid van zijn ouders. De huid van de pasgeborene is vaak bedekt met vernix caseosa. In de periode direct na de geboorte biedt het vernix een goede huidbescherming en het vernix houdt temperatuurdaling tegen. Over het algemeen wordt vernix binnen twaalf uur na de geboorte door de huid opgenomen. Mocht er daarna veel vernix achterblijven dan kan dit na twaalf uur verwijderd worden, vooral bij te vroeg geborenen die in de warme vochtige omgeving van de couveuse liggen. Verder wordt de huid gecontroleerd op kleur, turgor, hematomen, milia, aanwezigheid van mongolen-vlek, ooievaarsbeet, petechiën, blaasjes, ontvellingen, huidafwijkingen, huidaan-hangels en eventuele beschadigingen door tijdens de partus gebruikt instrumen-tarium of tijdens de partus geplaatste elektroden.

7.4   Ontwikkelingsgerichte zorg voor de pasgeborene in de neonatale periode

In deze paragraaf wordt eerst ingegaan op de dagelijkse zorg gericht op de pas-geborene en zijn familie, en de controles van de vitale functies. In aansluiting daarop zullen enkele veelvoorkomende problemen beschreven worden en de specifieke behandeling en zorgverlening die dit met zich meebrengt. De ver-pleegkundige staat samen met de ouders als gemeenschappelijke verzorger in nauw contact met de pasgeborene, in 24-uurszorg die gegeven wordt. Dit betekent dat in situaties waarbij ouders nog niet volledig de zorg van hun baby op zich nemen, de verpleegkundige ondersteuning biedt en observeert wat de pasgeborene op een bepaald moment aankan en welke medische en/of verpleegkundige handelingen prioriteit hebben of desnoods uitgesteld kunnen worden. De belangrijkste observaties zijn observaties gericht op het leren kennen van de pasgeborene. Wanneer men het normale gedrag kent, dan zijn veranderingen in gedrag en het observeren van symptomen die wijzen op een actueel en/of potentieel (verpleeg)probleem gemakkelijker te herkennen. Men moet zich ervan bewust zijn dat bij iedere pasgeborene het gedragspatroon, de bewegingen en de reacties sterk wisselen en mede afhankelijk zijn van de ontwikkelingsfase, het persoonlijke karakter, de opgedane ervaringen en de specifieke situatie waarin de pasgeborene zich op dat moment bevindt. Het ene kind kan bijvoorbeeld veel aan voordat hij van streek raakt, terwijl de ander direct heftig reageert op een lichte aanraking. Ook de mate van troostbaarheid en knuffelbaarheid kan onderling sterk verschillen. Het is van belang om te beseffen dat per dag en/of per situatie de behoefte van de pasgeborene sterk kan wisselen en dus continu om een andere en specifieke benadering vraagt.

Ook moet gekeken worden naar de samenhang tussen het geobserveerde gedrag en vitale functies. Een verandering in het ademhalingspatroon kan bijvoorbeeld een respiratoir probleem zijn, maar kan ook voorkomen als het gaat om een elektrolytenstoornis, een sepsis, of als het kind te veel ademarbeid moet leveren omdat er te veel van hem gevraagd wordt. Tijdens de dagelijkse zorg zullen alle directe en indirecte observaties en interventies gebruikt worden om ten eerste de pasgeborene te ondersteunen in zijn ontwikkeling en ten tweede problemen te herkennen waarop gerichte interventies ondernomen moeten worden.

7.4.1   *Observatie en ondersteuning van kracht en sensitiviteit*

De kracht en de sensitiviteit van de pasgeborene kan goed beoordeeld worden als we in de observatie en benadering van de baby continue kijken naar zijn vijf subsystemen:
* het autonome systeem (het fysiologische systeem);
* het motorische systeem;
* het gedragsorganiserende systeem (slaap-, waakstadia);
* het attentie- en interactiesysteem;
* het zelfregulerende systeem (het balancerende systeem).

Zoals reeds beschreven in paragraaf 7.2.2, Neurologisch systeem, is de stabiliteit en een goed functioneren van het ene systeem van groot belang voor de mogelijkheden van de andere subsystemen. Het autonome systeem is de kern van het functioneren van een organisme en kent een aantal communicatiekanalen:
* ademhalingspatroon;
* kleur;
* zenuwbewegingen;
* signalen vanuit de ingewanden.

Het motorische systeem communiceert door:
* houding;
* spiertonus;

- bewegingen;
- activiteit.

Bijvoorbeeld wanneer een baby ondersteund wordt om zijn houding en bewegingen te controleren dan heeft dit directe invloed op zijn ademhaling en een betere zuurstofverzadiging. Als de baby zich goed voelt, heeft dit weer een positieve invloed op de baby in zijn interactie met zijn ouders en zorgverleners.

Het motorische systeem beïnvloedt dus het autonome systeem en het attentie-interactiesysteem in dit voorbeeld. De organisatie van het gedrag uit zich in de mogelijkheden van de baby verschillende slaap-waakstadia te bereiken (diepe slaap tot staat van uiterste opgewondenheid), waarbij vooral de overgang (transitie) van het ene naar het andere stadium van belang is. Attentie en interactie worden getypeerd door de mogelijkheden van de baby om de aandacht vast te houden in zijn contact met de ouders of verzorgers en de omgeving. Meestal zijn à terme geborenen in staat om gedragsmatig aan te geven hoe zij zich voelen en reageren zij goed op de prikkels uit de omgeving en zijn in staat om in balans te blijven.

Of een à terme pasgeborene goed in balans is, is als volgt te zien.

- **Autonoom.** Laat hij zien dat hij een stabiele lichaamstemperatuur, kleur, hartslag, ademhaling en zuurstofverzadiging heeft, zowel in rust als wanneer hij reageert op een stimulus?
- **Motorisch.** Laat hij dit zien door het behouden van een goede spiertonus, het in een gebogen houding blijven waarbij hij armen en benen gebogen tegen zijn lijfje houdt, zowel in rust als tijdens het verzorgen, en heeft hij een soepel en goed gemoduleerd bewegingspatroon?
- **Gedragsorganisatie.** Hierbij laat de pasgeborene zien dat hij een goede balans bereikt en behoudt tussen duidelijk te definiëren slaap- en waakstadia, en soepel overgaat van het ene naar het andere stadium zonder dat dit veel energie kost. Tevens kan hij een periode van alert zijn vasthouden en reageren op input van zorgverleners en de omgeving.

Figuur 7.21   Interactie van een à terme geborene.

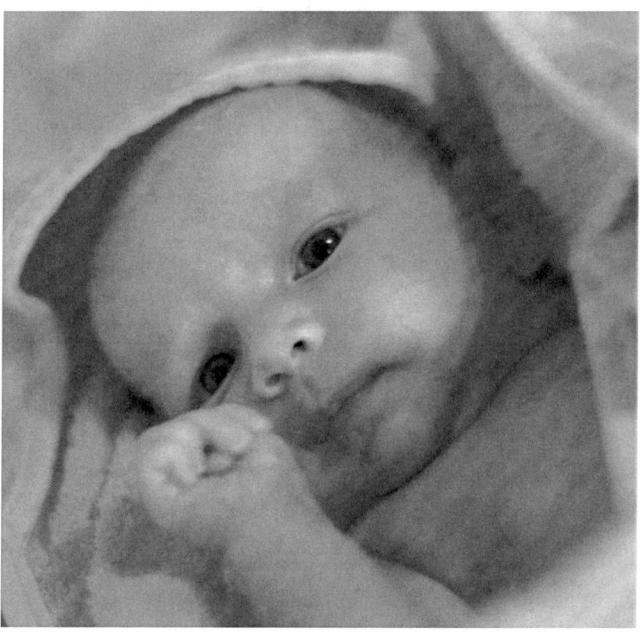

Normaliter zal een à terme pasgeborene goed in staat zijn om zijn omgeving te laten zien hoe hij zich voelt en welke omgevingsprikkels hij als prettig en welke hij juist als onprettig ervaart. Te vroeg geborenen zijn nog helemaal niet in staat tot een dergelijk gedrag en reageren ook veel minder op de omgevingsprikkels. De te vroeg geborene en de zieke pasgeborene hebben moeite met het bereiken van interne en externe regulatie van het fysiologische evenwicht, terwijl dit fysiologisch evenwicht belangrijk is voor elke baby om zich verder te kunnen blijven ontwikkelen.

Het herkennen van gedragsmatige stressreacties is belangrijk, omdat de signalen die de zeer premature geborene geeft anders en subtieler zijn dan bij oudere prematuur en à terme geborenen. Bij deze categorie pasgeborenen zal ook steeds gekeken moeten worden welke signalen wijzen op stress en sensibiliteit en welke interventies ter vermindering en/of voorkoming van dit stressvolle gedrag nodig zijn. Het zwaartepunt van de verpleegkundige zorg moet liggen op het observeren en kwantificeren van het gedrag van vooral de te vroeg geborenen en zieke pasgeborenen. Door het gedrag van de pasgeborene te begrijpen en hem te beschermen tegen omgevingsinvloeden en behandelingseffecten, kan men ervoor zorgen dat de kwetsbaarheid van deze baby's wordt verminderd. In deze paragraaf zal verder alleen worden ingegaan op de zorg voor de à terme geborene en verwijzen we u voor de zorg voor te vroeg geborenen en zieke pasgeborenen naar de literatuur (Van den Brink et al. 2001; Wielenga & Hankes Drielsma 2006).

7.4.2 Observatie en ondersteuning bij pijn

Zoals u reeds over de volwassene heeft geleerd, is pijn een alarmsignaal dat het lichaam afgeeft en dat aangeeft hoe iemand de pijn voelt en beleeft (het ei van Loeser, een pijnmodel) en kan pijn in diverse categorieën worden ingedeeld. Bij pasgeborenen kan ook de theorie volgens het ei van Loeser worden toegepast, alleen zal de beleving in het begin niet aanwezig zijn en zal het over het algemeen gaan over acute pijn. Redenen waarom pasgeborenen pijn kunnen ervaren zijn wisselend. Ten eerste kan de periode rondom de geboorte pijnlijk zijn, vooral wanneer hulpmiddelen zoals vacuümextractie of forcipale extractie zijn uitgevoerd. Tevens kan een pasgeborene pijn ervaren ten gevolge van verpleegkundige en/of medische ingrepen die worden uitgevoerd en ten gevolge van een ziekte zelf. Dit laatste zal op de kraamafdeling niet zoveel voorkomen. Om een diagnose pijn te kunnen stellen bij een pasgeborene is het van belang om te weten welke stresssignalen (tabel 7.13) de baby afgeeft en of het pijn is. Tevens zal de mate waarin het kind signalen afgeeft wijzen op de mate van pijn die hij heeft. Bij een gezonde à terme geborene is pijngedrag goed te zien, maar dit is bij zieke en/of te vroeg geborenen veel moeilijker. De uitingsvormen van pijn zijn onder te verdelen in gedragsmatige signalen zoals lichaamsbewegingen en -houding, gelaatsuitdrukking en vocalisaties, fysiologische parameters en hormonaal-metabole reacties. De motorische en gedragsmatige reacties op pijn kunnen zijn:

- gezichtsuitdrukkingen zoals:
  - fronsen van het voorhoofd;
  - fronsen van wenkbrauwen naar beneden;
  - een pijnlijke of verkrampte uitdrukking in het gezicht;
  - dichtknijpen van de ogen of een starende blik;
  - zwelling en verbreding van de neuswortel en *flaring*;

Tabel 7.13   Gedragssignalen van stabiliteit en stress.

Categorie	Signalen van stabiliteit	Signalen wijzend op stress
Autonoom	Vermogen om ademhaling en kleur te reguleren of te herstellen	Apneus, tachypneu, snakken naar adem
	Vermindering van stuipen, trillen en schrikachtige bewegingen	Kleurverandering: donker, gemarmerd, cyanose, grauw, bleek
		Kokhalzen en/of het maken van zacht grommend geluid
		Uitspuwen van speeksel en/of braaksel
		Hikken
		Gespannen uitrekken en strekken
		Stuipen
		Trillen, schrikachtige bewegingen, plotselinge onwillekeurige trekkende bewegingen
		Kuchen, niezen, gapen, zuchten
Motorisch	Vermogen om verslapping, hypertonie en overstrekken te verminderen	Verslapping van gelaat, romp en extremiteiten
	Behouden van een gebogen houding	Hypertonie die zich uitbreidt over benen, armen, vingers, romp, gezicht en tong
	Vermogen om vingers en handen ineen te slaan	Overstrekken van romp en extremiteiten
	Vermogen om handen bij elkaar te houden als ze bij elkaar gebracht worden	Wilde, ongecoördineerde bewegingen
	Pogingen om lichaam te buigen naar foetale houding, opgetrokken knietjes, romp gebogen, hoofd naar voren, handjes bij de mond	
	Pogingen om been of voet te steunen	
Bewustzijn	Behouden van een geregelde slaap zonder verstoring van het motorische en het autonome systeem	Gestoorde, onderbroken slaaptoestand, met onwillekeurige bewegingen, grimassen, klaaglijk huilen, onregelmatige ademhaling, nerveuze activiteit met schokkende bewegingen of trekkingen in gezicht
	Robuust huilen en een gerichte alertheid, met geanimeerde expressie	
		Ogen zijn mogelijk open met ongefixeerde (dwalende) oogbewegingen, angstige, starende blik
Attentie-interactie	Reageren op geluid en visuele stimulireactie houdt langer aan	Stresssignalen worden zichtbaar via andere systemen
	Soepele overgang van de ene naar de andere stimulus	Bij verschillende of te veel stimuli tegelijkertijd treedt stress op
	Gelaatsuitdrukking laat duidelijk geïnteresseerdheid zien, variërend van opgewonden tot ontspannen	

Categorie	Signalen van stabiliteit	Signalen wijzend op stress
Zelfregulerend gedrag	De pasgeborene laat een uitgebreid repertoire van succesvolle strategieën zien	Een poging tot het vinden van balans door: • terugvallen naar een lager bewustzijns-niveau • houdingsveranderingen • steun zoeken met voet of been • handen en/of voeten naar elkaar toe brengen Trachten robuust en ritmisch te huilen Proberen om tot een bewustzijnsniveau te komen en gerichte alertheid met geanimeerde gelaatsexpressie

       – straktrekken van de mondhoeken;
       – strak gespannen tong;
  • vocalisaties zoals:
       – hoog schril huilen;
       – hard huilen;
       – klaaglijk huilen of zuchtend, snikkend;
  • lichaamsbeweging en -houding zoals:
       – het terugtrekken van het aangedane lichaamsdeel bij manipulatie;
       – in elkaar krimpen als vluchtreactie;
       – het heen en weer schudden van het hoofd en/of schuiven met de benen over de onderlaag;
       – optrekken van benen;
       – krommen van tenen en/of spreiden van tenen;
       – ballen van vuistjes en/of wijd spreiden van vingers;
       – gespannen bewegingen van ledematen, hoge spiertonus;
       – juist heel stil liggen en niet bewegen;
  • fysiologische reacties:
       – verandering van de ademhaling naar bijvoorbeeld onregelmatig en/of oppervlakkig, wat gevolgd kan worden door een apneu;
       – toename van de hartfrequentie en een verhoging van de systolische bloeddruk;
       – daling van de zuurstofspanning en zuurstofverzadiging in het bloed;
       – verandering van kleur, variërend van hoogrood tot bleek;
       – de intracraniële druk stijgt maar is niet direct waarneembaar;
       – palmair zweten bij à terme geborenen.

Hormonale en metabole reacties (stressrespons) die worden veroorzaakt door een stijging van cortisol, groeihormoon, catecholaminen, glucagon en aldosteron en een daling van de insulinesecretie kunnen leiden tot hyperglykemie en melkzuuracidose. De reacties zijn moeilijk met het oog waarneembaar en worden pas zichtbaar als er bloed ter controle wordt afgenomen. Om de mate van pijn bij de pasgeborene op waarde te kunnen schatten, is het gebruik van een pijnobservatieschaal onontbeerlijk omdat een objectieve beoordeling van pijn de mogelijkheid geeft om een pijnbeleid af te stemmen op het individuele kind.

Figuur 7.22   Pijnsignalen.

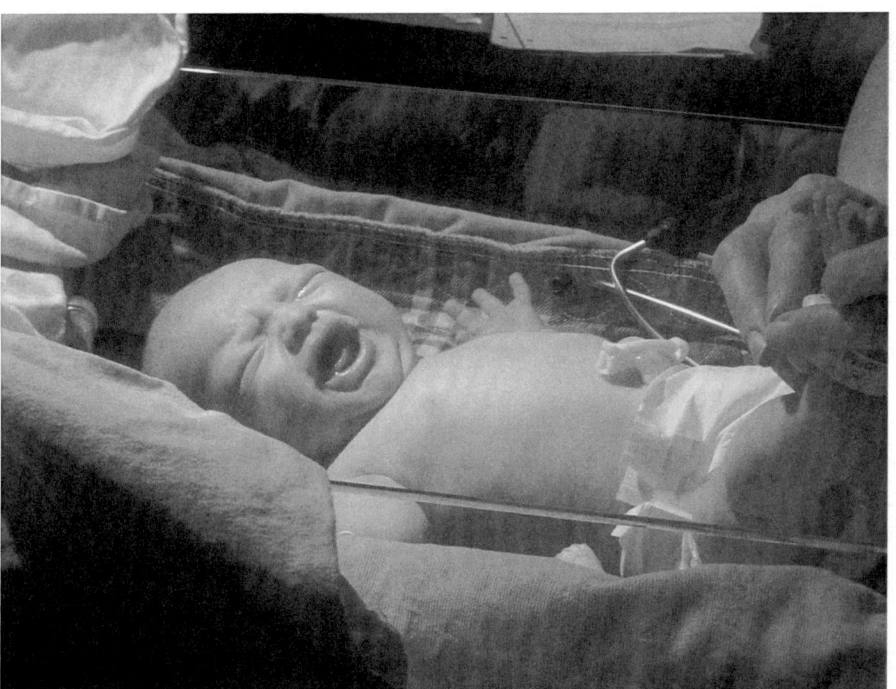

In Nederland worden bij pasgeborenen verschillende pijnmeetinstrumenten gebruikt, zoals de Neo comfortschaal en het *neonatal infant pain profile* (NIPP). Niet alleen is de observatie van pijn een verpleegkundige verantwoordelijkheid maar ook het coördineren van het verpleegproces bij het minimaliseren van handelingen die pijn en stress veroorzaken bij de pasgeborene. De Landelijke Pijnwerkgroep NICU's (LPN, http://www.lpn-s.nl) heeft richtlijnen opgesteld die in de zorgverlening voor pasgeborenen als hulpmiddel kunnen dienen bij het minimaliseren van pijn en stress bij pijn en tijdens het uitvoeren van medische en/of verpleegkundige handelingen die pijnlijk kunnen zijn. Deze richtlijnen bevatten informatie over pijn en het voorkómen en/of minimaliseren van stress en pijn bij ingrepen die mogelijk pijnlijk zijn. Tevens worden daarin aanbevelingen gedaan voor non-medicamenteuze en medicamenteuze pijnbestrijding bij pasgeborenen. Maatregelen ter minimalisering van pijn bij een capillaire bloedafname zijn onder andere:
- van tevoren de te prikken hiel verwarmen door middel van een warme doek of een verwarmd gelkussentje;
- tijdens het uitvoeren van de bloedafname de baby door een tweede persoon in gebogen houding laten ondersteunen;
- tijdens het prikken gebruikmaken van een vloeistof ter bevordering van druppelvorming van het bloed;
- de prikplaats beoordelen en voorkomen dat dezelfde plek opnieuw wordt aangeprikt;
- gebruikmaken van de correcte maat naald of jenner;
- bij stuwen erop letten dat de hiel gecirculeerd blijft;
- tijd nemen om na de ingreep te troosten totdat de baby weer gekalmeerd is.

Figuur 7.23   Ondersteuning bij een capillaire bloedafname.

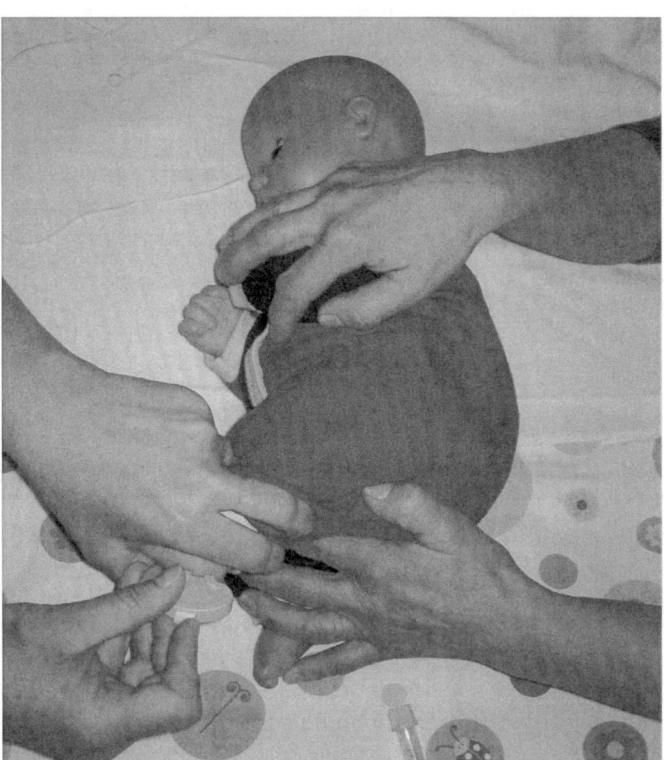

7.4.3   Observatie en ondersteuning van het slaap-waakritme

Per 24 uur wordt in de neonatale fase getracht om een dag-nachtritme aan te bieden aan de pasgeborene en hem hierin te ondersteunen. De pasgeborene kan robuust huilen en hij ontwikkelt zijn eigen slaap-waakpatroon dat gerelateerd is aan de voeding, maar het kan nog enkele weken duren voordat hij een echt dag-nachtritme ontwikkelt.

Een gereguleerd en goed slaap-waakritme heeft een positieve invloed op de ontwikkeling van de circadiaanritmen, wat ook weer invloed heeft op de groei van de pasgeborene. De slaapperioden en de diepte van de slaap zijn bij pasgeborenen afhankelijk van de leeftijd en de conditie waarin zij zich bevinden. Als we het slaap-waakritme van de pasgeborene observeren dan kijken we continu in welke gedragstoestand hij zich bevindt. Dit zijn specifieke kenmerken die bij het stadium van bewustzijn horen, zoals de slaapstadia met diepe, lichte en remslaap en waakstadia met doezelen, rustig alert wakker zijn, of actief alert wakker zijn, of huilen.

Bij een gezonde pasgeborene, geboren na een zwangerschapsduur van 36 weken, zijn de diverse gedragstoestanden goed te onderscheiden en de à terme pasgeborene zal over het algemeen het merendeel van de dag en de nacht slapend doorbrengen. Hij wisselt diepe en lichte slaap af en is in staat om zich af te sluiten van herhalende geluiden die niet storend zijn. In de perioden van diepe slaap zien we dat de baby erg stil ligt en moeilijk wekbaar is. In deze perioden moet dan ook voorkomen worden dat het kind gestoord wordt voor een handeling of verzorging die niet strikt noodzakelijk is. Gedurende de remslaap observeert men vaak snelle oogbewegingen, bewegingen van het gelaat en de extremiteiten. Gedurende deze perioden reageert de pasgeborene relatief snel op prikkels uit de omgeving en zien we dat de reactie trager is dan in de wakkere toestand. Over het algemeen wordt een à terme pasgeborene zelf wakker rondom de tijd dat hij honger heeft.

Bij het wakker worden observeren we hoe de pasgeborene wakker wordt en of hij goed vanuit zijn slaap in een waakstadium kan komen. Hierbij observeren we of hij tevreden is, of dat het wakker worden juist gepaard gaat met mopperigheid of huilen. Als de baby gewekt wordt, moet dit rustig gebeuren en is het belangrijk om de pasgeborene tijd te geven om echt goed wakker te worden. Eenmaal goed wakker zal de à terme geborene over het algemeen voldoende energie hebben voor interactie met zijn omgeving en zien we dat hij alert en gericht reageert op aanraking en geluid. Voordat men start met een verzorgingsronde of handeling, is het van belang om eerst te observeren in welke gedragstoestand en conditie de pasgeborene zich op dat moment bevindt.

Wanneer een pasgeborene onrustig en geïrriteerd wakker wordt en direct stressvol gedrag vertoont, kan het nodig zijn om de pasgeborene eerst te troosten en te stabiliseren voordat er sprake kan zijn van verzorging. Als de baby zonder een gegronde reden onrustig en geïrriteerd of hypertoon gedrag vertoont, niet goed wekbaar is of na het wekken erg hypotoon blijft, zal eerst gekeken moeten worden wat de oorzaak is. Tijdens de zorgverlening moet continu geobserveerd worden of motorische, gedragsmatige en fysiologische parameters veranderen door de zorgverlening. Als dit gebeurt dan is dit een duidelijk teken dat de zorgverlening te veel prikkels omvat en de pasgeborene niet meer in staat is om zichzelf te reguleren. Dit is een moment waarop er even gestopt moet worden met de zorgverlening en de pasgeborene gelegenheid en tijd krijgt om zich te herstellen. Hij heeft soms ondersteuning nodig om zichzelf te kalmeren. Dit kan door met vlakke handen het hoofd, de romp en de ledematen te ondersteunen waarbij hij met zijn handen bij zijn mond kan komen.

Hierbij zal erop gelet moeten worden dat fluctuaties in de neutrale lichaamstemperatuur tot een minimum beperkt worden door het gebruik van warme doeken of omgevingswarmte. Vooral bij te vroeg geborenen wordt vaak gezien dat wan-

Figuur 7.24   Slaaphouding.

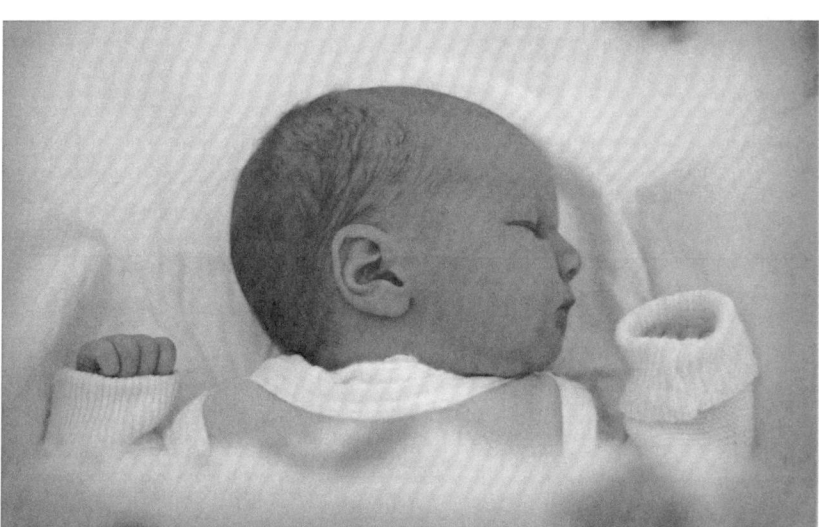

Figuur 7.25   Ondersteuning tijdens zorgverlening.

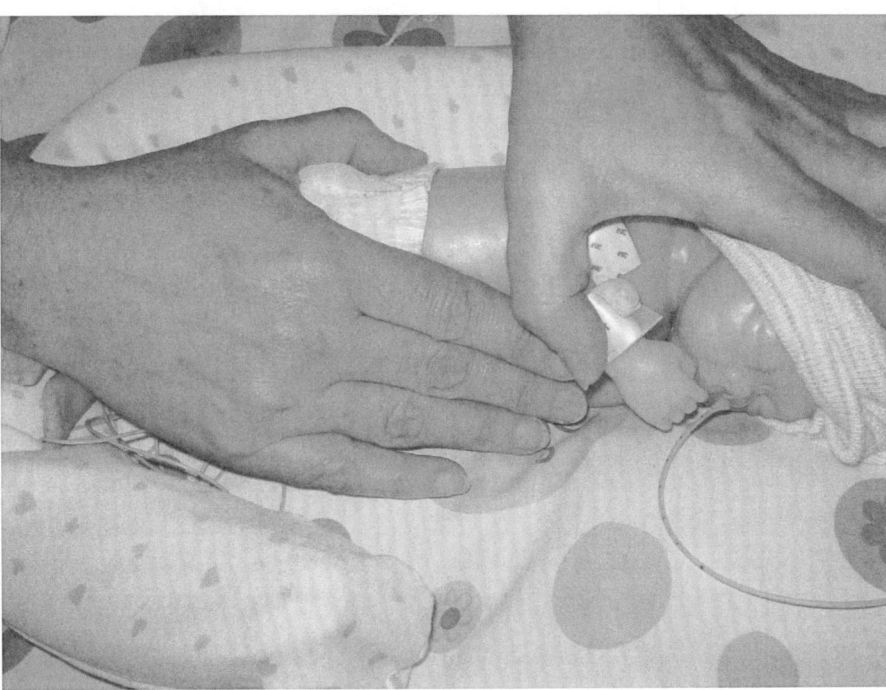

neer zij tijdens een zorgverlening te opgewonden raken, zij na de zorgverlening moeite hebben om van een waak- naar een slaapstadium te komen.

INVLOED VAN LICHT EN GELUID

Wanneer we spreken over circadiaans ritme dan weet men dat dit dagelijkse ritme beïnvloed wordt door een licht-donkercyclus en de invloed van het dag-nachtritme op ons interne systeem zoals de fysiologie van lichaamstemperatuur, hormoonproductie, cardiovasculair functioneren en bijvoorbeeld de opname van medicatie in ons lichaam. Intra-uterien heeft de ongeboren baby in het laatste trimester van de zwangerschap laten zien dat zijn circadiaanse ritme is afgestemd op dat van zijn moeder.

Aan baby's is te zien dat zij een maand na de geboorte een circadiaans ritme hebben voor wat betreft de lichaamstemperatuur en na drie maanden ten aanzien van de hormoonproductie. Er is nog weinig bekend over het circadiaans ritme van de à terme pasgeborene maar we zien dat de aan dag en nacht gerelateerde cyclussen van activiteiten ongeveer zes tot twaalf weken na de geboorte tot stand komen. Bij pasgeborenen die borstvoeding krijgen, komt dit eerder tot stand. Men gaat er hierbij van uit dat het dag-nachtritme van borstgevoede baby's positief beïnvloed wordt door hormoonspiegels in de moedermelk die overeenkomen met het dag-nachtritme van de moeder.

Op de kraamafdeling kan er gekeken worden of de wieg waarin de pasgeborene te slapen wordt gelegd afgeschermd is van felle verlichting en ouders kunnen bewustgemaakt worden van het belang van een cyclisch lichtpatroon als hun baby thuiskomt, waarbij overdag het donker vermeden moet worden en tijdens de nachtelijke voeding juist het licht gemeden moet worden. Tijdens perioden van slaap en gedurende de zorgverlening kan erop gelet worden dat er geen felle verlichting aan is op de plaats waar de zorgverlening gegeven wordt, zeker als de

Figuur 7.26   Omgeving kind afgeschermd van licht.

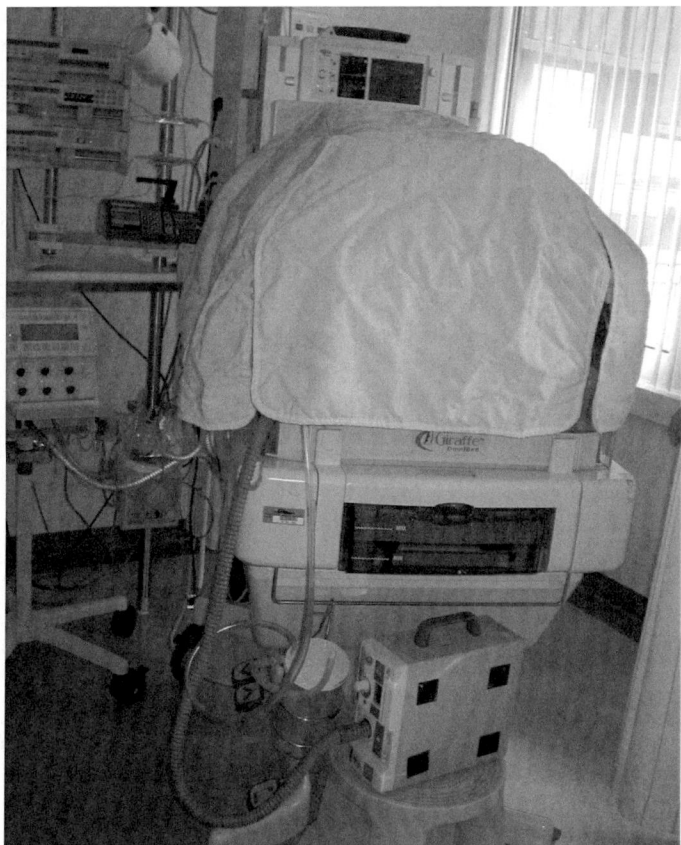

baby verzorgd wordt in een ruimte waarin gedurende dag en nacht eenzelfde hoeveelheid licht gevoerd wordt. Felle verlichting brengt onrust met zich mee, is onprettig voor de pasgeborene en zal zijn interactie met de omgeving negatief beïnvloeden.

Evenals veel licht verstoort ook veel geluid het slaap-waakritme van de pasgeboren baby. Onnatuurlijk en veel geluid beïnvloedt de perioden van diepe slaap die de pasgeborene juist nodig heeft voor zijn groei. Tevens kunnen te veel omgevingsgeluiden storend zijn voor de pasgeborene in wakkere perioden. De pasgeborene herkent namelijk de stem van moeder, vooral haar toon en spraakpatroon van voor de geboorte. De à terme geborene reageert beter op dat stemgeluid wanneer hij in een rustige omgeving is en er niet veel andere geluiden op de achtergrond aanwezig zijn. Elke pasgeborene is nog snel overweldigd door veel geluid en hard geluid die de aandacht en energie die hij nodig heeft om te drinken, negatief beïnvloeden.

Aan omgevingsinvloeden van licht en geluid bij te vroeg geborenen moet heel veel aandacht besteed worden, vooral als zij in een couveuse verpleegd worden en/of op de neonatologieafdeling liggen. In een omgeving waar veel licht is, wordt het kind met een dikke deken afgeschermd van de omgeving (zie ook Van den Brink et al. 2001; Wielenga & Hankes Drielsma 2006).

7.4.4 Observatie en ondersteuning van houding en beweeglijkheid

Tijdens de zorg voor de pasgeborene moet regelmatig gekeken worden in welke houding de pasgeborene ligt. Sommige pasgeborenen hebben al snel na de geboorte een voorkeurshouding. Een overstrekte, verkrampte of in elkaar gedoken houding kan erop wijzen dat de pasgeborene pijn heeft, niet comfortabel ligt of een ander probleem heeft. Het observeren van de gelaatsuitdrukking en de manier van huilen kunnen hierbij belangrijke informatie geven.

Naast de houding observeert men tegelijkertijd het gedrag en de beweeglijkheid die de pasgeborene vertoont in een bepaalde houding. Bij het observeren van de beweeglijkheid beoordeelt men tevens of deze bewegingen passen bij de ontwikkeling, of dat er sprake is van een abnormale beweeglijkheid. Als er abnormale bewegingen voorkomen, zoals trillen, fladderen en trekken, moet er gekeken worden of er symptomen zijn die wijzen op pijn of andere mogelijke oorzaken zoals convulsies en/of neurologische stoornissen. Door het combineren van de genoemde aspecten kan men goed beoordelen of de pasgeborene ontspannen of hypertoon is, onrustig of actief is en op welke wijze houding en beweging veranderen bij aanraking. Wanneer een pasgeborene erg onrustig en beweeglijk is en nog moeite heeft om zichzelf te kalmeren, kan hij losjes in een doek worden gewikkeld (inbakeren). Het inbakeren van een pasgeborene die moeite heeft om zichzelf te kalmeren is anders dan het inbakeren van een oudere zuigeling waarbij de diagnose huilbaby is vastgesteld. Er zijn diverse methoden van inbakering die toegepast kunnen worden, maar alle met een verschillend doel. Hier volgen enkele voorbeelden.

- Bij de zuigeling die veelvuldig huilt en waarbij de diagnose huilbaby is gesteld, zal gekozen worden om de baby op zijn rug te leggen. Hierbij worden beide armen langs zijn lijfje naar beneden gepositioneerd en in een doek gewikkeld. Het doel van deze inbakeringsmethode is om een oudere baby, die reeds gewend is om in rugligging te slapen, te helpen in slaap te vallen.
- Bij een à terme pasgeborene die erg onrustig is, bijvoorbeeld bij het optreden van een neonataal abstinentiesyndroom (NAS) heeft het inbakeren het doel om de wilde bewegingen en krabeffecten te verminderen. Deze pasgeborenen worden strak ingebakerd waarbij ervoor gezorgd wordt dat de baby zijn handen voor zijn mond kan houden maar dat tevens zijn handen in de doek gewikkeld zijn. Dit voorkomt dat hij zijn gezicht openkrabt en hij wakker blijft door ongecoördineerde bewegingen en onrust. Deze pasgeborenen worden ingebakerd en in zijligging gelegd om te slapen omdat regurgitatie en braken bij abstinentieverschijnselen veelvuldig voorkomen.
- Een derde wijze van inbakeren is bij te vroeg geboren en onrustige pasgeborenen in de neonatale periode. Deze pasgeborenen worden losjes met de armen gebogen in een doek gewikkeld. De pasgeborene behoudt bij deze inbakering de mogelijkheid om zijn handen voor zijn mond te houden en zichzelf te kalmeren door het zuigen op zijn hand.

Bij het ondersteunen van elke houding is het van belang te zorgen dat er voor de pasgeborene een zo natuurlijk mogelijke houding gecreëerd wordt. Vooral te vroeg geborenen zullen nog moeite hebben om zelf een comfortabele houding aan te nemen. Indien een baby dit moeilijk lijkt te kunnen dan kan de houding ondersteund worden door bijvoorbeeld een rol of nestje. Door het gebruik van de houdingsondersteuning wordt tegelijkertijd een ruimtelijke begrenzing geboden waardoor de pasgeborene zich veilig voelt en de ledematen ondersteund worden.

Figuur 7.27   Cobedding.

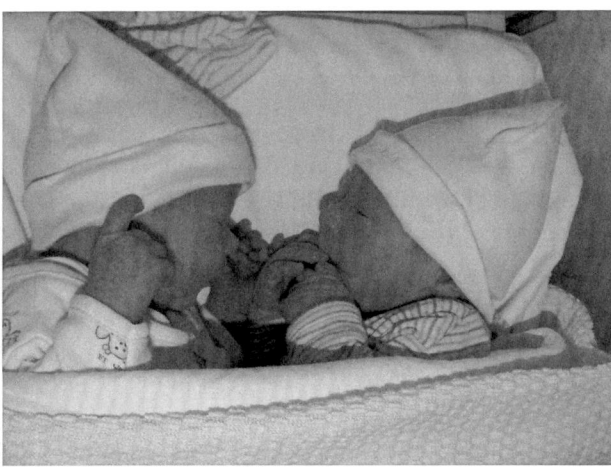

Bij pasgeborenen met een stabiele conditie kan men een natuurlijke houding creëren door het afwisselend gebruik van een hangmatje in het bed. De pasgeborene wordt zo veel mogelijk in een stabiele zijligging of rugligging geplaatst, behalve als er problemen bestaan waarbij rugligging een contra-indicatie is. De zijligging heeft als voordeel dat de pasgeborene in een natuurlijke houding ligt en gemakkelijk met zijn vingers bij zijn mond kan komen. In beide liggingen moet hij ondersteund worden door rollen en bijvoorbeeld gelkussens of -doeken. Rugligging tijdens slaap waarbij de baby niet bewaakt wordt, moet aangeleerd worden, omdat dit de aanbevolen slaaphouding ter preventie van wiegendood is. De verpleegkundige heeft de taak de ouders gerichte informatie te geven ter preventie van wiegendood voor ontslag naar huis. Voor richtlijnen te preventie van wiegendood zie http://www.veiligslapen.info.

COBEDDING BIJ MEERLINGEN

Ouders vragen vaak of hun tweeling in een en hetzelfde bed mag slapen omdat zij in de baarmoeder ook bij elkaar waren. Ouders kan verteld worden dat cobedding in principe geen belemmering is en twee baby's gerust in een en hetzelfde bed mogen slapen. Ouders moeten wel goed geïnformeerd worden over het cobedden en moeten weten dat dit iets anders is dan *bed sharing* waarbij een ouder samen met zijn pasgeborene in een bed slaapt. Bed sharing wordt ten strengste afgeraden, maar cobedding biedt vele voordelen voor de baby's en uit literatuuronderzoeken blijkt dat het geen risico is mits de richtlijnen ter preventie van wiegendood gehanteerd worden zoals bij een eenling, elke pasgeborene voldoende ruimte heeft en vrij kan ademen. Ouders kunnen hierover verdere informatie verkrijgen bij de Nederlandse Vereniging voor Ouders van Meerlingen (NVOM, http://www.nvom.net/nl). Ook in de kraamperiode kunnen pasgeborenen bij elkaar gelegd worden.

7.4.5 Observatie en ondersteuning van aanraking en beweging in de ruimte

De huid van de pasgeborene blijft gevoelig en de pasgeborene laat duidelijk merken hoe hij verschillende soorten aanrakingen ervaart. Ouders zijn vaak verbaasd

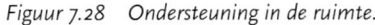

Figuur 7.28   Ondersteuning in de ruimte.

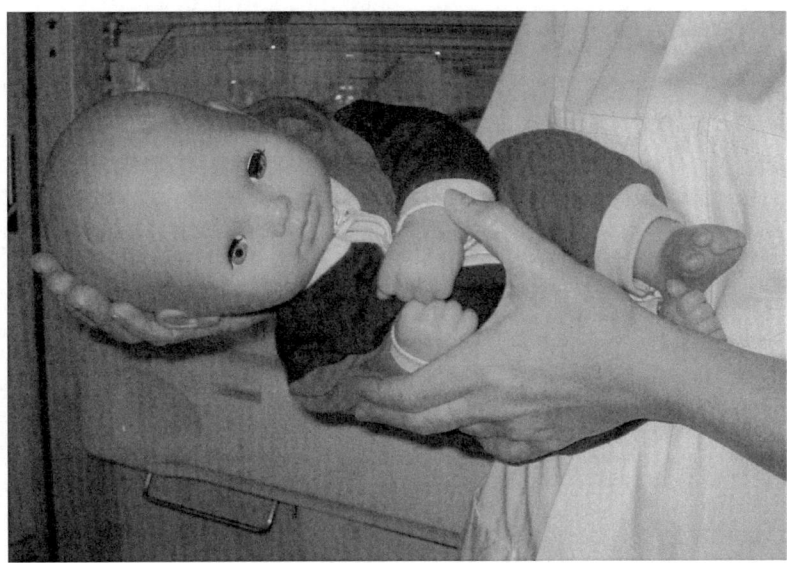

als zij merken dat hun pasgeboren baby het liefst zo dicht mogelijk tegen hen aan ligt en laat zien dat hij het liefst in hen zou willen kruipen. De baby wil dus graag bij iemand zitten voor comfort, maar hij doet dit ook voor het opdoen van ervaringen die hij uit zichzelf niet kan opdoen, maar wel nodig heeft voor zijn ontwikkeling.

Tijdens de zorgverlening is het van belang om de baby zo veel mogelijk met de vlakke hand te benaderen en de huid zacht te masseren bij het verschonen. De pasgeborene houdt ervan om stevig te worden vastgehouden en met zijn billen op de onderlaag te blijven tijdens de zorgverlening. Dit geeft hem een gevoel van veiligheid. De beweging in de ruimte is voor de pasgeborene een nieuwe ervaring omdat hij in de baarmoeder voortbewoog in vruchtwater. Het onverwacht door de lucht heen tillen kan dan ook stressreacties voortbrengen. Het is een aanbeveling om te zorgen dat de baby tegen iemand aan wordt opgetild. Hierbij wordt het lichaam van de baby in gebogen houding ondersteund en/of in een doek gewikkeld.

7.4.6   Observatie en ondersteuning van smaak- en geurzin en zuigen

Een gezonde à terme geborene kan smaken zoals zoet, zout en bitter onderscheiden en houdt van zoet. Hij herkent na de geboorte zijn moeders geur en draait met zijn hoofd naar de geur van moedermelk. Ook heeft de pasgeborene een sterke zoek- en zuigreflex en zoekt hij op natuurlijke wijze de weg naar de tepel en de borst van zijn moeder. Normaliter kan een à terme pasgeborene als hij de smaak te pakken heeft met lange zuigbewegingen en een sterke zuigkracht langdurig ritmisch zuigen en verloopt het coördineren tussen ademen, slikken en zuigen soepel. In de dagelijkse zorg moet ervoor gezorgd worden dat de pasgeborene zo min mogelijk in aanraking komt met onnatuurlijke geuren om hem heen omdat dit mogelijk zijn natuurlijke behoefte zal beïnvloeden. Er zijn vele variabelen die van invloed zijn op het succesvol kunnen zuigen van voeding bij de pasgeborene. Dit zijn:

- zwangerschapsduur en gewicht;
- fysiologische stabiliteit en medische problemen;
- spierkracht van het kind en het kunnen behouden van fysiologische stabiliteit;
- energie en tolerantie voor omgeving en omgevingsprikkels;
- eerdere orale ervaring van de baby;
- lichamelijke inspanning na handelingen of voor voeding;
- behouden van stabiele staat van bewustzijn en motorische stabiliteit;
- zoekreflex die al of niet gemakkelijk is op te wekken en aanwezige slik-zuigreflex met een goede stabiele ademhaling;
- actief zuigen op speen en coördinatie van slikken of zuigen op een fopspeen, en of de baby zijn tong kan uitsteken;
- hongerig wakker gedrag (huilen, zoeken met handen naar mond);
- behouden van een goede basale lichaamstemperatuur;
- goed groeien;
- wakkere alerte perioden;
- de zuigbehoefte die het kind zelf aangeeft.

Bij elke pasgeborene is het van belang om goed te observeren in hoeverre zijn zuigkracht en zuigbeweging (techniek) ontwikkeld zijn. Ten aanzien van het zuigpatroon moet goed gekeken worden naar de rijping van het zuigpatroon en kan daarbij het verschil tussen *non-nutritive* en *nutritive sucking* herkend worden. Er kunnen vier zuigpatronen herkend worden, onder andere:
- een matuur zuigpatroon waarbij de pasgeborene lang en ongeveer tien keer krachtig zuigt waarbij hij tussen zuigen en slikken door ademteugen neemt;
- een immatuur zuigpatroon waarbij de pasgeborene kort ongeveer vijf keer zuigt en voor en na het zuigen slikt;
- gedesorganiseerd zuigpatroon waarbij het ritme in het totale zuigpatroon ongeorganiseerd is;
- disfunctioneel zuigpatroon waarbij er een probleem lijkt op te treden door de verschillende zuigtechnieken met tepel of speen. Hierbij maakt de pasgeborene abnormale bewegingen met tong en kaak.

Figuur 7.29   Leren drinken.

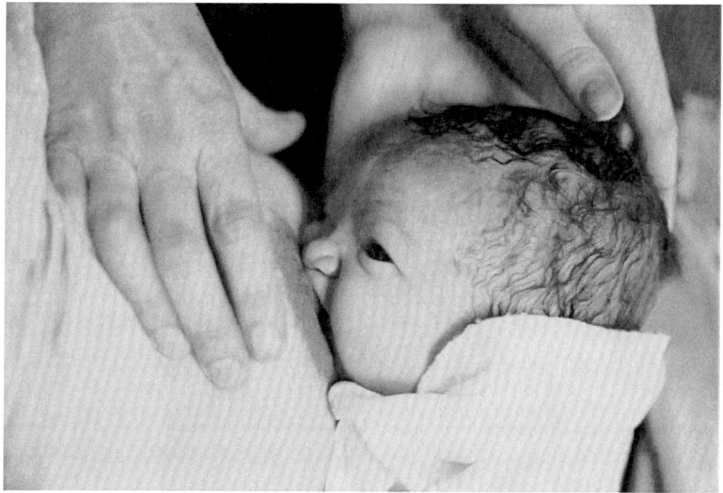

Bij een pasgeborene die bijvoorbeeld na een zwangerschapsduur van tussen de 33 en 34 weken geboren wordt, kan het twee tot vier weken duren voordat hij een volledig uitgerijpt zuigpatroon heeft en voldoende kracht heeft om zijn voeding volledig uit de borst te drinken. Bij een geboorte tussen de 34 en 36 weken kan dit één tot twee weken duren en bij een geboorte na 39 weken één tot twee dagen.

Een pasgeborene die de zuigtechniek eenmaal goed beheerst, zal ook geen moeite hebben om afwisselend uit een borst of speen zijn voeding te zuigen. Het is vooral bij te vroeg geborenen dat goed gekeken moet worden of het aanbieden van voeding via een fles wel is aangepast aan de behoefte en of hij het wel aankan. Wanneer de baby al snel een fles met speen wordt aangeboden, leert hij alleen maar te bijten en te slikken en loopt de voeding vanzelf naar binnen. Dit is niet bevorderlijk voor het ontwikkelen van een goede zuigtechniek en het is ook niet echt gericht op de ontwikkeling van de baby. Wanneer er goed gekeken wordt naar wat de pasgeborene zelf aangeeft dan laat hij op een goed ogenblik zelf zien voldoende energie te hebben om goed te zuigen ongeacht of dit via een speen of aan de borst is.

Bij te vroeg geborenen is het vaak een kwestie van geduld en kunnen de eerste stappen om succesvol aan de borst te leren drinken al gezet worden in de periode waarin hij bij zijn moeder buidelt. Op deze manier krijgt de pasgeborene de gelegenheid om spelenderwijs kennis te maken met de tepel en de geur van zijn moeder. Er zijn vele hulpmiddelen die gebruikt kunnen worden bij ondersteuning van succesvol drinken; zij worden beschreven in het deel Algemeen, hoofdstuk 9. Bij te vroeg geborenen die nog niet zelf aan de borst drinken, kan men de baby een geurdoekje aanbieden dat voor zijn mond ligt. Hij ruikt dan continu de geur van zijn moeder in de couveuse en herkent deze geur wanneer hij buidelt en begint met drinken. De verpleegkundige zorg gericht op de individuele sensomotorische ontwikkeling van de pasgeborene behoort over het algemeen het volgende te omvatten.

- Men vermijdt omgevingsprikkels, behandeling en verzorging die stresssignalen veroorzaken of gevolgen hebben voor het fysiologisch evenwicht.
- Men vermijdt onnodige hantering van de pasgeborene; zeker te vroeg geborenen moeten zo veel mogelijk met rust gelaten worden om energie te sparen.
- Men stimuleert de neurologische gedragsontwikkeling door de perioden van stabiel gedrag te vermeerderen en stressvol gedrag te verminderen.
- Men observeert de pasgeborene voor, tijdens en na de verzorging goed, zodat men een indruk krijgt welke invloed de zorgverlening heeft op het kind en geeft de mogelijkheid deze zorg aan te passen aan de individuele behoefte van het kind.
- Men oefent positieve tactiele stimulatie uit door zacht aanraken en biedt een goede omgevingsbegrenzing aan, waardoor er continu een veilige omgeving gecreëerd wordt.
- Het stemgeluid en het licht zijn aangepast aan het bewustzijnsniveau waarop de pasgeborene zich bevindt en bij alertheid en oogcontact wordt kortdurend communicatief gedrag uitgelokt.
- Men biedt de (te vroeg) pasgeborene geurdoekjes en een speen aan om op te zuigen, indien nodig om zichzelf te kunnen kalmeren, en zorgt dat de pasgeborene zijn handen dicht bij zijn mond kan houden.
- Een dag-nachtritme wordt aangeboden, omdat dit een positieve invloed heeft op de ontwikkeling van dit circadiaanse ritme, dat ook weer invloed heeft op de groei van de pasgeborene.

- Men leert de ouders begrijpen en zien welk gedrag bij hun kind hoort en geeft ouders de ondersteuning die zij nodig hebben om expert te worden in de zorg voor hun eigen kind en om hun ouderlijke rol te vervullen.

7.4.7 Lichamelijke zorg en bewaking van vitale functies

In de dagelijkse zorg voor de pasgeborene op de kraamafdeling gaat het vooral om uitvoeren van lichamelijke zorg en observatie van vitale functies. Er kunnen zich situaties voordoen waarbij verder lichamelijk onderzoek nodig is, of de geobserveerde parameters zijn zodanig dat de kinderarts besluit verder onderzoek uit te voeren. Dit kan zijn afnemen van lichaamsoppervlaktekweken, urineonderzoek, of een bloedonderzoek op onder andere glucose, bloedgassen, elektrolyten, volledig bloedbeeld, differentiatie en bloedkweek en/of liquorafname via een lumbaalpunctie. Keuze en uitgebreidheid van de onderzoeken die op de kraamafdeling gedaan worden zullen afhangen van de conditie van de pasgeborene. In deze paragraaf worden de normale observaties en zorg beschreven. Tevens is gekozen om niet de hele scala van mogelijke pathologie te beschrijven maar enkele problemen die u kunt verwachten of die vaak voorkomen. Probleem, symptomen, behandeling en verpleegkundige zorginterventies worden kort beschreven.

OBSERVATIE EN ONDERSTEUNING VAN RESPIRATIE EN CIRCULATIE

In de dagelijkse zorg worden de respiratie en circulatie continu geobserveerd in relatie tot de andere subsystemen zoals gedrag en bewustzijnsniveau. Daarbij wordt gekeken naar de temperatuur van de baby. Wanneer er gezorgd wordt dat de pasgeborene in een houding ligt waarbij hij een vrije ademweg heeft en gemakkelijk ademteugen kan nemen dan heeft de gezonde à terme geborene geen problemen. De aspecten die geobserveerd moeten worden gedurende de neonatale periode zijn hetzelfde zoals beschreven in paragraaf 7.3.3, Observatie en zorg voor de pasgeborene in de transitieperiode.

Gedurende de zorgverlening wordt vooral bekeken of het adempatroon, de hartfrequentie en de circulatie in de negatieve zin veranderd zijn. De verpleegkundige zal continu alert moeten zijn op veranderingen in de circulatie omdat er een onderliggend probleem aan ten grondslag kan liggen. Er zijn bijvoorbeeld aangeboren hartafwijkingen die zich niet direct post partum, maar in de neonatale periode openbaren. Hierbij kan soms gezien worden dat een baby die in rust mooi roze is, tijdens het drinken of gedurende de zorgverlening verkleurt. De baby kan bleek of ineens cyanotisch worden en vertoont snel verschijnselen van vermoeidheid. Bij twijfel zal altijd een kinderarts in consult geroepen worden. Als een pasgeborene zich verslikt en benauwd wordt dan is de eerste prioriteit om de baby voorover of rechtop te houden en hem zachtjes te stimuleren en om de keelholte uit te zuigen. Bij aanhoudende benauwdheid of bij cyanose zal direct met de stethoscoop naar de longen geluisterd moeten worden om na te gaan of de baby voeding geaspireerd heeft.

Cardiorespiratoire bewaking

Indien een baby ademhalingsproblemen of circulatieproblemen heeft, of dreigt te krijgen, kan men ervoor kiezen om de pasgeborene op de verloskamers of gedurende de kraamperiode te bewaken met een monitor. Bij monitorbewaking moet er gezorgd worden dat er een duidelijke en goede afleiding van het ecg en

Figuur 7.30   Cardiorespiratoire monitorbewaking.

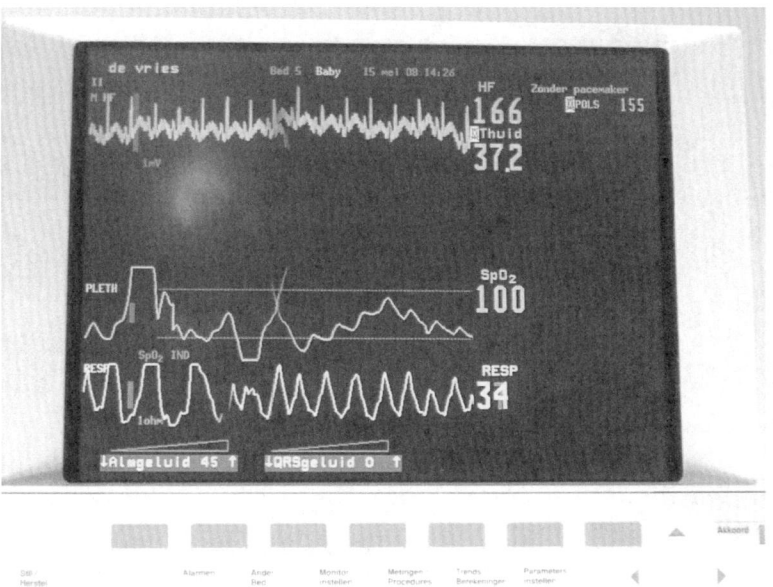

de ademhalingscurve wordt verkregen door het correct plaatsen van de elektroden en het kiezen van de juiste standaardafleiding. Bij een goede afleiding is er een duidelijk QRS-beeld met een duidelijke registratie van de ademhalingsexcursies.

Bij de plaatsing van de elektroden is het van belang te zorgen dat de huid eerst met water ontvet wordt. De elektroden worden geplaatst waar de huid het dikst is omdat er ondanks het zachte materiaal snel beschadiging van de dunne huid kan optreden. Bij plaatsing van de elektroden dient men rekening te houden met de registratie van de ademhaling. Als de aarde-elektrode op de rechterkant van de thoracoabdominale overgang wordt geplaatst, worden de ademhalingsexcursies goed omgezet in signalen. Wanneer er voldoende ruimte is tussen de geplaatste elektroden verkrijgt men een goede afleiding. De alarmgrenzen worden direct ingesteld en aangezet, waardoor afwijkingen snel gesignaleerd kunnen worden.

Saturatiebewaking

Er kunnen zich situaties voordoen waarbij de arteriële zuurstofsaturatie-($SapO_2$) bewaking door middel van pulsoxymetrie nodig is als ondersteuning in de observatie van de pasgeborene. Bij deze meting wordt de arteriële zuurstofsaturatie berekend aan de hand van het verschil in de lichtabsorptie van de met zuurstof verzadigde hemoglobine (HbO_2) en niet-verzadigde hemoglobine binnen een vaatbed. Bij een pasgeborene wordt de sensor bevestigd om een handje of voetje. De saturatiewaarde wordt uitgedrukt in procenten waarbij een referentiewaarde tussen de 90 en 98% ligt. Indien een pasgeborene zuurstof krijgt toegediend, moeten grenswaarden nauwkeurig worden afgesteld waarbij bewaakt moet worden dat het maximale percentage van 99% niet overschreden wordt. Wanneer een sterke lichtbron zich dichtbij de sensor bevindt zoals bij fototherapie dan kan een afwijkende waarde ontstaan. Ook bij pasgeborenen met een matige perifere circulatie en/of lage temperatuur kan de saturatiemeting foutieve en ontoereikende informatie geven.

Figuur 7.31   Saturatiemeting.

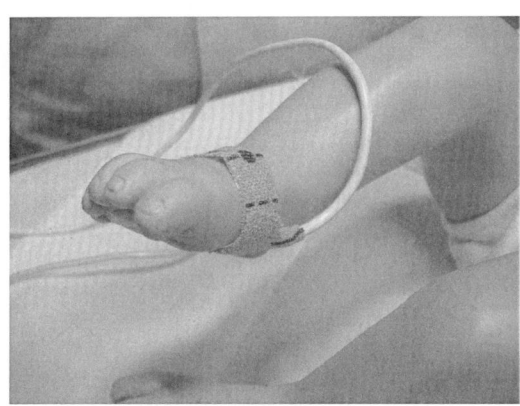
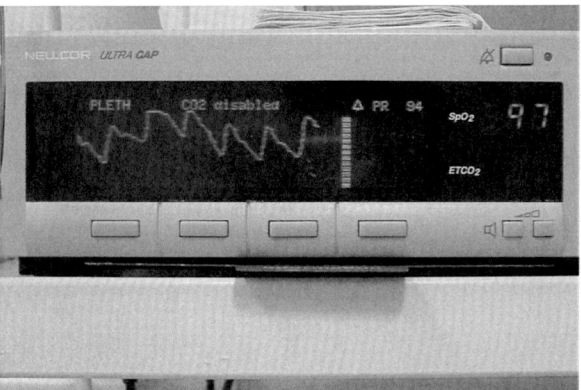

OGEN

De ogen kunnen met een natte wat worden gereinigd waarbij gelet wordt op aanwezigheid van mogelijk verstopte traanbuizen. Bij het signaleren van aanhoudende vieze ogen kan het afnemen van een kweek of grampreparaat gewenst zijn. Bij pasgeborenen die fototherapie ondergaan en afgedekte ogen hebben is het aan te raden om de ogen elke verzorgingsronde te inspecteren.

OREN

Tijdens de dagelijkse zorg moet erop gelet worden dat de oren niet dubbelgevouwen liggen en let men vooral op de oorranden. De gehoorgang hoeft nooit echt schoongemaakt te worden. Mocht dit toch nodig zijn, dan kan dit met een vochtig, opgerold stuk watten.

NEUS

De pasgeborene ademt door de neus en daarom behoort deze continu goed doorgankelijk te zijn. Bij een à terme geborene kan het voorkomen dat hij verkouden wordt of gewoon een verstopte neus heeft. Dit kan een belemmering zijn als hij moet drinken. Vaak is het voldoende om voor de voeding zijn neus in te druppelen met een beetje fysiologisch zout. De neus wordt alleen op indicatie uitgezogen, omdat onnodig uitzuigen irritatie van het neusslijmvlies kan opwekken. Als een pasgeborene een maagsonde heeft via de neus, moet men regelmatig van neusgat wisselen om irritatie en beschadiging van het neusslijmvlies en het septum te voorkomen.

MOND- EN KEELHOLTE

De verzorging van de mond- en keelholte vraagt om regelmatige controle waarbij slijmvliezen en tong worden geïnspecteerd op mogelijke infecties. De mond kan bijvoorbeeld geïnfecteerd raken door de schimmel *Candida albicans*. Kenmerkend hierbij zijn de iets verhoogde witte plekjes op het mond- en wangslijmvlies ('spruw'). Vooral pasgeborenen die antibiotica krijgen toegediend hebben door een verminderde weerstand een verhoogde kans op het ontstaan van spruw. Frequent gebruik van een fopspeen kan ook het ontstaan van spruw bevorderen en deze zal daarom ook iedere 24 uur uitgekookt moeten worden.

Tijdens de verzorging van de mond wordt rekening gehouden met de mondreflexen van de pasgeborene omdat de mond een belangrijk tastorgaan is en negatieve prikkels vermeden en/of geminimaliseerd moeten worden. De wurgreflex bevindt zich bij pasgeborenen nog voorin tot halverwege de mond en niet achter in de mond en in de keel, zoals bij oudere kinderen en volwassenen. Vooral pasgeborenen die veel negatieve prikkels in het mondgebied krijgen toegediend, kunnen later slikklachten en/of eetproblemen ontwikkelen. Problemen en interventies met betrekking tot de ontwikkeling van de mondmotoriek van te vroeg geborenen kunt u vinden in het boek *Ontwikkelingsgerichte zorg voor de pasgeboren baby* (Wielenga & Hankes Drielsma 2006).

STUIT

De luierstreek wordt bij elke verzorgingsronde gereinigd met natte watten, drooggedept en dun ingesmeerd met een beschermende zalf. Bij de verzorging van de stuit wordt gelet op kolonisatie door micro-organismen (vooral *Staphylococcus aureus* en *Candida albicans*), allergieën en eczeem. Wanneer de huid is aangetast door contact met feces, kan een middel als zinkoxide gebruikt worden. Zinkoxide hecht goed aan de beschadigde huid en voorkomt verdere beschadiging. Vertoont de huid tekenen van een schimmelinfectie (*Candida*), dan is antischimmelzalf geïndiceerd. In de meeste situaties zal het nodig zijn om tegelijkertijd ook een orale antischimmeltherapie te starten, omdat vaak het gehele maag-darmkanaal wordt aangedaan. Vooral bij te vroeg geborenen vraagt de verzorging van de stuit om specifieke aandacht omdat de huid gevoeliger is voor beschadiging. Tevens kan een verhoogde zuurgraad van de huid de fecale enzymactiviteit stimuleren en de kans op irritaties door micro-organismen vergroten.

WASSEN VAN DE PASGEBORENE

Het wassen van de pasgeborene kan op verschillende manieren gebeuren. De wijze waarop dit gebeurt zal afhankelijk zijn van de conditie, de leeftijd en het gewicht. Normaliter zal de gezonde à terme geborene gewassen worden in een bad of emmer en is dit een interventie die zo veel mogelijk in samenwerking met de ouders zal gebeuren en waarbij de ouders de eerste dagen ondersteuning nodig kunnen hebben. Hier volgen enkele verpleegkundige aandachtspunten bij het baden.

- Het handhaven van een aangename omgevingstemperatuur en het voorkomen van grote temperatuurschommeling. De mate van stabiliteit van de temperatuur zal bepalend zijn om te besluiten of het wassen gebeurt in de couveuse of in een bad.
- Indien de pasgeborene een infuus heeft zal overwogen moeten worden om de pasgeborene niet in een bad te wassen om te voorkomen dat de insteekplaats van het infuus nat wordt en de pleisters loslaten.
- Aan het water kan een huidverzorgend middel toegevoegd worden. Veelvuldig gebruik van zeep dient vermeden te worden, omdat het huidirritatie en onnodige huiduitdroging kan veroorzaken.
- Indien de pasgeborene nog moet wennen aan het bad en zich moeilijk kan ontspannen is het aan te bevelen om te bakerbadderen. Hierbij wordt de baby voordat hij in het bad gaat in een luier gewikkeld en gaat hij met de luier het bad in. Als de baby ontspannen is kan tijdens het baden de doek verwijderd worden.

Figuur 7.32   Bakerbadderen.

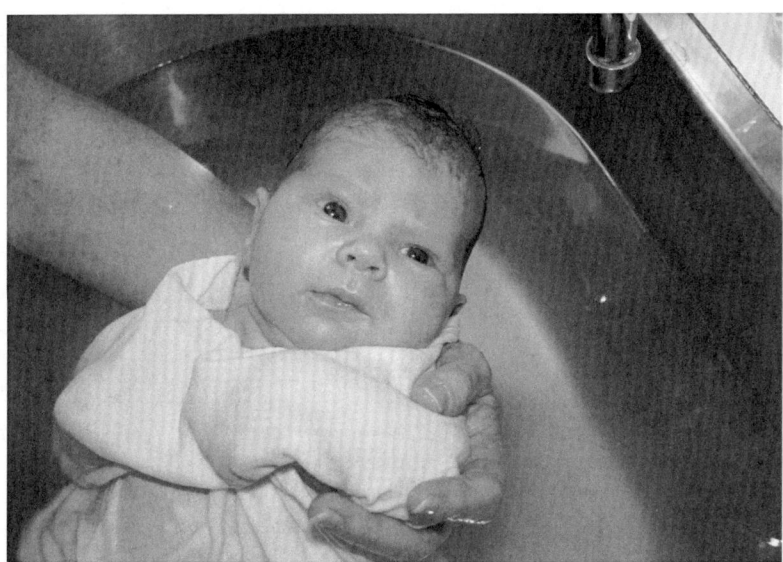

GEWICHT

Regelmatige gewichtscontrole is nodig om grote veranderingen in de af- en toename van het gewicht relatief snel te ontdekken. Het gewicht wordt de eerste week dagelijks gecontroleerd omdat de pasgeborene altijd gewicht verliest. Bij een à terme pasgeborene wordt een verlies van 10% van zijn geboortegewicht in de eerste week getolereerd. Bij de te vroeg geboren, de dysmature en de zieke pasgeborene zijn de marges wat ruimer en wordt het vocht- en calorieënbeleid in de eerste week meestal berekend aan de hand van het geboortegewicht in relatie tot de vochtbalans omdat in veel situaties dagelijkse gewichtscontrole te belastend is. De mate van gewichtstoename of -afname in combinatie met de specifieke situatie van de pasgeborene bepaalt het vocht- en voedingsbeleid. De frequentie waarmee weging plaatsvindt wordt vaak in combinatie met die van andere elementen, zoals de bepaling van de vochtbalans, per individuele pasgeborene opgenomen in het zorgplan.

THERMOREGULATIE

Een pasgeborene heeft normaliter een centrale temperatuur tussen 36,6 en 36,9 °C en wordt over het algemeen bij een gezonde à terme geborene rectaal of axillair gemeten daar gebleken is dat er geen verschil is tussen de twee meetmethoden en het axillair meten prettiger is voor de pasgeborene. Het gebruik van oorthermometers wordt afgeraden bij pasgeborenen. De thermoregulatie en de wijze waarop een pasgeborene warmte kan verliezen heeft u reeds in paragraaf 7.2.9, Thermobalans, gelezen.

Gedurende de dagelijkse observaties wordt er continu op gelet of de omgevingstemperatuur voldoende is en/of deze niet te veel fluctueert en dat de baby niet te veel afkoelt tijdens de zorgverlening. Een baby met een te lage temperatuur zal niet goed drinken, moet ook meer ademarbeid leveren en dit alles zal ten koste gaan van de groei. Als de pasgeborene nog moeite heeft om tijdens de zorgverlening een goede temperatuur te behouden dan kan de omgevingstemperatuur worden aangepast door bijvoorbeeld het gebruik van een warmtelamp tijdens de zorgverlening of extra warmte in het bed met behulp van een kruik. Bij het gebruik van een kruik moet altijd gezorgd worden dat deze op de dekens ligt en niet direct tegen de baby aan met gevaar voor verbranding.

Bij pasgeborenen die zelf nog moeite hebben met het behouden van een goede temperatuur zal gekeken moeten worden of gebruik van een couveuse of een verwarmde matras noodzakelijk is. Bij een afwijkende temperatuur die zonder reden optreedt, zoals te hoog, te laag of sterk wisselend, is dit een reden om dit nauwlettend in de gaten te houden omdat het een teken van een beginnende infectie kan zijn. Pasgeborenen die dreigen koud te worden, kunnen langere tijd bij de moeder of vader kangoeroeën en een muts dragen. Door huid-op-huidcontact zal de temperatuur van de pasgeborene goed blijven.

HUID EN AFWEERSYSTEEM

De verpleegkundige interventies zijn gericht op het intact houden en schoonhouden van de huid om het infectiegevaar te minimaliseren. De gehele huidlaag, maar vooral de handpalmen en voetzolen, zijn erg gevoelig voor manipulatie. Bij een oedemateuze huid is er minder doorbloeding. Deze huid is zeer gevoelig voor beschadiging. De navelomgeving en -stomp worden geobserveerd op roodheid, vochtigheid en pusvorming. Bij inspectie en verzorging van de huid dient speciaal aandacht besteed te worden aan de huid achter de oren, de huidplooien in de hals, de armen, de liezen en bij de stuit. Tijdens de verzorging wordt gelet op huidturgor, kleur, eventuele huidlaesies, drukplekken, verheven plekken, roodheid en pukkels die kunnen wijzen op een mogelijke schimmel- of andere oppervlakte-infectie. Huidlaesies kunnen optreden door pleisters, hielprikken en infusen die subcutaan zijn gelopen. Ook is de huid bij een serotien geborene een extra aandachtspunt. Bij het verwijderen van pleisters en pleisterresten kan gebruikgemaakt worden van pleisterremovers maar bij voorkeur van water. Vooral bij te vroeg geborenen is de huid dun, kwetsbaar en gevoelig en wil men toxische stoffen vermijden.

MOGELIJKE INFECTIES

Zoals u reeds heeft gelezen functioneert het afweersysteem van een pasgeborene nog niet volledig en kan een infectie bij de pasgeborene fataal zijn wanneer die niet tijdig herkend wordt. De verschijnselen van een infectie kunnen nogal variëren en zijn vaak aspecifiek. Een lokale infectie kan bij de pasgeborene al snel leiden tot een sepsis. De meest ernstige vorm is een early-onsetsepsis. De verpleegkundige heeft dan te maken met een à terme pasgeborene die snel ernstig ziek wordt. De eerste verschijnselen waarop direct geanticipeerd moet worden, zijn een snelle oppervlakkige ademhaling en een tachycardie bij het beluisteren van de hartfrequentie.

De pasgeborene met een early-onsetsepsis kan in de eerste fase een hoogrode kleur vertonen omdat al zijn vaten openstaan. Dit wordt de hyperdynamische fase van shock genoemd. In deze fase raakt het kind al wel ondervuld. In deze situatie is het van belang om direct alarm te slaan en een kinderarts te bellen of direct met het kind naar de neonatologieafdeling te gaan. De pasgeborene hoeft hier niet direct ziek van te zijn, maar er kunnen wel indirect gevolgen voor de behandeling uit voortvloeien. De eventuele medische behandeling en verpleegkundige zorg zijn afhankelijk van de soort infectie en de bloeduitslagen. De maatregelen die men bij specifieke infecties moet treffen zijn op afdelingen meestal protocollair vastgelegd. Pasgeborenen die geboren worden na bijvoorbeeld lang gebroken vliezen of pasgeborenen die een geboortetrauma hebben opgelopen, worden direct post partum geobserveerd op mogelijke infectieverschijnselen. In veel situaties wordt preventief gestart met het geven van antibiotica.

Bij de dagelijkse zorg voor dysmatuur en te vroeg geboren pasgeborenen bestaat er voortdurend infectiegevaar. Deze categorie patiënten heeft (zoals al eerder beschreven) een verhoogd risico om een infectie op te lopen ten gevolge van de verrichte zorg. Daarnaast moet geobserveerd worden of de pasgeborene enkele of meerdere symptomen van een infectie vertoont. Verschijnselen die kunnen wijzen op een infectie zijn:

- ineens slecht drinken of plotseling niet verdragen van de voeding;
- ineens spugen of toenemende maagretenties;
- een toenemende bolheid van de buik;
- eventueel dunne (riekende) ontlasting;
- bleke (soms gemarmerde) kleur, grauwe kleur;
- temperatuurwisselingen, hypothermie;
- gedragsverandering: hypotonie of juist geïrriteerdheid en hypertonie;
- onregelmatige ademhaling, eventueel met apneus;
- tachycardie, onregelmatige hartslag en eventueel bradycardieën;
- apathie;
- versterkte icterus;
- eventueel hyperglykemie;
- verhoogde bloedingsneiging (lang nabloeden na prikacties).

Elk aspect dat mogelijkerwijs op een beginnende infectie duidt, behoort door de verpleegkundige genoteerd en doorgegeven te worden. Zo ontstaat een duidelijk beeld van de beginsituatie, waardoor informatie verkregen kan worden over een eventueel verergeren van de verschijnselen. Naar aanleiding van de observaties kunnen de noodzakelijke onderzoeken worden uitgevoerd. Het kan daarbij gaan om het afnemen van lichaamsoppervlaktekweken of urineonderzoek, maar het kan ook een uitgebreid bloedonderzoek inhouden, glucose, bloedgassen, elektrolyten, volledig bloedbeeld, differentiatie en bloedkweek of liquorafname via een lumbaalpunctie. Keuze en uitgebreidheid van het directe onderzoek zullen afhankelijk zijn van de gegevens uit de moederlijke anamnese en de conditie van de pasgeborene. In deze paragraaf worden alleen de bloedafname en de toediening van medicatie en vocht beschreven omdat die veel voorkomen op de kraamafdeling of in de directe fase post partum.

NIERFUNCTIE EN VOCHTBALANS

De hoeveelheid urine per tijdseenheid is bij pasgeborenen van meer belang dan de kwaliteit van de urine omdat het concentrerend vermogen kleiner is dan bij volwassenen. 90% van de pasgeborenen plast binnen 24 uur, 99% binnen 48 uur na de geboorte. De normale urineproductie van een pasgeborene is 1,5-3 ml per kg lichaamsgewicht per uur. Tijdens de dagelijkse verzorging let men erop of de pasgeborene regelmatig natte luiers heeft. Eventuele veranderingen in de urineproductie moeten gerapporteerd worden en er zal gekeken moeten worden naar eventuele andere symptomen en mogelijke oorzaken. Bijvoorbeeld: het gevaar kan zijn dat een baby ineens te veel gaat plassen en elektrolyten uitplast met gevaar voor uitdroging, of juist minder gaat plassen en dreigt te decompenseren. De vochtinname wordt bepaald door de enterale voeding, eventueel vochttoediening via een infuus en medicijnen. Vochtverlies gaat via de urine, ontlasting, verdamping via de huid en de luchtwegen (insensible loss) en soms maaginhoud (braaksel en/of retenties). Indien het vochtverlies groter is dan de inname, dreigt

het gevaar van dehydratie. Bij het lichamelijk onderzoek let men dan op een verminderde huidturgor, een ingezonken fontanel en/of droge slijmvliezen.
Indien het vochtverlies kleiner is dan de inname, dreigt het gevaar van vochtretentie. Bij het lichamelijk onderzoek let men dan op eventueel oedeem maar dit is bij pasgeborenen niet altijd evident. De eerste symptomen bij de pasgeborene zijn vochtophoping rondom de ogen, handrug en voetjes. Bij gezonde pasgeborenen start men met voeding met 20-40 ml/kg/dag, uit te breiden met 20-40 ml/kg/dag tot een totaalvolume van 150-200 ml/kg/dag.

Elekrolyten

Het calcium bevindt zich voor 99% in de botten en 80% hiervan wordt in het laatste trimester van de zwangerschap aangemaakt. In principe hebben à terme pasgeborenen geen problemen met het calciumgehalte. Hypocalciëmie wordt voornamelijk gezien bij te vroeg geborenen, bij pasgeborenen die asfyctisch zijn geweest en mogelijk bij pasgeborenen waarbij de moeder gedurende de zwangerschap medicatie kreeg toegediend.

Natrium is bij pasgeborenen een belangrijke elektrolyt. Natrium is de belangrijkste extracellulaire elektrolyt, omdat het een belangrijke rol heeft bij de osmolariteit, de regulatie van de bloeddruk en het zuur-basenevenwicht. Verder activeert natrium de zenuw en spiercellen en beïnvloedt het de waterdistributie. Het natriumgehalte geeft ook informatie over de vochtstatus.

Bij een serumwaarde van 135-145 mmol/l spreekt men over een referentiewaarde van het natrium. Hyponatriëmie is gedefinieerd als een Na < 130 mmol/l en hypernatriëmie als een Na > 150 mmol/l. De normale pH bedraagt 7,30-7,35. Als deze lager is dan spreekt men van een acidose, behalve in de fase post partum, waar deze lager mag zijn. Doorgaans is er regelmatig een bloedcontrole, waarbij deze stoornissen snel gesignaleerd en gecorrigeerd worden. Toch zullen er observaties gericht zijn op mogelijke verschijnselen die de pasgeborene in dit opzicht kan vertonen. Hierbij wordt gelet op veranderingen in het gedrag en eventueel het optreden van trillingen, veranderingen in het bewustzijnsniveau en in de urineproductie. Daarnaast kunnen elektrolytenstoornissen gesignaleerd worden door middel van ecg-afwijkingen, die op de monitor zichtbaar zijn. Vaak houden de verschijnselen zichtbaar verband met de algehele conditie van de pasgeborene. De specifieke observaties en interventies kunt u vinden in Van den Brink et al., paragraaf 6.1b.4.

SPIJSVERTERING

Tijdens de dagelijkse zorg wordt de werking van het maag-darmkanaal gecontroleerd. Hierbij wordt gekeken of de baby goed drinkt, of de voeding verteerd wordt, en gelet op de defecatie. Een pasgeborene kan voedingsproblemen hebben. Het optreden van voedingsproblemen kan veroorzaakt worden door een stoornis in het digestieve systeem, maar meestal zijn voedingsproblemen in de eerste dagen na de geboorte aanpassingsproblemen. Redenen kunnen zijn: een moeilijke geboorte, of gevolgen van een kunstverlossing. Vooral na een vacuümextractie is de pasgeborene vaak enige dagen misselijk door pijn. Misselijkheid door narcose bij een sectio is veelvoorkomend. Ook kan de pasgeborene erg misselijk zijn van vruchtwater en/of bloed dat hij heeft ingeslikt tijdens de partus. En misselijkheid kan voorkomen bij het traag of niet op gang komen van de meconiumlozing. Blijft de meconiumlozing bij de à terme pasgeborene uit dan kan ophoping van lucht, meconium of feces leiden tot onrust, dyspneu en eventueel teruggeven van voeding.

Als een pasgeborene spuugt moet ten eerste geobserveerd worden wanneer de baby spuugt, hoeveel hij spuugt en wat hij spuugt. In het braaksel kan geobserveerd worden of er oud of vers bloed bij zit, of de voeding al deels verteerd is, of er galbijmenging is. De hoeveelheid braaksel moet genoteerd worden omdat er bij de pasgeborene gevaar is voor snelle dehydratie. Als de pasgeborene een bolle buik heeft, is het belangrijk om te voelen of de buik soepel of gespannen is en pijnlijk is bij aanraking. Er moet tevens geluisterd worden of er peristaltiek aanwezig is. Verder wordt dagelijks de consistentie van de defecatie beoordeeld, omdat bijmenging van bloed en/of een afwijkende kleur en geur kunnen wijzen op een mogelijke infectie en/of een andere ziekte. Als een baby niet wil drinken, braakt, een opgezette buik heeft en een afwijkend of geen ontlastingspatroon heeft dan zal er altijd een kinderarts in consult geroepen moeten worden om de darmproblemen te onderzoeken en oorzaken zoals stofwisselingsziekten, meconiumileus of lagedarmafsluitingen uit te sluiten.

Maagsonde
Over het algemeen hebben gezonde pasgeborenen geen maagsonde nodig, maar het komt nogal eens voor dat dit tijdelijk toch moet. Bijvoorbeeld: misselijkheid kan na de geboorte vaak verdwijnen na eenmalig maagspoelen. Een tweede reden om een maagsonde in te brengen bij pasgeborenen is bij baby's die op de kraamafdeling bij hun moeder kunnen blijven, maar zich nog niet goed voelen na de geboorte, bijvoorbeeld pasgeborenen na een lichte asfyxie of een *wet lung*. Daarnaast zijn er baby's die net niet de kracht hebben om de gehele voeding die zij nodig hebben zelf te drinken, of zij hebben 's nachts nog extra voeding nodig om voldoende calorietoevoer te garanderen. Die kan dan via de sonde gegeven worden.

Inbrengen van maagsonde
Het inbrengen van een voedingssonde kan via de mond of via een neusgat. Het inbrengen van een maagsonde is voor de pasgeborene onprettig en levert stress op bij de baby. Het is een aanbeveling om de handeling samen met een collega of ouder uit te voeren. Een persoon kan het kind ondersteunen terwijl de tweede persoon de sonde inbrengt. Voor ouders kan het beangstigend zijn als zij ineens merken dat hun kind een sonde krijgt. Als ouders van tevoren zijn ingelicht en worden uitgenodigd om hun eigen kind te ondersteunen dan zullen zij zich meer betrokken voelen bij het geheel.
In de voorbereiding op het inbrengen van de sonde is het van belang om alle materialen die u nodig hebt klaar te leggen:
- een sonde die past bij het lichaamsgewicht van de baby; bij à terme geborenen zal dit een charrière 5 zijn;
- een kleine spuit van 2,5 ml;
- een stethoscoop;
- fixatiemateriaal, pleisters;
- de spoelvloeistof voor het maagspoelen, of de voeding die gegeven wordt.

Bij het inbrengen van de sonde moet men er zeker van zijn dat als de sonde ingebracht wordt deze in de maag ligt. Voordat de sonde wordt ingebracht kan de lengte van de sonde worden afgemeten. Dit kan door de sonde van neusbrug tot oorlel tot halverwege de maag (onder de maagkuil) te meten. Eventueel kan de lengte gemarkeerd worden op de plaats waar de sonde uit het neusgat moet steken.

Bij het inbrengen van de sonde kan, als de baby achterover ligt, de sonde in de trachea terechtkomen of is er gevaar dat men de n. vagus prikkelt waarbij het kind bradycard kan worden. De sonde wordt het gemakkelijkst zonder risico ingebracht als de baby tijdens het inbrengen in een licht gebogen houding, met zijn hoofd iets naar voren ligt en op de fopspeen zuigt. Dit kan door de ondersteunende persoon die de baby op zijn rug, met de romp iets van de onderlaag aftilt, waarbij het hoofdje van de baby licht naar voren gebogen ligt. Met de andere hand kan de ondersteuner de armen van het kind gebogen voor de mond vasthouden. De sonde wordt met een licht scheppende beweging langzaam langs het neustussenschot ingebracht. Wanneer de sonde hokt is het belangrijk om deze iets terug te trekken en nogmaals verder in te voeren.

Controle of de maagsonde in de maag zit is belangrijk voordat er voeding wordt gegeven. De controle kan door het optrekken van lucht in het spuitje. Als er maaginhoud terugkomt zit hij goed. Bij pasgeborenen die nog geen voeding hebben gehad of wanneer er geen voeding terugkomt is het beter om door middel van het luisteren met de stethoscoop te controleren. Er wordt dan tijdens het luisteren een klein beetje lucht ingespoten. Tijdens het inspuiten wordt dan een rommelend geluid in de maag gehoord. Symptomen zoals kokhalzen, benauwdheid of cyanose duiden erop dat de sonde niet goed is ingebracht en in de trachea ligt en die moet dan direct verwijderd worden. Als de sonde in situ is, kan hij gefixeerd worden op de neus. Hierbij is het van belang om te zorgen dat de sonde niet te strak tegen de neusvleugel geplakt is en er geen drukplekken ontstaan op de neus.

Zorg voor een baby met een maagsonde en maagspoelen

Bij het maagspoelen wordt eerst gecontroleerd of er retentie is. Daarna kan bij een à terme geborene 5 tot 10 ml steriel water langzaam worden ingespoten. Na ongeveer een minuut kan het weer worden teruggezogen en kan dit wederom herhaald worden tot de maaginhoud helder is. Het is aan te bevelen de maag-

Figuur 7.33   Baby met een maagsonde.

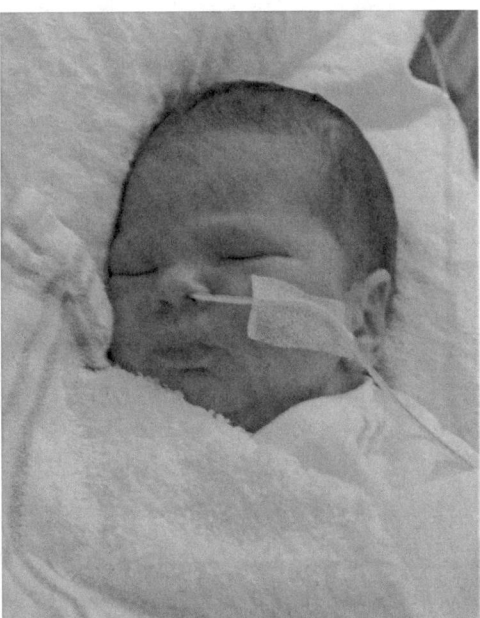

sonde even in situ te laten totdat zeker is dat de pasgeborene geen symptomen van misselijkheid meer vertoont.

Bij het geven van voeding via de maagsonde wordt voor elke voeding gecontroleerd of de sonde in situ is. Bij aanwezige retentie wordt de hoeveelheid gemeten en bekeken. Bij schone of half verteerde voeding wordt de hoeveelheid retentie teruggegeven en van de te geven voeding afgetrokken. Bij een vieze retentie zal deze gemeten en daarna weggegooid worden. Dan krijgt de pasgeborene de afgesproken hoeveelheid voeding.

In principe hoort de duur van het geven van sondevoeding even lang te zijn als de duur van voeding als de baby zelf zou drinken. Er lijkt geen verschil te zijn tussen het laten inlopen (hevelen) van de voeding en de voeding langzaam inspuiten. Bij voorkeur ligt de baby op zijn zij en met zijn handjes bij zijn mond en kan als hij wakker is zuigen op een speen. Wordt de sondevoeding op schoot gegeven dan is het van belang om de pasgeborene in een natuurlijk gebogen houding tegen degene die hem vast heeft aan te houden, dezelfde houding die hij aan de borst zou hebben.

Normaliter als een baby continu via de neussonde gevoed wordt zal de sonde inblijven en wordt deze eens in de twee of drie dagen verwisseld. Op een kraamafdeling kan het voorkomen dat een pasgeborene de gehele dag aan de borst gaat en 's nachts moet worden bijgevoed. In deze situaties is het prettiger voor de baby als de sonde na de extra voeding verwijderd wordt. De sonde kan namelijk het normale zuig-slikreflex negatief beïnvloeden.

ENDOCRIENE SYSTEEM

Er zijn veel aangeboren aandoeningen van het endocriene systeem. Wij beperken ons in deze paragraaf tot de stoornissen in de glucosehuishouding, omdat deze veel voorkomen in de neonatale periode. Daarnaast is ook de neonatale screening op congenitale hypothyreoïdie belangrijk, omdat deze aandoening door de verpleegkundige herkend kan worden en snelle behandeling behoeft.

Neonatale screening

In Nederland wordt elke pasgeborene op dit moment gescreend op congenitale hypothyreoïdie (CHT), fenylketonurie (*phenylketonuria*, PKU), het adrenogenitaal syndroom (AGS), sikkelcelziekte en ongeveer zestien andere aangeboren stofwisselingsziekten. Het doel van deze screening is om door middel van vroege diagnose en behandeling van deze stofwisselingsziekten gezondheidsschade te voorkomen. Verschillende ontwikkelingen maken het op dit moment relevant om uitbreiding te overwegen van het aantal aandoeningen waarop pasgeborenen worden gescreend omdat wetenschappelijk onderzoek heeft geleid tot verbetering in diagnostiek en vroege behandeling van ernstige ziekten. Voor meer informatie zie: http://www.rivm.nl/hielprik.

De screening via de hielprik wordt zowel bij à terme geborenen als bij te vroeg geborenen 72 uur na de geboorte uitgevoerd. Thuis wordt de neonatale screening door de wijkverpleegkundige uitgevoerd. Het screeningspakket bestaat uit twee enveloppen, het aanvraagformulier waarop ook het bloed moet worden verzameld en materialen die nodig zijn om de hielprik uit te voeren.

- De genummerde buitenenveloppe bevat een nummer waarop de persoonsgegevens van de pasgeborene en de datum van de uitgevoerde hielprik worden genoteerd. Deze enveloppe wordt aan ouders meegegeven en moet door henzelf bewaard worden. Ouders worden geïnformeerd dat het nummer op de enveloppe kan laten zien dat de hielprik is uitgevoerd indien hier ooit twijfel over is.

- In de binnenenveloppe zit het aanvraagformulier met op beide hetzelfde nummer als op de buitenenveloppe. Dit moet gecontroleerd worden op juistheid.

Op het aanvraagformulier, dat in tweevoud wordt meegeleverd, worden de gegevens van de pasgeborene duidelijk met balpen ingevuld. Bij pasgeborenen met een geboortegewicht onder 2500 g wordt het geboortegewicht ook op het formulier vermeld. Aan het aanvraagformulier zit een strook met filtreerpapier vast waarop het bloed verzameld wordt. Tijdens het vullen van de rondjes op de voorkant van het papier moet gezorgd worden dat deze volledig en voldoende gevuld zijn om een betrouwbare laboratoriumbepaling te kunnen garanderen. Bij voldoende bloedafname zijn de gevulde rondjes ook aan de achterzijde van het filtreerpapier goed te zien. Na de bloedafname wordt het gehele formulier in de binnenenveloppe naar het laboratorium gestuurd en wordt genoteerd dat de screening is uitgevoerd. Ouders moeten geïnformeerd worden dat zij benaderd worden indien er een positieve uitslag of een onjuiste uitslag is. Er kunnen bijzondere omstandigheden zijn bij screening.

- Het kan voorkomen dat een pasgeborene niet deelneemt aan de screening, bijvoorbeeld als het kind overleden is. De enveloppe wordt toch teruggestuurd met opgave van de reden waarom de screening niet heeft plaatsgevonden.
- Bij pasgeborenen die een wisseltransfusie hebben gekregen zal altijd 48 uur gewacht moeten worden voordat screening plaatsvindt.
- Bij te vroeg geborenen kan de CHT tijdelijk verlaagd zijn en worden gewicht en zwangerschapsduur vermeld op het formulier. Eventueel vervolgonderzoek van CHT-screening is voor deze baby's anders dan bij à terme geborenen.

Stoornissen in de glucosehuishouding

Bij alle pasgeborenen is de glucoseconcentratie van het bloed in de eerste week nog erg labiel, wat mede veroorzaakt wordt door een geringe hoeveelheid leverglycogeen en het nog onvolkomen proces van gluconeogenese. Direct na de geboorte zal de glucoseconcentratie in het bloed dalen omdat het glucoseaanbod via de placenta abrupt stopt en het metabolisme van de pasgeborene moet omschakelen. Normaliter zal de glucoseproductie bij de pasgeborene snel op gang komen en heeft een gezonde à terme pasgeborene met een normaal geboortegewicht voldoende opgeslagen glucosereserves (glycogeenvoorraad) om zijn hersenen in de periode na de geboorte van voldoende glucose te voorzien.

Hypoglykemie

Hypoglykemie kan door één of een combinatie van oorzaken optreden, zoals een verminderde glucoseproductie, onvoldoende glycogeenvoorraad en een verhoogd glucosegebruik. Een hypoglykemie kan leiden tot onherstelbare hersenschade en daarom zullen alle pasgeborenen met een verhoogd risico goed gecontroleerd moeten worden. Pasgeborenen met een verhoogd risico op een voorbijgaande hypoglykemie zijn:

- pasgeborenen met onvoldoende opname van enterale voeding (glucose);
- pre- en dysmatuur geborenen;
- serotien geborenen;
- baby's met perinatale asfyxie;
- baby's met hypothermie, sepsis en decompensatio cordis;

- baby's met ernstige bloedgroepimmunisatie;
- pasgeborenen met hyperinsulinisme van moeders met diabetes of zwanger-schapsdiabetes die met insuline behandeld worden;
- pasgeborenen met macrosomie;
- pasgeborenen met polycytemie.

Er zijn aandoeningen die leiden tot recidiverende of persisterende problemen in de glucosehuishouding zoals endocriene stoornissen en glycogeenstapelings-ziekten, maar deze worden hier niet verder behandeld. De marges in het bloed die gehanteerd worden om de diagnose hypoglykemie te stellen zijn wisselend. Voorheen werd bij een gezonde à terme pasgeborene met een goed gewicht de grens van 1,8 mmol/l gehanteerd. Tegenwoordig houden de meeste kinderart-sen een grens van 2,6 mmol/l aan waarbij het de eerste dag iets lager mag zijn. Pasgeborenen met een verhoogd risico zullen vaker en langer gecontroleerd wor-den. Op dit moment wordt nog steeds verder onderzoek verricht naar risico's op een neonatale hypoglykemie. Er is wel een aspect wat reeds vaststaat: elke pasge-borene loopt het risico op een verstoorde glucosehuishouding en dit vraagt om een individuele benadering en goede afstemming tussen de verschillende disci-plines die de zorg voor het kind op zich nemen. Symptomen van hypoglykemie kunnen sterk variëren. Bij de ene pasgeborene zullen geen symptomen waarge-nomen worden terwijl bij een andere pasgeborene symptomen kunnen voorko-men die niet direct wijzen op een hypoglykemie. Men onderscheidt de volgende vormen.

- **Asymptomatische hypoglykemie.** Verloopt in de acute fase vaak symptoom-loos, maar laat bij bloedcontrole een hypoglykemie zien.
- **Symptomatische hypoglykemie.** De symptomen zijn aspecifiek en afhanke-lijk van de ernst en de duur van de hypoglykemie. Mogelijke symptomen:
  - trillerigheid (fladderen), tremoren en overprikkeld zijn;
  - tremoren of spiertrekkingen die niet te doorbreken zijn (convulsie);
  - hypotonie en apathie waarbij de baby heel stil, slap en suf wordt, waarbij er soms ook een lage temperatuur kan optreden;
  - niet willen drinken en niet echt robuust zuigen;
  - kreunen zonder ademhalingsproblemen;
  - onregelmatige of oppervlakkige ademhaling met eventueel cyanose en waarbij soms apneus optreden.

Hyperglykemie

Bij een hoge glucoseconcentratie van meer dan 7-8 mmol/l spreekt men van een hyperglykemie. Bij een gezonde à terme pasgeborene zal dit niet snel optreden behalve als de pasgeborene een infectie heeft of extreme stress ondergaat. Hyper-glykemie komt vooral voor bij extreem te vroeg geborenen, dysmaturen en/of prematuren. Bij een hyperglykemie kan er sprake zijn van een glucosurie. Door deze osmotische diurese bestaat er een kans op dehydratie. Wanneer een pasge-borene extreem veel gaat plassen en suf lijkt te worden dan is dit een reden om een kinderarts in consult te roepen.

Verpleegkundige interventies

De verpleegkundige observaties en interventies zijn bij glucoseproblemen van groot belang omdat de verpleegkundige degene is die verandering in gedrag direct waarneemt, eventueel aanwezige symptomen signaleert en/of als deze niet aanwezig zijn, zich als eerste kan afvragen of de pasgeborene voldoende glucose-intake heeft en/of niet te veel verbruikt. Verpleegkundige aandachtspunten zijn de volgende.

- In samenwerking met ouders prioriteiten stellen in de zorgverlening voor de pasgeborene om te voorkomen dat de pasgeborene energie verliest. Dit kan mede plaatsvinden door het handhaven van voldoende rust, een goede omgevingstemperatuur en het clusteren van handelingen die energie kosten.
- Het is tevens van belang om te zorgen dat de pasgeborene op tijd voldoende voeding krijgt. Indien de borstvoeding nog onvoldoende op gang is kan overwogen worden of er moet worden bijgevoed.
- Bewaking van de vitale functies en eerder beschreven symptomen herkennen en in verband brengen met het gevaar van hypoglykemie.
- Bij symptomen direct een kinderarts laten waarschuwen en bij de pasgeborene blijven.
- Verpleegkundige verantwoordelijkheid nemen om op afspraak of volgens protocol te zorgen dat er tijdig bloedsuikercontrole plaatsvindt en dat de controle gebeurt voordat de pasgeborene voeding krijgt toegediend. Indien nodig zelf initiatief nemen om een bloedsuikercontrole uit te voeren.

Congenitale hypothyreoïdie

Congenitale hypothyreoïdie (CHT) is een aandoening waarbij er een aangeboren tekort of een afwezigheid is van het schildklierhormoon. Als behandeling niet direct wordt ingezet kan dit leiden tot onherstelbare schade van het zenuwstelsel. Hoe eerder de behandeling gestart wordt hoe minder kans er is dat de pasgeborene schade oploopt. Indien de aandoening nog niet bekend is tijdens de zwangerschap zal de pasgeborene gewoon op een kraamafdeling bij zijn moeder zijn. De verpleegkundige op een kraamafdeling is degene die de pasgeborene elke dag observeert en mogelijke symptomen zal herkennen ondanks het feit dat de symptomen vaak weinig specifiek zijn. De volgende kenmerken en/of symptomen wijzen op een mogelijke CHT:

- serotien geboren;
- grote lengte en/of hoog geboortegewicht;
- wijde fontanel, grote tong met brede neuswortel;
- lage hartfrequentie;
- huilen met lage stem;
- ondertemperatuur;
- sloomheid en hypotonie;
- slecht drinken;
- vertraagde darmfunctie, dus late meconiumlozing of obstipatie;
- icterus;
- hypoglykemie.

Indien er sprake is van een CHT zal zo snel mogelijk gestart worden met de behandeling.

BLOEDAFWIJKINGEN

Verhoogde bloedingsneiging

Bij de pasgeborene is er onvoldoende vitamine K en dus onvoldoende aanmaak van protrombine in de lever. Daarom wordt vitamine K profylactisch toegediend vooral bij à terme pasgeborenen die bijna volledige borstvoeding krijgen en bij alle pasgeborenen die een hoog risico lopen stollingsproblemen te ontwikkelen. Bij te vroeg geborenen kunnen door broosheid van de verschillende weefselstructuren, onder andere van de bloedvaten, snel bloedingen optreden. Vooral bij hypoxie wordt de doorlaatbaarheid van de vaten groter. Wanneer een pasgeborene uitwendig lang nabloedt na bijvoorbeeld een hielprik moet dit worden doorgegeven omdat men bedacht moet zijn op inwendige bloedingen of andere problemen.

Hyperbilirubinemie
Bij een pasgeborene kunnen verschillende symptomen optreden ten gevolge van een hyperbilirubinemie. De huidskleur verandert van rozerood naar oranjegeel. Bij pasgeborenen met verhoogde geconjugeerde hyperbilirubinemie kan dit groengeel zijn. Ook het oogwit kan wat geel verkleuren. Naast de gele huidskleur valt op dat de pasgeborene wat suf en slaperig is en daardoor zal hij minder goed drinken. Het kan ook voorkomen dat hij juist prikkelbaar en onrustig is. Bij pasgeborenen met een hyperbilirubinemie is de urine vaak wat donker gekleurd. Hierbij moet als eerste gekeken worden of de pasgeborene voldoende vocht krijgt toegediend.
Wanneer de urine sterk geconcentreerd is en de ontlasting er ontkleurd uitziet, zal er sprake zijn van een verhoogde geconjugeerde bilirubinemie en moet dit direct aan een kinderarts worden doorgegeven. Bij een fysiologische icterus is de eerste preventieve behandeling ervoor te zorgen dat de à terme geborene voldoende in het daglicht ligt en voldoende vocht krijgt toegediend. Wanneer dit onvoldoende blijkt te zijn, wordt overgegaan op behandeling van de hyperbilirubinemie door middel van fototherapie of bij extreem hoge waarden een wisseltransfusie. Voor het begin van behandeling zal altijd eerst de bilirubineconcentratie in het bloed gemeten worden. De gehanteerde grenswaarden (zie tabel 7.14) variëren en zijn afhankelijk van zwangerschapsduur, geboortegewicht en leeftijd na de geboorte. Bij gezonde à terme geborenen ligt de grenswaarde dus hoger dan bijvoorbeeld bij zieke pasgeborenen.

Fototherapie
Fototherapiebehandeling is een eenvoudige behandeling waarbij het ongeconjugeerde bilirubine onder de huid onder invloed van licht met een bepaalde golflengte (425 tot 475 nm) wordt omgezet in geconjugeerd bilirubine en zodoende via de urine kan worden uitgescheiden. Bij fototherapie worden verschillende kleuren, onder andere blauw, groen en wit licht, gebruikt. Sommigen zijn in de veronderstelling dat blauw licht beter zou werken dan bijvoorbeeld wit licht. De

Tabel 7.14   Richtlijnen voor de behandeling van hyperbilirubinemie bij gezonde, voldragen pasgeborenen.

Leeftijd (uren)*	Serumbilirubine (µmol/l)		
	FT	WT bij falen FT[†]	WT
24-48	≥ 260	≥ 340	≥ 430
49-72	≥ 310	≥ 430	≥ 510
> 72	≥ 340	≥ 430	≥ 510

FT = fototherapie. WT = wisseltransfusie.
* Zichtbare icterus binnen 24 uur post partum is pathologisch en vraagt om nader onderzoek
† Fototherapie faalt indien geen daling van het serumbilirubine wordt bereikt van 17-34 µmol/l binnen 4-6 uur
Bron: Van den Brande et al.1998.

kleur van het licht dat gebruikt wordt heeft geen invloed op de kracht van de fototherapie, zolang er maar licht tussen de genoemde golflengtegrenzen in aanwezig is. Het groene licht wordt steeds minder gebruikt omdat het de observatie van de kleur van het kind negatief beïnvloedt. Ook met blauw licht is de kleur van het kind minder goed te observeren. Het witte licht geeft de beste observatie maar dit licht – halogeen – moet gekoeld worden daar het naast de genoemde golflengten warmte afstaat. Dit vraagt om meer techniek.

Fototherapie kan op diverse wijzen gegeven worden. Als eerste door een lamp die boven het bed of de couveuse op ongeveer 60 cm boven de pasgeborene hangt en naar beneden toe straalt. Bij het gebruik van een fototherapielamp moeten te allen tijde de ogen van de baby beschermd worden tegen het felle licht door middel van een brilletje. Tijdens de controles moet de lamp uitgezet worden om de kleur van de baby goed te kunnen beoordelen. Ook bij controle van de bilirubine in het bloed moet de lamp uit om beïnvloeding van het licht op de meting te voorkomen. Gedurende de zorgverlening, vooral als moeder (borst)voeding geeft is het felle licht erg hinderlijk en kan dan uitgezet worden.

Een tweede mogelijkheid voor fototherapie is het gebruik van een lichtmatje dat onder de baby gelegd wordt. In een apparaat wordt halogeenlicht via glasvezels naar de mat gevoerd. Het gebruik van een lichtmatje is voor de pasgeborene prettiger omdat de baby half gekleed en toegedekt kan zijn. Ook kan de lichtmat tijdens de zorgverlening aan blijven. In sommige situaties zal ervoor gekozen worden om beide methoden tegelijkertijd te gebruiken om het bilirubinegehalte sneller te laten dalen. Tijdens de fototherapie zijn er diverse verpleegkundige aandachtspunten.

- **Temperatuur.** De pasgeborene heeft gedurende fototherapie vaak een zeer wisselende temperatuur. Enerzijds wordt deze snel te hoog door de stralingswarmte, om dan weer te veel te dalen als de lamp enige tijd uit is tijdens de verzorging. Regelmatige temperatuurcontrole is nodig. Vooral bij dysmatuur en te vroeg geboren baby's is het daarom ook aan te raden continu temperatuurregistratie bij te houden met een huidsensor.
- **Vochtbalans.** Bij elke pasgeborene die fototherapie krijgt zal per 24 uur zijn vochtbalans worden gecontroleerd. Dit is noodzakelijk omdat het metabolisme van de pasgeborene verhoogd is ten gevolge van de warmte, de pasgeborene vaak suf en slaperig is en minder goed drinkt en hij ook veel vocht via urine en defecatie verliest. Bij te vroeg geborenen zal tevens het vochtverlies via de huid (insensible loss) verhoogd zijn.
- **Extra vochttoediening.** Tijdens de fototherapie zal een à terme pasgeborene ongeveer 10% meer vocht nodig hebben. Soms kan er, als de baby onvoldoende drinkt, bijgevoed worden via een maagsonde. Bloedsuikerspiegels worden regelmatig gecontroleerd en er zal per kind bekeken worden of extra glucose moet worden toegediend. Dit wordt over het algemeen door de kinderarts beoordeeld.
- **Ondersteuning van gedrag.** Veel baby's worden gedurende de fototherapie erg onrustig en beweeglijk. De onrust en beweeglijkheid kunnen verminderd worden door het maken van een nestje waarin de pasgeborene aan alle kanten ondersteund wordt. Hierbij kan de baby in zijligging worden gelegd en moet erop gelet worden dat hij met gebogen armen zijn handjes voor zijn mond kan houden en met gebogen benen tegen zijn lijfje met zijn voeten steun kan vinden aan de zijrand van het nestje. Met deze ondersteuning wordt het voor het kind gemakkelijker om controle over de situatie te behouden en zichzelf te reguleren.

- **Lichamelijke verzorging.** Regelmatige oogcontrole is nodig als een baby onder de lamp ligt. Er kan gemakkelijk vuilophoping in de oogjes optreden omdat de knipperfunctie van het ooglid door het brilletje belemmerd wordt. Tevens moet er vaker een verschoning plaatsvinden. Ten eerste raken de billetjes snel geïrriteerd door de verhoogde uitscheiding en komt bij de hyperbilirubinemie vaker exantheem voor. De huid moet alleen met water en indien nodig met weinig zeep worden gereinigd. Stoffen zoals alcohol, olie en zalf mogen tijdens fototherapie niet gebruikt worden omdat dit huiduitslag geeft. Het kind kan bij onrust, als hij geen luier aan heeft, gemakkelijk met zijn hieltjes door de defecatie heen schuren. Door de hielprikken kunnen deze gemakkelijk infecteren. Men kan ter voorkoming hiervan een inlegluier als broekje om de billen knopen.
- **Ouder-kindbinding.** Volledige en duidelijke informatie over het doel van de fototherapiebehandeling, en ouders hierbij betrekken, is essentieel voor ouders. Als de baby onder een lamp ligt kan de moeder buidelen als zijzelf een zonnebril draagt. Er zijn klinieken waar er een lamp boven het bed van de moeder geplaatst kan worden waarbij de pasgeborene continu bij zijn moeder buidelt en zij samen onder de lamp gaan. Tijdens het geven van borstvoeding is het aan te raden de lamp even uit te zetten en het brilletje bij de baby te verwijderen in verband met de interactie tussen moeder en kind tijdens het voeden.

Wisseltransfusie
Er zijn situaties waarbij de pasgeborene een wisseltransfusie moet ondergaan om de hyperbilirubinemie te behandelen als de behandeling met fototherapie onvoldoende blijkt te zijn. Bij een wisseltransfusie wordt het bloed van de pasgeborene, meestal via een navelkatheter, gewisseld met donorbloed. Voordat de wisseltransfusie plaatsvindt moet altijd het serum van het bloed van de baby gekruist worden met dat van de moeder om te voorkomen dat er reacties voorkomen omdat er nog moederlijk bloed aanwezig is bij de baby.

Voor een wisseltransfusie zal de pasgeborene worden opgenomen op een neonatologieafdeling. Ouders moeten geïnformeerd worden over de procedure en weten dat de transfusie enige uren zal duren omdat er per keer een kleine hoeveelheid gewisseld wordt. Veel ouders vragen ook of het mogelijk is dat hun kind gewisseld wordt met bloed van henzelf omdat ouders het een angstig idee vinden dat hun kind bloed van een donor krijgt. Goede uitleg over de wijze waarop het bloed gescreend wordt op infecties is van belang om angst bij ouders te verminderen. Er kunnen zich uitzonderlijke situaties voordoen waarbij ouders weigeren toe te staan dat hun kind bloed van een ander krijgt toegediend (Jehova's getuigen). Als de gezondheid van de baby in gevaar komt, kan de officier van justitie ingeschakeld worden en kan de behandeling van de baby in elk geval uitgevoerd worden.

7.4.8   *Bloedafname en vochttoediening*

CAPILLAIRE BLOEDAFNAME VIA EEN HIELPRIK

De capillaire bloedafname gebeurt met een hielprik en nooit uit een vinger. Redenen kunnen zijn dat bloed moet worden afgenomen voor de neonatale screening (PKU, CHT en dergelijke) of ter controle van bijvoorbeeld bilirubinegehalte, glucosegehalte en soms een bloedgas. Het voordeel van deze bloedaf-

Figuur 7.34   Geschikte plaatsen voor het uitvoeren van de hielprik.

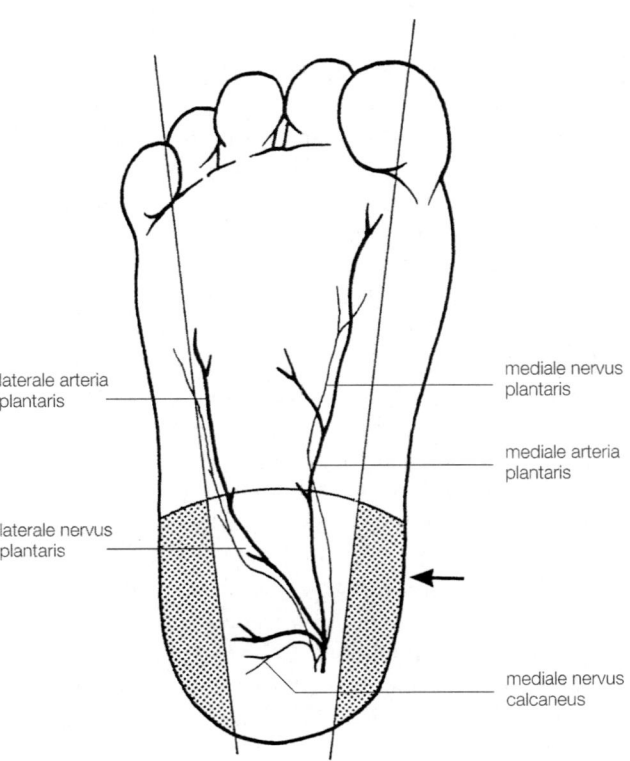

name is dat het door de verpleegkundige zelf kan worden uitgevoerd. Afname van bloed gebeurt bij voorkeur door twee personen. Vooral ouders kunnen de pasgeborene ondersteunen en erna troosten terwijl de verpleegkundige bloed afneemt.

Voordat het bloed wordt afgenomen moet gecontroleerd worden of het voetje warm genoeg is en zal het zo nodig voorverwarmd worden. Dit vergemakkelijkt de bloedafname en voorkomt dat het voetje onnodig gestuwd hoeft te worden. Het verwarmen van de voet kan door het masseren van de voet met 'elleboog'- warm water in een bakje of door het aanbrengen van een verwarmd gelkussentje en een warm doekje tien minuten voor de afname. Verwarming door middel van materiaal moet voorzichtig gebeuren omdat de huid van de pasgeborene gevoe- lig is en oververhitting snel tot verbranding van de huid kan leiden.

De plaats waar het bloed wordt afgenomen moet eerst met alcohol gereinigd en aan de lucht gedroogd worden. De bloedafname gebeurt met behulp van een speciaal hiervoor bestemde priknaald (jenner) aan de voetzoolzijde van de hiel langs de binnen- of buitenzijde van de hiel (zie figuur 7.34). De gemakkelijkste methode om bloed af te nemen is om het voetje zo vast te houden dat lichte stu- wing mogelijk is. Hierbij legt men de duim en wijsvinger om de hiel met de overige vingers om de rug van de voet. Na de bloedafname wordt de plaats van bloedafname afgedekt met een gaasje met pleister. Hierbij moet men voorkomen dat het voetje gestuwd wordt en moet er gecontroleerd worden op nabloeden.

VENEUZE BLOEDAFNAME

Indien een arts eenmalig veneus bloed wil afnemen bij een pasgeborene dan zal het assisteren bij de afname van het bloed niet veel anders zijn dan bij het inbrengen van een infuus. Alleen zal de naald direct verwijderd worden en zal de insteekplaats afgedrukt worden en is tevens controle op nabloeden van belang.

INTRAVENEUZE TOEDIENING VAN VOCHT EN MEDICATIE

Bij pasgeborenen die direct post partum in slechte conditie verkeren zoals bij hypovolemische shock, asfyxie en te vroeg geborenen die alle energie gedurende de geboorte verbruiken en weinig reserves hebben, zal op de verloskamer al een perifeer infuus worden ingebracht om snel glucose of andere medicatie toe te dienen. Bij te vroeg en/of zieke pasgeborenen wordt op een neonatologieafdeling meestal direct een arterie- en/of navelvenekatheter ingebracht en dit heeft voor deze patiënten veel voordelen omdat veel infusievloeistoffen via de veneuze katheter gegeven kunnen worden, als deze goed in situ is.

Door de arteriële katheter is continue directe registratie van de bloeddruk mogelijk en kan gemakkelijk bloed worden afgenomen. Over het algemeen krijgt u te maken met situaties waarbij pasgeborenen profylactisch enkele dagen antibiotica intraveneus krijgen toegediend om te voorkomen dat het kind een sepsis ontwikkelt, bijvoorbeeld bij langdurig gebroken vliezen. Bij deze pasgeborenen wordt perifeer een infuus ingebracht en kan het kind, als het verder niet ziek is, tijdens deze therapie bij zijn moeder op de kraamafdeling blijven.

Een perifeer infuus bij een pasgeborene die verder geen intraveneuze vochttoediening nodig heeft, heeft als voordeel de mogelijkheid van incidenteel gebruik. Bijvoorbeeld bij een antibioticakuur kan het infuus met een stopje met een luerlockverbinding tot de volgende gift worden afgesloten. Als een pasgeborene ziek is, of men verwacht dat er langdurig medicatie gegeven moet worden dan zijn er nadelen verbonden aan een perifeer infuus. Een perifeer infuus is alleen geschikt voor isotone infuusoplossingen, er is geen bloedafname via het infuus mogelijk. Verder dreigt er bij een perifeer infuus gevaar voor extravasatie, weefselbeschadiging en tromboflebitis.

ASSISTEREN BIJ HET INBRENGEN VAN EEN INFUUS

Voordat een infuus wordt ingebracht, moeten ouders op de hoogte gesteld worden van het wat, hoe en waarom van het infuus. De keuze is aan ouders of zij hierbij aanwezig willen zijn. Voordat men begint is het van belang te zorgen dat de benodigde materialen binnen handbereik klaarliggen en de arts deze op de juiste volgorde krijgt aangereikt. Tijdens het inbrengen van het infuus is het een verpleegkundige verantwoordelijkheid om te zorgen dat de arts gemakkelijk een vat kan aanprikken, waarbij er soms hulp nodig is om het armpje of beentje te stuwen. Tevens kan de verpleegkundige het kind ondersteunen en zorgen dat het op een fopspeen kan zuigen.

Over het algemeen wordt een perifeer infuus ingebracht op een plaats waar het ook gemakkelijk te fixeren is, zoals onderarm, handrug of onderbeen. Wanneer de infuusnaald in het vat is ingebracht, wordt gecontroleerd of de naald niet in een arterie geplaatst is voordat fixatie plaatsvindt. Als het vat bij het inspuiten van fysiologisch zout wit verkleurt dan zal de canule direct verwijderd moeten worden omdat het arterieel inspuiten van medicatie ernstige necrose kan veroorzaken. Tijdens de fixatie van het infuus is het van belang om te zorgen dat de insteekplaats goed zichtbaar blijft, de pleister niet zomaar op de huid van de pasgeborene wordt geplakt en het armpje of beentje niet gestuwd wordt.

Figuur 7.35   Baby met een infuus.

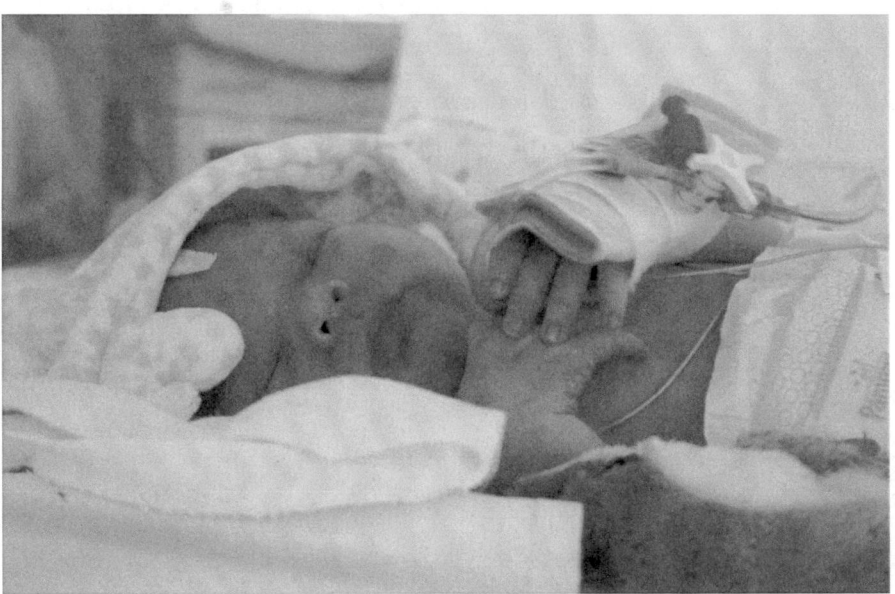

ZORG VOOR EEN INFUUS

Bij elke zorgverleningsronde en wanneer er medicatie wordt toegediend zal de insteekplaats gecontroleerd worden op kleur en zwelling. Bij het geven van medicatie is het aan te bevelen om als voorzorg een kleine hoeveelheid fysiologisch zout in te spuiten. Wanneer de insteekplaats verkleurt en/of de pasgeborene zijn ledemaat terugtrekt, huilt of een pijnlijk gezicht trekt dan moet men zich afvragen of het infuusnaaldje nog goed in het vat ligt. Extra controle is dan nodig. Subcutaan inspuiten van medicatie is pijnlijk en brengt onnodige weefselbeschadiging met zich mee.

VERPLEEGKUNDIGE CONTROLES BIJ TOEDIENING VAN VOCHT EN MEDICATIE

Bij het merendeel van de pasgeborenen wordt de hoeveelheid voeding aan de hand van het lichaamsgewicht bepaald. Bij een à terme pasgeborene geschiedt de opbouw van de voeding volgens een tevoren vastgesteld schema. Soms zal een pasgeborene glucose en/of medicatie intraveneus krijgen toegediend. De infuus- en medicatieoplossingen moeten volgens voorschrift nauwkeurig berekend en steriel opgelost worden. Een algemene vuistregel is dat de oplossing altijd door een tweede persoon wordt gecontroleerd op juistheid. Op elke toe te dienen oplossing moet vermeld staan: de soort oplossing, de datum en de handtekeningen van degenen die de oplossing gemaakt hebben. De verpleegkundige die de medicatie toedient is er verantwoordelijk voor dat de juiste medicatie wordt toegediend en op de juiste wijze.

De toegediende infuusvloeistof moet op temperatuur zijn omdat koude vloeistoffen snel leiden tot een temperatuurdaling. Tijdens de medicatietoediening dient de pasgeborene nauwkeurig geobserveerd te worden op mogelijke reacties (bijverschijnselen of complicaties) die kunnen optreden bij toediening van de betreffende specifieke medicatie en oplossing. Het regelmatig controleren van de pomp op de inloopsnelheid is van belang, omdat foutieve, te langzame of te snelle toediening van medicatie en vocht direct nadelige gevolgen kan hebben voor de conditie van de pasgeborene. Daarnaast is regelmatige controle gewenst van de fixatie, controle van de insteekopening op roodheid en controle op het mogelijk subcutaan lopen van het infuus. De vaten van een pasgeborene zijn broos en weefselbeschadiging kan snel optreden. Er zijn vloeistoffen (bijvoorbeeld natriumbicarbonaat) die wanneer het infuus subcutaan loopt, snel weefselnecrose kunnen veroorzaken.

7.4.9   Neonatale resuscitatie

Er wordt begonnen met neonatale resuscitatie indien de pasgeborene na prikkeling niet spontaan gaat ademen en zijn hartslag daalt naar onder de 100 slagen per minuut. Een eerste prioriteit is om vanaf de start van de resuscitatie te zorgen dat de pasgeborene niet afkoelt omdat dit de hypoxie bij de pasgeborene zal verergeren. De procedure verloopt via een vast schema (zie het deel Algemeen, hoofdstuk 12).

- **A (airway).** Ademweg beoordelen en vrijmaken.
- **B (breathing).** Beademen.
- **C (circulation).** Circulatie herstellen.
- **Medicatie geven.**

ADEMWEG VRIJMAKEN
Als eerste verzekert men zich van een vrije ademweg door middel van voorzichtig uitzuigen. De pasgeborene wordt op zijn rug gelegd en er moet voor gezorgd worden dat het hoofd in een neutrale positie ligt voordat men overgaat tot beademen met masker en ballon. Om een neutrale positie te creëren kan een dubbelgevouwen luier onder de schouderbladen van de pasgeborene gelegd worden. Tevens kan met een vinger de zijkant van de kin iets ondersteund worden. In ieder geval moet voorkomen worden dat het hoofd te veel naar voren of naar achteren geknikt is omdat de ademweg dan juist wordt afgesloten, of er wordt lucht in de maag geblazen.

Figuur 7.36   Ademweg vrijmaken.

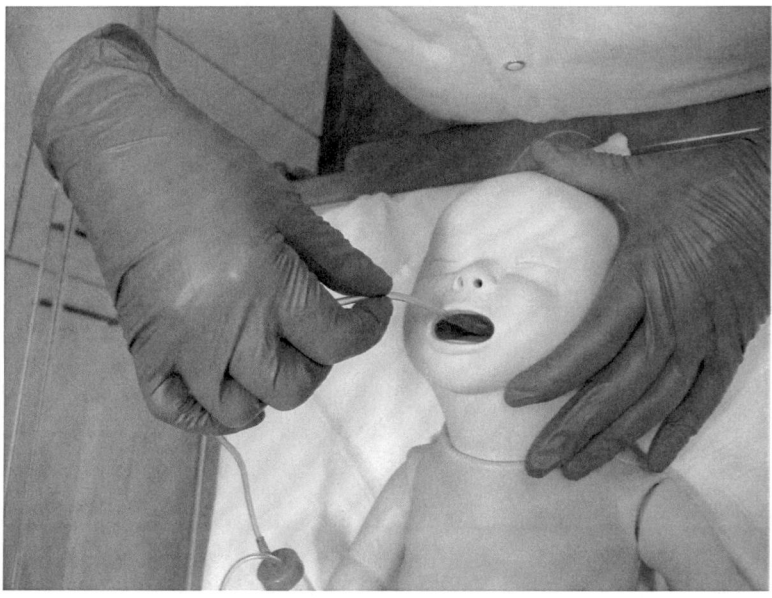

Figuur 7.37   Beademen met masker en ballon.

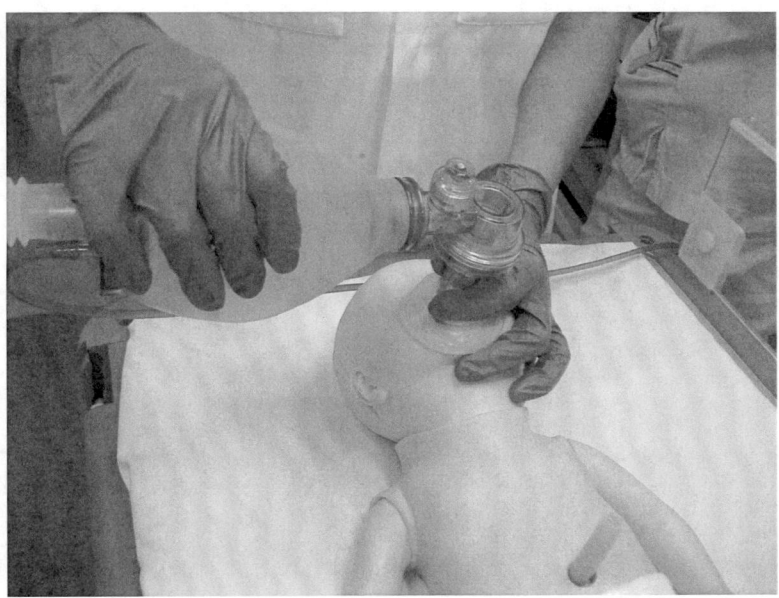

BEADEMEN MET MASKER EN BALLON

Bij de plaatsing van het masker wordt dit over neus en mond geplaatst. Tijdens het beademen met masker en ballon wordt gecontroleerd of de thorax van de pasgeborene omhoogkomt en indien nodig kan met behulp van een stethoscoop geluisterd worden of de lucht die in de long geblazen wordt beiderzijds hoorbaar is. Over het algemeen zal bij de eerste paar insufflaties een druk van 30-40 cm H_2O gebruikt worden en wordt ongeveer 40 keer per minuut beademd. Bij te vroeg geborenen zullen de druk en de frequentie van het beademen worden aangepast. Het gevaar van het met een te hoge druk beademen is een pneumothorax. Na enkele minuten wordt gekeken of de hartfrequentie omhooggaat, de kleur verbetert en een spontane ademhaling op gang komt, wat vaak het geval is. Het beademen van de pasgeborene dient gecontroleerd te gebeuren waarbij gebleken is dat het beademen met kamerlucht of vermengd met weinig zuurstof vaak al voldoende lijkt. In ieder geval moet voorkomen worden dat er direct met te veel zuurstof beademd wordt. Na enkele minuten wordt de conditie van de pasgeborene beoordeeld op ademhaling, verhoging van de hartfrequentie, spiertonus en kleur.

CIRCULATIE HERSTELLEN

In situaties waar de hartfrequentie na enkele minuten niet verhoogd wordt, of onder de 60 slagen per minuut daalt, zal begonnen worden met hartmassage. De meest gebruikte en effectieve methode van hartmassage bij de pasgeborene is door middel van thoraxcompressie volgens de tahlermethode. Die methode werkt als volgt. Men omvat met twee handen de thorax waarbij de drie kleinste vingers onder het kind liggen. Het gemakkelijkste is dan om de twee wijsvingers op de bovenarm op schouderhoogte te houden en de twee duimen op het sternum, net onder de tepellijn van de baby te plaatsen. De thorax wordt intermitterend 1 cm ingedrukt. Na elke compressie moet erop gelet worden dat de thorax weer omhoogkomt. De huidige richtlijn geeft aan drie op één. Dit betekent dat er drie thoraxcompressies op een beademing volgen. Zo kan men negentig thorax-

Figuur 7.38   Beademen met hartmassage.

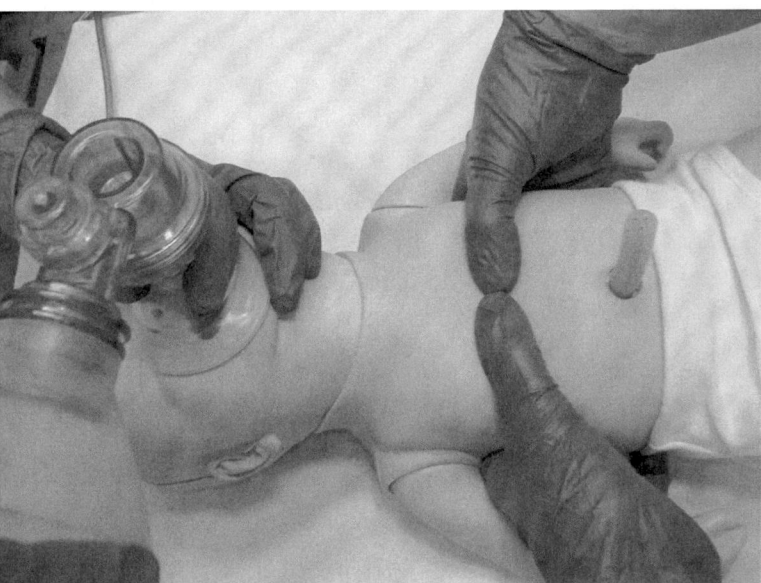

compressies en dertig ademteugen per minuut geven. Goede coördinatie tussen degene die beademt en degene die de thoraxcompressie uitvoert is van cruciaal belang om complicaties te voorkomen. Het gebeurt zelden dat een pasgeborene niet reageert op de combinatie van beademing en hartmassage.

MEDICATIE GEVEN

In situaties waarbij geen verbetering van de circulatie optreedt, betekent dit dat het hart niet reageert op de toegediende zuurstof. Dit is dan ook een reden om over te gaan op toediening van medicatie ter ondersteuning van de circulatie. Er zijn diverse middelen die gegeven kunnen worden, afhankelijk van de oorzaak die aan de slechte conditie ten grondslag ligt. Om het hart te stimuleren, zal adrenaline intraveneus gegeven worden; dit zal soms enkele malen herhaald worden. Indien een pasgeborene ondervuld is, bijvoorbeeld bij shock of ten gevolge van een bloeding, dan zal men direct intraveneus vulling geven door middel van fysiologisch zout. Als een à terme geborene ernstig asfyctisch geboren wordt en er een langdurige reanimatie volgt dan kan er gekozen worden om natriumbicarbonaat in combinatie met glucose toe te dienen om de metabole acidose te bestrijden. Dit middel wordt niet meer standaard gebruikt en zeker niet bij te vroeg geborenen of bij pasgeborenen met een respiratoire insufficiëntie.

INTUBATIE

In situaties waarbij het nodig is om de pasgeborene te intuberen, is het de taak van de verpleegkundige om te zorgen dat alle materialen aanwezig zijn en dat de arts geassisteerd wordt tijdens de intubatie. Een pasgeborene kan op twee wijzen geïntubeerd worden: orotracheaal of nasotracheaal. In de meeste situaties wordt er gekozen om nasotracheaal te intuberen. Hierbij wordt de tube via de neus in de trachea gebracht. Het voordeel van deze vorm van intubatie is dat goede fixatie mogelijk is en er dus minder kans is op een accidentele extubatie. Bij een orotracheale intubatie wordt de tube via de mond in de trachea gesitueerd. De methode kan voordelen bieden als degene die intubeert niet ervaren is, omdat de procedure sneller en gemakkelijker is. Bij bepaalde afwijkingen zoals bij een choana-atresie is het zelfs noodzakelijk. Benodigdheden voor intubatie:

- endotracheale tube;
- magilltang;
- laryngoscoopblad met lampje;
- fixatiemateriaal;
- masker en ballon;
- zuurstofaansluiting;
- uitzuigmateriaal;
- maagsonde en spuit;
- centimeter;
- pijnmedicatie in combinatie met middelen voor sedatie en/of verslapping;
- beademingsmachine;
- stethoscoop;
- warmtebron.

Endotracheale tube

Bij pasgeborenen worden over het algemeen ongecuffte tubes (pvc-materiaal) gebruikt. Deze tubes hebben een flauwe bocht met aan het distale einde een schuin afgesneden tip (magilltip). Aan het andere einde van de tube (uitwendig) zit een connector die op een reanimatieballon of op een swivelconnector aangesloten kan worden. Het is van belang om de juiste maat tube te gebruiken omdat een te dikke tube de larynx kan beschadigen en bij een te dunne tube de ademhalingsweerstand toeneemt of een lekkage ontstaat waardoor er geen adequate beademing plaatsvindt. De lengte van de tube is aangepast aan de maat van de tube en de dikte van

Tabel 7.15   Richtlijnen voor de tubediameter en de lengte vanaf de neus.

Lichaamsgewicht (g)	Diameter (mm)	Lengte (cm)
500-1000	2,5	7,00-7,75
1000-2000	3,0	7,75-9,25
2000-3500	3,5	9,25-11,5
3500-5000	4,0	11,5-13,5

Van den Brink 2001, p. 260

Figuur 7.39   Diverse maten ongecuffte tubes.

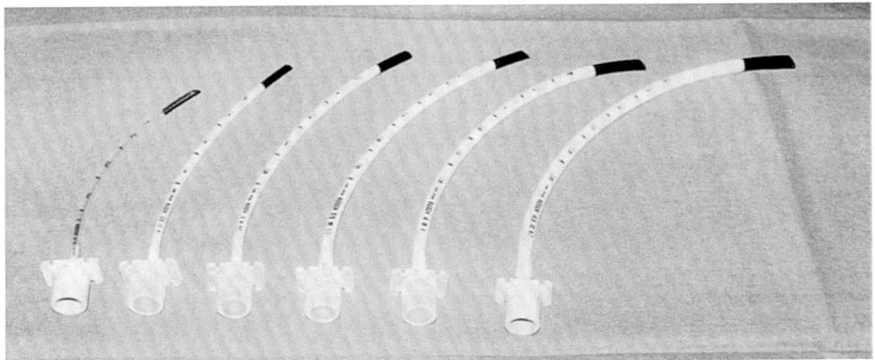

de tube die men gebruikt is afhankelijk van het gewicht van de pasgeborene. Men kan wel de volgende vuistregel hanteren wat betreft de lengte van de nasotracheale tube bij pasgeborenen: lengte van het kind × 0,21 + 1,5 cm.

Magilltang

De magilltang is de meest bekende intubatietang die gebruikt wordt bij nasotracheale intubaties en is in verschillende maten beschikbaar. Het gebruik van deze tang is noodzakelijk om de tip van de tube vanuit de orofarynx via de stembanden de trachea in te leiden. De tang is zodanig gemaakt dat tijdens de intubatie het zicht op de glottis niet wordt belemmerd.

Laryngoscoop

De laryngoscoop wordt tijdens de intubatie gebruikt om de stembanden in beeld te brengen. De laryngoscoop bestaat uit een metalen handvat waarin batterijen of een accu zitten en een blad dat hieraan aangehaakt wordt. Het blad dat voor pasgeborenen gebruikt wordt, is een recht smal blad dat in twee maten is uitgevoerd, het blad volgens Miller. In het blad zit een lampje dat behoort te branden zodra het blad wordt uitgeklapt. De controle van de laryngoscoop dient regelmatig te gebeuren, in ieder geval voorafgaand aan ieder gebruik.

Figuur 7.40   Magilltang.

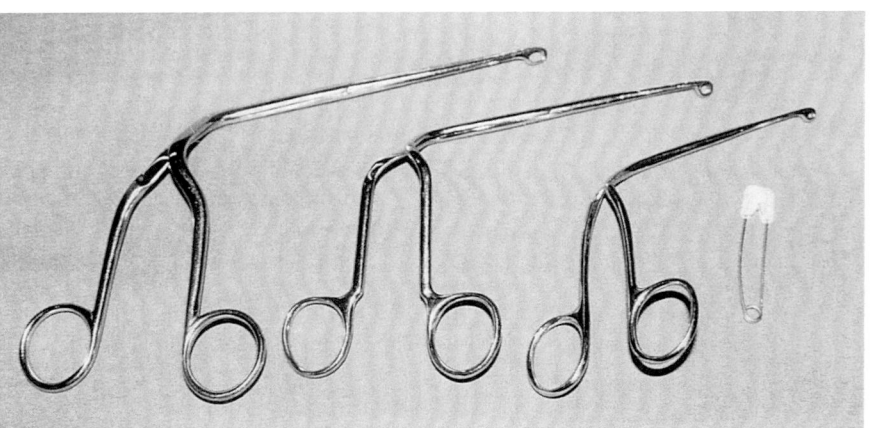

Figuur 7.41   Laryngoscoopblad.

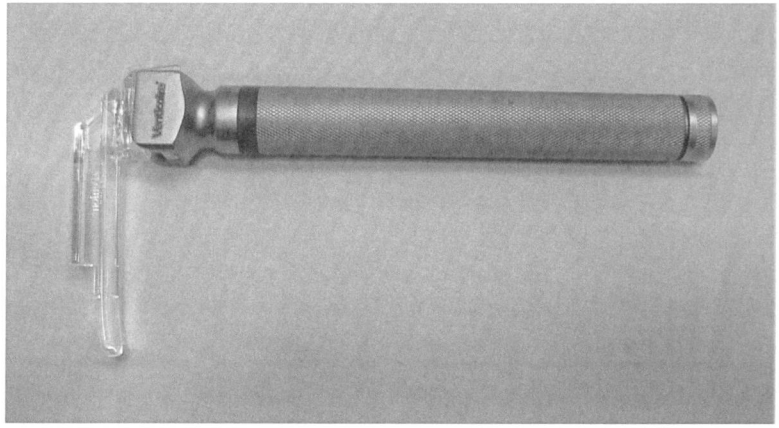

Uitzuigmateriaal

Voorafgaand aan en tijdens intubatie moet eventueel slijm weggezogen kunnen worden waarbij er over het algemeen gebruikgemaakt wordt van vacuümuitzuig-apparatuur. Bij pasgeborenen staat deze meestal standaard ingesteld op een zuigkracht van maximaal 0,2 bar. Tevens worden steriele uitzuigkatheters gebruikt. De uitzuigkatheters zijn er in verschillende diktematen: ch 6, 8, 10, 12. Het is afhankelijk van het gewicht van het kind en het uit te zuigen secreet welke uitzuigkatheter gebruikt zal worden. In ieder geval moet het uitzuigmateriaal van tevoren op werking gecontroleerd zijn.

Tubefixatiemateriaal

Het doel is om te zorgen dat de tube zodanig gefixeerd wordt dat tijdens het transport accidentele extubatie en verschuiving van de tube wordt voorkomen. Men kan voor fixatie gebruikmaken van pleisters, waarbij de gebruikte fixatieme-thode kliniekafhankelijk is. In elk geval moet het fixatiemateriaal voorafgaand aan de intubatie op maat geknipt zijn en binnen handbereik liggen. Bij fixatie van de tube zijn de belangrijkste aandachtspunten dat de tube niet kan schuiven, er geen spanning op de tube staat, en niet zodanig is geplakt dat er huidbescha-diging zoals drukplekken kunnen optreden, en dat de neus- en keelholte goed toegankelijk blijven.

ZUURSTOFMASKER EN BALLON

Een gelaatsmasker is nodig om de pasgeborenen met een beademingsballon te kunnen beademen. Het masker is vervaardigd uit doorzichtig pvc-materiaal wat als voordeel heeft dat eventueel speeksel of braaksel zichtbaar wordt. Het masker heeft een zachte omgevouwen rand welke voor een goede afsluiting rondom de mond en neus zorgt. Er kan ook gebruikgemaakt worden van een opblaasbare rand die de flens wordt genoemd. Door het beslaan van een doorzichtig masker kan men dan ook zien dat de pasgeborene in het masker uitademt. De maat van het masker dat gebruikt wordt is mede afhankelijk van de grootte van de pasge-borene.

Er zal altijd gezorgd moeten worden dat diverse maten maskers klaarliggen voor gebruik. De beademingsballonnen die bij pasgeborenen gebruikt worden zijn verschillend. Er kan gebruikgemaakt worden van zelfontplooiende ballonnen, zoals de ambuballon of de laerdalballon. Deze ballonnen zijn gemaakt van veer-krachtig, elastisch materiaal, ontplooien zich na het leegknijpen en vullen zich-zelf weer met kamerlucht waarbij een 'non-return-klep' ervoor zorgt dat de in- en uitademingsluchtstroom van elkaar worden gescheiden. Op de ballon zit ook een aansluiting voor een externe zuurstofbron. Een voordeel van de zelfontplooi-ende ballon is dat deze gebruikt kan worden in situaties waar geen continue gasbron aanwezig is. Een nadeel is het ontbreken van een ventiel waardoor de druk slecht geregeld en gecontroleerd kan worden. Bij langdurig gebruik kan CO_2-stapeling ontstaan.

Ten tweede wordt gebruikgemaakt van een slappe ballon die gevuld wordt met een gasmengsel zoals de jackson-reeseset. Beide soorten ballonnen kunnen op een gelaatsmasker en ook op een endotracheale tube worden aangesloten. De slappe ballon kan alleen functioneren als deze op gasflow van zuurstof en/of perslucht of een combinatie van beide (blender) is aangesloten. De ballon vult zich onder druk van het instromende gas en heeft een regelbaar ventielsysteem waardoor een deel van de ingeblazen lucht kan ontsnappen. Bij de uitademing komt een deel van de uitademingslucht terug in de ballon en deze vermengt zich met het continu instromende verse gas. De stand van het ventiel wordt met de hand geregeld en tussen de ballon en het masker kan een manometer geplaatst worden om de gegeven beademingsdruk te controleren.

BEADEMEN MET BEADEMINGSAPPARAAT

In steeds meer klinieken heeft men op de verloskamers een beademingsapparaat dat tegenwoordig tijdens een neonatale resuscitatie gebruikt wordt (Neopuff®) en dat tevens gebruikt kan worden tijdens transport van de verloskamers naar een neonatologieafdeling. Dit apparaat heeft de volgende voordelen. Er is niet alleen een instelbare druk maar ook een instelbare PEEP (*positive end-expiratory pressure*) hetgeen van belang is om te zorgen dat de longblaasjes (alveoli) open blijven als de long zich ontplooid heeft. Tevens kan een inspiratietijd worden ingesteld. Het masker is direct verbonden aan een slang naar het apparaat toe. Ook zijn de gasflow vanuit het apparaat en de verhouding lucht-zuurstof nauwkeurig in te stellen. Deze apparatuur is dus geschikt om in situaties direct post partum gecontroleerd te beademen. Voor gebruik moet het apparaat altijd gecontroleerd worden met behulp van een kunstlong op de aansluiting waarop daarna het masker geplaatst wordt. Hier volgt een voorbeeld van een standaardinstelling.

- Gasflow van 8 l/min. met eerst 100% lucht.
- Maximumdruk van luchtontsnappingsventiel op 50 cm H_2O.
- PIP (bovendrukbegrenzing, *peak inspiratory pressure*) ongeveer 30 cm H_2O.
- PEEP (*positive end-expiratory pressure*, positieve eindexpiratoire drukbeademing) 5-8 cm H_2O.
- Frequentie van beademen zestigmaal per minuut met een inspiratietijd van een halve seconde.

Het zal van de zwangerschapsduur, het ziektebeeld en het effect van het beademen afhangen in hoeverre de instellingen tijdens het beademen worden ingesteld en/of veranderd.

INTUBATIE

Intubatie is voor elke pasgeborene een ingrijpende gebeurtenis waarbij men tegenwoordig altijd gebruikmaakt van pijnstillende en sederende medicatie die voor de intubatie intraveneus gegeven wordt. Over het algemeen is het intuberen op de verloskamer een acute situatie waarbij de pasgeborene direct post partum geïntubeerd wordt en er nog geen intraveneuze toegang is. De afspraken over het toedienen van pijnstillende en/of sederende medicatie voorafgaande aan een intubatie post partum kunnen per kliniek verschillen. Er dienen altijd een maagsonde en spuit om lucht terug te zuigen aanwezig te zijn.

Assisteren bij intubatie
De verpleegkundige legt de pasgeborene in een neutrale of *sniffing position*, bij voorkeur met het hoofd in de mediaanlijn ten opzichte van de arts, en neemt maatregelen ter voorkoming van afkoeling. Eventueel wordt voor de intubatie de orofarynx indien nodig nogmaals uitgezogen en zo nodig wordt de pasgeborene gepreoxygeneerd met masker en ballon. Dan brengt de arts met behulp van de laryngoscoop de larynxingang in zicht en schuift vervolgens de tube langs de stembanden de trachea in tot iets boven de carina.
Bij de nasotracheale intubatie wordt de magilltang gebruikt. Bij het aangeven moet de verpleegkundige erop letten dat de arts niet hoeft te kijken maar de mate-

rialen direct in de juiste volgorde en op de juiste manier krijgt aangereikt. Tijdens de procedure let de verpleegkundige op de kleur van het kind en houdt zij de hartactie en saturatie in de gaten indien er bewaking aanwezig is. Tevens zorgt de verpleegkundige dat de zuurstofbron en uitzuigmiddelen binnen handbereik blijven. Als de intubatiepoging gestaakt moet worden, wordt de pasgeborene opnieuw geoxygeneerd totdat de kleur en hartactie weer voldoende zijn om de procedure te hervatten. Wanneer de arts denkt dat de tube in positie is, volgt handbeademing ter controle. Met de stethoscoop wordt over de linker en rechter thoraxhelft naar ademgeruis geluisterd om te horen of deze beiderzijds gelijk is. Is de tube niet in positie maar bijvoorbeeld in de oesofagus, dan wordt lucht in de maag geblazen. In dat geval is ademgeruis over de maagstreek hoorbaar en zijn er geen thoraxexcursies te zien.

Als de tube in positie is, wordt hij gefixeerd en de pasgeborene aangesloten aan de beademingsmachine. In aansluiting daarop kan de verpleegkundige een maagsonde inbrengen en deze openlaten om eventueel aanwezige maagdilatatie te reduceren. Het is van belang om de lengte van het afgeknipte deel en de tubelengte (dat is het úitstekende deel, gemeten van onder de neus tot het einde van de tube) te noteren, omdat na overplaatsing een thoraxfoto zal worden gemaakt ter controle van de juiste positie van de tube.

7.4.10 *Transport van een zieke pasgeborene en/of te vroeg geborene*

De pasgeborene kan indien nodig met een transportcouveuse vervoerd worden van de operatie- of verloskamer naar een kinderafdeling of een afdeling neonatologie binnen hetzelfde ziekenhuis (interne overplaatsing). Ook kan het zijn dat een pasgeborene direct getransporteerd moet worden naar een ander ziekenhuis (externe overplaatsing) met een neonatale intensivecare-unit (NICU). Als een gynaecoloog ernstige problemen verwacht, kan deze de zwangere reeds voor de bevalling overplaatsen naar een ander ziekenhuis met een NICU.

INTRA-UTERIENE OVERPLAATSING EN TRANSPORT
In situaties waarbij het gaat om een ernstig bedreigde zwangerschap en/of wanneer bekend is dat de pasgeborene een aandoening en/of afwijking heeft of te vroeg geboren dreigt te worden, zal een vrouw gedurende de zwangerschap al worden doorverwezen naar een ander ziekenhuis (perinatale en neonatale centra). Ook in situaties waarbij men verwacht dat de pasgeborene intensive care nodig zal hebben zoals bij een dreigende vroeggeboorte, voor 32 weken zwangerschap, dan wordt er gekozen voor een intra-uterien transport. Deze intra-uteriene overplaatsing heeft als voordeel dat de pasgeborene direct na de geboorte optimaal behandeld kan worden.

INTERNE OVERPLAATSING EN TRANSPORT
Het is over het algemeen een regel dat er te allen tijde een transportcouveuse klaarstaat voor gebruik. Indien er een sectio zal plaatsvinden zal de transportcouveuse meegenomen worden naar de operatiekamer. Deze transportcouveuses zijn voorzien van een standaarduitrusting die nodig kan zijn tijdens het transport. Deze standaarduitrusting bestaat uit een monitor voor cardiorespiratoire bewaking, saturatiemeter, infuuspomp, zuurstof en/of perslucht en eenvoudig instelbare ademhalingsondersteuning zoals CPAP-beademing (*continuous positive airway pressure*). Daarnaast is er meestal een koffer met masker en ballon,

Figuur 7.42   Baby in transportcouveuse.

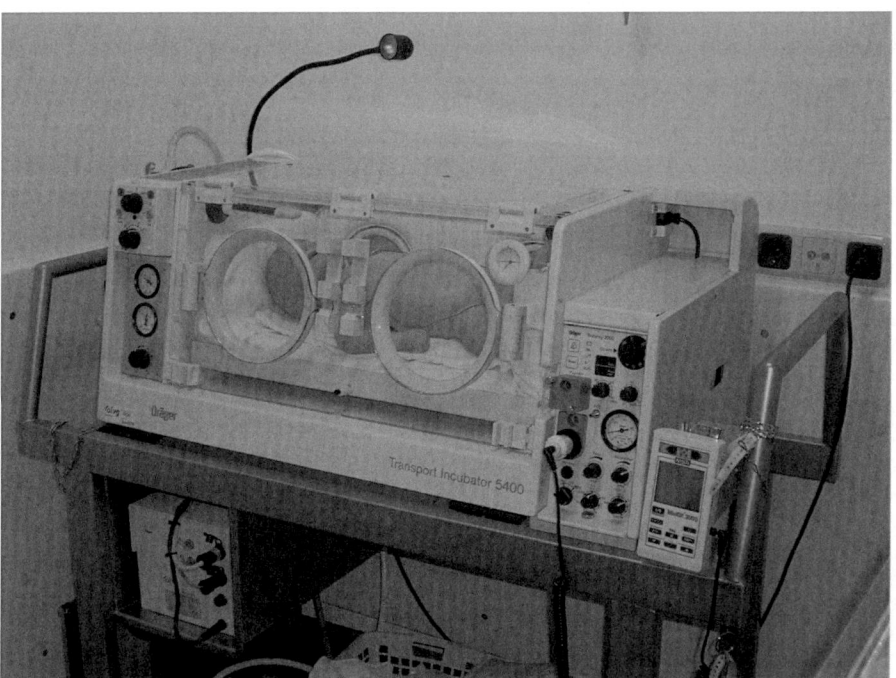

medicatie en andere benodigdheden om in een acute situatie te kunnen handelen.

Op de operatiekamer is degene die verantwoordelijk is voor deze couveuse degene die ook alles controleert en gebruiksklaar maakt en zorgt voor een goede instelling van de temperatuur in de couveuse. Ook zal er altijd voorafgaand aan het transport gezorgd moeten worden dat de baby voorzien is van een identificatiekaartje of -bandje. Indien het gaat om transport van een meerling dan zullen er meerdere couveuses moeten zijn, of moeten er meerdere mensen aanwezig zijn zodat opvang en bewaking van de pasgeborenen gewaarborgd zijn indien zij moeten wachten om getransporteerd te worden.

Het is kliniekafhankelijk wie met de pasgeborene meegaat naar de betreffende afdeling en wie verantwoordelijk is voor de bewaking van het kind tijdens het vervoer. Een belangrijk aandachtspunt tijdens dit transport is de opvang van de partner. In veel situaties gaat de partner mee met zijn pasgeboren kind. Het is van belang om goed af te spreken wie de partner terugbrengt, of uitlegt hoe deze weer terug kan komen naar de operatiekamer om zich te verkleden en waar de uitslaapkamer is waar de partner de moeder kan zien. In situaties waarbij de pasgeborene ziek wordt op de kraamafdeling, wordt er met de kinderarts overlegd hoe de baby van de kraamafdeling naar de kinder- of neonatologieafdeling wordt getransporteerd.

EXTERNE OVERPLAATSING EN TRANSPORT

De meeste ziekenhuizen waar bevallingen plaatsvinden bieden ook de mogelijkheid van eerste opvang post partum van de pasgeborene die postpartumproblemen heeft en bij wie acuut gehandeld moet worden. Nederland kent verschillende niveaus van zorg aan pasgeborenen. Medium care is nodig als de pasgeborene alleen wat extra zorg en bewaking nodig heeft, en kan in alle ziekenhuizen gegeven worden. Is er meer zorg nodig, dan heet dit *high care*, een vorm van intensievere zorg die in grotere regionale ziekenhuizen gegeven wordt. Is de situatie instabiel en moeten er vitale functies worden ondersteund of eventueel kunnen worden overgenomen, dan heeft de pasgeborene intensieve zorg nodig op een intensivecareafdeling voor pasgeborenen. Deze zogeheten neonatale intensivecare-units bevinden zich in tien door de overheid aangewezen ziekenhuizen in Nederland: de acht academische ziekenhuizen plus de grote regionale ziekenhuizen in Zwolle en Veldhoven. Indien de pasgeborene in een regionaal ziekenhuis geboren wordt, zal hij na de geboorte moeten worden overgeplaatst. Voordat een pasgeborene op transport kan naar een neonataal centrum, zal eerst gezorgd moeten worden dat hij zo goed mogelijk gestabiliseerd wordt om te zorgen dat zijn conditie niet slechter wordt en om problemen tijdens transport te voorkomen. Een neonatoloog uit een centrum binnen de regio waar de geboorte heeft plaatsgevonden haalt de pasgeborene op in het regionale ziekenhuis. Het transport gebeurt met een babylance, een speciaal uitgeruste ambulance met een speciaal opgeleide ambulanceverpleegkundige. De neonatoloog neemt ook de benodigdheden mee om in een acute situatie te kunnen handelen.

Men zal altijd proberen de pasgeborene naar een centrum binnen de eigen regio over te brengen om langdurig transport te voorkomen. Dit is ook het prettigst voor ouders en de moeder zal, indien haar conditie dit toelaat, zo snel mogelijk worden overgeplaatst naar hetzelfde centrum zodat zij dicht bij haar kind kan zijn. Het komt voor dat overplaatsing binnen de eigen regio vanwege plaatsgebrek niet mogelijk is en dat men via internet elders in het land of zelfs buiten de grenzen van Nederland plaats zoekt. Dit wordt echter zo veel mogelijk vermeden.

Daar er in Nederland een gebrek is aan NICU-plaatsen, kan het voorkomen dat een pasgeborene na enkele dagen weer wordt overgeplaatst naar een highcarecentrum, als hij nog niet terug kan naar het ziekenhuis waar hij vandaan kwam. Dit betekent dan ook voor de moeder een tweede overplaatsing die met stress en onzekerheid gepaard gaat. Men moet altijd zorgen dat de ouders tijdig op de hoogte zijn van een eventuele terugplaatsing. Indien de moeder nog patiënte is, zal men eerst moeten kijken of ook zij teruggeplaatst kan worden. Over het algemeen wordt de baby tijdens de terugplaatsing naar een regionaal ziekenhuis niet meer met de babylance vervoerd maar met een gewone ambulance waarin een couveuse is geplaatst en waarin bewaking mogelijk is. Soms is het mogelijk dat een van de ouders meerijdt.

BEGELEIDING VAN OUDERS BIJ OVERPLAATSING

Een intra-uteriene of neonatale overplaatsing komt voor de (aanstaande) ouders veelal onverwacht. Het is belangrijk dat het perinatale team hen goed informeert. Vaak blijkt uit verhalen van ouders dat de informatie over de reden van overplaatsing niet duidelijk was of dat niet duidelijk was waar de moeder heen ging, dan wel dat de moeder vanwege de stress de gegeven informatie onvoldoende kon opnemen. Vaak is het nodig informatie te herhalen en het is aan te bevelen om aan de partner te vragen of deze iemand in de omgeving heeft die hem kan ondersteunen en kan meegaan naar het centrum waar naartoe moeder en/of kind worden overgeplaatst.

Indien de baby na de geboorte wordt overgeplaatst, moeten ouders in de gelegenheid worden gesteld om hun kind nog even te zien en zullen er foto's genomen worden van de baby. Afscheid nemen van een pasgeboren baby is voor elke ouder verschrikkelijk. Vooral rond een sectio kan het voorkomen dat de moeder haar kind nog niet gezien heeft, of dat zij de informatie niet kan opnemen omdat zij net uit de narcose komt.

Heldere informatie over de reden van overplaatsing en over waar het kind naartoe gaat is dan ook essentieel. De partner moet geïnformeerd worden over het feit dat hij niet mee kan met de babylance omdat de verpleegkundige en de arts ruimte nodig hebben om tijdens het vervoer zorg te kunnen bieden. Ook moet men de partner uitleggen dat hij niet achter de babylance aan moet rijden. Dit brengt een groot risico op ongelukken met zich mee omdat de babylance met zwaailicht en sirene rijdt. Het is aan te bevelen om de partner te vragen om bij de moeder te blijven en hem toe te zeggen dat hij geïnformeerd zal worden zodra zijn kind in het ziekenhuis is aangekomen.

7.4.11 Inleiding psychosociale begeleiding in de neonatale periode

De ouder-kindrelatie begint al op het moment waarop de zwangerschap gepland en/of geconstateerd wordt, en daaraan is vaak al een lang proces voorafgegaan. De band tussen ouder en foetus groeit langzaam, eerst door het voelen van bewegingen van het kind, daarna door het herkennen van het kind als uniek individu, het zoeken naar een naam en het volgen van cursussen zwangerschapsgymnastiek en bevallen. De ouders bereiden zich gezamenlijk voor op de spannende gebeurtenis die een bevalling is; ze lezen literatuur en bestuderen alle mogelijke aspecten.

Vanaf de geboorte zijn ouders de belangrijkste factor in het leven van hun kind. Zij fantaseren vaak al direct over het nieuwe leven samen, als gezin. Normaliter fungeren de ouders vanaf het moment dat hun kind geboren wordt als barrière voor prikkels tussen hun pasgeboren baby en de wereld en groeien zij van nature in hun ouderlijke rol. Normaliter zijn de ouders eigenaar en beschermer van hun baby; zij nemen alle beslissingen die genomen moeten worden, in hun eigen wereld. Bij een normale partus van een gezonde baby is de verpleegkundige begeleiding voor en na de partus dan ook het meest intensieve deel van de zorg; de ouders gaan snel na de partus naar huis. Duurt de opname echter langer en zijn er behandelingen nodig, dan is dit voor de meeste ouders een angstige ervaring, vooral als zij nog niet eerder in een ziekenhuis verbleven. Ouders die een baby met aangeboren afwijkingen krijgen, maken ineens een zware val van hun roze wolk en hebben individuele begeleiding nodig.

Deze paragraaf zal vooral gaan over de begeleiding van ouders die op de kraamafdeling verblijven omdat hun pasgeboren kind extra zorg nodig heeft, en van ouders die gescheiden worden van hun baby door ziekte en/of vroeggeboorte. Verder bevat deze paragraaf een onderdeel transculturele zorg bij de geboorte van een baby.

GEZINSGERICHTE ZORGVERLENING

Een vorm van ontwikkelingsgerichte zorg voor de pasgeborene is geïndividualiseerde gezinsgerichte zorg (*family centered care*). In deze opvatting vormen de baby en zijn gezin één geheel dat multidisciplinair benaderd wordt. De gezinsgerichte zorg begint bij de verloskamers en gaat door tot na het ontslag van de moeder van de kraamafdeling en tot het ontslag van de baby naar huis. Het doel is om ouders te ondersteunen in het leren kennen van hun pasgeboren baby en het geven van handvatten in hoe zij het beste kunnen ingaan op de individuele vraag van hun kind om zijn ontwikkeling te stimuleren. Hierbij worden de

Figuur 7.43   Zorg voor het gezin.

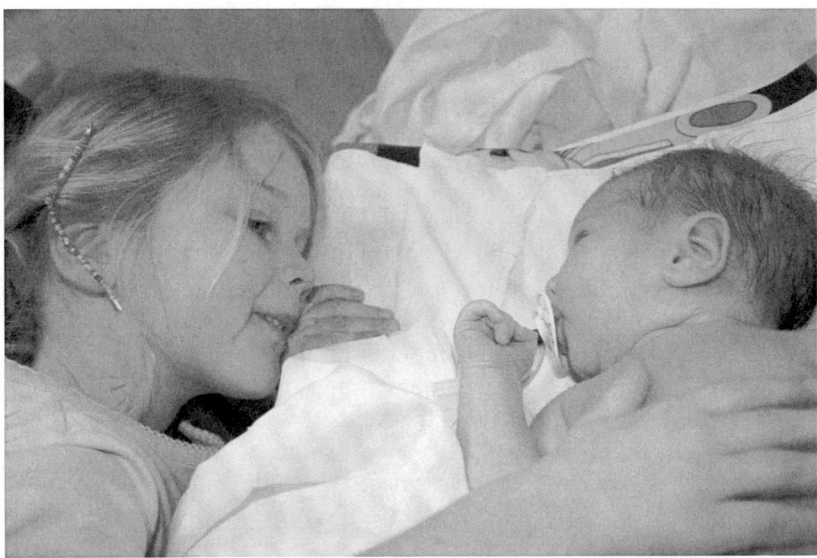

belangen van het gehele gezin vooropgesteld. Dit betekent dat zij praktisch, sociaal en emotioneel ondersteund worden door alle professionele hulpverleners als team.

GEVOELENS BIJ SCHEIDING VAN OUDER EN KIND NA DE GEBOORTE

Veel ouders staan er niet bij stil dat de roze wolk rondom de zwangerschap en geboorte ineens kan omslaan in een stressvolle, angstige en onzekere periode. Het is niet altijd te voorspellen hoe een ouder reageert op de geboorte van een baby, en dat geldt temeer bij een vroege of traumatische geboorte die het gehele gezinsleven drastisch verandert. Ten eerste is er de rouw om het verlies van een normale zwangerschap en om het krijgen van een baby die niet voldoet aan de verwachtingen.

De moeder kan zich schuldig voelen omdat zij geen voldragen kind of een kind met afwijkingen ter wereld heeft gebracht; zij kan het gevoel hebben dat zij gefaald heeft. Ook het 'zijn' van de partner is verstoord, en ook deze voelt zich vaak schuldig omdat hij niet weet hoe hij de moeder het best kan ondersteunen. Wanneer de baby op een NICU wordt opgenomen, komen de ouders terecht in een fysieke omgeving met veel techniek, licht, lawaai en een warboel van activiteiten. Zelfs voor emotioneel stabiele ouders is een vroeggeboorte of een opname op een NICU en de thuiskomst erna, een psychologisch traumatische gebeurtenis die kan leiden tot een posttraumatisch stresssyndroom.

Niet alleen de omgeving maar ook de barrière tussen ouders en hun eigen baby leidt tot stress. De ouders lijken de controle over hun eigen leven te verliezen. Uit angst kunnen zij een zekere afstand voelen tot hun pasgeboren baby en het moeilijk vinden om hun ouderlijke rol te vervullen. Dit kan ertoe leiden dat het natuurlijke hechtingsproces tussen ouder en kind verstoord raakt. Daarbij kunnen ook het gezinsleven en relaties met andere familieleden uit balans raken. De literatuur beschrijft hoe alle ouders bij de opname van hun te vroeg geboren en/of zieke baby in de verschillende perioden veel emoties ervaren en verschillende copingstrategieën gebruiken. De manier waarop ouders persoonlijk omgaan met de situatie kan afwijken van wat het team als 'gezond' beschrijft.

Binnen de professionele zorgverlening waarin de relatie tussen de baby en zijn gezin centraal staat, betekent dit dat de professionele zorg op beide afdelingen continu moet worden aangepast aan de stressgrenzen en ontluikende capaciteiten van het kind en de copingstrategieën van gezinnen.

TRANSCULTURELE ZORGBENADERING IN DE NEONATALE PERIODE

Een culturele identiteit komt voort uit de normen, waarden en gewoonten van een specifieke groep mensen. Zo'n identiteit geeft mensen de mogelijkheid om zich één te voelen als groep, en om te functioneren binnen een specifieke groepsnorm. Nederland is een multiculturele samenleving waarin iedereen wordt geconfronteerd met mensen van een andere culturele achtergrond. Dit brengt met zich mee dat professionals zich moeten verdiepen in verschillende culturele gewoonten zonder andere culturen te stereotyperen en zonder aannamen te doen over culturele groeperingen.

In de dagelijkse praktijk kennen we verschillende soorten discriminatie. Wanneer we iemand van een ras of etnische groep minder goed behandelen dan iemand van een ander ras in dezelfde situatie dan is dit directe discriminatie. Daarnaast is er indirecte discriminatie. Dit houdt in dat iedereen een gelijke behandeling krijgt maar dat dit leidt tot het benadelen van een groep. In de dagelijkse praktijk kan het erg moeilijk zijn om indirecte discriminatie te herkennen, zelfs in situaties waar culturele bewustwording hoog op de agenda staat. Een voorbeeld is wanneer een moeder borstvoeding wil geven maar niet of nauwelijks aangeeft haar kind te willen aanleggen. Weinig mensen vragen zich dan af of dit is uit angst om in het openbaar te moeten voeden of bijvoorbeeld begeleid te worden door een mannelijke verpleegkundige.

Bewustzijn van culturele overeenkomsten en verschillen is essentieel binnen de zorgverlening. Daarbij moeten we onthouden dat er binnen één culturele groepering sprake kan zijn van veel verschillende gewoonten en regels, maar dat er over het algemeen meer overeenkomsten dan verschillen zijn. Wanneer we vragen wat een gewoonte inhoudt, kunnen we deze gewoonte ook accepteren en er gemakkelijker mee omgaan. In het navolgende beschrijven wij enkele aspecten van de geboorte van een baby die per cultuur kunnen verschillen en waarmee men rekening kan houden.

De status van professionele hulpverleners verschilt over diverse landen en culturen, en dat kan een rol spelen in de persoonlijke benadering. Bijvoorbeeld: informele omgang, zoals iemand bij een voornaam noemen, kan bij sommigen duiden op het ontbreken van respect. Ook de lichaamstaal die we gebruiken zit geïntegreerd in onze eigen cultuur en het is van belang te beseffen dat wat voor de één gewoon is, voor een ander absoluut geen betekenis heeft. Dit geldt bijvoorbeeld voor bepaalde onbewuste gebaren, gelaatsuitdrukkingen en houdingen waarmee men een ander ongewild voor het hoofd kan stoten. Een voorbeeld is het zoeken van oogcontact, dat voor sommigen een gebrek aan respect inhoudt terwijl anderen het juist onbeleefd vinden als men geen oogcontact zoekt. Ook het wijzen naar voeten of het kijken naar een pasgeboren baby kan een belediging zijn.

Gewoonten en rituelen bij de geboorte

Rituelen, gewoonten en rolpatronen rondom de geboorte kunnen sterk verschillen. In sommige culturen zijn de geboorte van en de zorg voor de baby in de eerste periode een vrouwenaangelegenheid en is er grote diversiteit als het gaat om de rol van de vader. Het is van belang ons bewust te zijn dat het erg nieuw of vreemd voor een vader kan zijn als wij ervan uitgaan dat hij aanwezig is bij de geboorte. Ook kan het voorkomen dat de man weinig of helemaal niet komt omdat hij van mening is dat het een situatie is waar hij niet thuishoort.

In andere situaties kan het juist de taak van de man zijn om zijn vrouw te beschermen tegen situaties die voor haar stressvol zijn. Soms zal de man samen met andere mannen uit de gemeenschap bepalen wat er gebeurt en verwacht de vrouw ook dat het zo verloopt. In andere culturen is de rol van de schoonmoeder of van andere ouderen in de familie doorslaggevend voor wat er moet gebeuren. Bij weer anderen worden groepsleden van de familie geraadpleegd in beslissingen en wordt individualisme niet geaccepteerd. Het uiten van gevoelens kan tevens problemen met zich meebrengen.

Sommige culturen hechten belang aan het onder controle houden van emoties en gevoelens, terwijl anderen hun emoties uiten door hard huilen en klaagzang. Anderen uiten hun angst of ongerustheid op een wijze waar anderen moeilijk mee om kunnen gaan. Het gevaar schuilt erin dat de professionele hulpverlener een ouder die zijn gevoelens binnenhoudt of zichzelf aanpast betere ondersteuning krijgt. Men moet zich ervan bewust zijn dat harde stemmen en veeleisend gedrag niet altijd betekenen wat wij denken en het is belangrijk om niet direct persoonlijk te reageren of te oordelen omdat dit juist kan leiden tot heftige confrontaties.

Ook de beslissing over het geven van een naam aan de baby kan erg verschillend zijn in diverse culturen. In sommige culturen is het krijgen van een jongen van groot belang, omdat bijvoorbeeld de economische toekomst afhankelijk is van de sekse of omdat het belangrijk is de familienaam door te geven. Het hoeft niet te betekenen dat de ouders geen meisjesbaby willen of er niet van houden. Het kan ook voorkomen dat familieleden of geestelijken die ver weg wonen eerst geraadpleegd worden voordat de baby een naam krijgt, of dat de baby wel een naam krijgt maar dat deze pas gebruikt mag worden nadat een bepaald ritueel heeft plaatsgevonden. In andere culturen bestaan familienamen niet en kan het stuitend zijn als wij kiezen om de baby de naam van de moeder te geven, vooral als we bijvoorbeeld een jongen een vrouwennaam geven.

Ook de visie op een vroeggeboorte of de geboorte van een kind met een handicap verschilt sterk tussen culturen. In de ene cultuur is het krijgen van een te vroeg geboren baby beschamend en zullen ouders geneigd zijn de geboorte van hun kind tot de uitgerekende datum geheim te houden voor familie. Of het is een teken van ongeluk. Wanneer een baby geboren wordt met een handicap wordt dit in de ene cultuur moeilijk geaccepteerd en zal men geneigd zijn het kind te willen helpen met sterven, terwijl een ander juist het kind in leven wil houden en het staken van zinloos medisch handelen niet accepteert. Het kan ook voorkomen dat ouders een kind met een handicap accepteren als Gods wil terwijl anderen het zullen zien als een straf voor de zonden die zij hebben begaan. Bij ouders met een lange voorgeschiedenis en een belaste anamnese kan het zijn dat zij moeite hebben te accepteren dat de baby niet perfect is, of dat zij juist koste wat het kost de baby willen behouden ongeacht zijn conditie.

Na de geboorte verschilt het ritueel rondom de nageboorte en de navelstreng zeer sterk. De ene ouder hecht veel waarde aan het ontvangen van een stukje placenta of navelstreng van de baby dat het kind moet beschermen, terwijl een andere ouder wil dat de navelstreng bij de baby in bed gelegd wordt om hem te beschermen. Het is aan te raden bij elk ouderpaar te vragen welke wensen zij hebben en dit goed te noteren in het dossier.

Zorg voor moeder en kind in de kraamperiode

In sommige culturen is het normaal als familieleden participeren in de zorg voor de baby of die zelfs geheel overnemen terwijl de vrouw direct weer haar huishoudelijke rol op zich neemt en prioriteit geeft aan de zorg voor haar man en andere kinderen. Dit kan ertoe leiden dat de man het niet accepteert dat zijn vrouw langer in het ziekenhuis mag blijven vanwege bijvoorbeeld ziekte van de baby. Ook de visie op het geven van borstvoeding kan zeer verschillen. In sommige culturen is het geven van borstvoeding heel gewoon en wordt dat door de gehele familie verwacht en ondersteund, in andere kan het voorkomen dat het juist ontmoedigd wordt of hebben ouders het gevoel dat het geven van borstvoeding hun eigen leven en onafhankelijkheid zal beïnvloeden. Daarbij kunnen ook voorgaande ervaringen van de moeder van invloed zijn.

Het is voor de professionele hulpverlener tevens van belang rekening te houden met het feit dat sommige culturen niet accepteren dat vrouwen delen van hun lichaam in het openbaar tonen, soms zelfs niet privé. Kangoeroeën en borstvoeding geven in het bijzijn van anderen kunnen vrouwen met zo'n achtergrond in verlegenheid brengen, en er zelfs toe leiden dat zij in eigen kring niet geaccepteerd worden. Vooral aanwezigheid van mannelijke hulpverleners die actief participeren in de zorgverlening voor de baby kan moeilijk te accepteren zijn; daar zal elke keer naar gevraagd moeten worden.

In de zorgverlening aan de baby kan het bewonderen van de baby een teken zijn van jaloersheid of ongelukken teweegbrengen bij de baby. Ouders willen soms objecten of teksten meebrengen om de omgeving van hun baby te beschermen. Andere ouders durven iets wat zij graag willen niet mee te brengen uit angst dat het niet geaccepteerd wordt op de afdeling. De decoraties die gebruikt worden om babykamers op te vrolijken kunnen zeer wisselend ervaren worden. Vooral afbeeldingen van beesten rondom een bed of aankleedkussen kunnen op sommige ouders onplezierig overkomen. Een beeld kan in de ene cultuur een teken zijn van slimheid en in een andere cultuur juist van domheid, soms is de vorm van de decoratie onacceptabel.

Ook de zorg voor de baby zelf kan erg verschillend zijn. Sommige ouders willen de baby niet wassen, terwijl anderen hem niet willen vasthouden voordat hij gewassen is na de geboorte. Weer anderen gebruiken oliën om de huid van hun baby in te smeren of zij gebruiken juist de urine van de baby om zijn huid in te smeren en hem te beschermen tegen ziektekiemen. Andere ouders willen hun baby masseren of hem in het bad geheel onderdompelen.

Over het algemeen is het van belang dat professionele hulpverleners binnen een team hun eigen cultuurgebonden normen en waarden bespreken. Hierdoor heeft het team inzicht hoe het cultuurgebonden denken, handelen en communiceren op een afdeling van invloed kan zijn op de ondersteuning van ouders. Het is alle professionele hulpverleners aan te bevelen zich te verdiepen in literatuur over culturele overeenkomsten en verschillen, en vooral over rituelen en gewoonten gedurende zwangerschap, bevalling en de neonatale periode. Ook de richtlijnen uit interculturele zorgverpleegmodellen zoals het sunrisemodel van Leininger kunnen nuttig zijn.

Taalbarrière

In situaties waarbij ouders uit een andere cultuur komen en onze taal niet of slecht spreken, is communicatie moeilijker en complexer. Ouders kunnen als zij moe zijn erg in de war raken van alle informatie die zij niet geheel begrijpen. Soms zullen ouders de professionele hulpverlener het gevoel geven dat zij alles begrijpen en doen zij passief wat er wordt voorgesteld. Naast het gebruik van de tolkentelefoon kan men in de dagelijkse zorg voor deze ouders extra alert zijn op de wijze waarop ouders reageren op hetgeen hen verteld wordt.

Niemand kan in een stresssituatie meerdere dingen tegelijkertijd doen en men moet de situatie vermijden dat er uitleg gegeven wordt terwijl de moeder zich ook op haar kind moet concentreren. Zij heeft vaak alle energie nodig om te begrijpen wat er gezegd wordt. Het zoeken naar een tijdstip om rustig te gaan zitten om te praten, waarbij het gebruik van moeilijke woorden vermeden wordt, heeft meer effect. Heldere overdrachten naar elkaar toe rondom de partus, de ouders en pasgeborene kunnen misverstanden en onbegrip vaak voorkomen. Dit geldt natuurlijk voor alle ouders, maar in het bijzonder als ouders ook de gesproken taal niet begrijpen.

Ondersteuning van ouders bij opname op de couveuseafdeling

Voor alle ouders kan de situatie bij de geboorte zeer complex worden wanneer de baby te klein en/of ziek is en wordt opgenomen op een couveuseafdeling en helemaal als ook bij de moeder complicaties optreden. Uit evaluaties en opgeschreven verhalen van ouders blijkt dat gebrekkige onderlinge communicatie, afstemming en regelmatige terugkoppeling tussen de professionele hulpverleners van afdelingen niet altijd soepel verloopt. Dit kan bij ouders extra stress en onzekerheid opleveren. Hierna worden aanbevelingen gedaan die mogelijk ondersteunend kunnen zijn en ertoe kunnen bijdragen dat ouders en het gezin beter kunnen omgaan met hun angsten en gevoelens. De volgende aanbevelingen zijn mede door de Vereniging Ouders van Couveusekinderen tot stand gekomen. Aanbevelingen voor de fase direct post partum:

- direct in kaart te brengen of taalbarrière een probleem is of kan worden in de communicatie;
- direct wensen en gewoonten van ouders inventariseren en hier rekening mee houden, ook noteren en overdragen aan de afdeling waar de baby wordt opgenomen;
- ouders direct feliciteren met de geboorte van hun baby ook al is hij ziek en is de ernst van de situatie onbekend;
- onderlinge afstemming met de couveuseafdeling over het tijdstip waarop ouders naar hun kind toe kunnen en ouders uitleg geven waarom het soms even duurt, wat voorkomt dat ouders angstig of onnodig ongerust worden;
- indien de wachtperiode langer duurt, regelmatig informatie en afstemming over de situatie van de pasgeborene en eventuele bijzonderheden terugkoppelen naar ouders;
- ouders informeren over het feit dat zij alle vragen die zij hebben kunnen stellen en dat zij dezelfde vragen gerust herhaalde malen kunnen stellen;
- copingstrategieën bij stress herkennen en ouders de gelegenheid bieden hierover te praten;
- bij eigen observatie van stress: bij ouders nagaan of de eigen interpretatie klopt met de gevoelens van ouders;
- aan ouders vragen of het geobserveerde mag worden opgenomen in het verpleegplan ter ondersteuning van henzelf;
- ouders informeren over de organisatie van de afdelingen, de samenwerking tussen de kraamafdeling en bijvoorbeeld de couveuseafdeling en de verschillende disciplines waar ze mee te maken krijgen;
- indien een moeder op de operatiekamer ligt zorg dragen dat vader weet hoe en waar hij zijn vrouw weer kan vinden als hij terugkomt van de couveuseafdeling;

- indien moeder ernstig ziek is, vader uitnodigen om een familielid of vriend mee te laten komen om hem te ondersteunen in deze periode en dit overdragen aan de couveuseafdeling;
- nagaan hoe de familiebanden zijn en hoe de familie ouders kan ondersteunen in deze stressvolle periode.

Ondersteuning van ouders als hun baby is opgenomen op de couveuseafdeling:
- onderlinge afstemming tussen de afdelingen over informatie over het borstvoedingsbeleid, informatie geven over borstvoeden, afkolven, het bewaren van de moedermelk en ondersteuning hierin;
- ondersteunen van ouders om te kunnen omgaan met verwarrende gevoelens die overweldigend kunnen zijn indien hun kind ziek of te vroeg geboren is;
- belangstelling tonen in de ontwikkeling van de baby en regelmatig met ouders meegaan naar de baby, onthouden de baby bij zijn naam te noemen;
- ouders ondersteunen in hun rol als ouder (de 'eigenaar' van hun baby) waarbij zij de gelegenheid krijgen om te vertellen over hun baby en wat zij hebben ervaren tijdens de aanwezigheid bij hun kind;
- ervoor zorgen dat de familie voldoende ruimtelijke en emotionele privacy krijgt als ouders hier behoefte aan hebben en indien mogelijk regelen van een kamer waar zij alleen kunnen zijn;
- ouders ondersteunen in het feit dat familie en vrienden soms moeite hebben om met de situatie van een ziekte of te vroeg geboren baby om te gaan;
- ouders tips geven hoe zij tegenover hun omgeving kunnen verwoorden wat zij wel en niet prettig vinden of waar ze juist behoefte aan hebben;
- ouders ondersteunen in het betrekken van het gezin bij de geboorte van de baby;
- ouders aanmoedigen om zich op een gesprek met bijvoorbeeld een arts voor te bereiden door vragen op te stellen en deze op te schrijven;
- met ouders die de taal niet goed begrijpen een juist tijdstip zoeken, rustig gaan zitten en met hen praten en zo weinig mogelijk moeilijke woorden en woorden die niet nodig zijn gebruiken;
- overleg en afstemming van een tijdstip voor een gezamenlijke afspraak indien een tolk nodig is;
- vragen die ouders stellen serieus nemen en indien er geen antwoord is dit ook eerlijk zeggen;
- onderlinge afstemming over transport of ontslag van moeder en kind indien beiden nog patiënte zijn en moeten worden teruggeplaatst naar een regionaal ziekenhuis;
- onderlinge afstemming over ontslag van moeder en kind in situaties waarbij de baby, of bij een meerling één baby, nog in het ziekenhuis moet verblijven;
- rapporteren en beschrijven van bijzonderheden in een taal die elke ouder begrijpt en in de verslaglegging over de baby dit correct en op positieve wijze beschrijven;
- folders en andere informatie geven over de zorg thuis, slaaphoudingen, veiligheid, voeding enzovoort;
- indien de baby geboren is met een specifieke aandoening, zoals downsyndroom: informatie geven over ouderverenigingen;
- informatie geven over de doelstelling en werkwijze van de consultatiebureaus;

- uitleg geven over de verdere perinatale screening en eventueel samen maken van de eerste afspraak op de polikliniek (indien van toepassing).

BEGELEIDING VAN OUDERS IN BIJZONDERE SITUATIES

Zoals reeds in het voorgaande beschreven, is goede samenwerking en afstemming van zorg nodig in alle situaties waarbij de baby op de couveuseafdeling ligt en de moeder op de kraamafdeling verblijft. In dit onderdeel worden nog enkele bijzondere situaties kort beschreven omdat professionele hulpverleners van beide afdelingen nauw betrokken zijn en deze situaties bijzondere inspanning kunnen vragen en zwaar kunnen zijn.

Ten eerste gaat het om de beroepssituaties waarbij een baby met een ernstige handicap geboren wordt of een situatie waarbij de pasgeboren baby komt te overlijden. Hierbij wordt zowel het stervensproces van de baby als ook de begeleiding van het rouwproces van de ouders door hulpverleners van twee afdelingen tegelijkertijd uitgevoerd en loopt vaak het ene proces gelijk met het andere proces. Omdat de intensieve begeleiding op twee afdelingen tegelijkertijd plaatsvindt, vergt dit een uitermate goede op elkaar afgestemde multidisciplinaire samenwerking en coördinatie waarbij ouders het gevoel moeten hebben door een team begeleid te worden. (Voor de algehele zorg rond het stervensproces van een pasgeborene, zie onder andere Van den Brink et al. 2001.)

In tweede instantie komen zeer complexe verpleegsituaties voor bij ouders die tot een risicogroep behoren en waarbij men twijfelt of de baby wel mee naar huis kan met de ouders. Dit kan zich bijvoorbeeld voordoen bij psychische stoornis-

Figuur 7.44   Ouder-kindbinding.

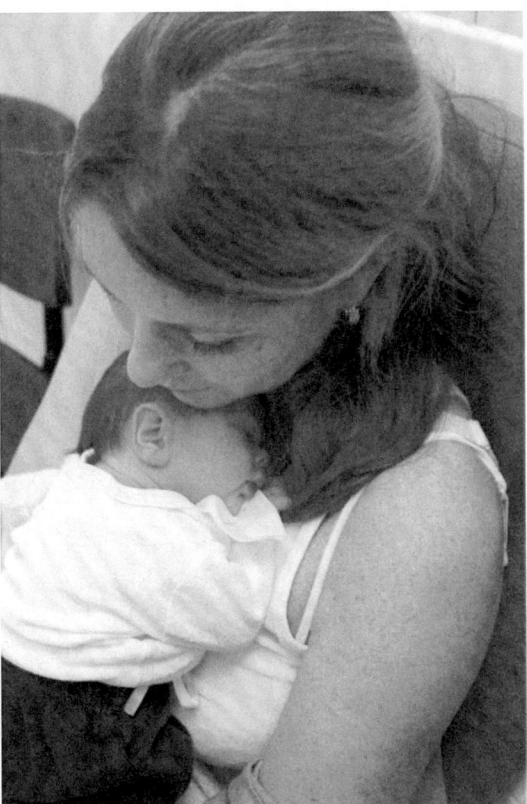

sen van een moeder, slechte sociale omstandigheden, in situaties waarbij ook de andere kinderen reeds uit huis geplaatst zijn of bij aan drugs of alcohol verslaafde moeders. In veel situaties is er reeds rondom de geboorte bekend dat er specifieke problemen zijn en is in de perinatale fase de noodzakelijke multidisciplinaire samenwerking al in gang gezet. In enkele situaties waarbij er weinig bekend is en er toch twijfel bestaat of de moeder in staat zal zijn om de basiszorg die haar pasgeboren baby nodig heeft te geven, zullen snel multidisciplinaire maatregelen genomen moeten worden om het kind te beschermen.

Hierbij moeten beide teams in kaart brengen of er sociale factoren zijn die een potentieel gevaar vormen en moet gekeken worden of ontslag naar huis mogelijk vertraagd kan worden. (Ook voor deze situaties, zie Van den Brink et al. 2001 en de landelijke richtlijnen ter bescherming van het kind die te vinden zijn op http://www.kinderrechten.nl.)

Literatuur

Als H. A synactive model of neonatal behavioral organization. Phys Occup Ther Pediatr 1986;6:3-55.

Amiel-Tison C. Neurological evaluation of the maturity of newborn infants. Arch Dis Child 1968;43(227):89-93.

Amiel-Tison C. Neuromotor status. In: Taeusch HW, Yogman MW, editors. Followup management of the high risk infant. Boston: Little, Brown and Company; 1987. p. 115-126.

Anand K, Graig K. New perspectives on the definition of pain. Pain 1996;67(1): 3-6.

Anand KJS, McGrath RJ, editors. Neonatal pain and distress. Amsterdam: Elsevier Science; 1995.

Beachy P, Deacon J. Core curriculum for neonatal intensive care nursing (Core Curriculum for Neonatal Intensive Care Nursing (AWHONN)). Philadelphia: Saunders; 1993.

Beaufort AJ de, Goudoever JB van, Kaam AHLC van. Praktische kindergeneeskunde: Neonatologie. Houten: Bohn Stafleu van Loghum; 2007.

Bilo RAC, Voorhoeve HWA, Koot JM. Kind in ontwikkeling: Een handreiking bij de observatie van jonge kinderen. 5e dr. Maarssen: Elsevier gezondheidszorg; 2005.

Bracht M, Kandankery A, Nodwell S, et al. Cultural differences and parental responses to the preterm infant at risk. Strategies for supporting families. Neonatal network 2002;21:31-8.

Brazelton TB, Nugent JK. The Neonatal Behavioural Assessment Scale. Clinics in Developmental Medicine 137. 3th ed. London: MacKeith Press/Cambridge University Press; 1995.

Brazelton TB. How to help parents and young children: The Touchpoints Model. J Perinatol 1999;6Suppl:6-7.

Brink GTWJ van den, Hankes Drielsma IJ, Jurrius EAT, Pas E te, Rooijen APN van. Leerboek intensive-care-verpleegkunde neonatologie. Maarssen: Elsevier gezondheidszorg; 2001.

Bruinse HW, Cats BP. Te vroeg op de wereld. Utrecht: Lemma; 1994.

Cole JG. How culturally sensitive is your nursing care? Mother and baby journal 1996;1:42-6.

Craig KD, et al. Judgement of pain in newborns: facial activity and cry as deter-
    minants. Canadian journal of behavioural science/Revue canadienne des
    sciences du comportement 1988;20:442-451.

Dubowitz LM, Dubowitz V, Goldberg C. Clinical assessment of gestational age in
    the newborn infant. J Pediatr 1970;77:1-10.

Engelberts AC, Koerts JJ, Wealkens JM, Burger BJ. Lengtemeting bij de pasgebo-
    rene. Ned Tijdschr Geneeskd 2005 Mar 19;149(12):632-6.

Evans HE, Glass L. Perinatal Medicine. New York: Harper & Row; 1976.

Fenwick J, Barclay L, Schmied V. Struggling to mother: A consequence of inhib-
    itive nursing interactions in the neonatal nursery. The Journal of perinatal &
    neonatal nursing 2001;15(2): 49-64.

Fraser Ascin D. Acute respiratory care of the neonate. Petaluma: NICU Inc;
    1997.

Heijden Z van der. Vanuit de couveuse de wereld in. Utrecht: Kosmos Z&K;
    1996.

Holditch-Davis D, Miles MS. Mothers stories about their experiences in the Neo-
    natal Unit. Neonatal network 2000;19:13-21.

Huizinga G, et al. Basisboek kinderverpleegkunde. 2e druk. Maarsen: Elsevier
    gezondheidszorg, 2004.

Ianniruberto A, et al. Ultrasonographic study of fetal movements. Semin Perina-
    tol 1981;5:175-182.

Kanneh A, Davies F. Physiological features of the full term neonate. Journal of
    Neonatal Nursing 2000;6(2):4-7.

Kaplan DM, Mason EA. Maternal reactions to Premature birth viewed as an
    acute emotional disorder. In: Schwartz JL, Schwartz LH, editors. Vulnerable
    infants: A psychosocial dilemma. New York: McGraw-Hill; 1977. p. 80-98.

Kenner AC, MacLaren A. Essentials of maternal and neonatal nursing. Spring-
    house, PA: Springhouse Corporation; 1993.

Kenner C, McGrath JM. Developmental Care of Newborns & Infants. National
    Asssociation of neonatal nurses. St Louis: Mosby Elsevier USA; 2004.

Klaus MH, Klaus PH. Je wonderbaarlijke baby: Wat een pasgeboren kind al kan.
    Amsterdam: Thoeris; 2005.

Kleberg A, Westrup B, Stjernqvist K. Developmental Outcome, child behaviour
    and mother child interaction at 3 years of age following Newborn Individual-
    ized Developmental Care and Intervention Program (NIDCAP) intervention.
    Early Hum Dev 2000;60(2):123-135.

Koppe JG, et al. Neonatologie. 3e herziene druk. Houten: Bohn Stafleu van
    Loghum; 1997.

Leininger MM. Transcultural Nursing. New York: Wiley; 1978.

Leonard L. Depression and anxiety disorders during multipele pregnancy and
    parenthood. J Obstet Gynecol Neonatal Nurs 1998;27:329-337.

Malusky MK. A concept analysis of Family-Centered Care in the NICU. Neonatal
    network 2005;24(6):24-31.

McGrath JM. Building relationships with families in the NICU: Exploring the
    guarded alliance. J Perinat Neonatal Nurs 2001;15(3):74-84.

Merenstein GB, Gardner SL. Handbook of neonatal intensive care. St Louis:
    Mosby; 1993.

Milani Comparetti A. The neurophysiological and clinical implications of studies
    on fetal motor behavior. Semin Perinatol 1981;5:183-9.

Mönnink H de. Verlieskunde. Maarssen: Elsevier gezondheidszorg; 2001.

Moore ML. Perinatologie: Leerboek neonatologie en verloskunde voor verpleegkundigen. 4e herziene druk. Houten: Bohn Stafleu van Loghum; 2003.

Neopuff, Infant resuscitator: A step by step guide for assembling, setting operating & trouble shooting the Neopuff Infant resuscitator [pdf-bestand op internet]. Washington (DC): ISTE/NETS Education; 2007. http://www.rch.org.au/emplibrary/nets/Neopuff_Infant_Resuscitator.pdf.

Newborn Life Support (NLS) Provider Course Regulations 2006 [pdf-bestand op internet]. London: Resuscitation council; 2006. http://resus.org.uk/pages/nlsregs.pdf.

Nijhuis JG. Foetaal gedrag: houding van de foetus in een nieuw perspectief. Ned Tijdschr Geneeskd 190 86;130:1481-5.

Pessireron S. Zwangerschap in zeven Nederlandse culturen. Utrecht: Uitgeverij Seram press; 1995.

Prechtl H. The neurological examination of the full term newborn infant. Clinics in developmental medicine 1977;63:1-68.

Schenkenberg van Mierop S, Mocking P. Traject V&V: verplegen van zwangeren, barenden, kraamvrouwen en pasgeborenen (410). Tekstboek. 2e dr. Baarn: Nijgh Versluys; 2008.

Sydnor-Greenberg N, Dokken D. Coping and caring in different ways: understanding and meaningful involvement. Pediatric nursing 2000; 26(2):185-191.

Talmi A, Harman RJ. Relationships between preterm Infants and their parents. Zero to Three 2003;24(2):13-20.

Tappero EP, Honeyfield EM. A comprehensive approach to the art of physical examination. Petaluma: Nicu Ink book publishers; 1996.

Van den Brande JL, Heymans HSA, Monnens LAH. Kindergeneeskunde. 3e dr. Maarssen: Elsevier/Bunge, 1998.

Werkgroep Infectie Preventie (WIP) Richtlijnen infectiepreventie op de NICU. Leiden: WIP; 1993.

Wielenga JM, Hankes Drielsma IJ. Observatie van pijn bij de pasgeborene. TVZ Tijdschrift voor Verpleegkundigen 1995;5:151-3.

Wielenga JM, Hankes Drielsma IJ. Ontwikkelingsgerichte zorg voor de pasgeboren baby: Een handreiking voor verpleegkundigen en andere professionele zorgverleners. Den Haag: Lemma BV; 2006.

Winnicott DW. Babies and their mothers: NIDCAP program guide. Menlo Park, CA: Addison Wesley; 1989.

Winnicott DW. The child, the family, and the outside world. London: Penguin; 1964.

Young J. Developmental care of the premature baby. London: Baillière Tindall; 1996.

Zaichkin J. Newborn intensive care. What every parent needs to know. Petaluma: Nicu Ink book publishers; 1996.

Bijlage 1   Afkortingen

AAP	abortus arte provocatus
ABC(DE)	airway, breathing, circulation (disability and neurological status, exposure)
ADCC-test	test waarmee de activiteit van de resus-D-antistoffen kan worden gemeten
AGA	appropriate for gestational age
AGS	adrenogenitaal syndroom
aids	acquired immunodeficiency syndrome
ARDS	adult respiratory-distress syndrome
ASA-criteria	systeem van de American Society of Anesthesiologists om het risico op anesthesiologische complicaties uit te drukken
ASRM	American Society for Reproductive Medicine
AT	antitrombinetest
BMI	body-mass index
BTC	basale temperatuurcurve
CAT	Chlamydia antistoffentiter
CBAVD	congenitale bilaterale agenesie
CF	cystische fibrose
CHT	congenitale hypothyreoïdie
CIN	cervicale intra-epitheliale neoplasie
COPD	chronic obstructive pulmonary disease
CPAP	continuous positive airway pressure
CRP	C-reactief proteïne
CTG	cardiotocografie
CUS	compressie-ultrasonografie
DES	di-ethylstilbestrol
DIS	diffuse intravasale stolling
ecg	elektrocardiogram
ECMO	extracorporele membraanoxygenatie
ECV	extracellulair vocht
EUG	extra-uteriene graviditeit
FAS	foetaal alcoholsyndroom
FSH	follikelstimulerend hormoon
FISH	fluorescentie-in-situhybridisatie (moleculair-biologisch onderzoek waarbij delen van het DNA zichtbaar worden gemaakt)
GBS	groep-B-streptokokkenziekte
GnRH	gonadotrophin-releasing hormone

HAART	highly active anti retroviral therapy
Hb	hemoglobine
HbA	volwassen hemoglobine
HbF	foetaal hemoglobine
HbP	hemoglobinopathie
HBV	hepatitis-B-virus
HCG	humaan choriongonadotrofine
HELLP	hemolysis elevated-liver-enzymes low-platelet-count syndrome
hiv	humaan immunodeficiëntievirus
HPV	humaan papillomavirus
HSG	hysterosalpingografie
HSV	herpessimplexvirus
ICV	intracellulair vocht
Ig	immunoglobuline
IRA	instant risk assessment test for prenatal screenings
IRDS	idiopathic respiratory-distress syndrome
ITP	idiopathische trombocytopenische purpura
iud	intra-uterine device
LASH	supravaginale hysterectomie
LAVH	laparoscopisch geassisteerde vaginale hysterectomie
LEEP	loop electrosurgical excision procedure
LGA	large for gestational age
LH	luteïniserend hormoon
LLETZ	large loop excision of the transformation zone
MAP	mean arterial pressure
MAS	meconiumaspiratiesyndroom
MBO	microbloedonderzoek
ME	Montevideo-eenheden
MESA	microchirurgische epididymaire spermatozoa-extractie
MIF	Müllerian-inhibiting factor
MRK-syndroom	Mayer-Rokitansky-Küster, syndroom van
NAS	neonataal abstinentiesyndroom
NICU	neonatale intensivecare-unit
NIPP	neonatal infant pain profile
NSAID's	non-steroid anti-inflammatory drugs
PCA	patient-controlled analgesia
PCOS	polycysteusovariumsyndroom
PCT	post-coitumtest
PEEP	positive end-expiratory pressure

PEP	post-exposure profylaxis
PESA	percutane epididymale sperma-aspiratie
PID	pelvic inflammatory disease
PIF	prolactin inhibiting factor
PIP	peak inspiratory pressure
PKU	fenylketonurie
POP-Q-systeem	pelvic organ prolapse quantitation system
PPROM	preterm prelabour rupture of membranes
PROM	prelabour rupture of the membranes
PUPPP	pruritic urticarial papules and plaques of pregnancy
SCC	squamous cell cancer antigen
SCZ	sikkelcelziekte
SGA	small for gestational age
SIS	saliene-infusiesonografie
soa	seksueel overdraagbare aandoening
TENS	transcutane elektrische neurostimulatie
TESE	testicular spermatozoa extraction
TLW	totale lichaamswater
TORCH	toxoplasmose, others, rubella, cytomegalovirus en herpes-simplexvirus.
TOT	tension free obturator tape
TTS	transfuseur-transfusésyndroom
TTTS	twin-to-twintransfusiesyndroom
TVT	tension free vaginal tape
VACTERL	vertebraal, anaal, cardiaal, tracheo-oesofageaal, renaal, extremiteiten (limbs)
VAIN	vaginale intra-epitheliale neoplasie
VAS	visuele analoge schaal
VIN	vulvaire intra-epitheliale neoplasie
VOC	Vereniging van Ouders van Couveusekinderen
VVS	vulvairevestibulitissyndroom

Bijlage 2 Verklarende woordenlijst

Antifosfolipiden-syndroom	Systemische inflammatoire aandoening, gekenmerkt door de aanwezigheid van antistoffen, gericht tegen fosfolipiden (lupus anticoagulans en anticardiolipine), die gepaard gaat met trombose, trombocytopenie en miskramen De fosforwaarden in het bloed wijken af.
Adult respiratory-distress syndrome	'Shocklong', abnormale doorlaatbaarheid van de longcapillairen door ernstig trauma, shock, sepsis, verbranding, longembolie en dergelijke.
Chorionamnionitis	Ontsteking van het vaatvlies en lamsvlies (binnenste) van het embryo.
Chorion laeve	Chorionplaat, delen van de foetale membraan bij een zwangerschapsduur van voor de derde maand.
Cystitis	Blaasontsteking.
Dyspneu	Bemoeilijkte ademhaling, kortademigheid of benauwdheid.
Dyspnoïsch	Toestand van benauwdheid.
Erytheem	Roodheid van de huid.
Foetomaternale transfusie	Uitwisseling van bloed tussen de foetale en moederlijke circulatie.
Hepatosplenomega-lie	Combinatie van lever- en miltvergroting.
Hydrocefalus	Waterhoofd.
Hypoxie	Zuurstoftekort.
Kleihauer-betketest	Test om de mate van foetomaternale transfusie te beoordelen.
Kyfoscoliose	Verkromming in de wervelkolom, zowel achterwaarts als zijwaarts.
Lethargie	Slaapzucht, ziekelijke slaaptoestand.
Misoprostol	Synthetisch prostaglandine dat gebruikt wordt bij overtijdsbehandeling tot zeven weken en bij HPP.
Nystagmus	Oogbolstuipen of oogbewegingen.
Pyelitis	Ontsteking van het nierbekken.
Retroflexie	Achterover liggen van de baarmoeder.
Sinus sagittalis	Pijlvormige holte.
Spider naevi	Pigmentophoping in de vorm van een spin.
Surfactant	Stof die wordt afgescheiden waardoor de elasticiteit toeneemt.
Uterus didelphys	Dubbele uterus met één vagina.
Ziekte van Wernicke	Neurologisch-psychiatrisch ziektebeeld.

Illustratieverantwoording

Bron	Figuur-nummer
Brink GTWJ van den, Hankes Drielsma IJ, Jurrius EAT, Pas E te, Rooijen APN van. Leerboek intensive-care-verpleegkunde neonatologie. Maarssen: Elsevier gezondheidszorg; 2001.	7.2, 7.3, 7.6, 7.7, 7.8, 7.16, 7.34, 7.39, 7.40
Dermatology Information System DermIS [homepage on the internet]. Heidelberg/Universität Erlangen-Nürnberg, 2008. http://www.dermis.net/dermisroot/en/29476/diagnose.htm	2.9
Donkelaar HJ ten, Lohman AHM, Moorman AFM, Klinische anatomie en embryologie, deel I, 3e dr. Maarssen: Elsevier gezondheidszorg, 2007.	7.4, 7.5
Dries I. Basisboek obstetrie- en gynaecologieverpleegkunde. Maarssen: Elsevier gezondheidszorg; 2003.	1.5
Dr. J.J. Duvekot, gynaecoloog, Erasmus MC, Rotterdam.	1.6, 1.9, 4.4
Dr. A. Franx, Erasmus MC, Rotterdam.	1.7
Dr. P.C. Giordano, LUMC, Leiden.	2.1, 2.2, 2.3, 2.4, 2.5, 2.6
Heineman MJ, Evers JLH, Massuger LFAG, Steegers EAP, redactie. Obstetrie en gynaecologie: De voortplanting van de mens. 6e dr. Maarssen: Elsevier gezondheidszorg, 2007.	3.2, 3.3, 4.1, 4.3, 4.5, 4.6, 4.7, 4.8, 4.10, 4.12, 4.13, 4.20
Heyst A. van, 2001.	7.1
Mevrouw J. Hoogland, Isalakliniek, Zwolle.	1.2
Johanson RB, Cox C, O'Donnell E, e.a., Managing obstetric emergencies and trauma: The MOET-course manual. London: RCOG press, 2003.	3.4
Kwaliteitsinstituut voor de gezondheidszorg CBO, Utrecht.	3.1
Nederlandse Reanimatie Raad 2006. http://www.reanimatieraad.nl	3.5
n.n.	1.3, 4.14
Oats J, Abraham S. Fundamentals of obstetrics and gynecology, 8th ed. Philadelphia: Mosby, 2005.	4.15, 4.19
Prins M, Roosmalen J van, Treffers P. Praktische verloskunde. 11e dr. Houten: Bohn Stafleu van Loghum, 2004. p. 189 figuur 7.6.	1.1
drs. H. Smit, Amstel Academie, VUmc.	4.2, 4.9
Studio Imago, Amersfoort.	2.3, 2.11, 4.11
Trombosedienst, Leiden. http://www.trombosedienst-leiden.nl/html/trombose.htm	5.2

UZ Leuven 2007. http://www.uzleuven.be/uzroot/images	1.8
dr S. Veersema, gynaecoloog, Antonius Ziekenhuis, Nieuwegein.	2.12
Vrouw&Zorg, http://www.vrouwenzorg.nl	7.10, 7.11, 7.12, 7.13, 7.14, 7.15, 7.17, 7.18, 7.19, 7.21, 7.22, 7.23, 7.24, 7.25, 7.26, 7.27, 7.28, 7.29, 7.30, 7.31, 7.32, 7.33, 7.35, 7.36, 7.37, 7.38, 7.41, 7.42, 7.43, 7.44
Willson-Clay B, Hoover K. The breastfeeding atlas. Austin (TX): LactNews Press; 2002.	5.1
Zupan-Kajcovski B, Broeshart JH, Faber WR. Specifieke dermatosen. Ned Tijdschr Geneeskd. 2006 Jul 15;150(28):1549-56.	2.7, 2.8, 2.10
Prof.dr. W.W.A. Zuurmond, VUmc, Amsterdam.	4.16, 4.17, 4.18

Vrij via internet

http://www.aly-abbara.com/livre_gyn_obs/images/cerclage.html	1.4
Stock.xchng, http://www.sxc.hu	7.20

Register

longontsteking 135
longrijping, foetale 59
longrijpingstest, foetale 41
longziekte, ernstige obstructieve 135
loopreflex 271
Lsd 155
lues 124

M
maag-darmkanaal 284
maagsonde, bij pasgeborene 344
  inbrengen 344
maagspoelen, bij pasgeborene 345
maceratie 75
macrosoom 160, 258
magilltang 360
magnesiumsulfaat 62, 67
malaria 124
manie 245, 249, 252
MAP *zie* mean arterial pressure
MAS *zie* meconiumaspiratiesyndroom
mastitis 233
maternale diabetes 316
maternale vitale controles 46
MBO *zie* microbloedonderzoek
mcrobertsmanoeuvre 200
ME *zie* Montevideo-eenheden
mean arterial pressure (MAP) 278
meconium 287
meconiumaspiratie 306
meconiumaspiratiesyndroom (MAS) 23
meconiumhoudend vruchtwater 23
meconiumlozing 287, 343
medicatie, ter ondersteuning van circulatie bij
    pasgeborene 358
meerling 157, 160, 164, 187, 300
  verdwijnende 160
melanine 288
melasma 119
metabole acidose 52
methadon 155
microbloedonderzoek (MBO) 193
mictieklachten 20
mictiestoornis 236
migrating placenta 45
mineralen 287
miskraam 28
  habituele 29
  recidiverende 29
  spontane 28

missed abortion 29
mississippiklasse 55
molazwangerschap 160
mond- en keelholte, verzorgen bij pasgeborene
    338
monitorbewaking 336
monozygote tweeling 158
Montevideo-eenheden (ME) 182
mororeflex 270
motorische systeem 265, 321
moulage 182
multiorgaanfalen 235
multipele sclerose 141
myelinisatie 275
myoom 148

N
n. facialis, beschadiging van 319
n. vagus, prikkeling van 312
nageboorte 217
nakomende hoofd 202
narcose 166
NAS *zie* neonataal abstinentiesyndroom
natrium 343
navelstreng 319
  uitgezakte 216
navelstrengafwijkingen 77
navelstrengcoagulatie 163
navelstrenginsertie, velamenteuze 25
navelstrengpunctie 173
navelvenekatheter 354
nekplooimeting 171
nekreflex 271
nekstijfheid 141
Neo comfortschaal 326
neonataal abstinentiesyndroom (NAS) 155, 157,
    331
neonatale circulatie 276
neonatale intensivecare-unit (NICU) 365
neonatale periode 320
  psychosociale begeleiding 366
  verpleegkundige zorg 323
neonatale resuscitatie 356
neonatale screening 346
neonatal infant pain profile (NIPP) 326
neonatologie 257
neurologisch systeem 265, 309
neus, verzorgen bij pasgeborene 338
neusbloeding 20
neutrale temperatuur 291

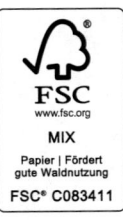

Zeitfracht Medien GmbH
Ferdinand-Jühlke-Straße 7
99095 Erfurt, Deutschland
produktsicherheit@kolibri360.de